ウェンディ・ムーア

サフラジェットの病院

第一次大戦下、女性の地位向上のための戦い

勝田さよ 訳

みすず書房

ENDELL STREET

The Women Who Ran Britain's Trailblazing Military Hospital

by

Wendy Moore

わたしを教え導いてくれる友、ジェニアンへ

そして、エンデルストリート陸軍病院で働いたすべての女性と、
そこで治療を受けたすべての男女のために

目次

凡例

一、本書は *Endell Street: The Women Who Ran Britain's Trailblazing Military Hospital* (Atlantic Books, 2020) の全訳である。

一、本書に描かれた時代には、看護は女性の職業と考えられていた（そして女性が医師として働くことには大きな制限と差別が存在した）事実を踏まえ、本書では nurse, sister の訳語を「看護婦」とした。woman doctor は基本的に「女性（の）医師」としたが、「医師＝男性」という視点が色濃くでていると思われる箇所や引用部分については「女医」とした場合もある。女流作家（woman writer）、女優（actress）なども同様である。当時の団体名の訳語にも女流作家や女優の語を用いた。

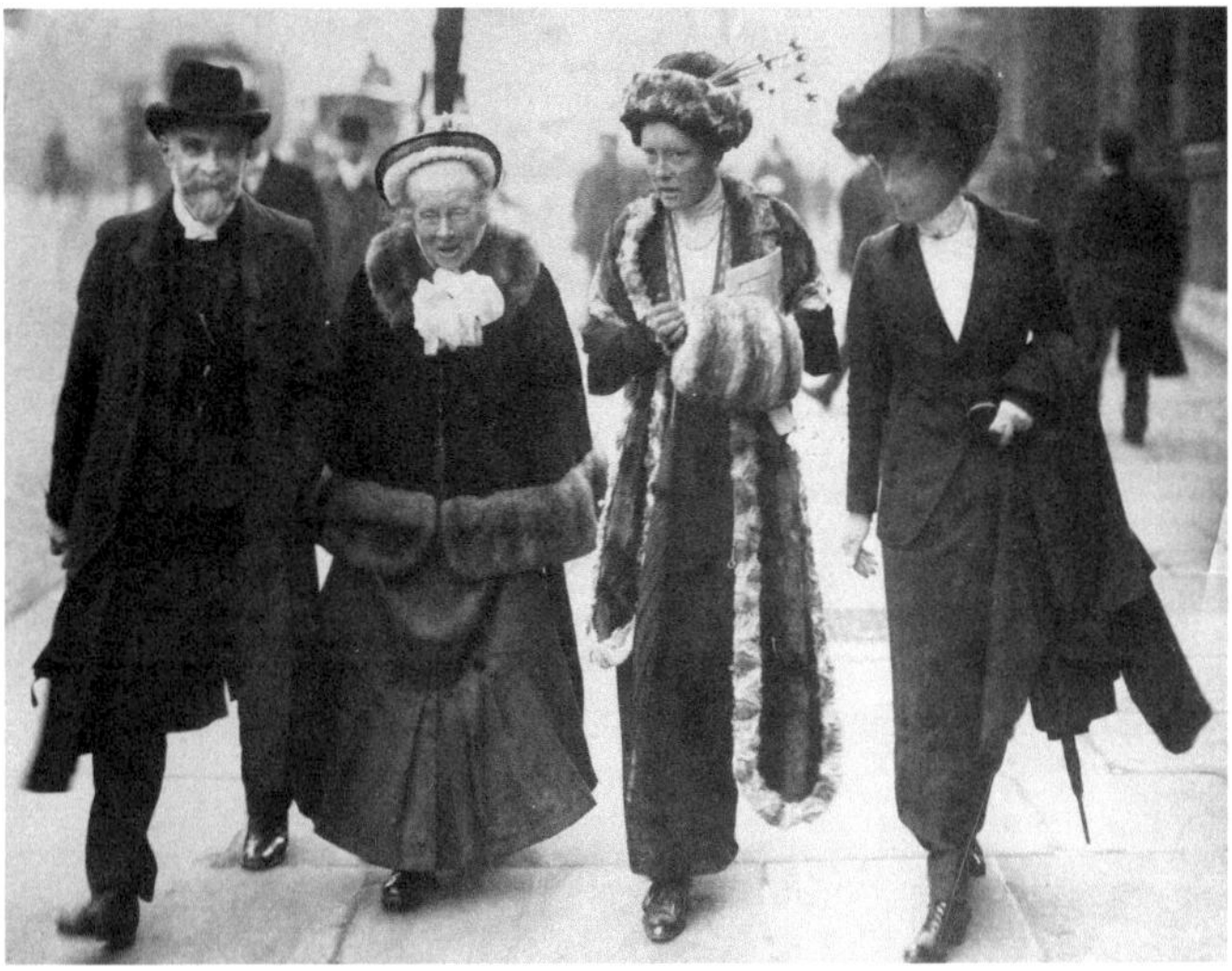

言葉ではなく行動を　1（上）1910年，母エリザベス他二人とともに首相ハーバート・アスキスとの面会に向かう途中のルイザ・ギャレット・アンダーソン（右から二人目）／2（下）ハローロード小児病院の混み合う外来クリニック中のフローラ・マレー（左から三人目）

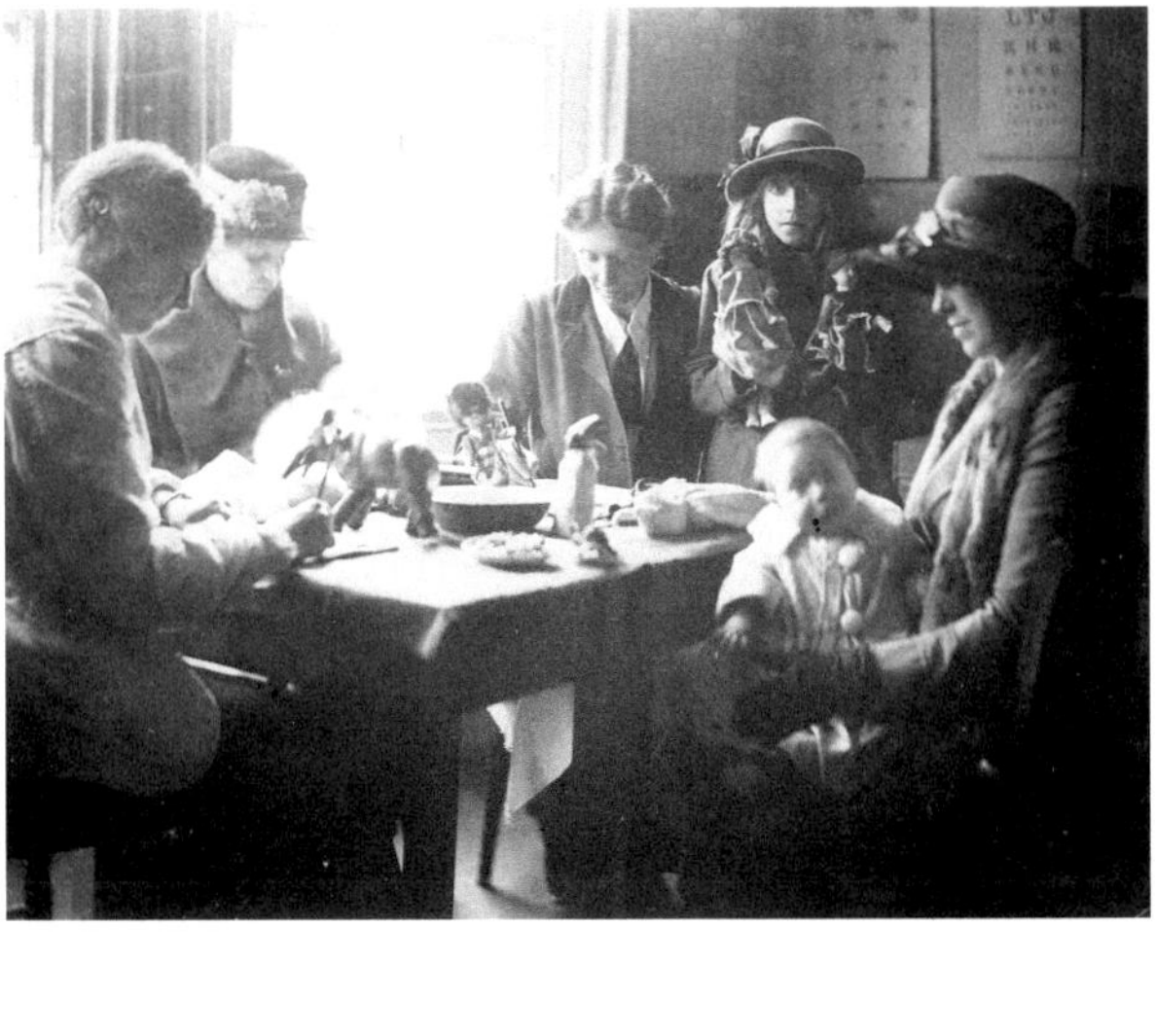

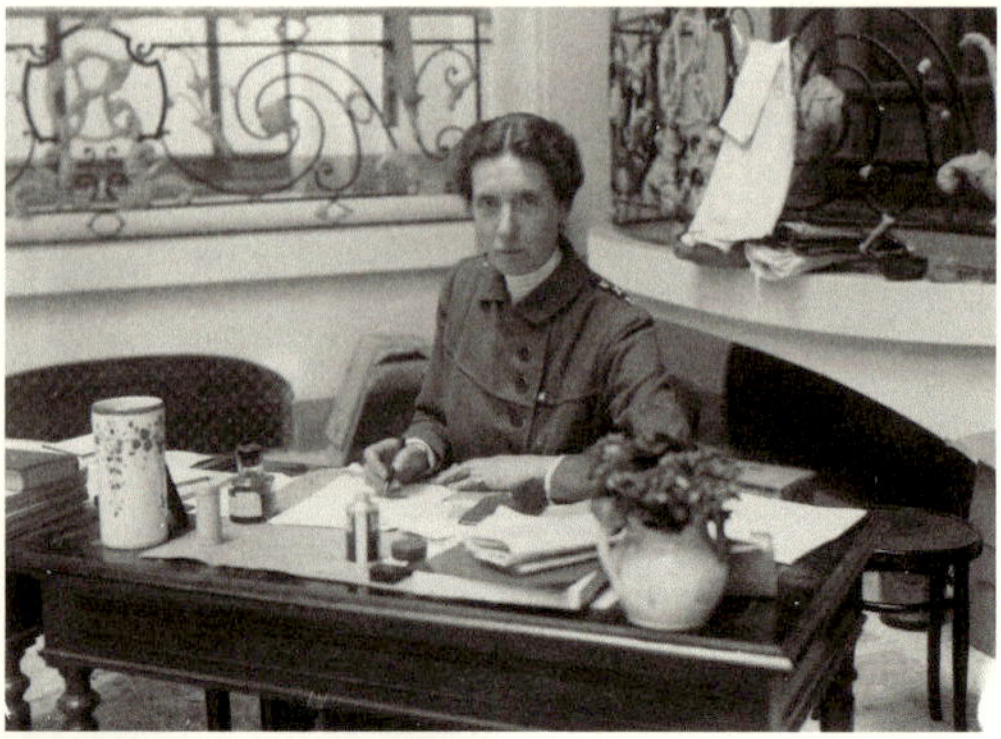

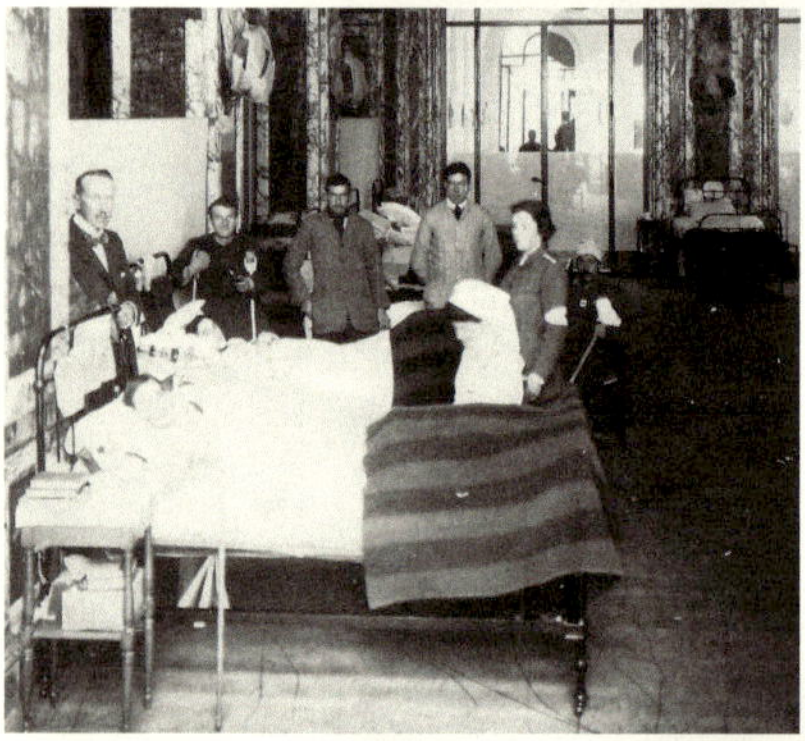

戦場へ　（上から）3　パリのホテル・クラリッジで机に向かうフローラ・マレー／4　クラリッジの病室／5　マレー（座っている女性，一番右）とアンダーソン（座っている女性，右から二人目），同僚医師や用務員とクラリッジの中庭の階段で

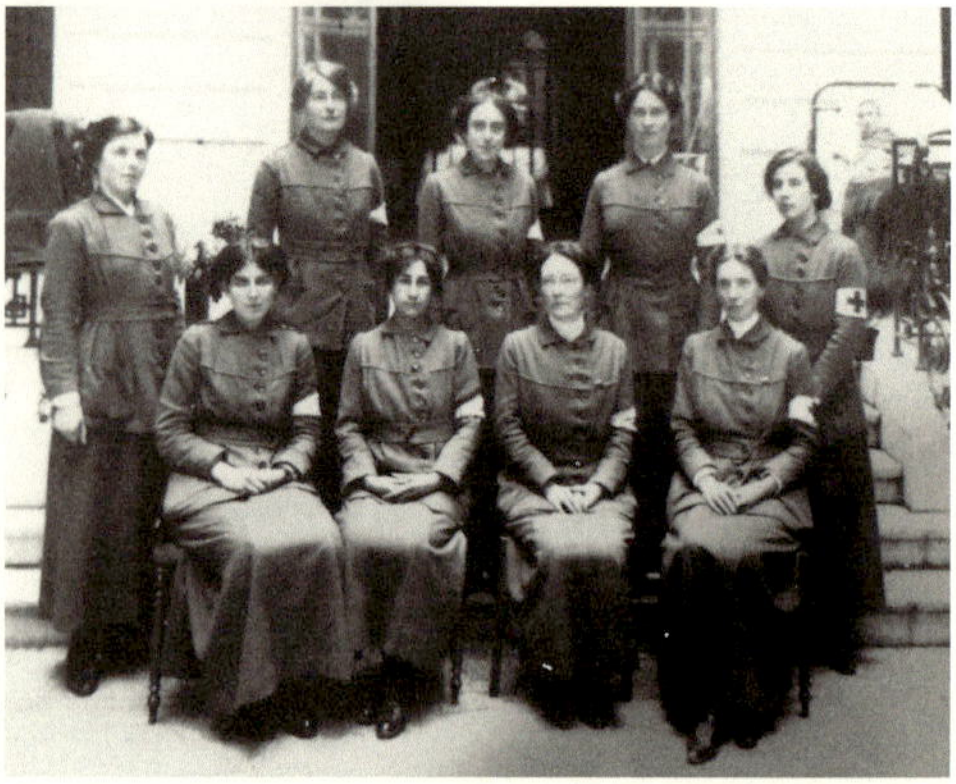

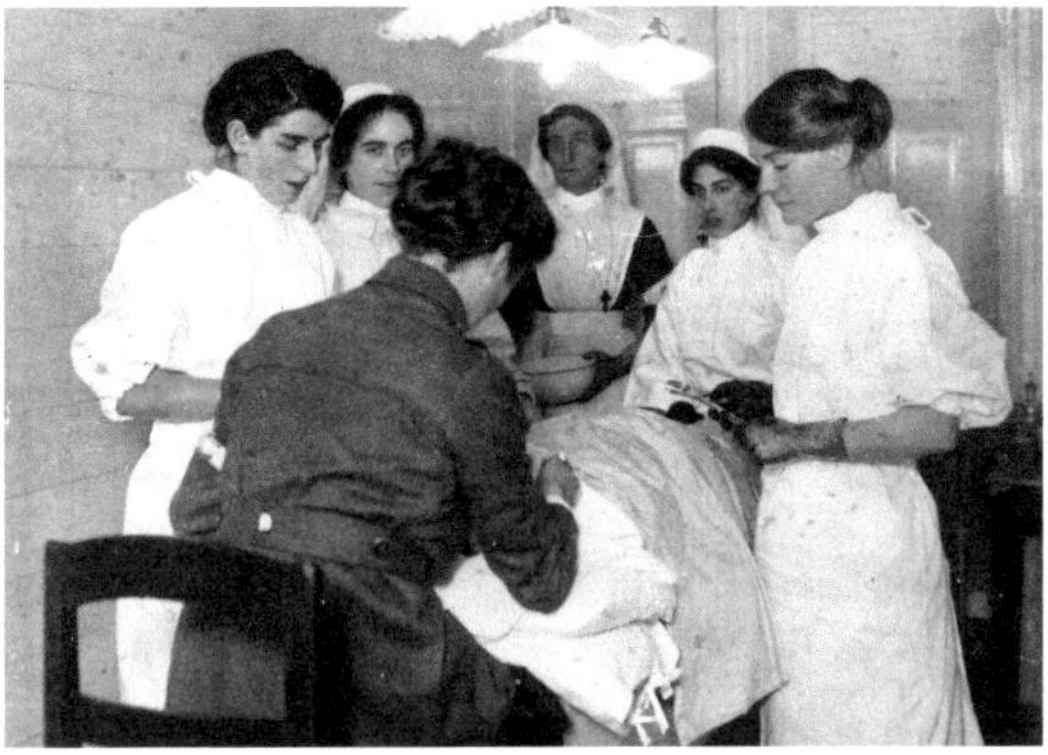

（上から）6 女性用手洗いを転用した手術室での手術風景／7 パンチ誌に描かれたシャトー・モーリシャスでの驚きの遭遇／8 もっと平和な時代のシャトー・モーリシャス

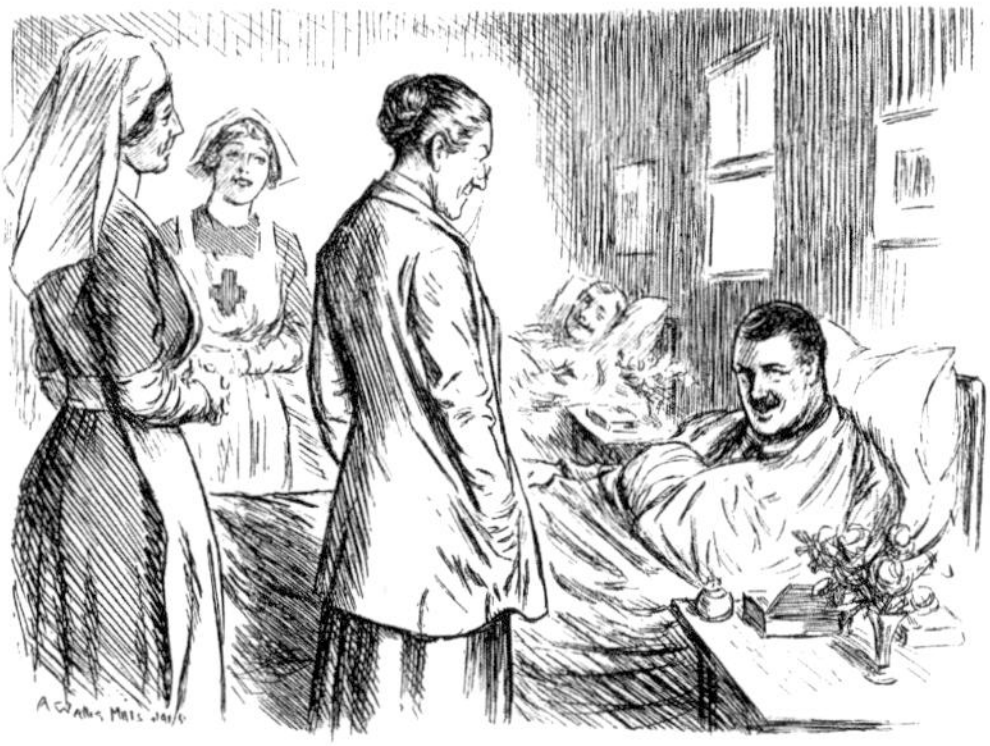

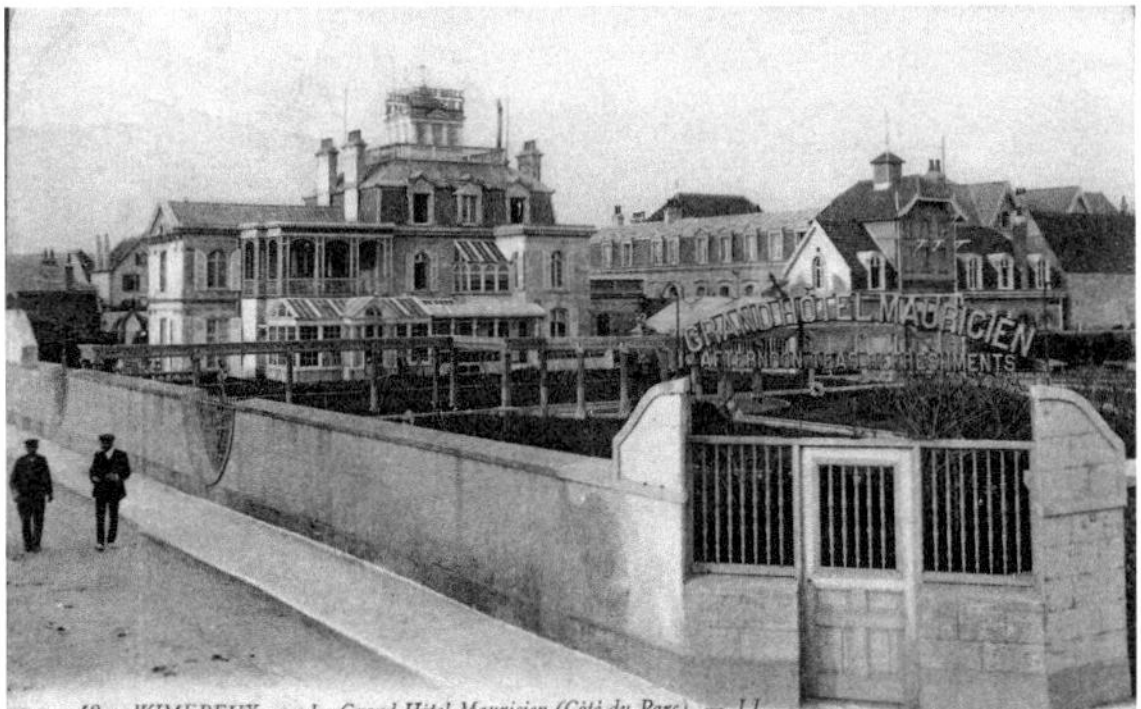

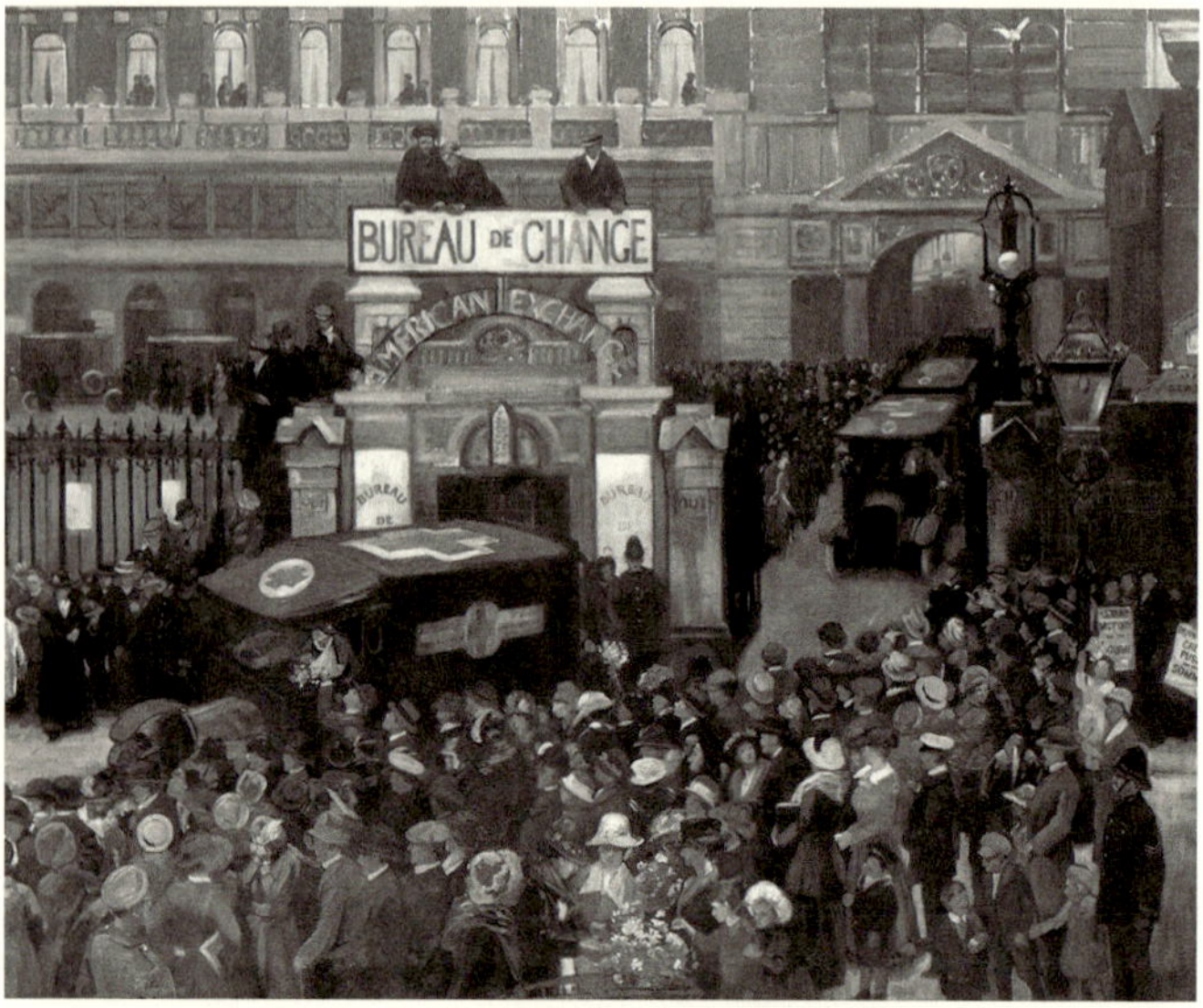

負傷者の出むかえ　9（上）チャリングクロス駅で負傷者を引きとる救急車／10（下）エンデルストリートの門前のマーディ・ホジソン

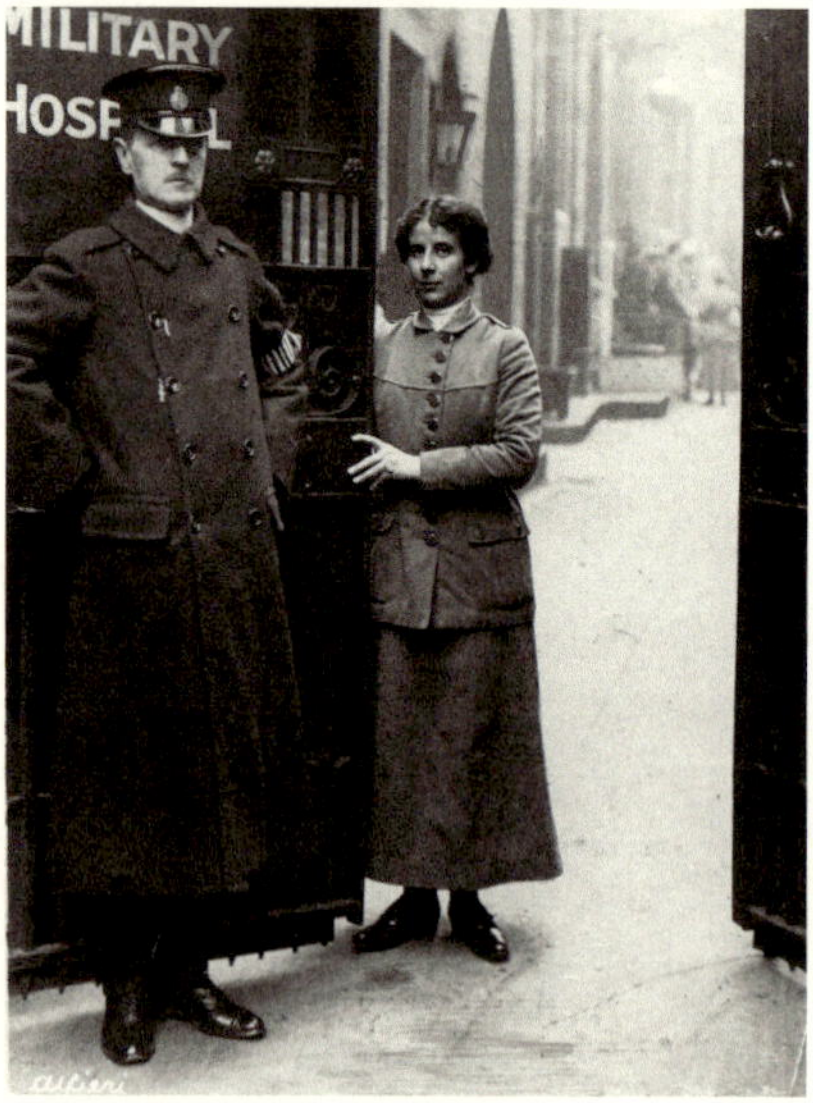

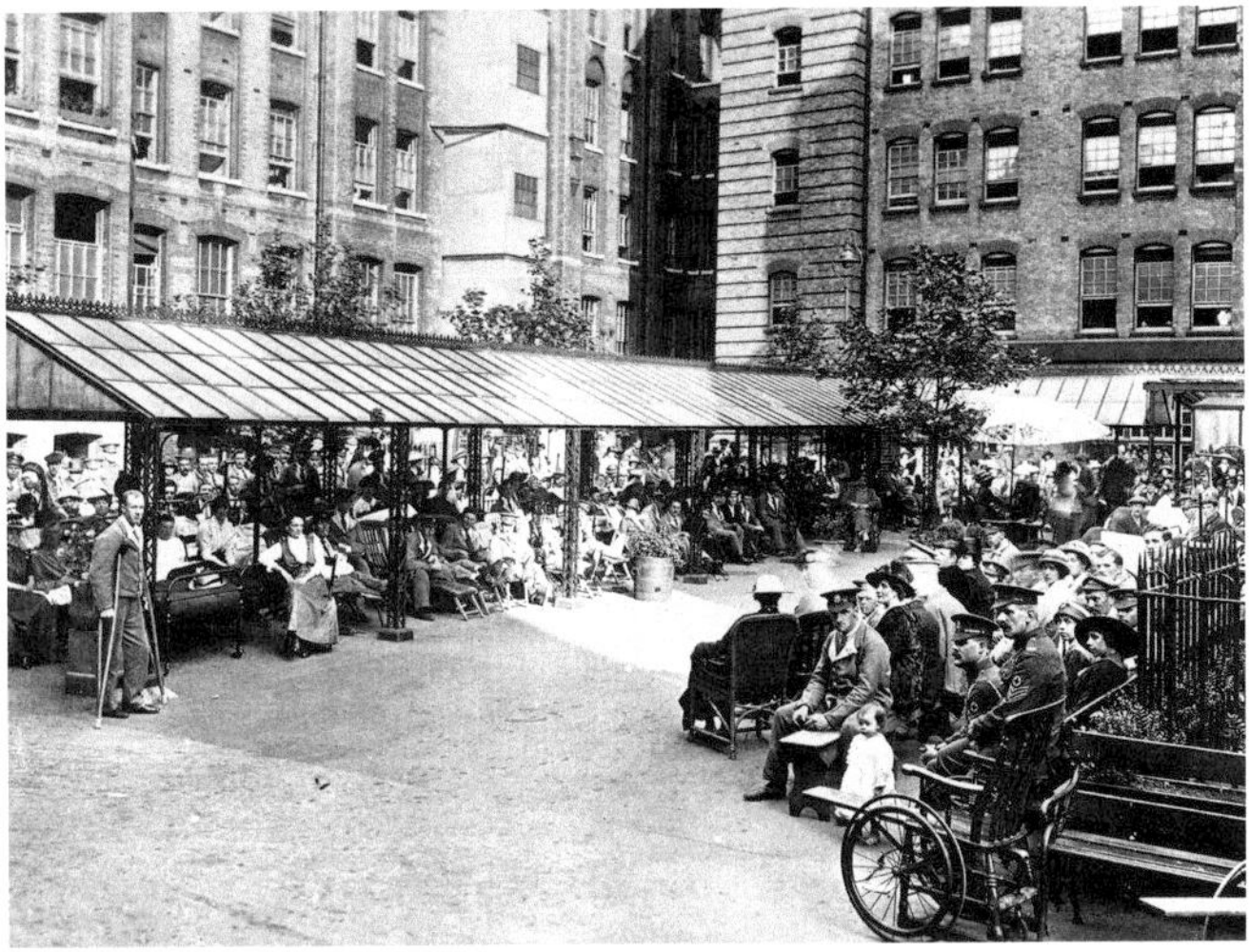

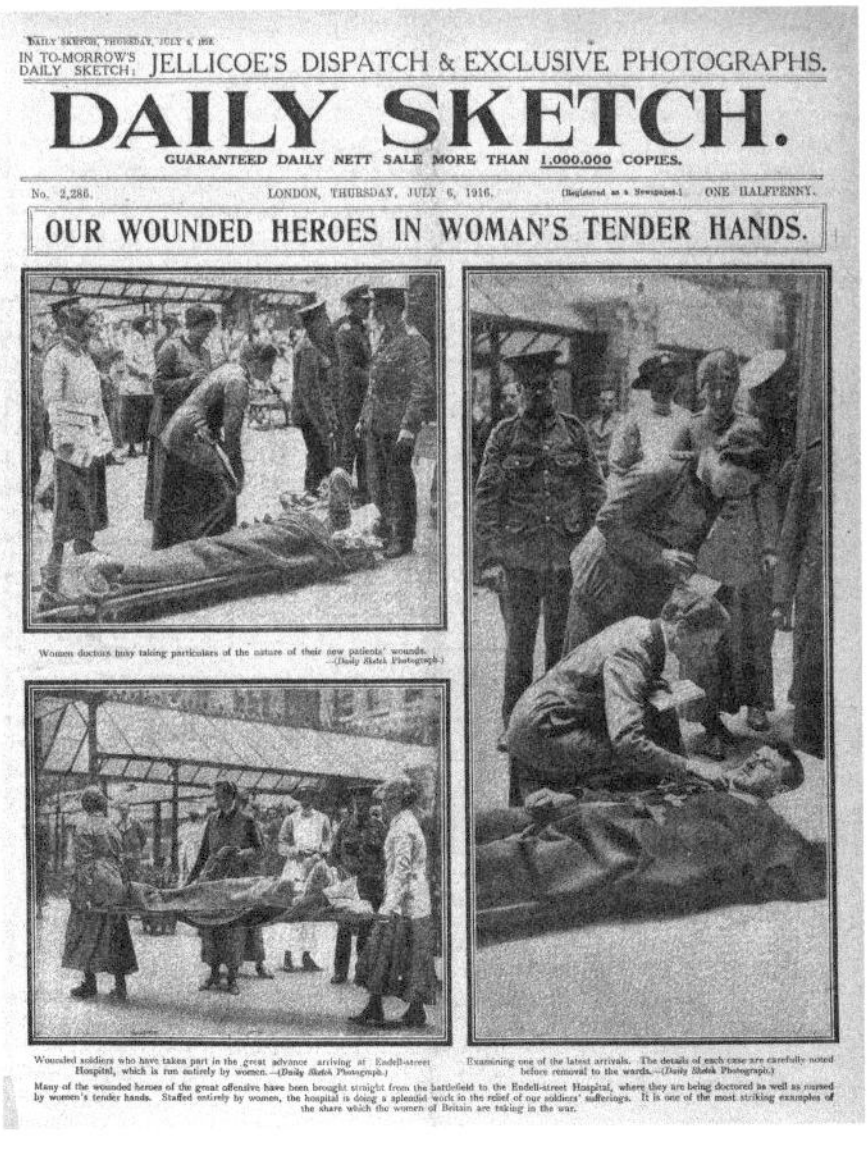

IN TO-MORROW'S DAILY SKETCH: JELLICOE'S DISPATCH & EXCLUSIVE PHOTOGRAPHS.

DAILY SKETCH.

GUARANTEED DAILY NETT SALE MORE THAN 1,000,000 COPIES.

No. 2,286. LONDON, THURSDAY, JULY 6, 1916. (Registered as a Newspaper.) ONE HALFPENNY.

OUR WOUNDED HEROES IN WOMAN'S TENDER HANDS.

Women doctors busy taking particulars of the nature of their new patients' wounds.—(*Daily Sketch* Photograph.)

Wounded soldiers who have taken part in the great advance arriving at Endell-street Hospital, which is run entirely by women.—(*Daily Sketch* Photograph.)

Examining one of the latest arrivals. The details of each case are carefully noted before removal to the wards.—(*Daily Sketch* Photograph.)

Many of the wounded heroes of the great offensive have been brought straight from the battlefield to the Endell-street Hospital, where they are being doctored as well as nursed by women's tender hands. Staffed entirely by women, the hospital is doing a splendid work in the relief of our soldiers' sufferings. It is one of the most striking examples of the share which the women of Britain are taking in the war.

11（上） 患者と家族のために休日に行事が催される／12（下） エンデルストリートに到着したソンムの戦いの負傷者

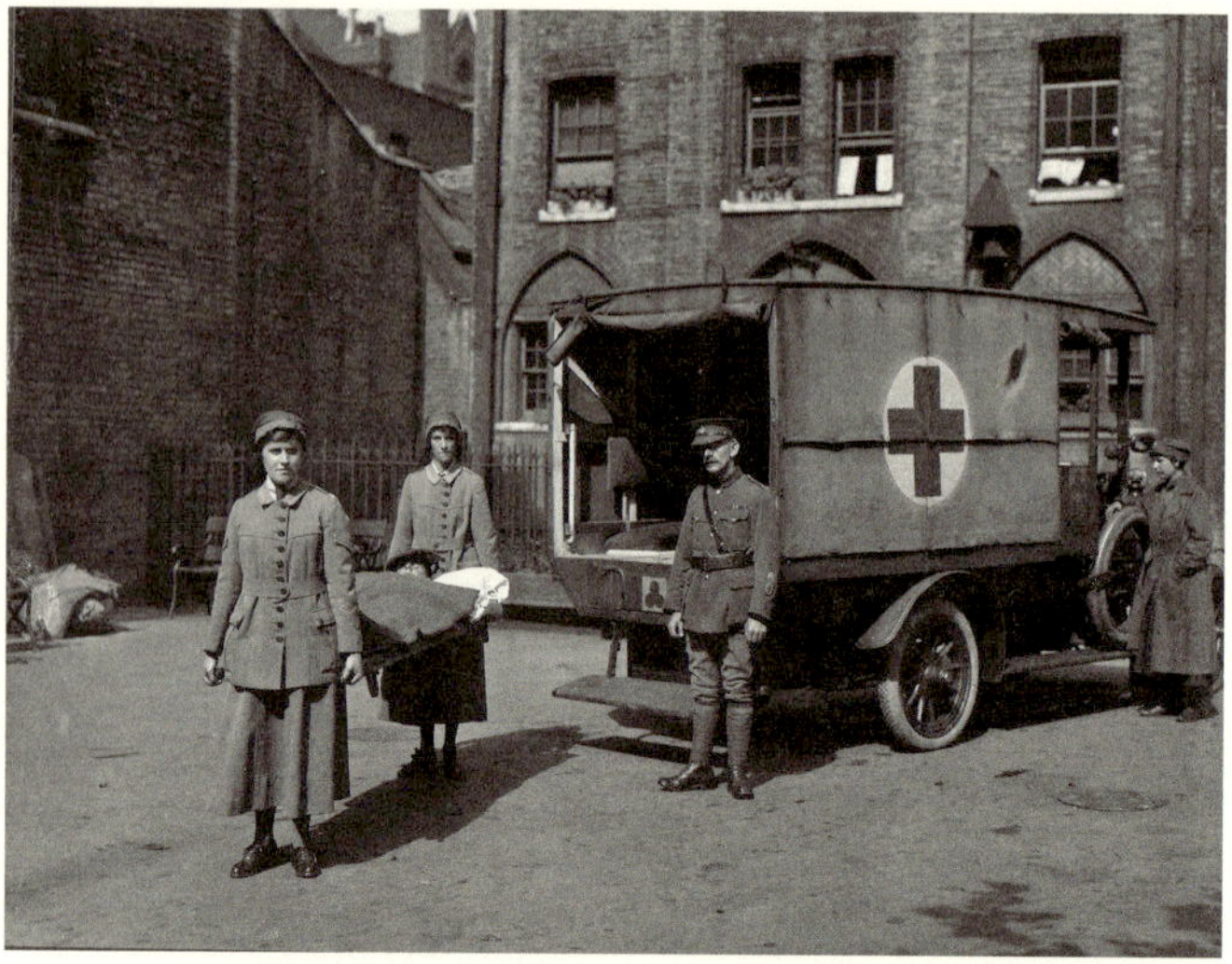

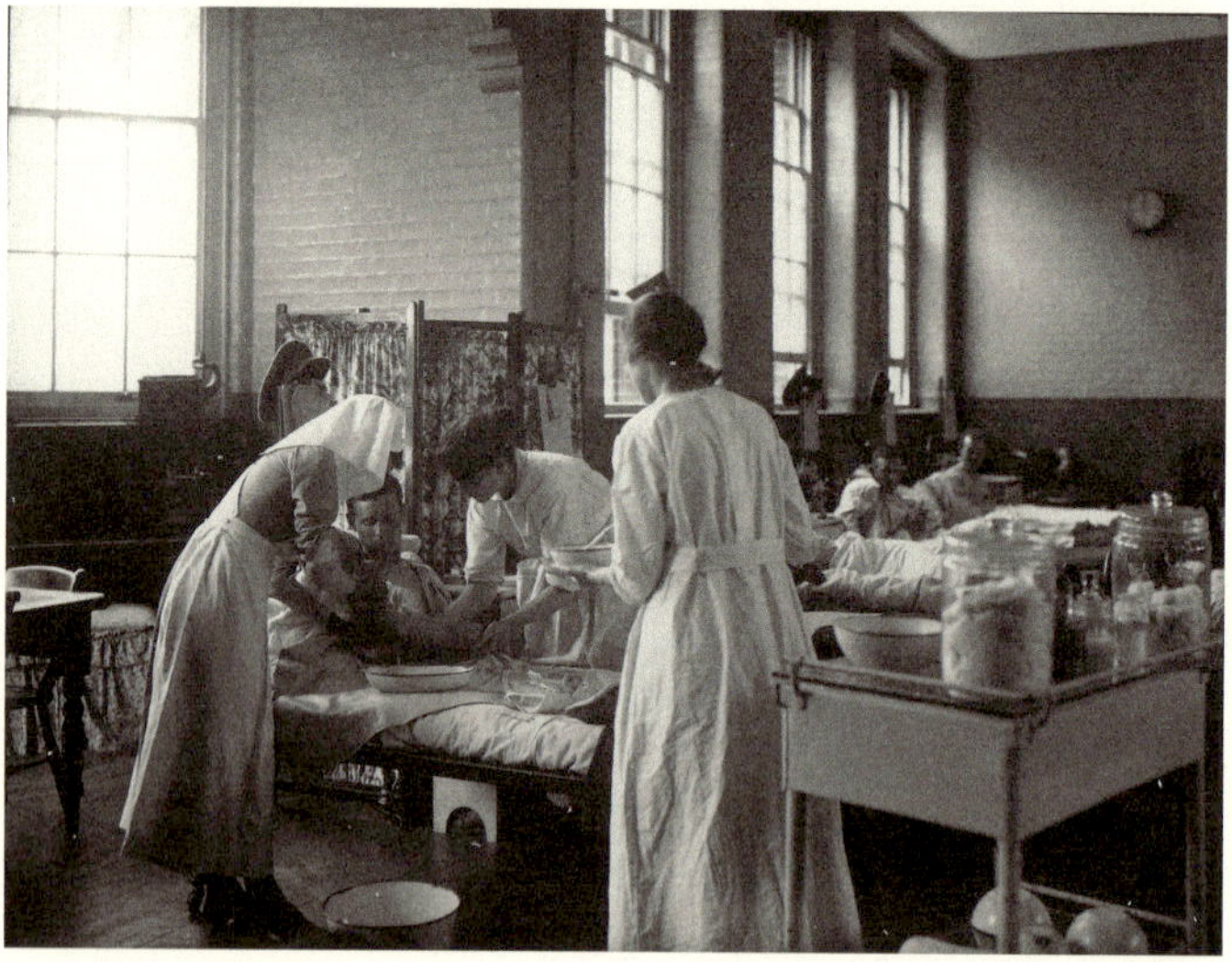

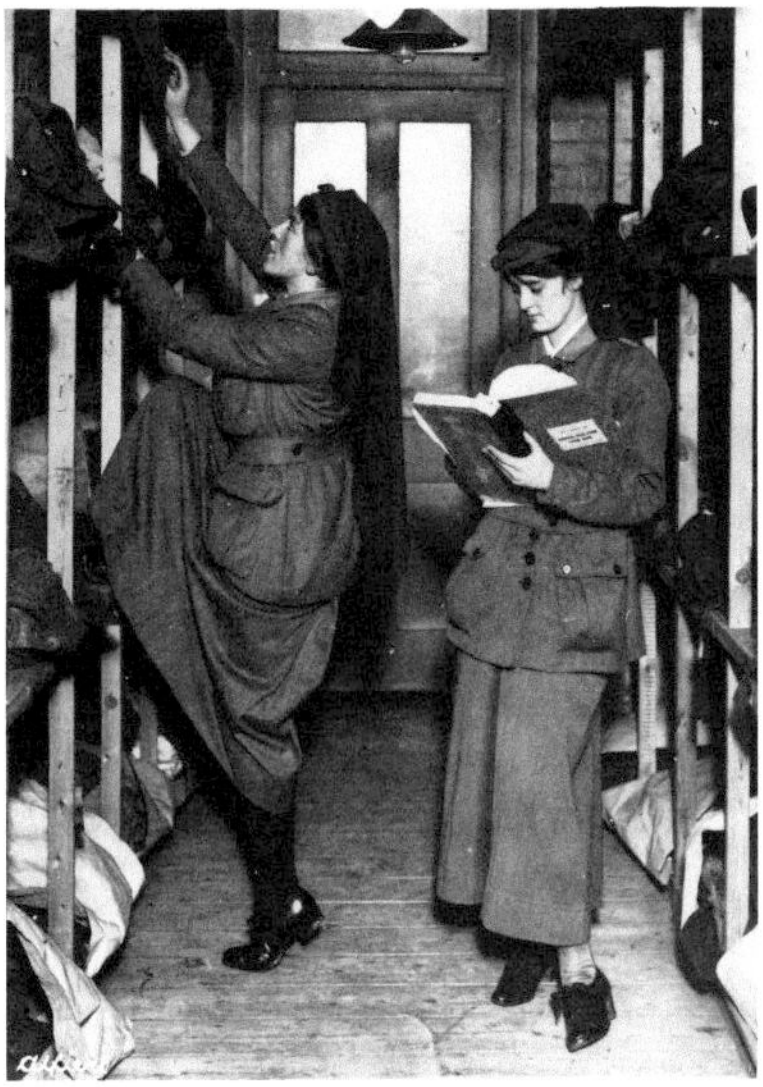

女性の出番 13（右上） エンデルストリート中庭の女性の担架係／14（右下） 病室のひとこま／15（左上） リネン室／16（左下） 図書室

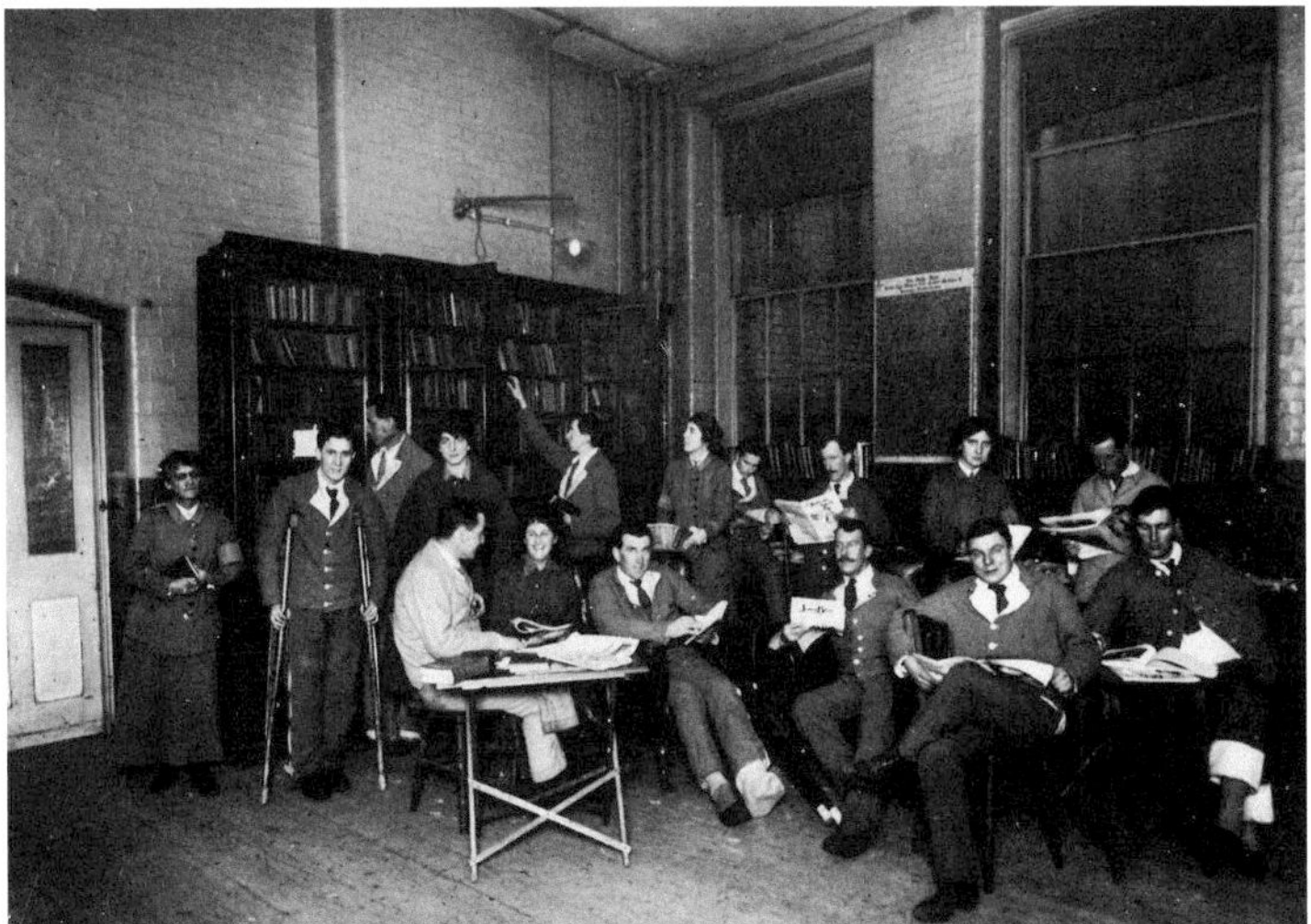

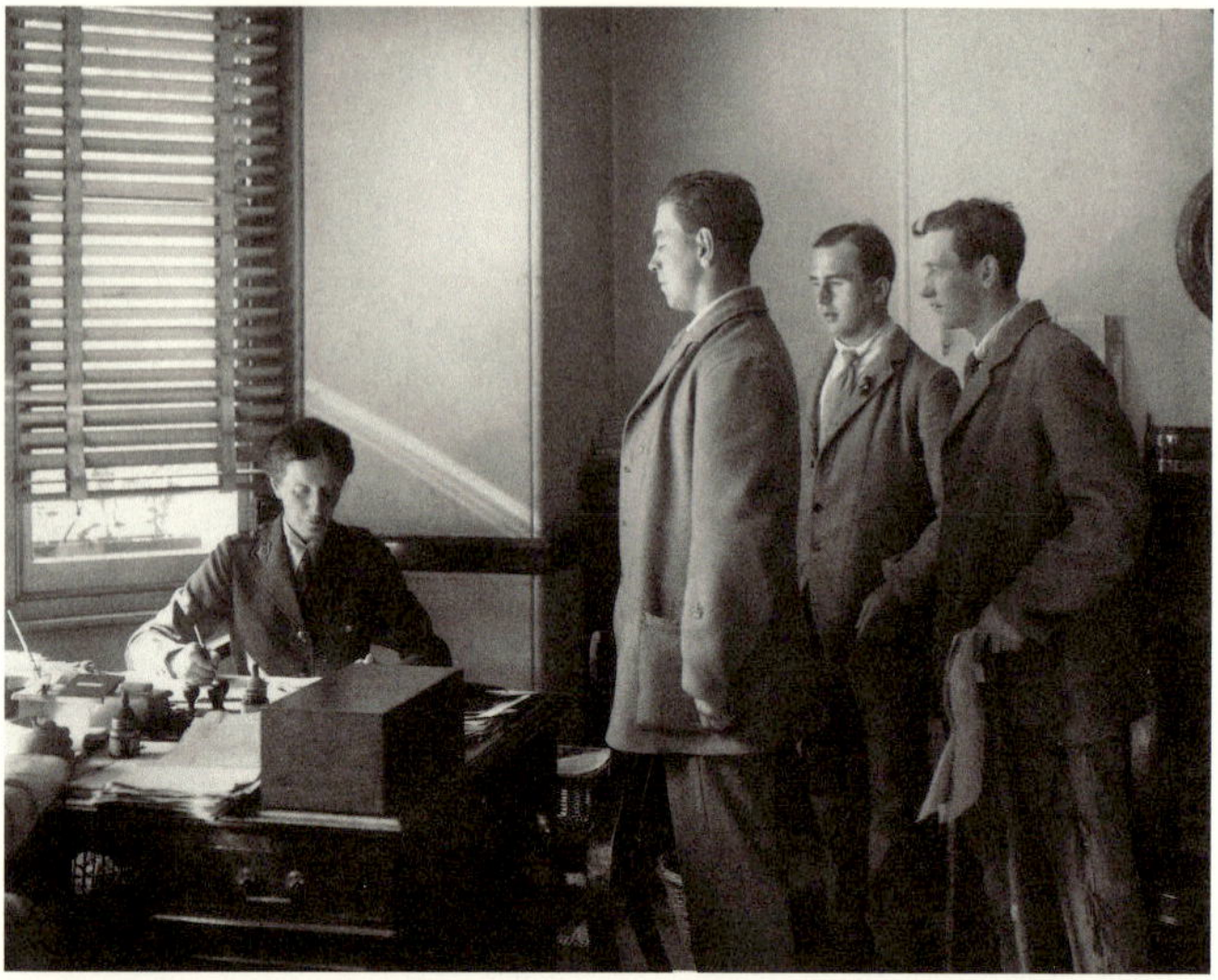

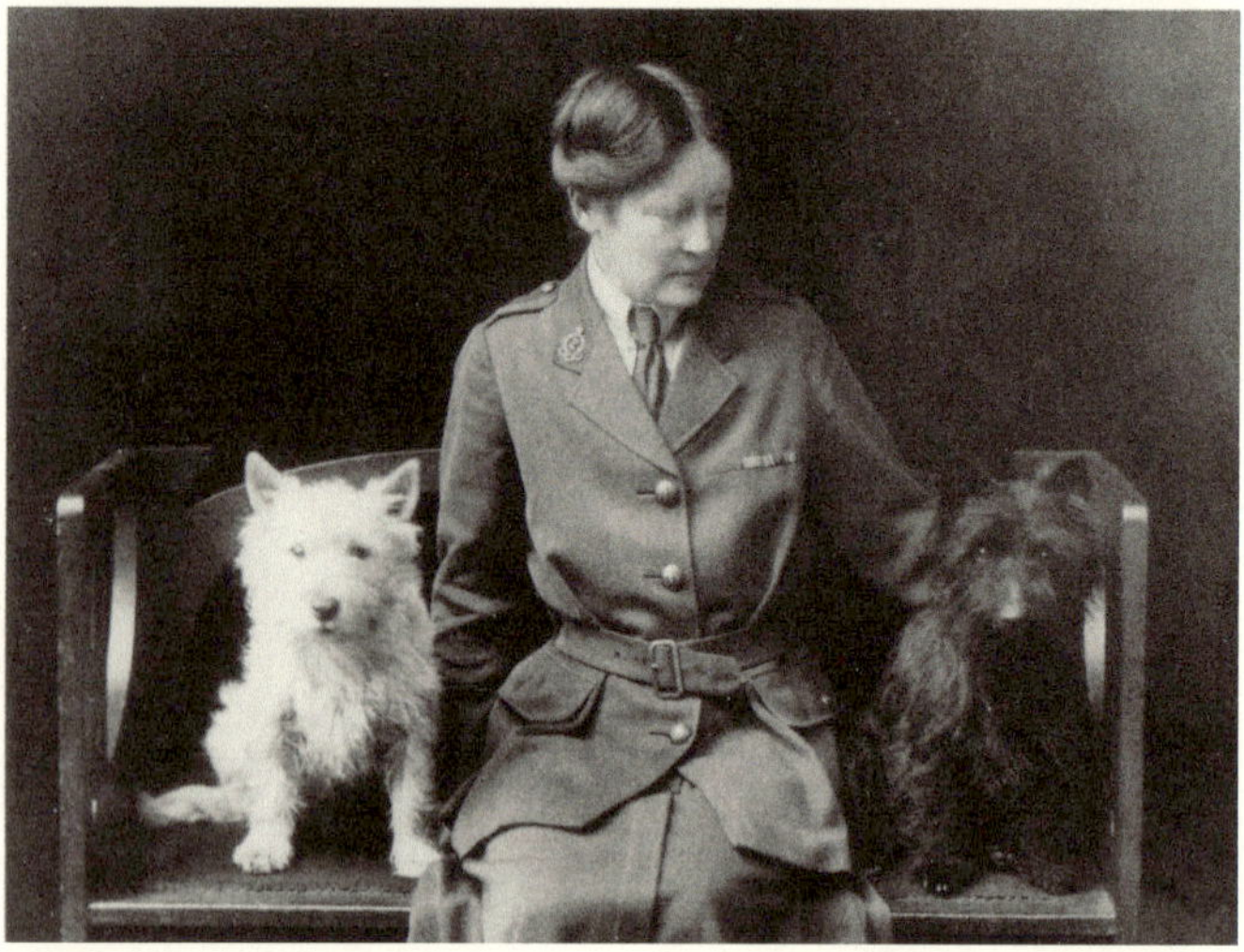

指揮官　（上から）17　男たちを気をつけの姿勢でわきに立たせて机に向かうフローラ・マレー／18　犬のギャレットとウィリアムをともなったルイザ・ギャレット・アンダーソン

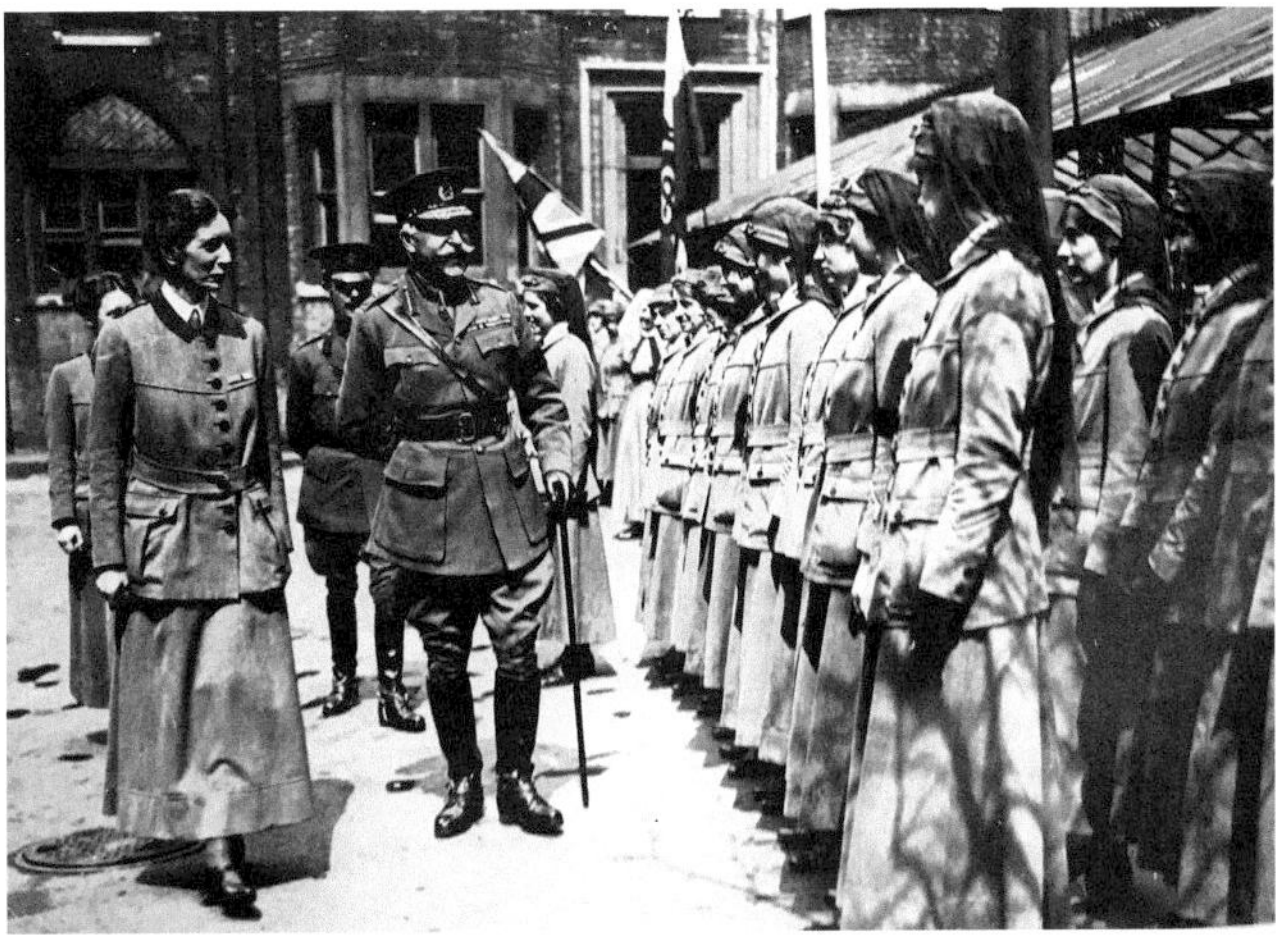

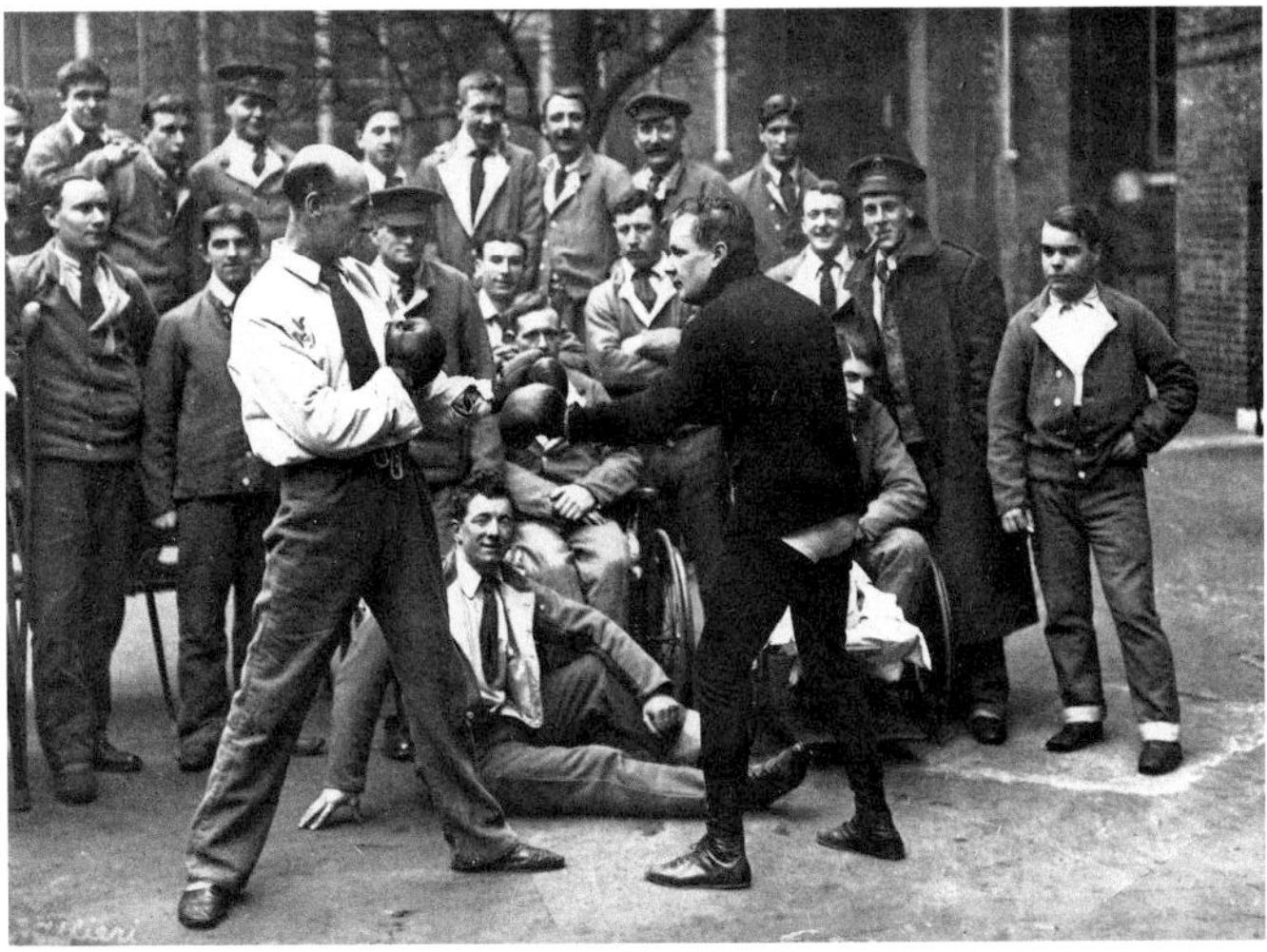

仕事に遊びに　（上から）19　フローラ・マレーとともにスタッフを観閲するサー・アルフレッド・キーオ／20　中庭でのボクシング大会

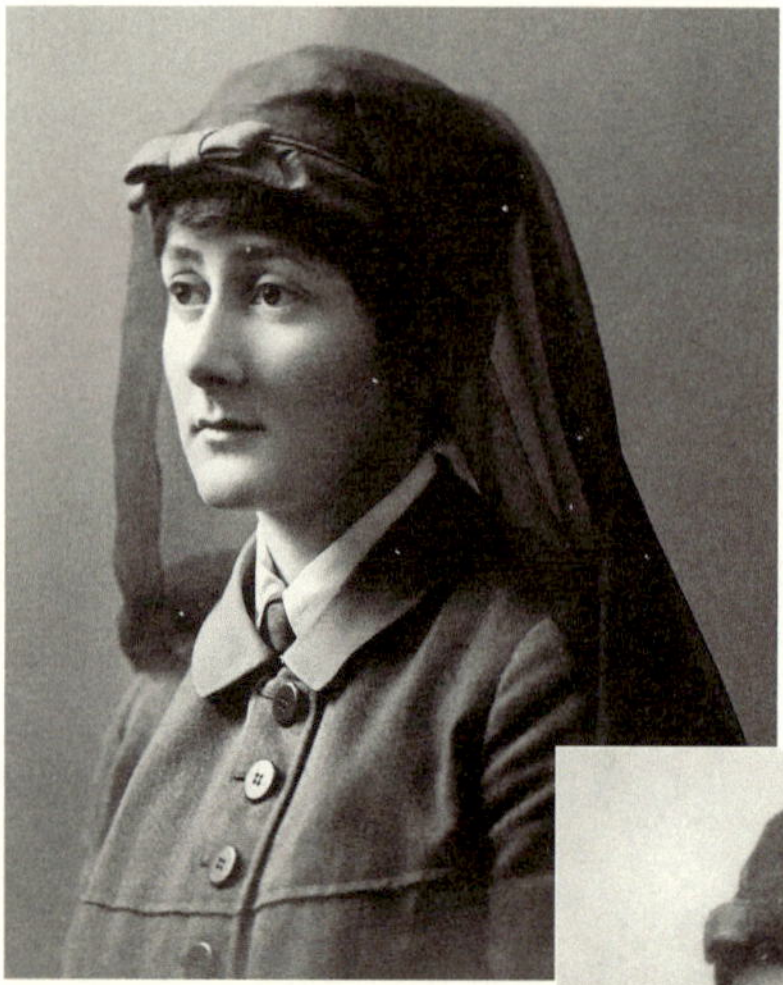

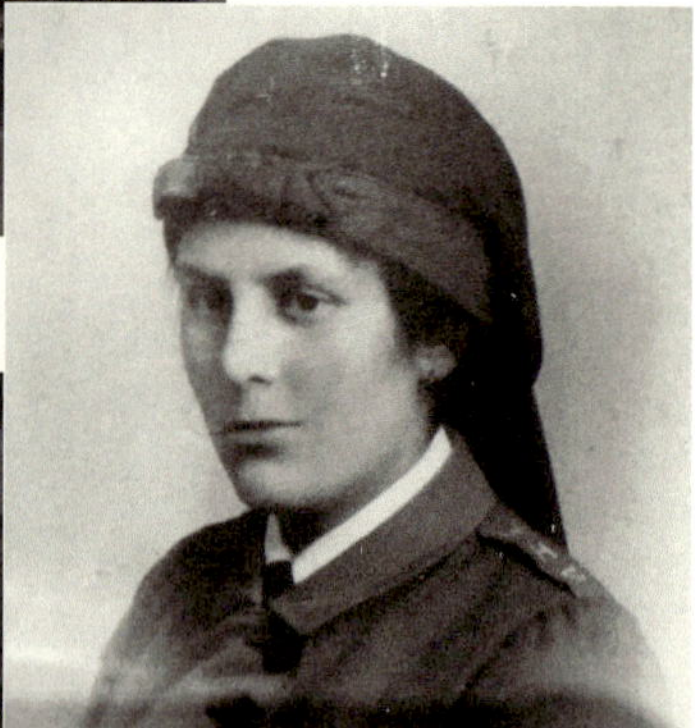

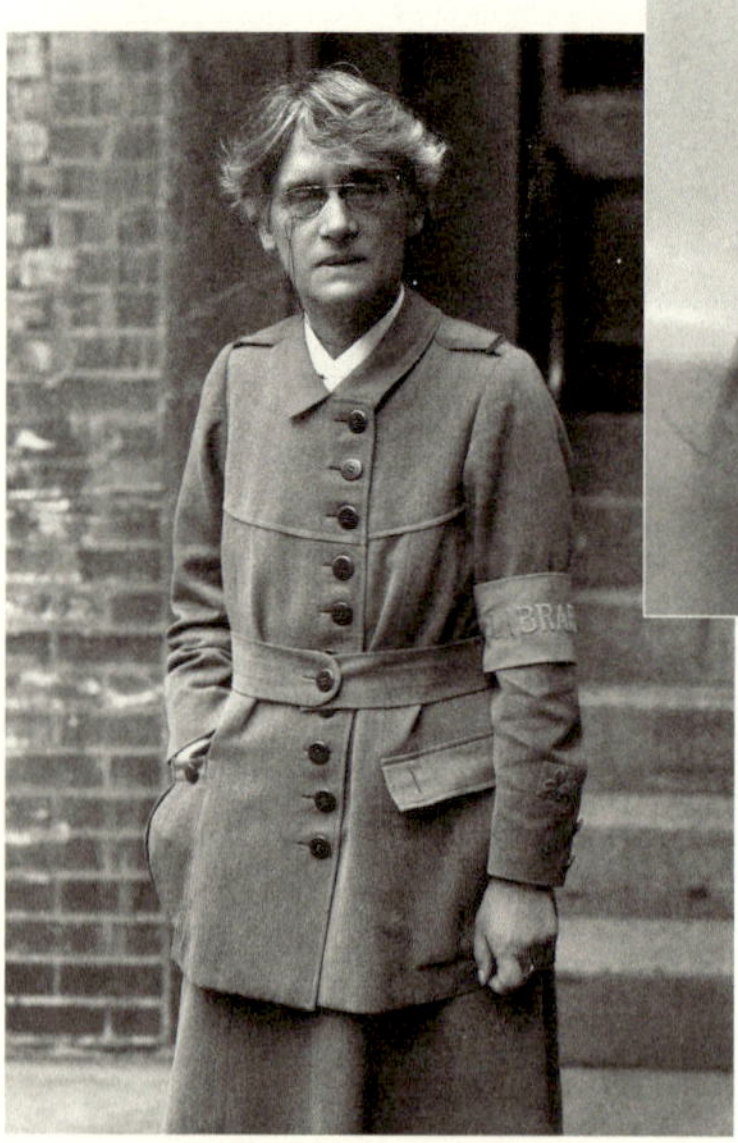

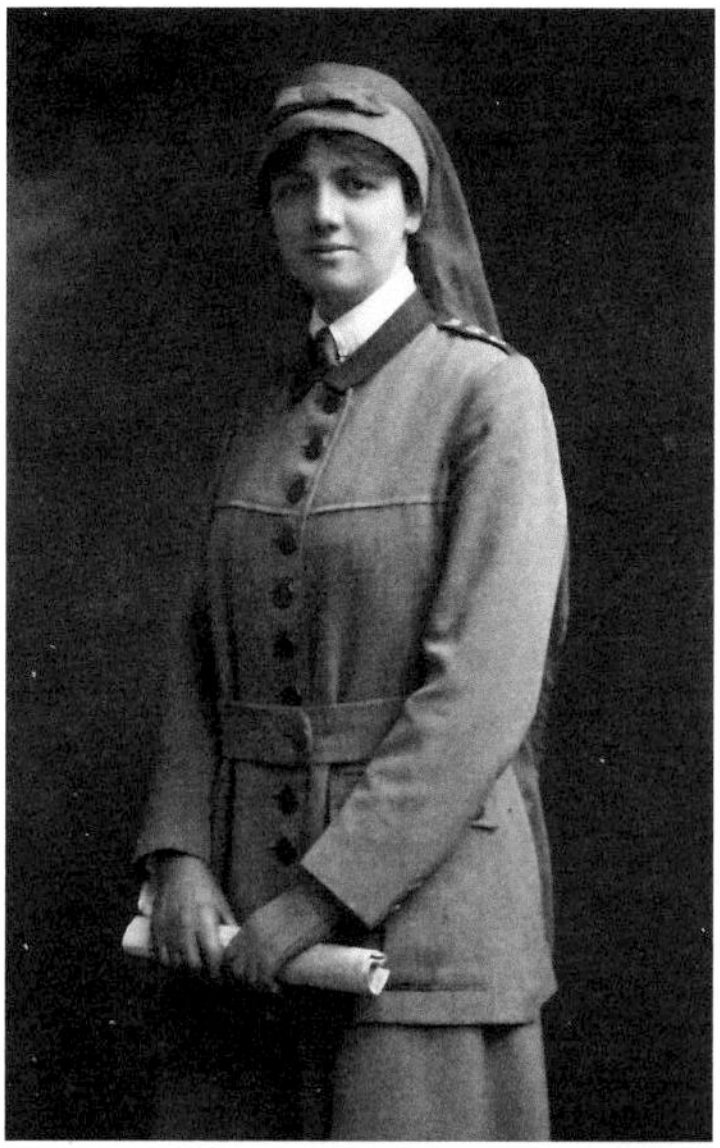

務めを果たす　21（右上）　ニナ・ラスト／22（右中）　バーバラ・ラスト／23（右下）　ベアトリス・ハラデン／24（左上）　フランセス・イブリン・ウィンザー医師／25（左下）　ウィニフレッド・バックリー医師

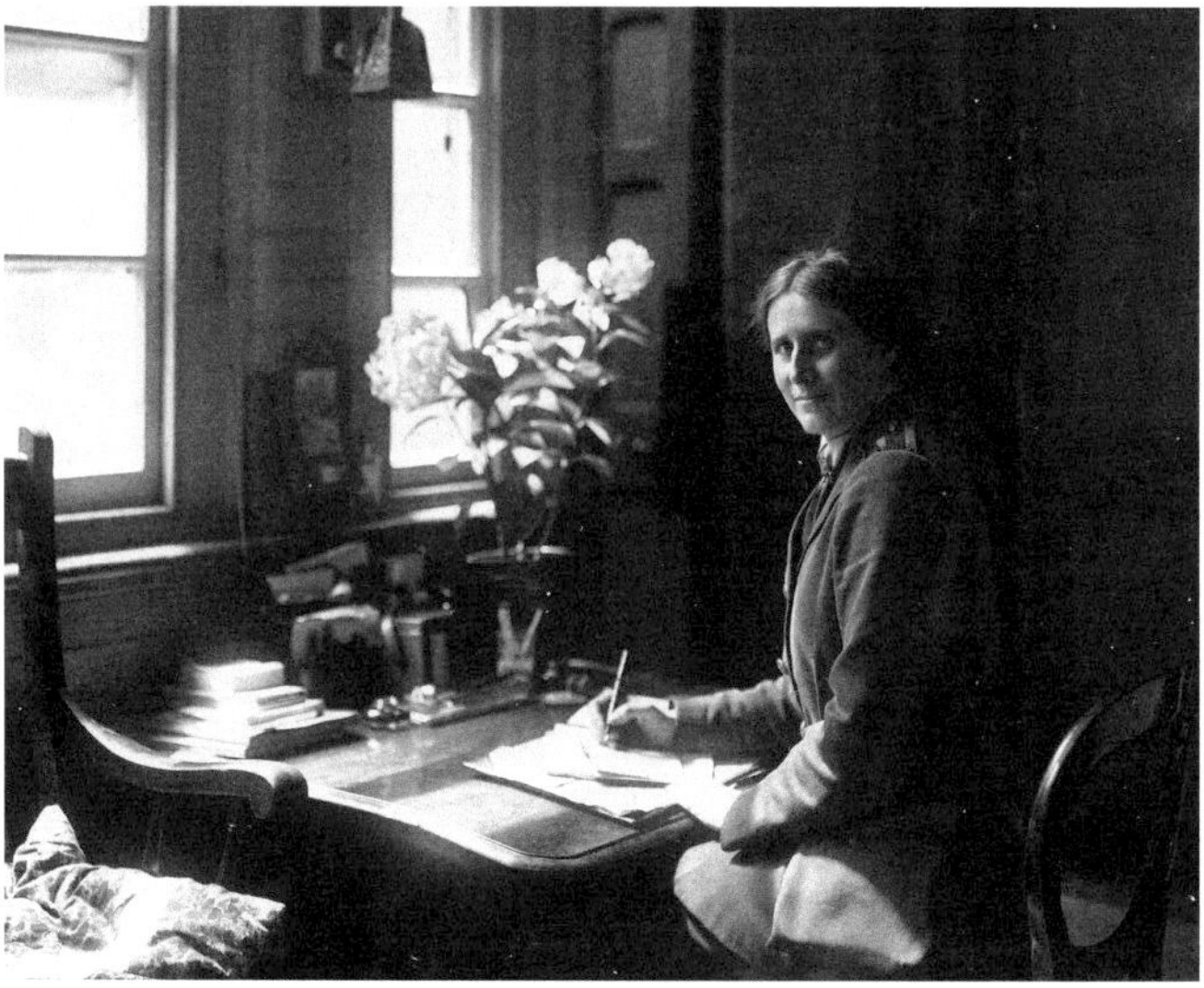

海外からの支援（上から）
26　ヴェラ・スキャントルベリー（右）と弟のクリフ／27　ナンシー・クック（左），オルガ・キャンベルと患者とともに

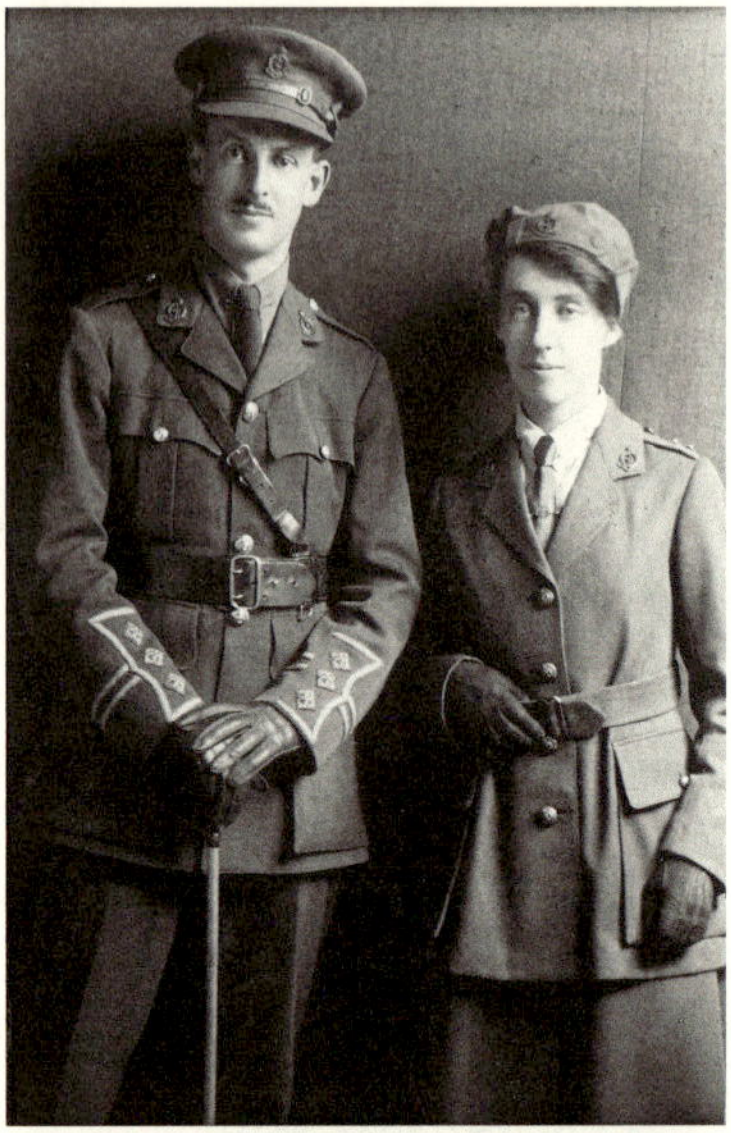

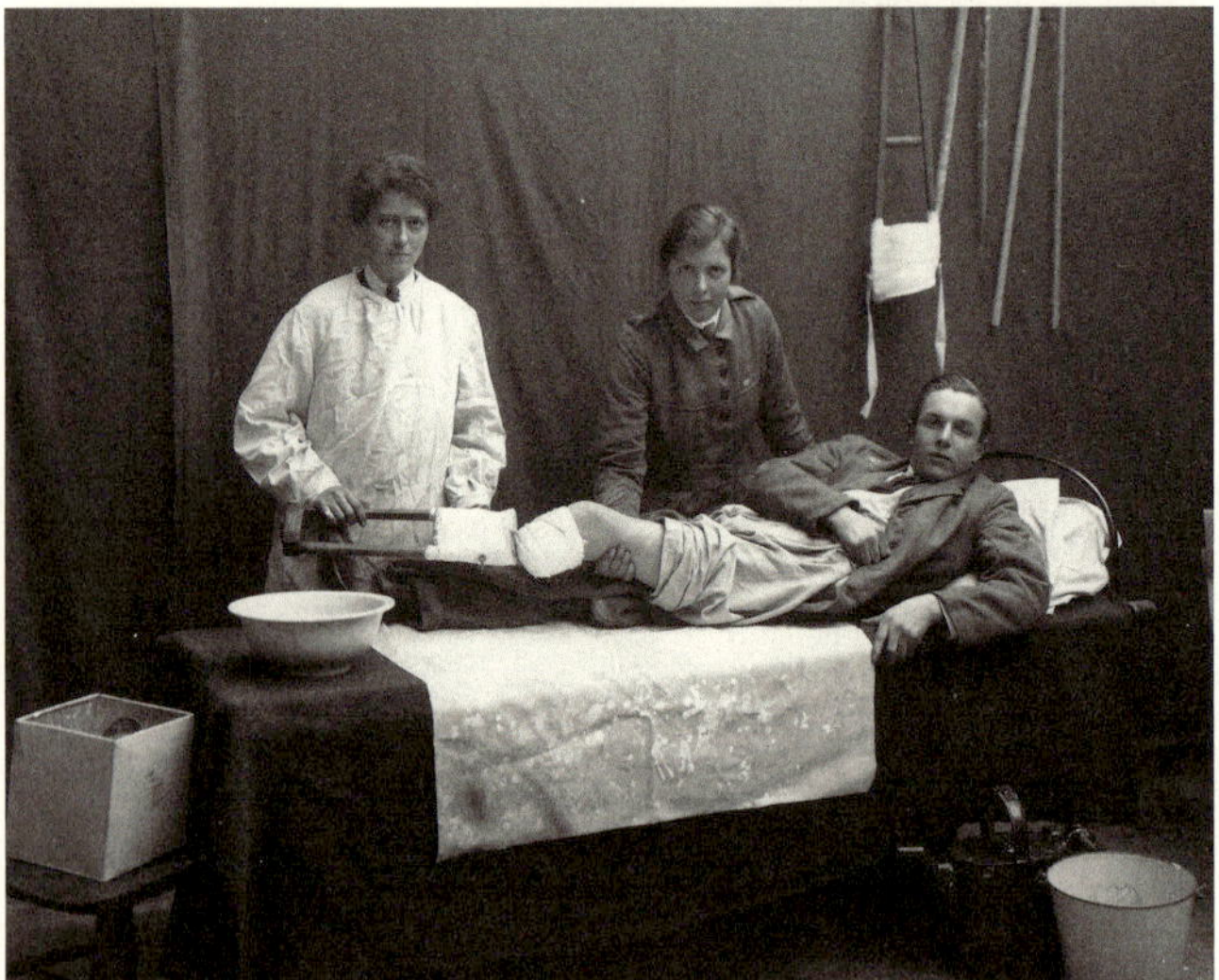

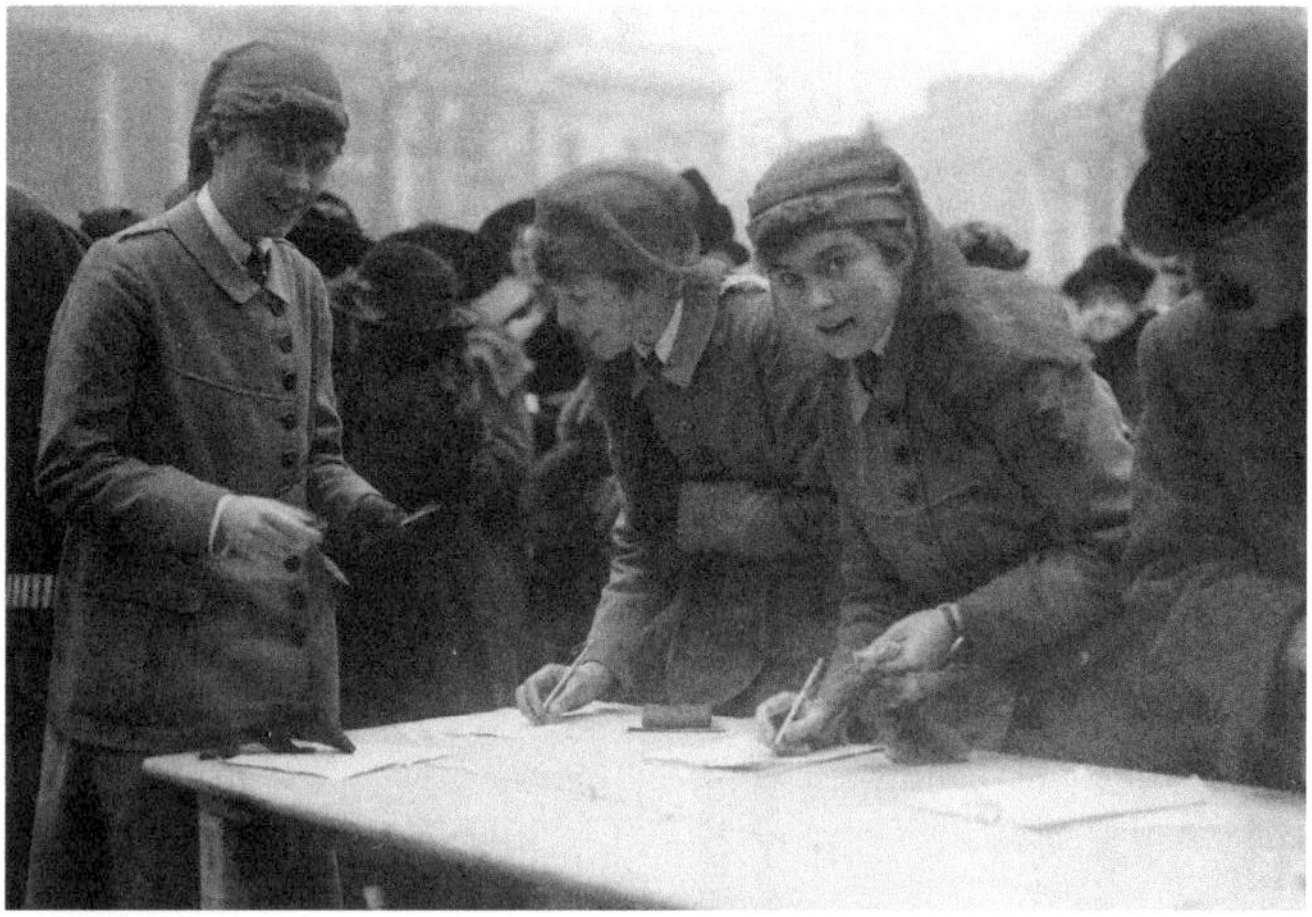

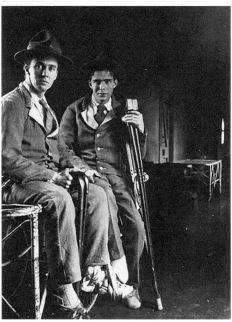

（上から）28　1917年，トラファルガー広場で戦時公債を購入するエンデルストリートの用務員たち／29　アーネスト・ベグリー（右），「入院患者の青服」を着て患者仲間と

名誉と抗議と　30（右上）1917年，バッキンガム宮殿でCBEを授与されたあとのフローラ・マレー（左）とルイザ・ギャレット・アンダーソン／31（右下）実際のエンデルストリートの手術室／32（左上）オースティン・スペアの描いた手術室／33（左下）フランシス・ドッドの描いた手術室

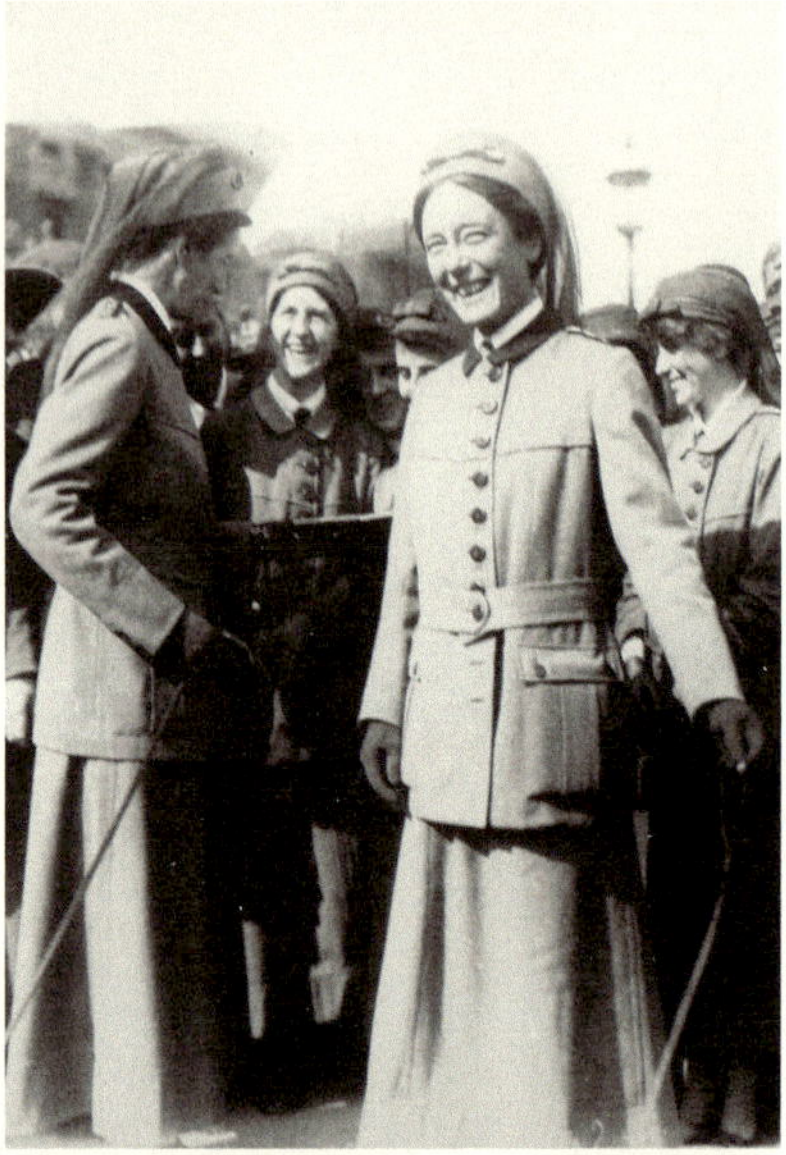

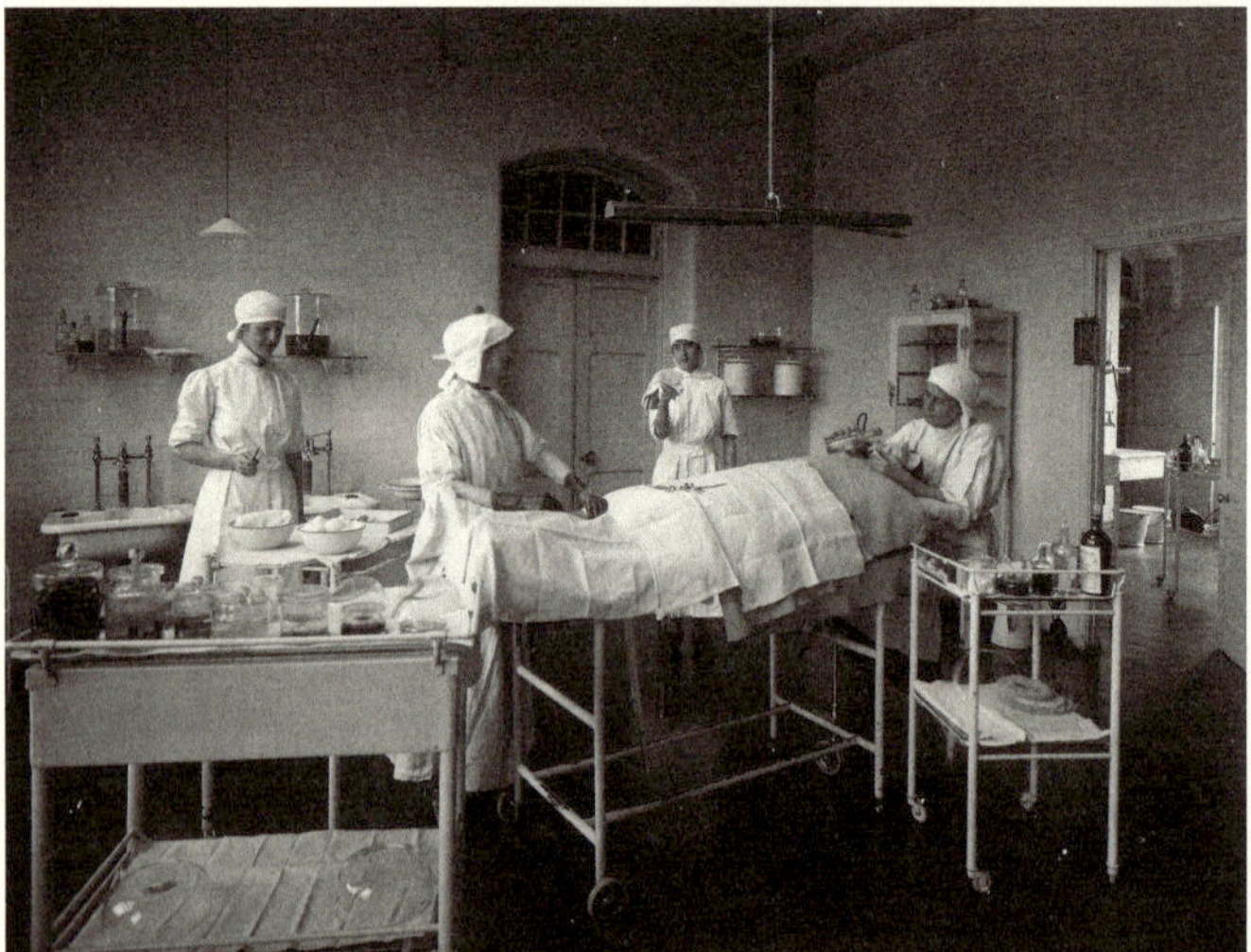

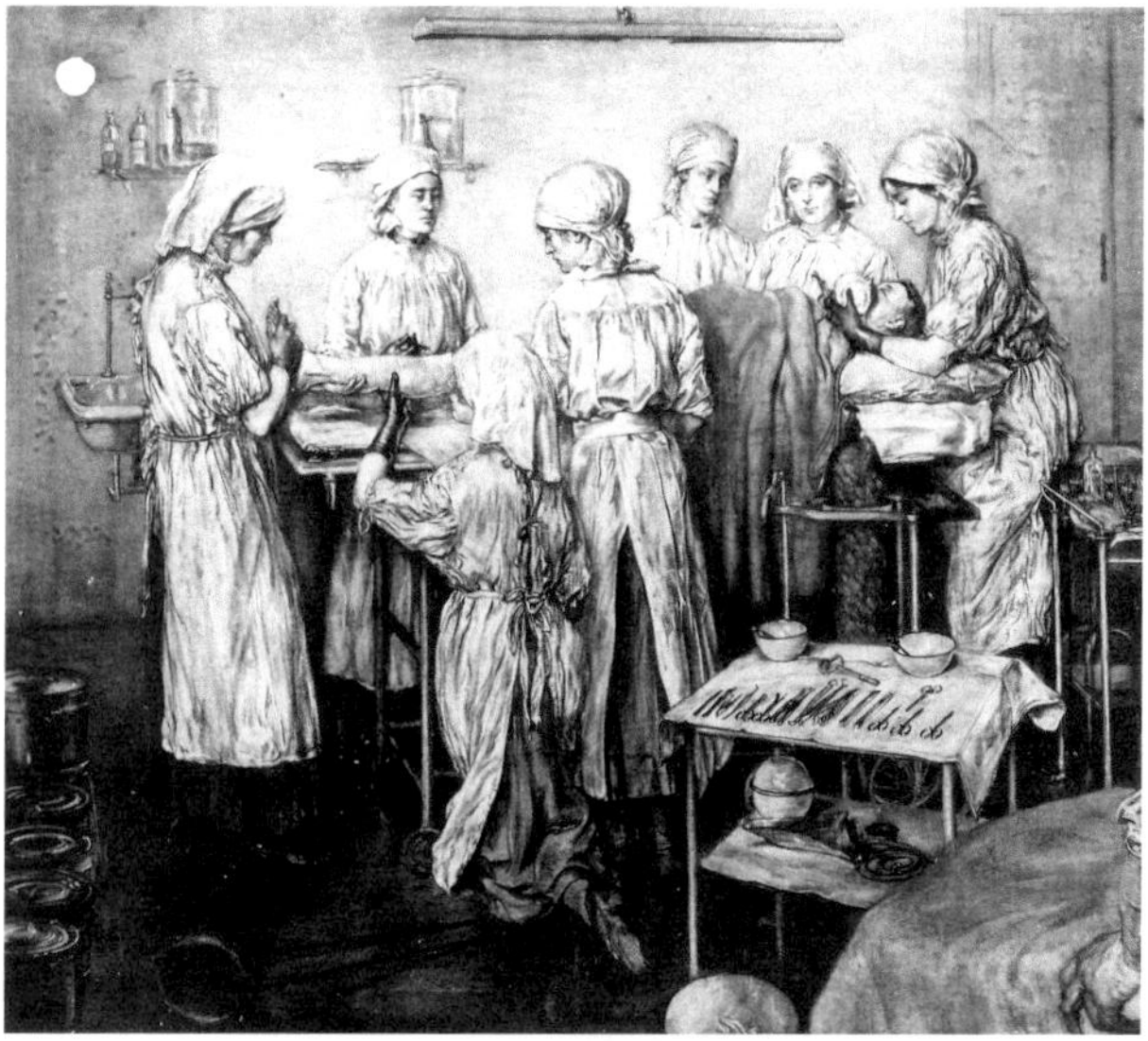

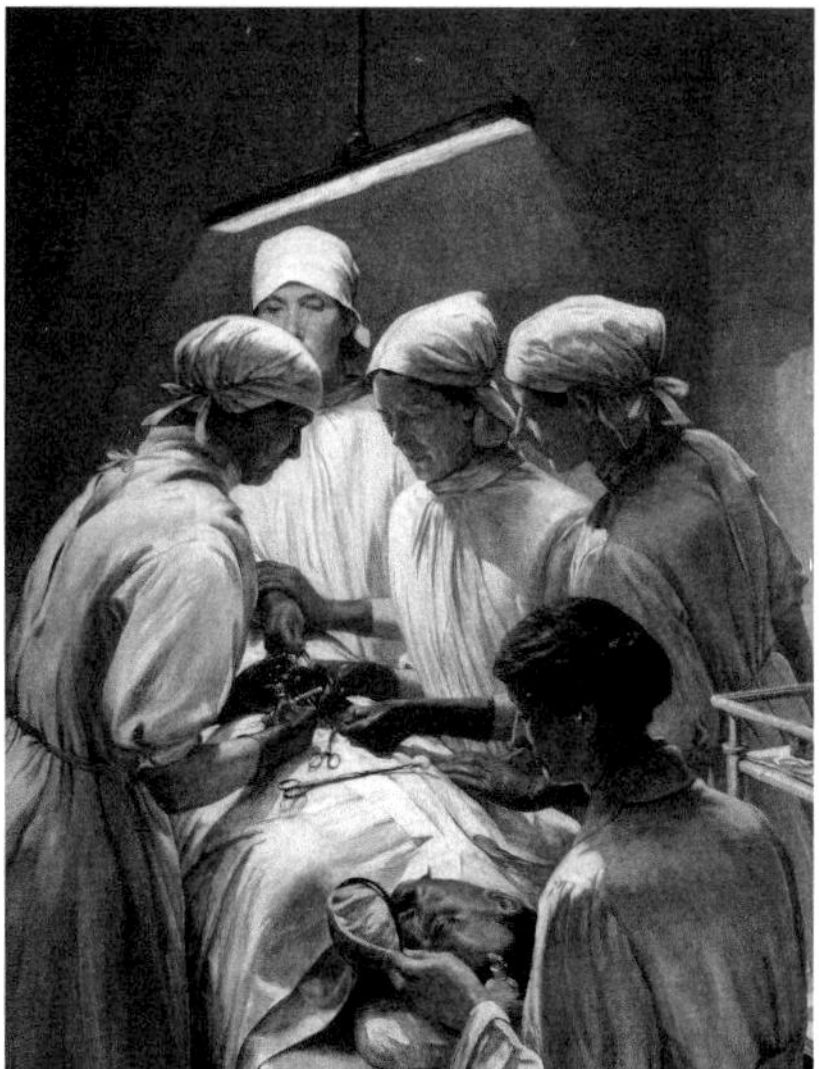

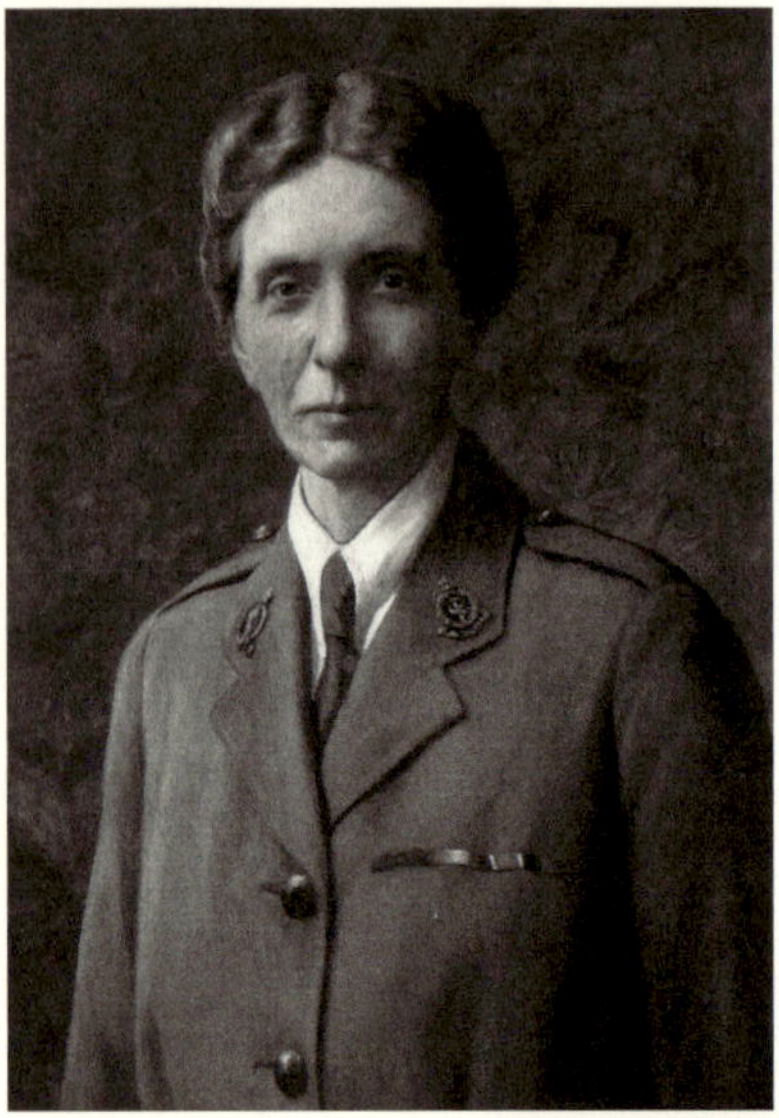

生涯にわたり愛し愛されて
34　1921年にフランシス・ドッドが描いた，エンデルストリートの制服姿のフローラ・マレー（上）／35　同じく私服姿のルイザ・ギャレット・アンダーソン（下）

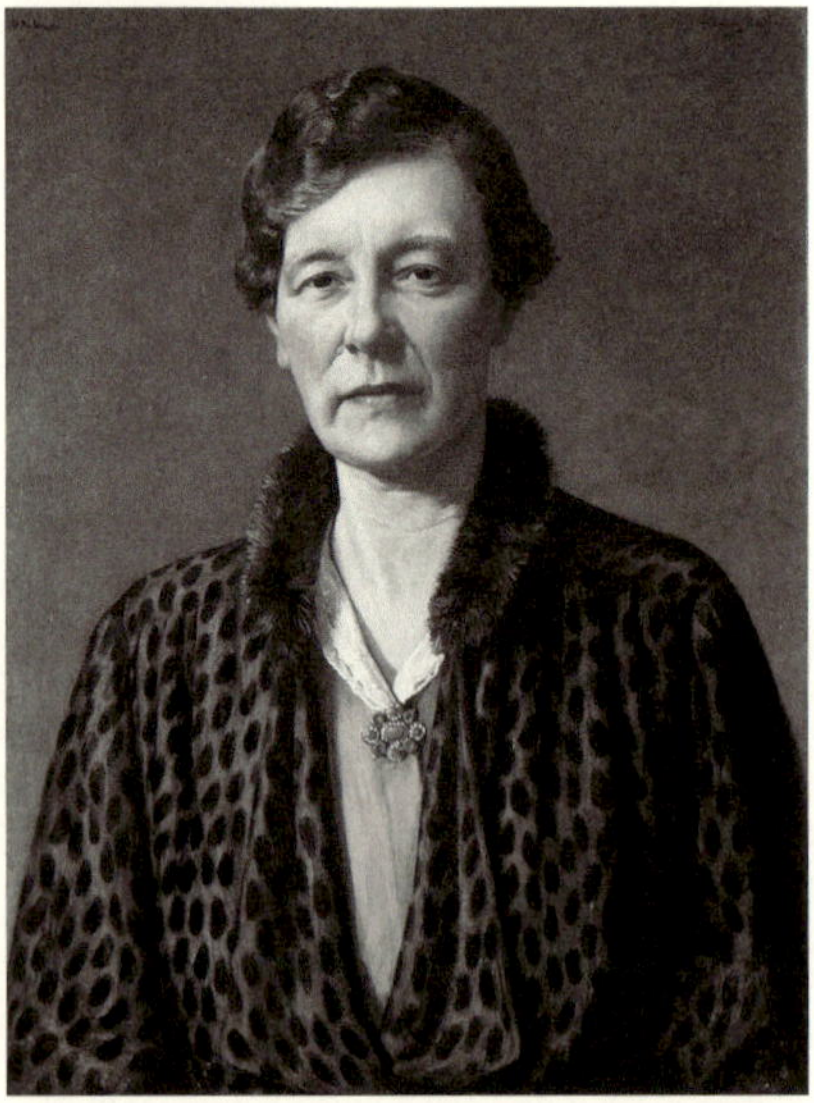

サフラジェットの病院

到　着

ロンドン、コベントガーデン　一九一五年

夢の中に落ちていくようだった。それとも悪夢から覚めつつあるのか。絶え間ない砲撃音、ライフルや機関銃の乾いた連射音、味方の絶叫やうめき声には慣れていた。今は、聞こえるものといえば夜の市街の低いざわめきだけだ。がらんとした暗い通りを、彼らは車に揺られていた。もう何カ月もフランスやフランドルの田舎の景色しか見ていない。そこでは、命あるものはすべてぐしゃぐしゃになり、塹壕や砲弾穴の泥と見分けがつかなくなっていた。それが今、夜空を覆ってそびえたつ建物のあいだのせまい通りを車に揺られている。それまでは男ばかりの世界だった。そこから、女だけでまわっている世界へと足を踏みいれたのだ。

どう反応すべきなのか、彼らにはわからなかった。大半が、二〇代、三〇代の若者で、一部は二〇歳《はたち》にも満たない少年なのだ。表向きは海外遠征軍に加われる年齢である一九歳以上ということになっていたが、年齢を偽って入隊した者もいた。多くが、愛国心の昂ぶるまま友人同士かたまって入隊手続きをしたか、まち

なかで見ず知らずの相手から臆病者の象徴の白い羽根を渡され、面目を失って募兵局に出向いたかした者だった。中には負傷が天恵となった者もいた──戦争のもたらす死と破壊からのがれられる免罪符「本国送還《ブライティ》の傷」を負った者たちだ。負傷によって新たに将来に恐怖や不安が生じた者もいた。もう二度と働けず、おそらく歩くこともかなわず、痛みがなくなることはなく、永久に醜い傷痕が残るかもしれない──そんな未来が待つ者たちだ。彼らはみな長く苦しい旅をしてきていた。連隊の担架兵に戦場から運び出され（ときには何時間も中間地帯《ノーマンズランド》に放置された）、テントや待避壕の中に設けられた救護所で応急処置をほどこされ、モルヒネを打たれる。ときには大急ぎで手術を受ける。それから病院列車でフランスの港まで行き、ぎゅうぎゅう詰めの病院船でイギリス海峡を渡り、そこでロンドン行きの赤十字社の列車に詰め込まれる。そして主要駅の一つに到着すると、そこで無償奉仕者の手に引き渡され、彼らが運転する救急車や自動車で市中を走るのだ。どこに行くのかと問うと、「ロンドン最高の病院へ」と答えが返ってきた。

エンデルストリート──ロンドンの劇場地区の中心だ──の、かつて救貧院だった建物の外に車が止まると、軍服風の上着とくるぶし丈のスカート姿の女性の手で、巨大な黒い鉄の門扉が開けられた。ぼんやり明るい中庭まで行って救急車が停止すると、同じ軍服風の制服を身につけた女性の担架係によってエレベーターへと運ばれた。病室に到着すると、そこは、色鮮やかな毛布で明るく、かぐわしい花の香りのする部屋だった。糊のきいた白い枕の上から先客たちの視線が注がれる中、血と泥まみれの軍服で汚れぬようにとベッドに敷かれたごわごわする毛布の上に移される。まわりをかこむ看護婦、看護助手、事務係は、当然ながら女性ばかりだ。それから、医師が姿を見せた。こちらも女性だ。診察をおこなった内科医から傷を調べた外科医まで、レントゲン撮影を指示した放射線科医から綿棒で分泌物をかき取った病理医まで、歯を確認した歯科医から視力を測定した眼科医まで、一人残らず女性だった。入口にいるがっしりした体躯の警官と、老いてあるいは虚弱すぎてとても戦闘に加われそうにない少数の男性用務員を除き、エンデルストリート陸軍病院は女性ばかりだったのである。

塹壕の臭いの染みついた軍服のまま、そんなふうに暗夜に病院に到着した兵士のある者は、女性の世界への招待を天のめぐみと感じた。フランスその他の場所で男たちがつくり上げたありとあらゆる地獄を経験したあと女性にかこまれると、生き返る思いがした。母親や姉妹や妻や恋人との以前の生活を心地よく思い起こすことができた。だが、それを不穏で衝撃的でつらく苦しい体験だと感じる者もいた。看護婦が女性なのは、まあ当然だ。兵士らの多くは、野戦病院や病院列車で看護婦に傷口の手当てをしてもらっていた。だが、女医となると話はまったく別だ。だれも平時に女医に診てもらったことはなかったし（女性が男性を診るなど聞いたこともなかった）、女医はふつう陸軍に雇われたりしないということをよく知っていた。陰部に傷を負った者もいたし、フランスで性交渉後に性感染症にかかった者もいた。ごく一部ながら、この病院に送られたのは自分が死ぬからだ、それほど容態が悪いのだと思い込む者もいた。そうでなければ、どうして女性だけで――それもただの女性ではなく、かつて国家の敵であったサフラジェット（戦闘的女性参政権運動家）に――運営される病院に送られたりするものか。実際、病院に到着し、まわりが女性ばかりであることを知って動転したある若い兵士は、どこかよそに移してほしいと訴えた。もっとも、すぐに決心をひるがえし、もとの病院に戻りたいと母親に泣きついている。

なぜなら、居心地のよい病室や、ところせましと本が置かれた娯楽室や、草花やしま模様のパラソルでいっぱいの中庭で他の入院患者と話せば、通称「サフラジェットの病院」（ときには「お転婆娘《フラッパー》の病院」という愛称で呼ばれた）が、だれもが認める人気の病院であることは、すぐにわかったからだ。正式にはエンデルストリート陸軍病院と呼ばれるこの病院は、事実――患者たちはみな口をそろえた――ロンドンで最高の病院だった。

第1章　旅立ち

ロンドン、ビクトリア駅　一九一四年九月一五日[1]

ルイザ・ギャレット・アンダーソンとフローラ・マレーは、じれったげな様子で、列車に乗り込むのを待っていた。同道する一四人の若い女性たちの真ん中に、背筋をぴんと伸ばして立つ長身痩軀の二人からは、静かな威厳がにじみ出ていた。家族も友人もサフラジェット運動の同志も、みな見送りにやってきて、一行を贈りもの攻めにした。旅行用の糧食を詰めた箱を三箱持って現れた支援者もいれば、くだものやチョコレートや花を持参した者もいた。手荷物の輪の中に立つ女性たちは、灰茶色のぱりっとした新品の制服姿で照れくさそうに見えた。アンクルブーツの上端がやっと隠れるほどの〝短い〟スカートと、首もとまできっちりボタンを留めたベルト付きの腰丈の上着姿なのだ。預けた荷物はもう積み込まれており、到着すればすぐ受けとれるだろう――少なくともそういう話だった。

ビクトリア駅は人でごったがえしていた。[2]宣戦布告から六週間のあいだに、この鉄道起点駅は様子が一変していた。毎日市内に骨折り仕事にくる者が降車するのに混じって、ベルギーからの避難民の姿があった。わずかな身の回り品を手に、おびえた子どもを連れて、侵攻するドイツ軍からのがれてきたのだ。茫然自失し途方に暮れて駅に着いた彼らを、コンコースで緊急支援食堂を運営する無償奉仕の女性らが出むかえた。イギリス人旅行者もいた。開戦時にヨーロッパやもっと遠くで足止めされ、ようやく帰国できた者たちだ。

出立する者は比較的少なかった。すでに大勢の兵士がフランスやフランドルに向けてビクトリア駅を通過したあとだった。背嚢《はいのう》の重みでつぶれそうになりながら、軍歌で愛国心を高め、家族や恋人に別れを告げると、兵士たちは列車に乗り込んだ。それが最後の別れになる者が多いにちがいないと察したある旅行者は、ビクトリア駅を「悲嘆の宮殿」と呼んだ。[3] まだまだ多くの兵士が出征していくことになる。正規軍と国防義勇軍からなる海外派遣軍は、すでに西部戦線で戦いの真っ最中であったが、そのあいだにも、新任の陸軍大臣キッチナー卿の「呼びかけ」にこたえ、数十万人が新しく入隊していた。初期の戦いで負傷した者たちの送還も始まっていたが、これまでは、少なくとも闇にまぎれてロンドンの駅に到着していた。[4] 実をいえば、多くが戻ってきていなかった。負傷者の多さも傷の重症度も陸軍の医療がとうてい太刀打ちできるものではなく、何千人もの負傷者が治療を受けられずに亡くなっていたのだ。

しかし、恐怖をかき立てる到着があり哀れを誘う出立がありはしたが、その朝のビクトリア駅の雰囲気は晴れやかさが勝っていた――特にフランス行きの列車への乗車を待つ女性の一団はそうだった。彼女たちにとっては、一つの戦争の始まりとともに、一つの戦争が終わったのだ。

開戦とともに、政治家たちは、共通の敵と戦うために党間の不和を水に流したが、同様に男女のあいだにも休戦が成立した。[5] 女性参政権の獲得を求めての戦いは過激さを増して久しかったが、戦争が始まるとすぐ、サフラジスト（女性参政権運動家）とサフラジェット（戦闘的女性参政権運動家）の指導者は自分たちの要求を一時たな上げにしていた。非戦闘的な女性参政権協会全国連合（ＮＵＷＳＳ）の会長、ミリセント・フォーセットが先陣を切り、宣戦布告からいく日も経たないうちに、支持者たちに国に奉仕するよう求めた。キッチナー卿の象徴的なポスターが男性に同じ訴えをするよりも前に、会員に向かって「女性のみなさん、国はあなた方を必要としています」と説いたのだ。[6] 女性社会政治連合（ＷＳＰＵ）の厳格な創始者エメリン・パンクハーストも数日のうちにフォーセットの例にならい、好戦的なサフラジェットたちに、実力行使をすべて中止し、そのエネルギーと組織管理能力を戦時の奉仕に振り向けるよう呼びかけた。見返りとして、政府も恩赦を発表し、宣戦布告から一週間を経ずして、収監されていたサフラジェット全員――数百人ばかりいた――を釈放した。

女性運動の熱烈な信奉者の中には平和運動に参加する者もいたが、大多数は、愛国心にかられ新たな大義に身を投じた。サフラジェットの一団は、すでに女性緊急対応部隊を創設し、男性が入隊して空きが出たままの仕事に就ける女性の募集を始めていた。部隊の本部には女性が詰めかけ、車の運転手やバイク伝令係として雇われたり、無料食堂《スープキッチン》や難民避難所の運営をまかされたりした。貴族や上流階級の女性（つい最近まで声高に参政権運動を牽引していた者たちの一部だ）も、今では、市中の豪奢《ごうしゃ》な私邸を負傷者用の回復期療養病院として提供したり、フランスに医療部隊を送るための募金活動をおこなったりしていた。また、サフラジストを名のる者もそうでない者も、あらゆる場所で女性たちが、母国や海外での奉仕活動に志願していた。[7]

その朝ビクトリア駅で列車を待っていたルイザ・ギャレット・アンダーソンとフローラ・マレーも、戦争が女性に千載一遇の機会をもたらしたことに真っ先に気づいた者たちだった。二人には、ドイツとの戦争が国家にとって恐ろしい脅威であると同時に、女性には一生に一度の好機となることがわかっていた。二人とも免許取得医だが、もう若くない。外科医のアンダーソンは四一歳、内科医で麻酔科医のマレーは四歳年長だ。それぞれ医師として一〇年以上の経験があったが、大きな総合病院での経験はほとんどなかった。病院の医師選任委員会は男性が牛耳っており、女性の医師は、主要病院で研修を受けたり働いたりすることからも高い職位を得ることからも、みごとに閉めだされていた。現在さし迫った必要があるというのに、軍医になることも禁じられていた。男性の同僚とまったく同じ医師免許をもっているにもかかわらず、マレーもアンダーソンも女性と子どもの治療しかできなかったのだ。だから、望んだ仕事ではあるが必要にも迫られて、こうした患者の治療のみを目的に女性が運営する病院で働いていた。

戦争でなにもかも変わった。男性を治療したり戦傷を扱ったりした経験はまったくなかったが、二人の女性は、自分たちでフランスの戦場から救出された負傷兵を治療する救急病院を開設しようと決心した。若い志願者からなるチームを組織し（さらに三人の女性医師、八人の看護婦、三人の用務員《オーダリー》、四人の男性補助員《ヘルパー》で構成された）[8]、パリに向かおうとした。それは賭けだった。一八人の若者を指揮して交戦地帯の未知の危険に飛び込んでいこうというのだ。加えて、二人とも医学的な経験が足りないため、前途に待ちうける試練の準備ができているとは、とても言いがたかった。だが、たがいに対してと同じく女性の大義にも全身全霊をささげてきたマレーとアンダーソンには、フランスで繰り広げられるドラマが、女性の医師も男性に比肩する存在であると証明する最初の機会となることがわかっていた。

ルイザにとって、医学の道に進むのは、最初からごく当然のことであったようだ。一八七三年、イギリスで女性としてはじめて医師免許を取得したエリザベス・ギャレット・アンダーソンと、スコットランド出身の船会社の所有者で身内に医師をもつジェームズ・スケルトン・アンダーソンの長子に生まれ、まわりに普通に医学がある中で育った。[9] 子ども時代の大半を養育係《ナニー》の手で育てられはしたが、ロンドンのウエストエンドにある自宅から往診に出かける母親の馬車に同乗した――手を伸ばして雨粒をつかもうとした――ときのことは鮮明に覚えていた。ときどきは、母親がメリルボーンの貧困地区に開いたニュー・ホスピタル・フォー・ウィメン（女性のための病院）に連れられていき、ベッドの上で遊んだりもした。ルイザがまだよちよち歩きの幼児のころ妹が髄膜炎で亡くなり、もうすぐ四歳というときに弟のアランが生まれた。はつらつとして想像力豊かな子どもだったルイザを、母親は「個性と知性あふれる、利発で跳ねるように歩く愛らしい子ども」と形容している。[10]

ビクトリア時代の中流家庭に普通にある品々にかこまれて育ち、ルイザはのどかで平和な子ども時代を送った。両親が仕事で長い時間をロンドンで過ごすあいだ、姉弟は、サフォーク州の海沿いの町オールドバラにほど近い家族の持ち家の広々とした地所で、養育係にしっかり見張られながらも、したい放題をして過ごした。[11] 夏には海で泳ぎ潮だまりに紙の舟を浮かべ、冬には凍った池でスケートをした。八歳になると、ルイザは、「かあさま」と「とうさま」に愛情あふれる手紙を送るようになり、勇敢なおこないや空想の物語を書いて知らせる一方、二人のいない寂しさを訴えた。子ども時代を気ままに過ごしたおかげで少し反抗気味に育ち、「ルイ」（と彼女は呼ばれた）は、子どもたちの健康に気を揉みうるさく世話を焼く母親にあくまで逆らってもわが道をいこうと、ひそかに決心するようになった。

自宅で家庭教師に学び短期間ロンドンで通学制の女学校にかよったのち、ルイザは一四歳でスコットランド東岸のセントアンドリュースにある女子寄宿学校セントレナーズに送られた。[12] セントレナーズは女子のためのパブリックスクールの草分け的存在の一つで、国内トップクラスの男子校を手本にしていた。長スカートに長袖ブラウスという地味な装いながら、少女たちは、イートン校やラグビー校の兄弟たちがするように、ギリシャ語やラテン語、フランス語、数学を学び、クリケットやテニスをした。色白のきれいな顔に赤褐色の髪を長く伸ばし、利発で読書と勉学を好むルイザは、友人づくりに苦労はしなかったが、母親の心配性には閉口した。母親からからだを気づかう手紙がくると、「そのように突然興奮して騒ぎたてるのはやめていただきたいものです」と大仰に抗議した。[13]最初は人文科学にひかれたようで、校内誌を編集したり学校劇で主役をつとめたりした。だが、自主性のあるところを示しはしたものの、一七歳のころには、母親にならって医学の道に進もうと決めていた。イギリスでもっとも有名な女性医師の娘にとっても、これは決して簡単なことではなかった。

ルイザの母、エリザベス・ギャレット・アンダーソンは、鉄の意志を秘めて目立たぬように立ちまわることで、女性としてはじめてイギリスで医師免許を取得し、医師登録簿に名前を載せることに成功していた。エリザベスが育った一九世紀半ばには、中流階級の家庭の娘を育てる目的はただ一つ、よいところに嫁がせることだった。女性は身体的にも知性的にも情緒的にも男性に劣るとみなされ、本格的な教育は不要なばかりか明らかに女らしくないことと考えられた。裕福な家庭の子女は、自宅でごく基本的なことだけを教わり、運がよければ寄宿学校で二、三年過ごした。それもこれも結婚生活にそなえるためだった。三〇歳を過ぎても未婚のままだとオールドミスの烙印を押され、父親や兄弟に養われる存在とみなされた。中流階級の女性が自活するには、住み込みの家庭教師《ガバネス》か貴婦人の相手役《レディズ・コンパニオン》くらいしか道はなかった——とはいえ、どちらも世間的には使用人とたいして変わらないレベルの職業と軽蔑されていた。のちにルイザも母親の伝記の中で触れているが、フローレンス・ナイチンゲールが三〇歳になる前に「死にたくてたまらなかった」のも無理からぬことである。[14]

ルイザは母親が戦ってきたいくつもの障害をよく承知していた。一八三六年にサフォーク州の裕福なギャレット家に生まれたエリザベスは、一三歳からロンドンの女学校で二年だけ学校教育を受けた。その後は結婚するまで家で過ごすよう求められ、退屈し欲求不満をつのらせていた。だから、二〇代のはじめにエリザベス・ブラックウェル医師――アメリカ育ちのイギリス人女性で、一八四九年にニューヨーク州のジュネーブ医科大学で医学の学位を取得した――に会うと、医師になろうと思い定めた。[15] ブラックウェルは、一八五八年に短期間イギリスに帰国したさい、新設された英国医師登録簿に女性として最初に登録された。[16] しかし総合医師審議会（GMC）が、海外で免許を取得した医師は登録資格がないとの裁定をくだし、この扉はすぐに閉じられる。彼女に続いて医師をめざそうとした女性は、同じ対応をうんざりするほど経験することになる。エリザベス・ギャレットが野心を明らかにすると、母親は部屋にこもって涙にくれた。父親は、最初は娘の考えに不快感を示したものの、のちに心強い味方になった。

それから六年のあいだ、目標を実現するという大仕事を全うすべく、エリザベスはありとあらゆる組織や教育機関と戦った。最初の六カ月は、ロンドンのミドルセックス病院で看護婦として訓練を受けた。そこで病院の薬剤師を説得して見習いとなり、医学の講義に出席しさえしたが、それも他のだれも答えられない質問に答えて男子学生を怒らせるまでで、その時点で以降の講義への出席を禁じられた。エリザベスは、イングランドとスコットランドじゅうの医学部と大学から、次々と受け入れを拒否された。だが、五年間の薬剤師修業を修了すると、一八六五年に薬剤師協会の試験を受けて合格し、医師登録簿に自分の名前を追加した。こうして、イギリスで免許を取得した最初の女性となったのである。[17] 当然ながら、協会は規則を変更し、他の女性があとに続くのを阻止した。

イギリスで医師資格を取得すると、パリでも医学の学位を取得し（女性第一号だ）、エリザベスはロンドンでゆっくりと診療活動を軌道に乗せていった。一八七三年には、医師の専門団体、英国医師会（BMA）の地方支部に入会してのけてもいる。二年後、BMAの年次総会を衝撃波がおそった。代表委員たちは、会員の一人がふくらんだスカート《クリノリン》をはいているのに気づいて肝をつぶした。そして――例によって――以降の女性の入会を禁止した。エリザベスは、その後一九年のあいだ、BMAの唯一の女性会員となる。

エリザベスが、ルイザの父、オリエント汽船会社の共同経営者ジェームズ・スケルトン・アンダーソンと結婚したときには、友人たちも、さすがに仕事はやめるだろうと考えた。だが、彼女は決して自立の手段を手放さず、開業医の仕事を続けたばかりか、メリルボーンに創設した慈善診療所の上階に一〇床の病室を設け、ニュー・ホスピタル・フォー・ウィメンを開くことまでした。地区内の貧しい女性を治療すると同時に、医師志望の女性に臨床経験を積ませるのが目的だった。しかし、エリザベスがこじ開けた扉はすべて、開けるが早いか男性の牛耳る医学界によってぴしゃりと閉じられてしまい、医学の勉強を切望する他の女性は――覚悟を決めて取り組んだにもかかわらず――あとに続けずにいた。

当初入学を許可され一八六九年にエディンバラ大学に入学した七人の女子医学生が、翌年解剖学の試験を受けにいくと、男子学生に泥を投げつけられたり暴行を加えられたりしたということがあった[18]。この攻撃は、一部の大学教授の扇動によるものであった可能性もある。その後、そもそも女性は入学を許可されるべきではなく、したがって学位の授与は認められない、との裁定がくだされた。他の女性の中には、徐々に女子学生にも門戸を開きはじめていた大陸の大学で医学の学位を取得した者もいたが、それではイギリスでの診療は許可されなかった。負けを認めることをよしとせず、エディンバラ大学の女子学生の一人、ソフィア・ジェックス＝ブレークは、一八七四年に、女性のみを対象とする医学校、ロンドン女子医学校（LSMW）を創設した。個人的に意見の相違はあったものの、エリザベス・ギャレット・アンダーソンも教師陣に加わった。彼女以外は全員が男性だった。それでも、LSMWは一九ある学位授与試験機関のどこからも教育機関と認められなかった。翌年GMCでおこなわれた、女性が医師になることを許可した場合に生じる「特殊な問題」についての討論会では、女性の脳の方が小さいことや男女の学生をいっしょに解剖室に入らせるというたしなみのなさへの疑問が提起された。[19]

一八七〇年代には、女性が医師になるという発想への敵意が激しさを増した。ある著名な医師は、一人娘に医学の勉強を許すくらいなら死なれる方がましだと明言している。[20] ブリティッシュ・メディカル・ジャーナル誌が「医学という神殿」が「相当数の侵略者に包囲された」と案じる一方、ランセット誌は「アマゾンどもが攻め込んでくる」かもしれないと警告した。[21] だが、ついに壁は破られた。大学に女子の受け入れを――強制ではないが――許可する医師法が、一八七六年に議会を通過したのだ。[22] その同じ年、アイルランド王立医師会がLSMWを承認し、同校の学生を試験することに同意して、医師登録簿への登録の道を開いた。一年後、LSMWは、資金繰りに苦しむロイヤルフリー病院とのあいだに、多額の謝礼を支払う代わりに学生に病棟研修を受けさせてもらう協定を結んだ。その後ほどなく、LSMWはロンドン大学のカレッジに組み込まれた。他のイギリスの大学もこれにならい、徐々に女性を医学生として認めだした（もっとも、オックスフォード大学とケンブリッジ大学は、一九一四年になってもなお、女性が学ぶことを禁じている）。

女性が医学の道に進むための戦いには勝利がもたらされた。ルイザ・ギャレット・アンダーソンが、一八九〇年に医師になろうという目標を掲げたころには、おもにLSMWを通じてではあるが、建前上は医学を学び医師の資格を得られるようになっていた。一八九一年までに、およそ一〇〇人の女性が医師登録簿に名を連ねている。[23] だが、卒後研修と病院での経験となると、話はまた別だった。医学界での出世をもくろむ男性には、通常なだらかでまっすぐな道が用意されていた。定評ある医学部での卒後研修を終えると、たいていは医学部付属病院の下級の職位を提示され、適切なコネや引き立てがあれば、外科や婦人科といった専門科の上級医に昇進する。病院での仕事は無給の名誉職だが（病院は貧乏人のみを治療する慈善施設で、裕福な患者は自宅や私設の療養施設で治療を受けた）、選んだ分野で開業しそちらで儲けるのが普通だった。こうした男性の人脈にまったく伝手がない女性には、この道はないも同然だった。

主要な医学部で女子学生を受け入れるところは一校もなく、ロンドンとエディンバラの王立医師会は、女性が外科や内科での昇進に必要な専門医試験を受けることを禁じた。ロイヤルフリー病院など二、三の病院の下級医枠を除けば、男性ばかりの医師選任委員会によって女性が下級医職の検討対象となることはなかった。実質的に外科や内科の専門医として働けない上、男性の治療もさせてもらえない状態では、女性は病院での出世や開業医としての成功に至る道への最初の一歩さえ踏みだせなかった。そういうわけだったから、女性医師は、学校・刑務所・精神科病院の嘱託医として低賃金で地位も低い仕事に甘んじる、海外で男性がやりたがらない医療伝道活動をおこなう（ＬＳＭＷの卒業生の約三分の一が海外に出た）、そうでなければ女性と子どもの治療のために女性が開設し運営する病院で働くくらいしか選択肢がなかった。一七歳で医学の道に進むと決めたとき、ルイザにも、障害はちょっとやそっとのものではなく、機会はほとんど訪れないということがわかっていた。[24]

一八歳でセントレナーズを離れると、ルイザは、母と弟とともにパリで休暇を楽しみ、その後は一人でフランス人家族のもとに滞在してフランス語に磨きをかけた。母親はいまだに娘の健康を心配しており、「無事に成人できたら、あの子はやさしく魅力的な女性になるでしょう。でも、もっと健康になったところが見たいのです」と夫に書いている。[25]明らかに母親が考えるより頑健であったから、ルイザは、フランス滞在を難なく乗りきり、それから一年間ロンドンの女子大学ベッドフォード・カレッジで科学を勉強して医学部入学にそなえると、翌一八九二年秋、三〇人の新入生とともに、今は母親が学部長をつとめるLSMWに入学した。そして、猛勉強の末、いくつか賞も獲得し、五年の課程修了時に内科の学位を、翌年外科の学位を取得した。こうして合法的に医師として働く資格を得ると、病院に職を得るための争奪戦に参加することになった。

大きな総合病院には応募するだけ無駄なので、ルイザは、一八九八年、九九年と、ロンドン南部の貧困地区にある二つの慈善病院に下級医として勤務した。[26] 一九〇〇年にはロンドン大学からも内科の学位を取得した。二七歳のときである。すでに外科医になろうと決意していた。母親は（娘がのちに語ったところでは）手術が好きではなかったようだが、若いルイザは、インドで働いた経験のある女性医師、メアリー・シャーリーブに触発された。[27] ニュー・ホスピタル・フォー・ウィメンで、シャーリーブが複雑な腹部手術をおこなう様子を見学し、「そのほっそりした手先が信じられない速さであらゆる場所に移動するよう」なさまを目にして畏敬の念に打たれた。翌年、ロイヤルフリー病院が六名の下級医のうち二名を女性に指定したさい、ルイザは外科の研修医に指名され、まだ女性用病室のみが対象で六カ月間だけではあったが、総合病院で下級医の職を得た最初の女性の一人となった。

もっと広く臨床経験を積みたいと考えたとき、ルイザは海外に目を向けざるを得なかった。一九〇一年の初頭、ルイザは友人とともに二、三週間パリに滞在して解剖学の講義に出席し、一度は手術の助手までつとめた。母親には「二人ともフランス式の手術用エプロンで正装しました」と書き送っている。[28] その後一二月には、別の友人とアメリカに渡り、二校の名門医学部で講義を受けた。

ボルティモアに到着すると、ルイザは、大学院生としてジョンズ・ホプキンス大学医学部に履修登録した。

そこでは、男子学生と同様に女子学生の入学も認められていた。ボルティモアはまどろんでいるような静かな町だったが、彼女は内科の教授であるウィリアム・オスラー博士に感銘を受けた。診断をおこなうには患者の言葉に耳を傾けることが大切だと説いた――まったく新しい概念だ――人物である。ルイザは、その教えを守るべく腐心するようになる。シカゴに移ると、一七階建ての「住宅」のある「せわしないごみごみした」町に衝撃を受けたが、ラッシュ・メディカル・カレッジの外科の教授、ニコラス・セン博士の臨床講義によって、すべてが帳消しになった。[29]

階段教室で五〇〇人もの学生たちと押し合いへし合いしながら、ルイザは、センが三〇症例ほどの患者を次々と提示し、続いて――コップ一杯のミルクと溶き卵を流し込んだあと――五、六件の大手術と同数の小手術をする様子に釘づけになった。米西戦争中、一八九八年に外科医としてキューバに従軍した経験のあるセンは、戦傷外科と創傷管理の権威だった。彼のおかげでルイザの中で戦傷外科へも食指が動いたというのは、ありそうな話である。アメリカでの経験を通じ、外科医になるという決意は強固なものとなったが、病院で常勤医の職に就けないという状況は変わらなかった。ロンドン、パリ、シカゴでは、男性、女性、子どもの手術を見学し、二、三回は助手をつとめもしたが、自分で手術をするという経験が彼女には不足していた。

一九〇二年にロンドンに戻ったときには、ビクトリア朝は終わり二〇世紀が始まっていたが、ルイザの将来の見通しは決して明るいものではなかった。弟のアランは、イートン校からオックスフォード大学に進むと、父にならって家業の船会社に就職した。一九〇二年に結婚し、将来の生活の手段と出世は保証された。ルイザは相変わらずロンドンの家族の持ち家に住み、両親から十分な金銭的援助を受けていた。同年代の男性医師と同等の修練と経験を積んでいたが、それでも、彼女が切望する専門職位である大病院での外科上級医の職を確保できる見込みはなかった。今では医師登録簿には二〇〇人をこえる女性医師が登録されていたが、ほぼ全員が、女性の運営する病院や診療所に勤務し、女性と子どもだけを治療していた。進取の気性に富むある女性医師は、男女の結核患者を治療する療養所を運営した[30]。ウエストエンドに診察室を開設した女性医師もひと握りほどおり、男性ではなく女性に診てもらいたいと考える上流社会の女性が診察に訪れた。こうした女性医師へのこだわりは、もの好きとみなされたばかりでなく、実入りのよい婦人科診療を自分たちだけのものにしておきたい男性診療医の激しい反発を招いた。「女の医者」への風当たりは、相変わらずきびしかった。そのためルイザも、女性が運営する病院に職を得て、女性と子どもを治療するより他に道はなかった。

一九〇二年、母親が引退しサフォーク州に戻ったのと時を同じくして、ルイザはニュー・ホスピタル・フォー・ウィメンに就職した。母親の創設した病院は、その少し前にユーストンロードのもっと大きな建物に移転していた。ルイザはそこで、最初は外科助手として、のちに外科上級医として、戦争が勃発するまで勤務する[31]。四二床の病床をもち忙しい外来部門もかかえていたので、一四人の医師はつねに多忙だった。女性医師の治療を受けようと、ロンドンじゅうから労働者階級の女性が押し寄せた。何カ月も何年も待って治療を受けにくるため、深刻な状態の者が多かった。ある患者は、男性医師が夫に「ヒステリーだ」と言ってゆずらず、四年間痛みを我慢していたが、ニュー・ホスピタル・フォー・ウィメンで手術を受けて回復した[32]。一九一三年までに、病院は、がん患者用の大病室一室、性感染症の患者隔離用の大病室一室、X線撮影部門をかかえるまでになった。その年、医師たちは九〇〇人近い入院患者を治療し、三〇〇人の妊婦の自宅出産に立ち会い、三万二〇〇〇人をこえる外来患者を診察した。

ニュー・ホスピタル・フォー・ウィメンでは、ルイザは、婦人科の手術と一部一般外科の担当で休む暇もなかった。厳格な科学的手法を用いるというのが彼女のやり方だったようだ。一九〇八年に院内の病理医と共同で公表した、過去一二年間の子宮がん症例二六五例を分析した研究論文からそう判断できる。[33] 論文(ルイザ自身がおこなった子宮切除術数件の結果も含まれた)は、手術後も患者の経過を観察し、どの術式がもっとも有効かを評価することの重要性を説くと同時に、外科医が病理医と密に連携することの必要性も強調していた。病院に勤務するかたわら、ルイザは、父が一九〇三年にハーレーストリート——ロンドンでは医師の街の代名詞といってよい——に購入してくれていた家に診察室を開設した。[34] 名字に引かれて診察に訪れた著名な患者も少なくない。一九一〇年にはフローレンス・ナイチンゲールの死亡診断書に署名している。[35]

だが、立派な縁故はあっても、ロンドンの主要な病院と専門医の地位がまだ男性の手中にあるかぎり、ルイザが外科で昇進できる可能性はゼロに等しかった。先駆者である彼女の母親世代は、女性のみの病院でしか働けなくてもそれで満足したかもしれないが、女性医師の第二世代であるルイザたちはちがった。[36]

ルイザ・ギャレット・アンダーソンは、女性の権利を求めての戦いに傾倒していった。彼女が直面した不公平と差別を考えれば、それも当然だろう。ここでも、彼女は家族の例にならった。母親が、その黎明期から女性参政権の主張を支持していたのだ。エリザベス・ギャレット・アンダーソンは、一八六六年という早い時期に、女性への参政権を求める請願書を、連名で議会に提出していた。[37] だが、もっとも声高に参政権の付与を叫んだのは、ルイザの叔母、母親の妹であるミリセント・ギャレット・フォーセットだった。ミリセント叔母は、一八九七年にNUWSSを創設し会長となった。民主的な手段で参政権運動をおこなう組織だ。一九〇三年、三〇歳になるころには、ルイザはNUWSSに所属する組織のいくつかで精力的に活動していた。しかし、一九〇七年までには、サフラジストの穏健な戦術を歯がゆく思うようになっていた。自由党政府から口先だけの支持を得る以外、なに一つ達成できていなかったからだ。そこで彼女は、創設まもないもっとずっと好戦的なＷＳＰＵ――サフラジェット――に加入した。指揮を執るのは、見るからに手ごわそうなエメリン・パンクハーストと、その娘でカリスマ性のあるクリスタベルだ。サフラジストがしとやかに熱意を示したのに対し、サフラジェットは遥かに刺激的ではなやかな未来を描きだした。クリスタベルが演説するのを聞いたある新規加入者は「からだの芯までぞくぞくしました」と語っている。[38] ルイザはＷＳＰＵに多額の寄付をしたり抗議集会に参加したりし、演説も何度かおこない、一度は医学校の卒業生を率いて行進に参加した。

抗議行動が激化し、みずからを鎖で柵につないだり選挙集会を奇襲したりして女性が大量に逮捕されるようになると、ルイザは、攻撃こそしないものの不服従を行動で示すＷＳＰＵの姿勢を称賛し、協力してことに当たるようミリセント叔母を説得しようとさえした。[39] 自由党の首相ハーバート・アスキスにのらりくらりとかわされることにいらだちをつのらせたルイザは、一九〇八年、「もっと戦闘的な行動」でＷＳＰＵを支援するよう叔母に訴えた。その夏、ＮＵＷＳＳとＷＳＰＵが二つの大規模デモをおこなったが、政府はいぜん態度を変えなかった。「なにかしなければなりません、それは確かです」とルイザは叔母に宛てて書いた。[40]「彼女たち［ＷＳＰＵ］は、すぐに抗議を、それも大規模におこなうつもりでいます。こちらが合法的かつ効果的に抗議できないのであれば、そうできる者はみなあちらに参加するのが義務といえるのではないでしょうか」。なにもしないのは「弱腰すぎます」と彼女は主張した。この懇願は実を結ばず、ミリセント・フォーセットはＷＳＰＵの妥協を許さぬやり方に反発を強めるようになるのだが、ルイザは母親の説得には成功した。その年の夏、エリザベス・ギャレット・アンダーソンはＷＳＰＵに加入し――パンクハースト夫人にとって大金星だった——いくつかの集会で演説した。数カ月後、ルイザは下院に踏み込もうとしたサフラジェットの一団に加わり、のちにパンクハースト夫人が扇動の罪で裁判にかけられると、その行動を支持する証言をした。[41]

翌一九〇九年一〇月、ハンガーストライキ中のサフラジェットにはじめて刑務所医による強制摂食がおこなわれていたその同じころ、ルイザはハーレーストリートの自宅で婦人納税拒否連盟の発足式を開催した。[42]代表権が与えられていないことを根拠に所得税の支払いを拒否するというもので、女性の医師も何名かメンバーに名を連ねていた。一年後、ほぼ確実とみられた新法案の通過をはばまれ、アスキスへの怒りが頂点に達すると、ルイザは「言葉ではなく行動を」というWSPUのモットーに従って行動する覚悟を決めた。

逮捕される可能性もあることを勤務先の病院の委員会に警告した上で、一九一〇年一一月一八日、ルイザは、母親とともに、ロンドン中心部のキャクストンホールで開かれた大規模集会の演壇に上った。[43]パンクハースト夫人や他のリーダー格のサフラジェットたちもいっしょだ。夫人の演説が終わると、ギャレット・アンダーソン母娘は彼女に従ってホールをあとにし、三〇〇人の女性を率いて下院に進んだ。パーラメント・スクエアまでくると、警官や雇われたごろつきどもの隊列と衝突し、道をふさがれた。パンクハースト夫人とエリザベス・ギャレット・アンダーソンは先に進むことを許されたが、他の女性はもみくちゃにされ殴られた。ある支持者は「気絶しそうになりましたが、ルイ・ギャレット・アンダーソンがうまく通り抜けさせてくれました」と語っている。[44]その後の攻防で、一〇〇人以上の女性が逮捕され、負傷したり暴行されたりした者も多数に上った。ルイザ自身も逮捕されたが、罪に問われず釈放された。この日は、のちに「暗黒の金曜日《ブラック・フライデー》」と呼ばれるようになる。暴力行為が激しさを増してもルイザの覚悟は揺るがず、二年後には、女性の大義を支援するため、もう一歩、それも決定的な一歩を踏みだす決意を固めた。

一九一二年三月四日、サフラジェットが大規模な抗議をおこない、ルイザもこれに加わった。参加者は、金づちや石で家々の窓を打ち壊しながら、ロンドンのウエストエンドを行進した。彼女たちがこうした行動にでたのは、自由党の下院議員チャールズ・ヘンリー・ホブハウスに愚弄されたためだ。参政権運動が本当に大衆の支持を得ているなら、一八三二年に選挙法の改正を求めて男たちがしたように、女たちも法を犯して応援するはずだと言われたのだ。ルイザは、ナイツブリッジの民家に窓ごしに石を投げ込んで逮捕され、ホロウェイ刑務所での六週間の重労働刑を宣告された。有罪は認めたものの、彼女は、自分の行動が一八三二年の選挙権運動についてのホブハウスの発言に刺激された「政治的な抗議行動」であるとし、「われわれは、当時と同じ戦いに挑んでいるのですから、国が納得するにはそれしか方法がないというのなら、そうするしかありません」と述べた。[45] これは大胆で危険な一歩だった。過激な活動――実際は犯罪行為――に加担することで、ルイザの医師としての評判は地に落ちる恐れがあった。知名度の高さを新聞が放っておくはずもなく、各紙が、「女医、有罪」などの見出しつきで彼女への判決を報じた。[46] それでも、少なくとも一社は、被告席にいたのは国宝級の存在になりつつある母親の方ではないと指摘しておく必要を覚えたようだ。ミリセント叔母は激怒した。タイムズ紙は、ルイザの判決を報じる記事とミリセント・フォーセットがサフラジェットの行動を非難する記事を、ならべて掲載した。[47]

悪名高いホロウェイ刑務所で毅然として刑に服しながら、ルイザは、薄紙に鉛筆で書いた手紙を数通、こっそり母親に送った。[48] そのころにはもう、母親はＷＳＰＵとのつながりを断っていたが、ルイザは、「私たちの大義が勝利をおさめるには……この種の戦いが必要ですから」母親の行動を「ありがたくも誇らしく思っています」と書いている。ベッドは固く食べものは粗末で自由はなかったが、ルイザは自分のおかれた状況を歯牙にもかけず、刑務所をホテルになぞらえ、「食事は冷たい同じものしかでないし、ベルを鳴らしてもだれも来ないしで、なんて管理のずさんなホテルでしょう」と書いた。この強制的な休暇を「完璧なバカンス」と形容し、将来おおいに役立つことになる不撓不屈の精神の持ち主であることも証明した。

　投獄されたことで、ルイザは女性の大義への忠誠を強め、行動の只中にいることの味も覚えた。好戦的になるのをためらうどころではない。「これまでで一番すばらしい体験」だと熱っぽく語り、「今この時代を生き、自分も行動に参加していて、しかもその真っ只中にいるというのは、とんでもなく幸運なことです」とつけ加えた。ちょっとした盗みや売春の罪で投獄された、一部は赤ん坊連れの極貧の女性の姿を見て涙にくれ、いよいよ女性の生活を改善しようとの決意を固めた。「どうしてサフラジストでいられたのか、自分でもよくわかりません」と彼女は書いている。刑務所では、サフラジェットの仲間意識によって士気が保たれた。パンクハースト夫人がみなを鼓舞する一方、作曲家のエセル・スミスが監房の窓から歯ブラシを出して指揮棒よろしく振り、女たちにサフラジェットの讃歌を歌わせた。

　ある囚人仲間は、ルイザが別の囚人とスコットランド高地のダンス《ハイランド・フリング》を踊り、木ぎれを使ったクリケットの試合を企画したと語った。[49]「ルイザ・ギャレット・アンダーソン先生が先頭に立ち、エセル・スミス先生がそれを手助けしました」。こっそり日記をつけていた別の囚人は、ルイザが「刑務所の高い壁のかげで……の試合で全力疾走するのが見れて、今日はとても楽しかった」と書いている。[50]一方、ルイザの弟のアランは、仕事での影響力を行使し、反抗的なやり方を穏やかなものにあらためるよう五日のうちに家族でルイザを説得するという条件つきで、五日早く姉を釈放するよう内務省に認めさせた。[51]内務大臣レジナルド・マッケナがイースター前に釈放を許可したため、仲間たちが刑務所でハンガーストライキを始めたときには、ルイザはすでに家に戻っていた。彼女はこの特別待遇に不服で、二週間後のサフラジェットの集会で、自分の社会的地位を考慮し、他の受刑者が刑務所で祭日を過ごすあいだ「私に家族とイースターを過ごさせるのがいいだろうとの内務省の判断だった」と説明した。[52]

数カ月後には、パンクハースト夫人の専横の強まりに反発し、他の女性たちとともにWSPUを脱退するものの、実刑判決によっておとなしくなるどころか、ルイザはさらに過激になった。彼女がフローラ・マレーと知り合ったのは、激しい政治運動が展開されていた、こうした雰囲気の中だった。

フローラ・マレーは、一八六九年、スコットランド国境地帯のダンフリースシャーで、海軍中佐の娘に生まれた。スコットランドで何代も続く、田園地帯に広大な地所を有する家柄だった。[53]地方の名家で、一家は五〇〇年近くマレースウェイト屋敷で暮らしていた。六人きょうだいの四番目に生まれたフローラは、まわりに農地や森林が広がる緑豊かな庭園にかこまれた大邸宅で育った。だが、悩みや不安のない子ども時代だったというわけではない。彼女が三歳のとき父親の第一六代領主ジョン・マレーが亡くなり、母親のグレースが、独りで六人の子どもを育て地所を管理しなければならなくなった。小作農や所有株式からの収入はあったが、ぜいたくをする余裕はなかった。それでも、フローラは、エディンバラで個人教授につき、ロンドンとドイツの女子寄宿学校で学んだ。家に戻ると、地元の紳士たちと狩りに出かけ、長兄の第一七代領主ウィリアムにエスコートされて州の舞踏会に出席した。

フローラの方がルイザより四歳年長だが、医療職をめざしたのは彼女の方が遅かった。ホワイトチャペルのロンドン病院で看護婦として六カ月訓練を受けたあとで医師をめざし、一八九七年、ルイザが卒業した年に、二八歳とそこそこ分別のついた年齢で、フローラはLSMWに入学した。二年と少しが過ぎた一九〇〇年一月に、スコティッシュ・ライフルズの大尉であった次兄のファーガスが、ボーア戦争の戦闘で命を落とした。三一歳だった。四カ所を負傷しても指揮を執りつづけた末に力尽きた。この兄の戦死によって、フローラの中に、軍でなんらかの仕事に就きたいという気持ちがめばえたのかもしれない。同じ年、おそらく嘆き悲しむ家族のそばにいるためだろう、彼女はＬＳＭＷを離れ、ダラム大学で学業を終えた。一九〇三年に内科医と外科医の資格を得ると、一九〇五年には内科の学位を取得した。

女性医師がまず例外なくぶつかる壁に直面したフローラは、自宅からほど近いビクトリア時代からの精神科の大病院、クライトン・ロイヤル病院の下級医の職に就き、女性患者を担当した。一九〇五年にロンドンに移ると、女性と子どものための小規模な病院の名誉職に就くという他の女性医師が歩んだ道を、彼女も歩むしかなかった。それで、ロンドン南部のベルグレイブ小児病院に外科の研修医として、またチェルシー婦人科病院に麻酔科助手として勤務した。小児の健康と麻酔に対する関心が高く、一九〇五年にもっとも安全な乳幼児用の麻酔の種類に関する論文をランセット誌に発表しており、貧しい母親の自宅を訪ね子どもの福祉について助言する「巡回保健婦」構想を唱えてもいる。[54]

だが、医療を改善したいというフローラの個人的な目標と決意は、他の女性医師の場合と同じく、その達成をはばまれた。家族からの仕送りはあったろうが、個人の患者からのわずかな収入では裕福な暮らしはできなかった。[55]「若いころの彼女の生活は、困難な環境と金銭的な窮状との戦いだった」と、のちにルイザは書いている。さまざまなことが、とにかく癪にさわった。自分と同等かそれ以下の技量しかない男性の同僚がすいすいと出世していくのを見ると、フローラの怒りはいや増した。一九一三年には、ニューステーツマン誌の記事で、不平等と差別を激しく非難している。[56]女性は、医学部への入学を許可されず、卒後研修を受けさせてもらえず、病院への就職も拒否される、と彼女は書いた。「医師職への任命は、専門家を表彰するようなものだ。ほぼ男性ばかりの審議会や理事会が、全員男性の医師団の助言にもとづいて任命をおこなう。表彰されるのはたいていい男性だ」

ルイザ同様、フローラも、女性の権利を求める戦いに打ち込むようになった。ロンドンに到着するとすぐフォーセット夫人のNUWSSに加わり、のちにパンクハースト夫人のWSPUに加入している。表立って過激な活動に加わることも、ルイザのように投獄されることもなかったが、彼女とサフラジェットのかかわりは、ずっと危険なものとなる可能性を秘めていた。集会で演説したり行進に参加したりするにとどまらず、フローラは、応急処置をおこなう救護所を設置して警官隊との衝突で血を流したり殴られたりした女性を治療するとともに、ハンガーストライキでやせ衰えたパンクハースト夫人たちサフラジェットを、自分が運営を手伝うロンドン西部のノッティングヒルゲート近くの介護施設で看護した。[57] 彼女はWSPUの「名誉医師」とみなされ、[58] クリスタベル・パンクハーストからも「母はもとより、たくさんの同志服役者全員を献身的に看護してくれました」と感謝されている。[59]

一九〇九年に、政府がハンガーストライキをおこなうサフラジェットへの強制摂食を承認すると、この行為に猛反対する者たちにフローラも加わった。医療従事者の多くはこのやり方が安全だと主張したが、フローラは、危険で非人道的だと抗議する同情的な医師の結束をはかった。そして数週間のうちに、一一六人の医師が署名する嘆願書をまとめ、アスキスに提出した。それからも彼女は、パンフレットや記事で医療上の危険を生々しく描写するなどして、強制摂食に対する反対運動を続けた。[60] パンクハースト夫人ら摂食を強制されたサフラジェットを治療した経験をもとに、「それで歯が折れたりぐらぐらになったりしたのかもしれず、からだは青あざだらけで、犠牲者の手や腕にはくっきりと爪跡がついていた」と断言した。重篤なものでは、女性が食べものを誤嚥して肺炎を起こした例や、男性が精神を病んだ例があった。

多くのサフラジェットが、のちに深い愛情をこめてフローラ・マレーの看護に言及している。二三二回摂食を強制された女優のキティ・マリオンは、フローラの療養施設で「われらが名医、フローラ・マレー先生にむかえられ診てもらうと、喜びとやすらぎを感じました」と回想した。[61] この施設で働いていたWSPUの幹事フランセス・バートレットも、「摂食を強制されていた女性はみなそこに連れてこられた。中には担架で運ばれた者もいて、具合がよくなるまで世話を受けた」と書いている。[62]

政府は、サフラジェットが亡くなり受難者とみなされる恐れがあるとの不安をつのらせ、一九一三年に、服役者の短期間の仮釈放を許可する法律を導入した。ハンガーストライキによる衰弱から回復させて再逮捕し、服役を続けさせるというものだ。フローラはすぐに、「残酷で侮辱的」だと「猫とねずみ法」と名づけられたこの法律を非難した。[63] サフラジェット紙では、パンクハースト夫人たちが危険な状態で釈放されたあと、完全に回復する前に再逮捕され、二、三日後には「担架に乗せられ半死状態で」戻ってくる様子を描写し、「言ってしまえば、これは殺人だ――議会制定法による殺人なのだ」と言いきっている。一九一三年のこの時点までに、フローラは、パンクハースト夫人や他の運動家の世話にほぼ専従するようになっていた。[64] 頻繁に出廷して被告の健康に問題があると証明もした。仮釈放された多くの囚人の看護がその手にゆだねられ、釈放期限が切れると、しばしば彼女に宛てて再逮捕のための令状が発付された。彼女が、多くのサフラジェットを看護した威圧感たっぷりの看護婦キャサリン・パインといっしょにいる一連の写真がある。[65] パンクハースト夫人もいっしょで、逮捕された夫人が気を失ってパイン看護婦の腕の中にくずれ落ちている。二人に付き添われてパリから帰国途中の夫人が、ドーバーで列車に乗り込んできた二名の刑事に逮捕されたこともあった。[66] パンクハースト夫人たち活動家は、つねにロンドン警視庁の警察官に尾行されていたが、一九一三年までには、患者が警察を出し抜きさらに暴力行為を重ねる手助けをしているのではないかとして、明らかに、フローラ自身も監視の対象になっていた。

この段階に至るまでに、WSPUの運動は、私有財産に放火する、郵便ポストに化学薬品を流し込む、電線を切るなど、前例がないほど暴力的なものになっていた。大蔵大臣デイビッド・ロイド・ジョージが所有するコテージは爆弾でひどく破壊され、ロンドンのリージェントパークにあった喫茶店は全焼した。パンクハースト夫人はそれを「ゲリラ戦」と呼んだ。[67]一方で、サフラジェットたちは、念入りに変装したり奇抜な手口で逃亡したりと、猫とねずみ法による仮釈放からの再逮捕をのがれる術に長けていった。「ねずみ城」とあだ名されたあるサフラジェットの療養施設は、昼夜を分かたず刑事に監視されていたが、それでも、WSPUの幹事でフローラの患者の一人、アニー・ケニーは、縄ばしごを使って庭の塀を乗りこえて逃亡した。[68]

フローラがこうした大脱走劇の一部に関与していたのは明らかだ。キティ・マリオンは、替え玉を装った友人にタクシーでねずみ城を出てもらい、刑事をだましてそちらを尾行させ、自分は数分のちに歩いて堂々と外に出てバスに乗った顚末を描写している。逃亡にさいし、マレー先生が「元気をつける」ためにストリキニーネを飲ませてくれたという。[69]ときにはフローラの自宅も監視の対象になり、用事で出かけると尾行された。WSPUを支援する化学者エドウィ・クレイトンが、一九一四年に政府庁舎その他の標的を爆破する陰謀をくわだてたとして裁判にかけられたとき、証言台に立った刑事は、フローラの自宅までクレイトンを尾行し三日間見張っていたところフローラからもう出ていったと告げられ監視を解いた、と述べている。[70]

どんどん暴力的になるサフラジェットの戦術の片棒をかつぐなかで、フローラ・マレーは内務省その他関係省庁に強敵を増やしていった。一九一四年の夏には、気づけば医学界からも攻撃されるようになっていた。フローラと同僚医師のフランク・モクソンは、おとなしく強制摂食に応じるよう囚人たちに臭化カリウムを与えたとホロウェイ刑務所の医師らを非難し、その主張を裏づけるべく、女性三名の血液検査の結果を公表した。[71]すると七月には、二人ともホロウェイの医師から名誉毀損で訴えられた。

サフラジェットに共感する医師グループが交わる中で、フローラとルイザは親しくなった。二人の関係はすぐに深まった。赤毛で長身痩軀、彫りの深い顔だちに少年のようなからだつき――友人の一人は「胸はない」し「尻もない」と形容した[72]――で、友人たちから「フロー」と呼ばれたフローラ・マレーは、無口だが相手に有無を言わさぬところがあり、重圧にさらされても落ち着きを失わなかった。知人たちの目には、彼女は「冷静で控えめ」に映り、[73]「典型的なスコットランド人で辛らつ」と評する者もいたが、[74]友人たちには、「やさしく穏和で」つねに落ち着きはらった雰囲気を漂わせていると思われていた。[75]ある同僚は「小児病院の大泣きする赤ん坊でさえ、マレー先生があやすと泣きやんだ」と述べている。[76]フローラは、自分より感情表現が豊かで衝動的で人当たりもよいルイザの中に、自分と共通の大義を見いだした。医学で身を立てたいという共通の野心に燃えた二人は、資金をつのり、一九一二年に、ロンドン西部の極貧地区であるハローロードの二軒のテラスつきコテージに小さな小児病院を開設した。[77]病院のモットーにはＷＳＰＵのスローガンである「言葉ではなく行動を」を採用し、自分たちの政治的立場を誇らかに示した。

小児病院はまだまれな存在だったため、ロンドンじゅうの貧困家庭から押し寄せた患者で、ハローロードの外来部門はたちまち手いっぱいの状態になった。午後半日だけで一〇〇人もの子どもが診療所に詰めかけた日もあり、病院開設から一八カ月で七〇〇〇人をこえる患者が治療を受けた。フローラとルイザは、裕福な友人たちから資金援助を受けて隣接する家屋も手に入れ、一九一三年に、ベッド四床とベビーベッド三台をそなえた病室を開いた。一九一四年夏にルイザの案内で見学をした女性記者は、目にした光景に心を打たれた。ベッドは赤や青や白の色鮮やかな上がけで覆われ、おもちゃもふんだんにあった。案内の終わりに拾いあげた「ずんぐりした勇ましげなおもちゃのロバ」を、ルイザは「ボドキン」と紹介した。他の見学者はそれほど感銘を受けなかったようである。女性医師をよく思っていないホスピタル誌は、浴室は旧式で手術室はせまく、入院患者には「まったく不適切な」建物だと考えた。病院の喧噪のただ中にいるフローラをとらえた一枚の写真がある。母親が膝の上で子どもを揺すってあやし、少女が二個の人形をカメラに向かってかざしている混雑した診療所で、落ち着きはらって処方せんを書いている写真だ。[78]

小さな病院を共同で運営しながら、フローラとルイザは、他所での医師の仕事はもちろん、サフラジェットの活動にさく時間もなんとかひねりだした。このころには、二人は、医療におけるパートナーというだけではなかった。私生活でもパートナーになっていたのである。

一九一四年のはじめには、フローラとルイザはベッドフォードガーデンズ六〇番地で同居していた。[79]ケンジントンにある二軒一棟式《セミデタッチド》のビクトリア時代の邸宅で、前年にルイザが購入したものだ。小児病院にもサフラジェットの療養施設にも近く、四部屋の寝室と書斎、ワイン貯蔵庫をそなえ、塀でかこまれた庭があった。二人は、数年前バッキンガムシャーのペン村に週末用のコテージを建て、共同で所有してもいた。[80]二〇世紀初頭には、フローラとルイザのように未婚女性がふたりで居を構えるのは珍しいことではなかった。[81]多くの未婚の職業婦人にとって、共同生活は経済的に都合がよいだけでなく、社会的に自立する手段にもなった。ヘンリー・ジェイムズの小説『ボストンの人々』の二人の女性登場人物にちなんで「ボストンの結婚」と呼ばれるこうした暮らし方は、男性ばかりの敵意に満ちた環境でともに働き生活して助け合うことを大事にした医療従事者の女性にうってつけだった。一九〇〇年代のはじめには、医師の女性の八割が未婚だった。[82]結婚と医学は「相いれない」としたある女性の医師は、「結婚指輪は女性医師の野心の墓場に通じている」と考えた。[83]一部の医師――そして多くのサフラジェット――にとっては、協力できると同時に愛し合っているというのも、いっしょに生活する理由だった。男性同士の同性愛《ホモセクシュアリティ》とちがって、女性同士の関係《レズビアン》は違法ではなく、ほとんど話題にも上らず、疑われることすらまれだった。そのため、二人の職業婦人の同居は非の打ちどころのないきちんとしたものとみなされ、悪いうわさがたつこともなかった。フローラとルイザも、同居していることを隠そうとはしなかった。もっとも、一九一四年までに、二人が事実上結婚生活を送っていたのは明らかである。

ルイザは、服役中に――仕事を口実に――フローラとの面会を許可するよう内務省に求めている。この申請は却下された。後年、フローラはルイザを「愛する同志」と呼んだ。[84] 一方、ルイザは義妹に「どちらも相手と離れたくないのです」と書き送っている。[85] 二人はおそろいのダイヤの指輪をはめた。友人の一人、ジャーナリストで同じサフラジェットのイブリン・シャープは、後年、フローラが「二人のあいだに割って入る」まで自分とルイザは親密な関係にあったが、開戦の直前にこの「関係がこわれたと思う」と述べている。[86] ルイザとイブリンは、一九一〇年と一一年のふた夏の休暇を、ルイザの母親が所有するスコットランド高地のコテージで過ごした。イブリンはその旅行を懐かしみ、「いっしょに初心者向けの山に登り、おおいに楽しんだ」と回想している。休暇のあとでルイザがイブリンに手紙を書いてきた。二週間いっしょに過ごせて「とても嬉しかった」と述べつつも、直前にフローラと二人で購入したペン村のコテージを目の敵にしないでほしいと訴え、その家が「二人の仲を裂くことはない」と誓った。[87] しかし、その誓いもむなしく、一九一四年のはじめまでには二人の関係に亀裂が生じていた。妻がいながらイブリンにぞっこんの、サフラジェット支持者のベテラン従軍記者ヘンリー・ネビンソンは、一月にイブリン本人から、ルイザの「哀願口調の愛情あふれる手紙」を見せられたと明かしている。[88] もう会わないとするイブリンの決意に反駁する内容だった。もっとも、イブリンは、「F・M先生がえらそうに相手を独り占めする」ので状況は絶望的だと彼に語った。ルイザは彼女との親密な関係を維持したいと望んだようだが、どうやらフローラの独占欲が強すぎたらしい。

フローラとルイザのあいだに性的関係があったかどうかは――二人がかわした書簡は現存せず――なんともいえないが、フランスに向かった一九一四年八月までに、二人が生涯にわたる愛の絆で結ばれていたのはまちがいない。二人にとって、相手との関係は、女性の権利向上への献身とも女性医師の価値を証明しようという不屈の決意とも不可分のものになっていた。医療部隊としてのフランス派遣を成功させることは、この大義の点からきわめて重要だった。

二人の行動はすばやかった。一九一四年の夏、戦争を予期していた者はイギリスにはほとんどいなかった。心配の種は、もしあるとすれば、もっと身近にあった。アイルランドでは内戦が起きる恐れがあったし、ストライキの多発で国が麻痺しはじめていたし、サフラジェットによる破壊行為が再燃していた。七月末までには、バルカン諸国間の緊張の高まりによって、ヨーロッパ大陸での戦争勃発が現実味を帯びていたが、大部分の国民はまだ、イギリスが関与することはないだろうと考えていた。[89]法定休日《バンクホリデー》で三連休となった週末、八月一日から三日にかけては、多くのイギリス人が、雲一つない青空の下でのんきに海や郊外への行楽を楽しんだ。休日の月曜日に帰宅し、ドイツがフランスに宣戦布告したと知ってやっと、人々は現実を理解しはじめた。翌八月四日、ドイツがベルギーに侵攻し、午後十一時にベルギーの中立を求めるイギリスの最後通告の期限が切れたときには、まだほとんどの国民はショック状態にあった。翌朝目覚めてイギリスが戦争を始めたことを知り、ある著名なサフラジェットは、「われわれが生き夢見て働いた世界は、こなごなに砕け散ってしまった」と言った。[90]

だが、イギリスがドイツに宣戦布告してから一週間――そのあいだに、大急ぎでフランスに送る兵士が動員され、壁には兵士募集のポスターが貼りだされた――経たないうちに、フローラ・マレーとルイザ・ギャレット・アンダーソンは、自分たちも戦地に行こうと決心していた。男性医師には義勇軍として陸軍医療部隊で軍務に就くよう召集がかけられていたが、同じように自分たちも、その医療技術で戦争の遂行に身をささげようと決意したのだ。国のために職務を果たす機会が訪れたというだけではない。必要不可欠な外科の経験を積み女性の医師も男性に負けず劣らず優秀であることを証明する、千載一遇のチャンスでもあった。

マレーとアンダーソンは、陸軍やイギリス政府に話をもちかけて時間を浪費したりはしなかった。政治的な抗議行動や犯罪となる抵抗をおこなった経歴をもつサフラジェットとして、二人は政府内で実質的に社会の敵とみなされていた。二人の方でも、陸軍省に奉仕を申し出ても無駄であることを承知していた。同志の外科医、サフラジストでスコットランド出身のエルシー・イングリスは、すでに、自分の技術を無償で提供したいとスコットランドの陸軍医療部門のトップらに提案し、役人に「ご婦人は家に帰っておとなしくしていてください」と、あっさり拒絶されていた。[91] ロイヤルフリー病院とニュー・ホスピタル・フォー・ウィメンにはじめてX線撮影部門を設けた女性医師、フローレンス・ストーニーも、可動式X線撮影装置を前線に持参したいと申し出て、こちらも陸軍省に拒否されていた。同じようにする代わりに、一九一四年八月一二日、政府が服役中のサフラジェットを全員釈放した二日後、マレーとアンダーソンは、ロンドンのフランス大使館を訪ねた。

二人は、「古い葉巻の煙のような」不快な臭いのする「まったく風のとおらない部屋」で、書記官の一人にむかえられたと、のちにマレーは書いている。[92]「少しばかりさびついたフランス語」で、二人はフランスに向かう外科部隊を編成したいと申し出た。マレーはのちに当時を振り返り、相手はおそらく、自分たち二人が、実際に負傷兵を治療するのではなく――他の女性篤志家のように――単に部隊に資金と装備を提供したいと思って来たと考えていたのだろうと認めている。陸軍に女性医師がお呼びでないのは、フランスもイギリスと同じだった。それでも、二人はフランス赤十字のロンドン本部に差し向けられた。そこで即座に申し出が受諾され、二人は、二週間弱で資金を集め人員をつのり必需品を準備するよう求められた。

すぐさま、友人や家族、サフラジェットの仲間たちが集結した。二週間のうちに、二〇〇〇ポンド（現代の約二〇万ポンドに相当）という莫大な額の寄付が集まり、「女性医療部隊」（ＷＨＣ）に提供された。その半分はすぐに、医薬品や病院用の機器や一般物資の購入に充てられた。折りたたみ式ベッド、毛布、何箱もの紅茶、病人食、手術器具、クロロホルムなどだ。荷造りされ赤十字マークのつけられた包みや箱は全部で一〇〇個をこえ、荷物の総重量は八〇トンになった。これが購入元となったケンジントン・ハイ・ストリートのバーカーズ百貨店のおもてにところせましと積み上げられ、多くの見物人を集めた。並行して、マレーとアンダーソンが要員を募集する呼びかけをおこなったところ、医師や看護婦や用務員として奉仕したいという若い女性からの申し込みが殺到した。

無報酬で働いてもいいというのだから、呼びかけに応えた女性は全員、マレーやアンダーソンと同じ中流または上流階級の出であった。大地主や中流階級の専門職者の娘で、みな乳母や子守にしつけられ、住み込みの家庭教師に勉強を教わり、召使いにかしずかれて育ち、寄宿学校に送られていた。学業を終えると、テニス大会や仮装舞踏会に明け暮れる社交生活が待っており、厳しい付き添い役はいるものの、そこではじめて肉親以外の男性と会話することが許された。宣戦布告がなされてからは、兄弟や従兄弟やエスコート役の若者たちがあわただしく下級将校に任ぜられ戦地におもむくのを見送ってきた。そして今、自分たちも同じように国に奉仕しようと、彼女たちは心に決めたのだ。

マレーとアンダーソン以外の三人の医師——ヘーゼル・カスバート、ガートルード・ガズダール、グレイス・ジャッジ——は、二人より若い上に経験も浅く、医師免許を取得して六年に満たなかった。[93] ガズダールは三五歳、最年長だが小柄で妖精のような顔つきのため、実年齢よりいくつも若く見えた。魅力的で自信家のジャッジは三一歳、澄んだ青い目をしたつやのある黒髪のカスバートは二八歳だ。三人とも女性と子どもしか診たことがなく、カスバートとジャッジはハローロード小児病院の下級医だった。ハローロードの看護婦一名を含む八人の同行看護婦の方が、医師たちより総合病院での勤務経験も男性患者に接した経験も豊富だったにちがいない。

三人の女性用務員は、病院はもちろんのこと、事実上いかなる状況でも働いた経験がなかった。うち一人はカスバート医師の妹のガランサ・カスバートで、残る二人、マーディ・ホジソンとオルガ・キャンベルは、マレーの義理の親戚である。三人とも二〇代前半だった。マレーとアンダーソンが同じときに担架係として男性看護夫も四人採用しておいたのは賢明なことだったと言えよう。フランス赤十字社の求める期限になんとか間に合わせようと、二人は大急ぎで、旅券とワクチンの予防接種を手配し、旅行の手はずを整え、部隊の女性メンバー一六人の制服を注文した。

制服選びは慎重におこなわれた。二人は、くるぶし丈のスカート——一九一四年の標準からすれば大胆な短さだった——とベルト付きの上から下までボタンのついた上着を選択した。これなら実用的だが女性らしさも失われない。マレーいわく「緑がかった灰色」、実際は灰褐色の丈夫な布地は、女性たちが戦地できちんと扱ってもらえるようにと、陸軍のカーキを模したものである。[94]仕上げとして、ＷＨＣのイニシャルを刺繍した赤い肩章（用務員は白）、ベールつきの小さな帽子、オーバーも追加した。そうやって女性らしさを追究しながらも、マレーとアンダーソンは、それぞれの上着の胸に、紫と白と緑のサフラジェットのバッジを誇らしげにつけたのだった。

結局のところ、フランス赤十字社はたいして有能とは言いがたかった。フランスの運営組織が病院に適する場所をさがし、セント・ジョン・アンビュランス救急隊が旅券と移動手段を手配するあいだに、部隊の出発は二週間ほど遅れた。「二人で無能な役人をはしごしなければならなくて、もううんざりです。そのだれもが、前に会った相手と反対のことを言うのです」とルイザは母親への手紙で愚痴をこぼしている。[95]「その上、だれもかれも書類や手紙をなくしてしまう。必ず自分たちの手を経るからと言っていたのに」。それでもついに、事務処理が完了し手配も済み荷物の積み込みも終わり、出発する日がやってきた。

駅の時計が午前一〇時に近づくころには、大勢の支援者が詰めかけていた。出発を見送りにきた従軍記者のヘンリー・ネビンソンは、「昔の集会のようなサフラジェットの大群衆」を目にして胸を熱くした。[96]群衆の中には、ルイザの母のエリザベス・ギャレット・アンダーソンの姿もあった。娘に別れを告げるためにわざわざやってきたのだ。七八歳の今は、夫に先立たれ、体力も判断力も低下しており、娘がどこに行くのかはもちろん、どの戦争に向かうのかもよくわかっていなかった。フローラ・マレーによれば、部隊の者へのエリザベスの最後の言葉は、「みなさんが向こうへ行って成功すれば、女性の大義を三〇年ほど先に進めることができるでしょう」というものだったが、のちにルイザが群衆の中に母親の姿を見つけることができなかったと語っていることを考えると、この話はどうも疑わしい。いくつもの戦争を経験したベテラン記者のネビンソンの点呼を受け、見送りの者たちの歓声に送られて、女性たちは列車に乗り込んだ。

みなが一等客車に落ち着き汽笛が鳴るあいだも楽観ムードが漂っていたが、マレーとアンダーソンはこれからの仕事を思い不安を感じたにちがいない。出発の二、三日前、アンダーソンは、パリには「まったく危険はない」と母親に請け合ったが、イギリス大使館のスタッフはもちろん、フランス政府自体をはじめとする何千ものパリ市民がすでに市外に逃げだしていた、というのが本当のところだ。ドイツ軍が市の北東一〇〇キロ足らずの場所に布陣し、市内への空襲が始まっていたため、さらに多くの市民が今も避難の最中だった。そういう状況ではあったが、部隊には、経験はないものの、それをおぎなう熱意があった。

「私とM先生を除けば、われわれは陽気な若者の集まりですし、またとない機会にめぐまれたとも感じています。それで嬉しいのです」と、アンダーソンは列車の中で母親に宛てて書いた。[97]三人の用務員は「とてもチャーミングで有能なお嬢さん方で、フランス語も堪能ですし、自分で自分の面倒もみられます」。同僚への手紙には、食品雑貨店の仕事を辞めて担架係に志願した少年も含め、男性たちも成功を楽観視していると書いた。[98]だからみな、ビクトリア駅を出発した瞬間から「よい気分」で「とんでもない冒険が始まった」とわかっている、とも。母親宛ての手紙には、「お母さまが今の私の歳なら同じことをなさったはずです」と書き、「その半分もうまくできればと思っています」とつけ加えている。マレーも同じように楽観的だった。宣戦布告がなされると、女性医師たちは「自分たちもこれまでにないやり方でおおいに必要とされるときがやってきたと本能的に」理解した――そう彼女はのちに書いている。[99]戦争によって「かつて予想もしなかった仕事の機会が足もとに転がってきた」のだ。

エルシー・イングリスやフローレンス・ストーニーなど他の女性医師も、マレーとアンダーソンが使命遂行に乗りだしてから二、三週間のうちに、海外に向かう医療部隊の編成を始めていたが、フランスに向かったのは女性医療部隊が最初である。それは、さまざまな意味で出発といえた。それまでの生活に別れを告げ、女性たちは、挑戦しがいのある、心浮き立つ、しかし危険をともなう新たな道に足を踏み入れた。列車がビクトリア駅を出発すると、先に待ち受けるまだ見ぬ機会にみなの期待がふくらんだ。

第２章　まるで休暇のよう[1]

パリ　一九一四年九月一七日

シャンゼリゼを一望できる位置に建つ新築のホテル・クラリッジは、壮観の一語に尽きた。[2] 七階建ての〝宮殿〟は、ホテルの所有者が呼び込みたい億万長者たちをむかえることを想定し、大理石の階段、ぜいたくな家具調度、クリスタルのシャンデリアで飾りたてられていた。だが、最初の客をむかえる準備が整ったときには、観光業は戦争に水を差され、建物はフランス政府に接収されてしまっていた。

ホテルの鏡張りのロビーに立ち、がらんとしたいくつもの広間や食堂、しっくいの塗られた窓、モザイク模様の床に散らばる作業くずを目にして、女性たちは愕然とした。建築業者が引きあげてからまだいくらも経っておらず、壁のしっくいは湿ったままで、照明や暖房は使えず、お湯も出なかった。どこもかしこも寒く、暗く、汚れている。とても幸先よいスタートとはいえなかった。というより、ビクトリア駅を出てからというもの、女性医療部隊には問題がついてまわっているようだった。

その二日前、一二時間の旅を終えてパリに到着すると、終点のサン・ラザール駅はほとんど真っ暗で、ポーターの姿もなく、コンコースから宿泊予定のステーションホテルにつながる扉は、夜間外出禁止令のために施錠されていた。その前には、入港したディエップ〔フランス北部の港湾都市。イギリス海峡に面し、パリの北西一八〇キロメートルに位置する〕で、大きな荷物——手間ひまかけてまとめた一〇〇〇ポンド相当の物資だ——が船に積み込まれていないことが発覚してもいた。スコットランド出身の二人の用務員、マーディ・ホジソンとオルガ・キャンベルは、この災難にびくともせず、すぐさま率先して事態に対処した。係員の抗議には耳を貸さず、手押し車を一台持ってこさせ、手荷物を載せてホテルの正面入口にまわると、エレベーターが動いていなかったため、そこから寝室まで、階段を使ってかばんを運び上げた。[3] キッチンが閉まっており、ココアすら買えないことがわかったので、一行はベッドに座り、昼食の残りを持ち寄ってピクニックとしゃれ込んだ。バターを塗ったパンをほおばり缶詰のビーフといっしょに紅茶で流し込みながら、女性たちは談笑した。特権階級の出で寄宿学校を出て日も浅い者がほとんどの若い看護婦や用務員たちにとっては、すべてが冒険だった。寄宿舎でも、深夜にこっそり自宅から届いた食料品かご《ハンパー》を開け、ごちそうに舌鼓を打っていたのかもしれない。

マーディ・ホジソンは水を得た魚だった。[4] ダンフリースシャーに地所を有する裕福な家庭の一人娘で、子ども時代のほとんどを、スコットランドの田園地帯でポニーに乗ったり、父が船長をつとめるヨットで地中海を帆走したりして過ごした。洗礼名はマーガレットだがいつもマーディと呼ばれ、冒険を求めてやまぬ怖いもの知らずだった。家族写真には、ブルーマーを風にはためかせ長い髪をなびかせて、裸足で父のヨットの甲板を走る、少女時代のマーディが写っている。酒好きの父親は彼女が九歳のときに亡くなり、その後母親は、もっと思慮深く酒もたしなむ程度のやもめの治安判事と再婚した。イギリスの寄宿学校で数年過ごすと、マーディはぶらぶら遊び暮らす生活に落ち着いた。開戦までの数年は、ロンドンが冬の「シーズン」中は観劇旅行や舞踏会に明け暮れ、夏には自動車でのヨーロッパ周遊や、スコットランドの遊山の旅を満喫した。父親の野方図なところを受け継ぎ、マーディは、ヨットの操縦だけでなく車の運転も習得した――当時の女性にはまだ珍しいことである。ほとんどの時間をキャンベル家の親戚と過ごし、従姉妹のオルガとは親友になっていた。

マーディ同様、オルガもめぐまれた環境で育ち、スコットランド西岸の一家の地所で四人の兄弟と遊び、両親と海外に旅行するなど、のびのびと子ども時代を過ごした。一九一三年には東南アジアに航海して父親がセイロン（現在のスリランカ）に所有する紅茶農園を訪ね、カリフォルニアで長い休暇を過ごし、一九一四年七月にやっと帰国した。従姉妹と同じく車の運転を――喫煙も――習得しており、自由の精神と現実的な思慮分別をあわせもっていた。アメリカでは、イギリスで必須とされるつねに付き添い役に監視される状態から解放され、同年代の男性と交際する自由を謳歌し、秘書の訓練を受けようと心に決めた。二三歳になっていたオルガとマーディは、フローラ・マレーの長兄ウィリアムに嫁いでいたイブリン伯母から女性医療部隊に加入するよう求められた。二人とも二つ返事で求めに応じた。

オルガと共同で使用するステーションホテルのせまい部屋で、到着の翌朝、マーディは母親に手紙を走り書きした。[5] 旅は「とても楽しく」、全員「いい気分で」フォークストンに到着し、そこからじめじめしたイギリス海峡を渡った、と書いている。パリでの初日、オルガとマーディは、看護婦と男性用務員を観光に連れていく役目をまかされた。いつ空襲があるかもしれないという心配はしていなかったらしい。母国では男性に付き添うより自分が付き添われることに慣れていたので、マーディは、「クック・ガイド」――トーマス・クック社のツアーガイド――役を楽しんだ。ホテルに戻るとお祭り気分はさらに高まった。

二晩目のその夜、マーディの髪を洗うという口実で、彼女とオルガのせまい部屋に看護婦たちが集まり、押し合いへし合いしながらブドウを平らげた。そのあいだも二人の用務員は「しろうとの感想」で座を飽きさせなかった。[6] パリ見物のあいだに制服がけっこうな評判になっていたが、「ブラウスの袖があまり軍服らしく見えない」ために、気温の高い九月の気候でも上着を着ていなければならず、「とてもきうくつ」だったと、マーディは手紙に書いている。個人教授で綴りは上達しなかったが、母親と継父といっしょにヨーロッパを旅するうちに、マーディはフランス語とドイツ語を流ちょうに操れるようになっており、部隊の通訳責任者に任命された。積み荷の物資はまだ出てきていなかったので、女性たちは、身分証明書用の写真を撮ってもらったり、必要分が未接種の者の予防接種を手配したりして、時間をつぶした。

最初の一日、二日を、現地に慣れパリの医療状況を調べるのについやしながら、女性たちは、もちまえの強い意志の力で官僚やお役所仕事に対処した。だが、九月一七日——パリ到着の翌々日——の朝、ホテル・クラリッジに来て、自分たちの病院となる予定の建物をはじめて見たときは、気落ちせずにいるのはむずかしかった。フローラ・マレーは日記をつけており、長い廊下は「薄暗く」、広間にはまったく日が差し込まないと記している。[7] ルイザ・ギャレット・アンダーソンは、母親宛てに急いでしたためた手紙で、クラリッジの様子を「外観こそ大理石と金で飾り立てていますが、暖房設備も陶器類も実用的なものはなにもありません」と説明した。[8]

不安にかられている暇はなかった。サフラジェット運動を特徴づけていたスタミナと創意工夫の才を発揮し、マレーとアンダーソンは、喜び勇んでこの新たな課題に取り組んだ。医師も看護婦も用務員もみな、腕まくりして床磨きと窓拭きにとりかかり、朝から日が暮れるまで床を磨き、窓を拭いた。あたりの様子をすばやく点検すると、マレーとアンダーソンは、広々とした中庭に面した一階の四つの大広間が病室に最適だと判断した。壁と床がタイル張りで洗面台と光を反射する鏡の多数そなわった女性用手洗い《クローク》は手術室に転用できそうだし、その両側に隣接する部屋の片方は調剤室に、もう片方は魚料理用の長鍋《フィッシュケトル》を滅菌に用いて無菌室として使用できるだろう。初日の仕事を終えたあと、マーディは、母親に宛てて部屋の割り振りを示すスケッチを描き、「一日中走り回っていたけれど、とても楽しかったです」と書いた。[9]

　翌日、部隊はステーションホテルをチェックアウトし、ホテル・クラリッジ二階の部屋に移った。状況も落ち着いてきたので、女性たちは、広間を仕切るガラスのついたてに白い紙を貼り、ホテルの倉庫から拝借した高級なシーツを用いて何列もの折りたたみ式ベッドを整えた。八階を宿舎に割り当てられていたベルギーからの避難者たちも、手伝いに駆りだされた。移行の様子を確認したアンダーソンは、母親に「少しばかり「戦闘的」な態度で叱咤激励しつづけましたら、ずいぶんはかどりました」と知らせた。[10]ホテルのコンシエルジュからは「イギリスのご婦人方はみなさん活発な方ばかりで、これならドイツ人と戦った方が楽だったと思う」との感想をもらった。二日目が終わるころには、五〇床のベッドが負傷者を受け入れられる状態になっていた。それでも遅すぎたくらいだった。

　その同じ日に一人の訪問者があった。パリ郊外ヌイイにあるアメリカンホスピタルの医師で、マレーとアンダーソンに、負傷者受け入れの用意ができているかどうか尋ねてきた。[11]アメリカンホスピタルはパリ在住のアメリカ人のために開設された病院だったが、開戦直後から戦傷者を受け入れてきた。アメリカは戦争勃発時に中立を宣言していたが、アメリカンホスピタルのスタッフは、所有する救急車を総動員して前線から負傷兵を引きとってまわっていた。二週間も経たないうちに、フランス、ベルギー、イギリスの負傷兵で、病院はすでに手いっぱいの状態となっていた。

　クラリッジの医療責任者をまかされていたフローラ・マレーに迷いはなかった。医療物資はまだ届いていなかったが、彼女は、その晩五〇人の患者を受けいれようと申し出た。重傷で緊急手術が必要な者ばかりになるだろうとアメリカ人医師から警告され、看護婦と用務員は不安げに顔を見合わせたが、だれもなにも言わなかった。訪問者が去ると、オルガは「まあ、ともかく、きれいなベッドに寝られるわね」と軽口をたたいた。[12] だが、冗談どころではなかったのである。

八月中旬にイギリス陸軍がフランスに到着して以来、医療は混乱状態だった。[13] 軍隊は前進するドイツ軍に向かって北進し、医療部隊と機器もそのあとを追った。サー・アルフレッド・キーオ指揮のもと、英国陸軍医療部隊（RAMC）には近年全面的な見直しがおこなわれており、人員的にも準備という点でも、これまでで一番の状態にあった。一〇〇〇人の正規の軍医と四〇〇〇人のその他要員は、開業医や病院勤務医などの文民の医師やその他の義勇兵によって補強され、総勢二万人に達していた。[14] さらに、六〇〇人の陸軍看護兵、イギリス赤十字社とセント・ジョン・アンビュランスが組織した何千人もの篤志補助員《ヘルパー》が、これに加わった。

一二年前に終結したボーア戦争で得た教訓を活かし、陸軍上層部は、前線から負傷兵を後送する明確な手順を定めていた。一連の手順の原則はこうだ。負傷者は、大隊所属の担架兵によって戦場から急いで運びだされ、前線のすぐ後ろの連隊応急手当所で応急手当てを受ける。そこからさらに後方の応急救護所——テントや一時しのぎの避難所——に送られて基本的な処置をほどこされ、最終的に負傷者治療所——だいたい野戦病院である——で救急治療を受ける。ここまで生きのびることができた者は、応急処置ののち前線に送り返されるか、さらに治療を受けるべくイギリス海峡をのぞむ港町の後方拠点病院に送られるかする。必要があれば、拠点病院から船でイギリス本土に送られる。計画ではそうだったが、実際は、大混乱が生じ救いようのない結果となっていた。

ドイツ軍とのはじめての交戦となった八月二三日のモンスの戦いで、強力なドイツ陸軍に数で圧倒的に劣るイギリス軍は、医療部隊がまだ前進を続けているにもかかわらず退却を余儀なくされた。その結果は目を覆うばかりの惨状で、医療部隊は死傷者の規模に圧倒されてなすすべもなく、負傷者の多くが追撃してきたドイツ軍に捕らえられるか、放置されて命を落とすかした。八月二六日にイギリス軍の後衛隊がル・シャトーで戦うあいだもこの混乱が続いた。ル・シャトーの戦いでドイツ軍の失速は決定的となったが、死傷者は多数に上った。難題の一つは負傷者の移動だった。開戦前、医療顧問団は救急車を要望したが、陸軍上層部はこれを不要なぜいたく品と判断した。そのためＲＡＭＣは、負傷者や機器の運搬をすべて、救急馬車や二、三台しかないトラックのみに頼らざるを得なかった。

八月の焼けつくような暑さのもとで三二〇キロの退却が始まったが、馬の歩みはのろく、頻繁に止まって給餌したり水を飲ませたり休ませたりする必要があった。蹄鉄が外れたり足を痛めたりすることも少なくなかった。晩夏の雨続きの日々が始まると、馬は泥の中でもがくばかりになり、ＲＡＭＣの兵士がみずから馬車を引いたり、馬車を捨てて負傷者を背負ったりしなければならなかった。ともかくも戦場から連れだしてもらえるだけの運にめぐまれた負傷兵は、馬車やトラックでフランス北部の丸石敷きの道を揺られる長旅のあいだ、ひどい痛みに耐えた。助けもないまま冠水した漏斗孔《ろうと》〔砲弾の炸裂によってできた大きなくぼみ〕や空き地に何日も放置された負傷兵はもっと多かった。処置してもらえる場所までなんとかたどりついた者も、たいていは地下貯蔵庫や教会のむきだしの床あるいはわらの上に寝かされて治療を待った。だが、ドイツ軍の進撃が続くと、多くがやむなく置き去りにされた。ある医師は、城館に残り一人で五〇人の患者をまかされていたときに退却を命じられた。[15] 学校を転用した施設で治療に当たっていた別の医師は、患者をクロロホルムで麻酔し足を切断するばかりになっていたときに、五分で荷物をまとめて出立するよう言われ、一二〇人の患者とともに、このもうろうとしている患者も見捨てなければならなかった。[16] ドイツ軍がパリに向かって侵攻を続けたため、ル・アーブルやルーアンやアミアンに開設された大規模な後方拠点病院までも、急いで場所を移さなければならなかった。

八月から九月初旬にかけてのこの大混乱で、道路は退却するイギリス兵やフランス兵やベルギー兵でぎっしり埋まり、道ばたには死んだ馬匹や瀕死の兵士があふれた。負傷者を助けようとして軍医自身も攻撃された。「危険な仕事だった。仲間が何人か榴散弾でやられたし、負傷兵の中にもなにもできずに横たわっていてさらにひどい傷を負った者もいた」とある医師は語っている。[17] 兵員数も火器の威力も格段にまさるドイツ軍を前に、連合軍には勝ち目がないように見えた。だが、ドイツ軍が予想どおり西方に向かわず、パリの北東に転進するという決断をくだしたおかげで、フランス軍は九月の初旬に、首都の北側で攻撃に出ることができた。そのときには、イギリス軍も逆戻りしてマルヌ川を渡っており、連係攻撃により、パリの五〇キロ北でドイツ軍の進撃を止めることに成功した。九月五日から九日におこなわれたマルヌ会戦である。

「マルヌの奇跡」でパリは救われたが、死傷者は増えつづけ、後送の手配もはなはだ不十分なままだった。鉄道を使用すれば時間を短縮できたかもしれないが、フランスの鉄道は需要が多すぎてパンク寸前の状態だった。兵と弾薬の輸送が優先され、負傷者はパリ市外の駅の吹きさらしのホームで列車を待った。フランスには専用の病院列車がなかったため、負傷者は貨車に詰め込まれ、長ければ五日かけて後方拠点病院まで運ばれた。さらにイギリス本土に送還された場合、戦場から病院のベッドまで一三日もの日数がかかることもあった。[18]

こうして後送計画が完全に破綻した結果、開戦から二、三カ月のあいだフランス沿岸の設備の整った後方拠点病院がほぼがら空きになる一方、何千人もの負傷兵が戦場で治療を受けられずに命を落とした。フランス軍も似たり寄ったりの状況だった。フランス北部の負傷者用に指定された病院は傷病者であふれているというのに、当局はパリで使われないままになっている三万床のベッドの使用を拒んだ。おそらく、遠からず首都がドイツ軍に占領されるのを恐れてのことだろう。だから、アメリカンホスピタルの医師たちは、みずからの意志で、鉄道駅や前線近くの救急拠点まで車で出向き、負傷兵をさがしては連れ帰って治療した。ある軍事専門家は「アメリカの救急車に拾われる者はまことに幸運である」と述べている。[19]

混乱した医療の現状について情報を集める中で、ルイザ・ギャレット・アンダーソンは、自分の目で現場を確認しようと決心していた。そこで、パリ初日の九月一六日、マーディとオルガが看護婦たちを連れて観光しているあいだに、友人でサフラジェット支持者のイギリス人医師、レスリー・ヘイデン・ゲストに同行し、負傷兵が増えつづけているパリ市外の鉄道駅に出かけた。その四日前、イギリス軍は同盟するフランス軍に加勢し、パリの一〇〇キロ北東、エーヌ川北方で、ドイツ軍に猛攻を加えた。ここでもまた医療部隊は負傷者の多さに圧倒された。アメリカ人医師と同じく、ヘイデン・ゲストも、所有する救急車で負傷兵を引きとり、運営を手伝うフランス赤十字社の病院に連れ帰っていた。やはりパリのホテル――マジェスティック――を転用したものだ。

駅に着いてみると、イギリス軍の負傷兵が多数おり、ほとんど助けもないまま倉庫に三日間横たわっていることがわかった。アンダーソンが援助を申し出ると、必需品がないに等しい状態でその場をまかされていた軍医は、彼女の手を握りしめて感謝した。アンダーソンは、腸チフス発症者一名を含む「もっとも容態の悪い三名」をヘイデン・ゲストの救急車に収容するのを手伝い、マジェスティックまで付き添った。[20]うち一人は二〇歳の将校だった。アンダーソンは母親への手紙に「家族に電報を打ってやり、ここに来たのも無駄ではなかったと思いました」と書いているが、患者の生死には触れていない。女性医療部隊の二人の下級医、ヘーゼル・カスバートとガートルード・ガズダールは、クラリッジの準備が整うまでのあいだマジェスティックを手伝うと志願した。

はじめての戦傷者との遭遇は衝撃だったが、アンダーソンは怖じ気づいたりすまいと心に決めた。母親には「危険はこれっぽっちもないし、不自由もありません」と請け合った。「私たちは楽しく過ごしていますし、役に立てればと思っています」。アランの妻である義妹のアイビーには、もう少し率直に「自分たちの準備も整っていないのです。病院の準備など言うまでもありません」と認めている。[21] どこもかしこも惨憺たるありさまになっていることにいち早く気づき、ロンドンの友人に電報を打ち、さらに人員を集めるとともに、救急車と乗用車を一台ずつ、X線撮影装置も一台送るよう求めた。すでにパリでも簡素な手術台を買い求めていた。それでもなお、アイビーには「なにもかもとても面白く」「申し分ない訓練」だと書いている。

だが、二日目が終わるまでに到着予定の五〇人の患者に対処するには、訓練だけでは足りなかった。ありがたいことに、ぎりぎりのタイミングで行方不明だった物資が見つかった。フランス税関との何時間もの交渉のすえ、不可欠な品々とともにマーディが意気揚々とクラリッジに戻ったのと同時に、負傷兵を乗せた担架が扉の向こうから次々に運び込まれだした。用務員たちが手術器具や薬をあわただしく箱から取りだすあいだに、看護婦たちが負傷兵をベッドに移した。ひと握りは将校で、陸軍の作法にしたがって別の小さな病室に収容されたが、大半はトミーの愛称で知られるイギリス軍兵卒だった。エーヌの戦いの負傷者たちで、その多くが病院治療が受けられるのを何日も待っていた。

灰色の顔はひげが伸びたまま、軍服は泥だらけという負傷者を見るなり、部隊の女性たちは恐怖にたじろいだ。男たちは憔悴し脱水状態で呆然としていた。その四肢はずたずたで骨が粉々に砕け、頭にはぱっくり傷口が開き、皮膚にもぞっとするような傷があった。全員ではないにせよほとんどが、陸軍に兵籍があったか宣戦布告後すぐに召集されたかした正規兵か国防義勇兵で、二、三週間前、健康で精力にあふれ鼻息も荒く、フランス派遣軍として出発していった者たちだった。ほとんど意識がない者もいれば、痛みや恐怖で叫んだりむせび泣いたりする者もおり、一部は絶望的だった。「疲弊しきった荷を載せた第一団の担架が運ばれてくると、それを目にした女性たちのあいだに同情とおびえがはしった」とマレーは書いている。[22]「このときはじめて、彼女たちは戦争による消耗と荒廃に触れた」。なにに巻き込まれたのかを理解するのに時間はかからなかった。楽しい女学生の遠足は終わった。今自分たちは、ひどいけがを負った者の唯一の希望なのだ。幸いにも、覚悟に疑問をいだいている暇はなかった。アメリカ人医師の警告どおり、ほとんどの負傷者が緊急手術を必要としていた。

魚料理用の長鍋で手術器具が滅菌され女性用手洗いでクロロホルムが荷解きされるあいだに、マレーとアンダーソンは手術衣を着用し、手術室での長い夜にそなえた。それまでの修練や経験は、今回まったく役に立ちそうになかった。アンダーソンは、ニュー・ホスピタル・フォー・ウィメンでは婦人科の手術に慣れており、女性にその他の手術をおこなうこともあった。ハローロードでも、ときどき子どもや赤ん坊を手術した。だが、一般外科手術も大けがへの対処もほとんど経験がなかった。戦傷外科の実地経験もなければ、男性を手術したこともない。麻酔科医をつとめるマレーも、それまで必要量がずっと少ない女性と子どもにしか麻酔をほどこしたことがなく、男性への麻酔も戦傷への対処もついぞ経験がなかった。[23]けれど、マレーやアンダーソンや助手の医師たちが、一九一四年の時点で戦傷の手術に挑む準備がまったくできていなかったというなら、イギリス陸軍の軍医も事情は同じだった。

まるで輸送と撤兵にともなうあらゆる兵站上の問題だけでは不十分だとでもいうように、かつて経験したことのない医療上の問題が、医師の前に立ちはだかった。[24] 陸軍は、ここでもボーア戦争での経験を医療の基礎に据えた。その当時は、ライフル銃できれいに開《あ》いた穴から簡単に銃弾の位置を特定し取りだすことができた上、暑く乾燥したアフリカ南部の気候のおかげで、傷口からの感染が起きなかった。これに対し、一九一四年にドイツ陸軍が使用した強力な大砲と榴弾で負傷すると、傷口が大きく深くえぐれ粉砕骨折が何箇所にも及ぶ一方、榴散弾の破片が何十個も骨や筋肉に突き刺さったままになった。可動式X線撮影装置を提供したいという開戦時のフローレンス・ストーニーの申し出を、陸軍は尊大な態度でしりぞけており、前線の医師には金属片の位置を確認する確実な手段がなかった。一九一五年まで、X線撮影装置は大きな後方拠点病院にしか装備されなかった。

さらに、フランスやベルギーの肥沃な農地で戦うということは、破傷風やガス壊疽など致命的な疾患を引き起こす強毒性の微生物で、傷口がつねに汚染されているということでもあった。保存的手術の従来の手法は、周囲組織への影響が最小限に抑えられるよう、できるだけ小さく病変を切除するというもので、急速に広がる感染に対してはまったく不十分だった。感染が広がり四肢を切断しなければならなくなることもしょっちゅうで、腹部の小さな負傷でさえ普通に命取りになった。前線の医療にまだ輸血は含まれず、抗生剤が使用されるのは何十年も先の話である。狙撃や砲撃による頭部外傷も過去に例がないほど多数に上り、一九一五年の後半になってようやく、陸軍上層部が鉄製のヘルメットをかぶればもっと頭を保護できるかもしれないと気づくまで、その状態が続いた。

軍医たちの多くは軍務に就くまで開業医をしており、こうした創傷を治療した経験がまったくないか、あってもごくわずかだった。正視にたえない戦傷への対処などより、虫垂炎のようなちょっとした緊急手術、整骨、腫瘍摘出などの計画手術に慣れていた。それが、ある外科医の言葉を借りれば、「こちらの目を開かせ、能力や機転を試し、これまで経験したことのないような胸の痛みを感じさせる」ような状況で「想像を絶する」傷に直面したのだ。[25] 古参の外科医でさえ途方にくれた。感染創は、ある者に言わせれば「若い外科医には一大発見、老兵には衝撃」だった。[26]

　同様に、麻酔に対する理解も不十分で、七〇年前にエーテルとクロロホルムが使われだしたときのままと言っても過言ではなかった。麻酔用の機器も旧式――エーテルまたはクロロホルムをマスクの上に垂らすだけというのが普通――で、正確な用量の判断も困難だった。麻酔の訓練を受けた医師はほとんどおらず、ときには看護婦やどうかするとチャプレン〔教会以外の礼拝堂（学校や病院に設置されたもの）で働く聖職者〕までもが麻酔をおこなうよう求められた。麻酔薬の量が少なすぎると、患者は目覚めたままか半覚醒の状態となり、手術台の上でじたばたする。多すぎると永遠に目覚めない。物資は頻繁に供給がとどこおり、時間が足りないことも多いため、前線の外科医がまったく麻酔なしで手術をおこなうこともまれではなかった。

　そうこうするあいだにも、進むも眠るも戦うも湿気の多いぬかるんだ不衛生な環境にあって、必需品も底をつき、多くの兵士が病に倒れた。戦争が長引くと、不潔な塹壕で、ネズミやシラミや蚊が原因の疾患も急速に広まりだす。加えて砲弾《シェル》ショック（戦争神経症）があった。一九一四年九月までのあいだにも、かなりの数の兵士が、ふるえる、睡眠中に恐怖で覚醒して騒ぐ、口がきけない、耳が聞こえないなど、一群の異常な症状を呈し、医師を悩ませていた。現れた症状が脳や神経系の損傷によく似ていたため、当初は神経の損傷が原因と考えられたが、中には任務を忌避したとして告発され、「卑怯者」として処刑の危険にさらされた者もいた。いくらも経たぬうちに、この問題は流行病的な広がりを見せ、全病院の連携が必要になるとともに、物議をかもす治療法が一つならず生まれることになる。規模も残虐さも状況も前代未聞の戦争がつくりだした難題は、やがて医学を飛躍的に進歩させる——だが、それは数年先のことである。

そういうわけで、一九一四年九月一七日の晩、フローラ・マレーとルイザ・ギャレット・アンダーソンがクラリッジの手術室に負傷兵を受け入れる覚悟を決めたとき、準備不足という点で男性医師となんら変わるところはなかったのである。女性用手洗いを転用した手術室でマレーが最初の患者にクロロホルム麻酔をほどこし、アンダーソンが最初の切開をおこなうべくメスを手に取ったそのとき、失敗はできないと二人とも承知していた。今日の晩が——自分たちばかりでなく女性の医師全員にとって——正念場であることを、どちらもよく理解していた。女性医師も男性にひけをとらないことを世間に示す最初の機会だった。助手の医師や看護婦の助けを借り、二人は夜遅くまで手術を続けた。クラリッジ——今は第一七三分院と称される——が業務を開始したのである。

五日のうちに、クラリッジは、大病室四室と将校用の病室二室に計一〇〇床のベッドをそなえた病院として機能する体制が整った。手術室は「つねに使用中」だった。[27] 医療部隊は、無償奉仕の運転手が連れてきた傷病兵を治療したり、友人に車の送迎を頼み自分たちで傷病兵を引きとりに行ったりした。パリ到着の一週間後のある日、マーディ・ホジソンは、たまたまそうした外出に同行することになり、市内から一三キロほど南の鉄道駅まで出かけた。帰りの車内では、引きとった兵士のうち肺炎と思われる患者を抱いて床に座っていなければならなかった。「外出は嬉しかったのですが、帰り道がまさに地獄！　それ以外の言葉では言い表せません。病人がいっしょで急な揺れがどれだけ苦痛であるかわかっているときはなおさら」と、マーディはそのときのことを家に知らせている。[28]

その翌日、九月二三日、アンダーソンははじめて「休みをとり」、友人とともに車でブレーヌに出かけた。[29]パリの一〇〇キロ北方で、前線から八キロの位置にあり、負傷兵後送の一大拠点となっている町だ。戦闘によって破壊された村々を通過するさい、ソワッソンに向けて発射されるドイツ軍の大砲の砲煙を目にし、母親に「想像していなかったほどの戦争の現実を目の当たりにしています。目が離せない気持ちがありつつ恐怖も感じました」と報告している。ブレーヌで疲労困憊したRAMCの若い軍医に出会ったので、イギリス軍兵士にとシャツや靴下やタバコを渡してやると、半泣きになった。軍医は、わらを敷いた上に負傷兵がすし詰めに横たわる教会に彼女を連れていった。

教会の敷地に入ると、負傷兵の感染創の腐敗臭が鼻をついた。瀕死の者もいれば、すでに息絶えている者もいた。アンダーソンは弟のアランに「忘れることのできない光景です」と書き送った。連日救急馬車で運ばれ置いていかれた者たちだった。彼らには「チーズのかたまりが与えられ、死にかけていない者は、一二時間、二四時間あるいは四八時間後に、ふたたび荷車で運びだされ」た。最重傷者を二人クラリッジで引きとろうと申し出ると、のどを撃たれた者と片腕をひどく骨折した者を引き渡された。うち一人は帰り着くまでもつかどうかなんとも言えず、アンダーソンがためらっていると、腕をつかまれ「置いていかないでくれ」と懇願された。ブランデーとモルヒネに守られ、二人の負傷兵は帰路を生きのびたばかりでなく健康も回復した。パリから数時間かからない場所に足止めされている負傷兵をなんとかもっと救いたいと、アンダーソンは、なんらかの輸送手段を都合してほしいとロンドンの友人に必死に訴えた。[30]

彼女の願いは聞き届けられ、一週間ほどすると、トラックばかりか担架四台を収容できる設計の救急車――「担架をつるせるスプリングのついたほれぼれするような車です」――まで準備して、支援者兄妹が到着した。[31]医療部隊がみずから負傷者を連れ帰れるよう、兄妹は鉄道駅や医療の前哨基地までの運転を買ってでてくれさえした。しばらくすると二台目の救急車が到着した。今ではそこそこ経験豊富な救急車補助員を自認するマーディは、九月二六日の最初の外出への同行を志願した。

救急車の他に乗用車一台も加わり夜明け前に出発した少人数の救急車隊は、マーディ、ガズダール医師のほか二、三名の補助員を乗せて一路前線をめざし、大聖堂のあるランス市に向かった。[32] 一週間のあいだドイツ軍の激しい砲撃にさらされていた町である。旅は波乱に満ちたものになった。戦災の痕の残る田園地帯をこえていくあいだに、二度タイヤがパンクし、何度も警察に止められて書類を調べられ、一度は橋が爆破されていて迂回を強いられた。丸焼けになった木々や砲撃で切断された電線も目にした。一時は近くの林で叫び声が聞こえ、一行の中には今にも攻撃されると思った者もいた。この声にみな「かなり動揺した」が、マーディはそれを「プロ意識が足りない」と考えた。怖がるのはしゃくだと、マーディとガズダールは、マルヌ川にかかる橋の上で何気ない顔で昼食をとった。そのあいだも、ランスの方角から砲撃の音が絶え間なく聞こえていた。

救急車隊は、スパイではないかと疑った警察に行く手をはばまれ、ランスの五〇キロ手前のドルマンより先に進めなかった。半ダースのイギリス人女性が前線に急ぐ理由を、彼らはそれ以外に思いつけなかったらしい。一行は、近くのシャトー・ティエリーに設けられた野戦病院へと行き先を変更させられ、そこで、戦時捕虜となっていた六人の兵士を引きとった。イギリス軍兵士三人、フランス軍将校三人だ。四人を救急車に、二人を乗用車に収容し、負傷者が「車の揺れに耐え」られるようゆっくりと帰路を走り、無事に、だが「疲労困憊して」パリに到着した。マーディの母親が本心では娘の日帰り旅行——本人は学校の作文よろしく「ランスへの遠足」というタイトルをつけて書きあげている——をどう思っていたかは、記録に残っていない。

負傷兵の到着が途切れることはなかった。クラリッジの女性たちが、イギリス軍やアイルランド軍の負傷兵に加え、エーヌの戦いで負傷したフランス兵やアルジェリア兵も受け入れたためである。フランス軍は開戦後六週間で一〇万もの兵を失っており、この初期の数カ月は壊滅的な打撃をこうむった時期の一つでもあった。九月末――ビクトリア駅を出てから二週間後――までに、女性たちは六八人の患者を看護するようになっていた。アンダーソンは、毎日七、八時間、ときには一五時間ものあいだ手術に追われ、ずたずたのからだから榴散弾の破片や銃弾を取りだし、粉砕されたあるいは化膿した四肢を切断し、頭蓋骨に孔を開けて負傷部分に血栓ができたり骨折片が入り込んだりして生じた頭蓋内圧の亢進を解消した。それまで戦傷外科の経験がなかったとしても、彼女は今、急速にその経験を積みつつあった。母親への手紙には「砲弾による負傷はひどいものです。それに、みな疲れきってやってきます。何日も塹壕で過ごしたあとですから。ここにきたときにはもうひどい化膿状態で、傷も目をそむけたくなるほどです」と書いている[33]。

よく見られる骨折の一つに、大腿骨の開放骨折があった。折れた骨の片端または両端が皮膚から突き出ているものだ。骨と肉がむきだしになり、まずまちがいなく傷から感染が生じた。こうした患者の傷の手当ては人手を要した。四人がかりで、細心の注意を払い、血と膿が乾いて固まった包帯を水で湿らせて剝がし、清潔な包帯を巻く。包帯一枚に一時間かかることもあった。何日も未処置のまま放置されていた負傷者がほとんどで、傷口が壊疽を起こしている場合も少なからずあり、多くが発熱で弱っていた。マーディは「ひどい大腿骨骨折の患者を数人看ているのですが、清潔できちんとした状態の者は一人もいません。もう少し清潔できちんとしていてもいいはずなのに」と書いてから、「それに、壊疽（なんてむずかしい字でしょう）を起こした傷の臭いことといったら！　胸が悪くなるようです。昨晩フランス兵が一人私たちの病室にきましたが、これがひどい状態で――あごをやられているのです」と続けた[34]。化膿していない傷を日に三つ以上見ることはまれだったとも書いている。せっかく手術に耐えながら、数日後に感染が原因で命を落とす患者もいた。アンダーソンは、母親への手紙に、ある「とても気立てのよいスコットランド人」が頭皮の手術に成功した二週間後に破傷風を発症して亡くなったと書いた。[35]「そういう患者はまず助かりません」

患者の中には、すでに砲弾ショックの徴候が現れている者もいた。とりわけフランス軍とイギリス軍の将校は、「自分たちが経験した阿鼻叫喚に激しいショックを受けていた」と、のちにマレーは記している。[36]学校を出たばかりの二〇代前半の若者がほとんどだ。それが年長者を死に至らしめ、友人が死ぬのを見守ったのだ。マレーによれば、彼らは眠ることができず、「夜のあいだ恐怖の記憶と不安にさいなまれた」。マーディも、あるとき母親に宛てて、一人の下級医が「頭がおかしくなった患者を徹夜で看病していました。その患者はその後亡くなったと思います」と書いている。[37]

負傷者はたいてい汚れて餓死寸前の状態で到着し、多くがイギリスを発ってから衣服も靴下も支給されていなかった。[38]本国の友人たちから贈りものとして衣類やシーツやタオルが届いたが、需要にはとうてい追いつけそうになかった。マーディは、パジャマ、シャツ、靴下、ハンカチを送ってほしいと母親に訴えた。軍服は「ぼろぼろでひどく汚れており、そのままにしては傷にさわる」ため、多くの負傷兵が毛布一枚を身にまとっただけの姿でやってくるからだ。マーディは「イングランドの人たちには、負傷兵の必要とするものもその悲惨な状態もわかりっこないでしょう。自分の目で見なけりゃ、どんな状態かなんて見当もつかないはず」とつけ加えている。彼女はそう信じて疑わなかった。[39]

一日は長く、仕事は山のようにあり、目の前の光景は悲惨だったが、それでもマーディの手紙からは興奮が伝わってくる。彼女は生まれてはじめて価値のある仕事をしていた――しかも、うまくやっていた。彼女の平均的な一日はこうだ。朝七時までに起きて患者の朝食をつくり、その後正午まで包帯の準備や器具の煮沸を手伝う。患者に昼食を配膳したあと、午後は、電報を打ったり必需品を買いにいったりと、雑用をして過ごす。六時半までに戻ると、夕食の配膳を手伝ってから自分の食事をとる。その合間に、皿を洗い、スープをつくり、患者のために手紙を書き、将校と雑談した。[40] 彼女は明らかに一人の患者に好意をいだくようになっていた。ボーン中尉という人物で、片腕と反対側の肩甲骨を骨折していた。マーディは彼に朝食を食べさせてやり、タバコを吸うのを助けた。電気工やホテルの支配人など数少ない男性スタッフの手助けが必要なときは、「ちょっとおだてればどんな仕事でもしてもらえます」。一方、従姉妹のオルガの方は、おもに将校の病室で働いていた。そこでは「三人に食事介助が必要なので、なにかと世話が焼けるし、食事をさせるのもひと仕事です」とマーディは母親に知らせている。

主として将校が相手ではあったが、男性と親しく交わるというのは、めったに経験できない自由だった。戦争によって、中流階級の若い女性の礼儀作法の決まりごとは劇的に緩和された。オルガやマーディはどちらかといえば自立していた方で、若い女性のほとんどは、それまで付き添い役なしに男性と話したり一人で旅行したりすることすら許されなかった。「おだてる」などもってのほかだ。シャツを着ていない男性など目にしたこともない女性だったのが、いきなり病院の用務員として男性患者の肌に触れるような仕事をしなければならなくなったのである。その経験は女性たちのふるまいを永久に変えてしまう。[41] だが、こうした高揚感に満ちた新たな自由を経験すると同時に、マーディは医療に対する見識を深めつつあった。明らかにマレーとアンダーソンに触発されてのことである。

クラリッジでの最初の二、三日間、マーディはジャッジ医師が負傷者の傷に包帯を巻くのを手伝った。ひどい背中の傷などもあったが、マーディは「かなりうまく」扱えたと得意げに報告している。[42] また二週間のあいだに、手術室で五回、アンダーソンの助手をつとめた。「ひどいあごの傷が二件、切断（指）二件に手首のひどい傷一件」である。手紙には「猛烈に興味をかき立てられた以外、なんということはありませんでした。ある切断手術では、切断する指をつかみ、先生が処置するあいだ指を曲げておかねばなりませんでした」とも書いている。[43] 用務員たちは、病室ではできるかぎり看護の仕事を手伝うよう、アンダーソンにうながされた。そうやって見守られ、マーディは看護の才があることを証明しつつあった——もっとも、手術についてもそうであったかどうかはあやしい。彼女がパンを切っていてけがをし、傷が感染しないよう包帯を巻く仕事を外れなければならなかったとき、アンダーソンは、この用務員の手術室での能力について再考したかもしれない。

マレーとアンダーソンは、厳格で威圧的に見えた可能性はあるが、率先して長い時間働き、少人数からなる女性チームから多大な尊敬を集めた。「フローはとても魅力的で、いつも忙しくしています」とマーディは書いている。[44]「私たちはフローとアンダーソン先生をすごく尊敬しています。とても静かで冷静なのです」。だが、二人の医師を称賛しつつ、「サフラジェット化」しているのではないと母親を安心させるのを、マーディは忘れなかった。[45] マレーとアンダーソンはつねに「女性に参政権を」と記されたバッジをつけていたが、医師の大部分は、同情的ではあったが、マーディの言葉を借りれば「お母さまと同じ見方をして」いた。たぶん、女性参政権を言葉では支持するが行動はしない、ということだろう。一方で、他の医師に対するマーディの感情は複雑だった。ガズダール医師とは仲がよく、カスバート医師は「背が高く美人」だと思ったが、二人より無愛想なジャッジ医師のことはまったく好きになれなかった。とはいえ、彼女たちは「陽気な一行」で、「長テーブルでいっしょに食事をした[46]」。

ベッドが満床になると、医師二名[47]、看護婦一〇名[48]が増員され、九月末までに全員が到着した。二名の医師、二七歳のマージョリー・ブランディと二八歳のロザリー・ジョブソンは、どちらもLSMWの卒業生で医師免許を取得したばかりだった。二人ともスポーツ好きで、友人同士だった。マージョリー——変わった綴りだが普通に「マージョリー」と発音された——はケンブリッジで学び、一方、軍医の娘であるロザリーはオックスフォードに進んだ。その後二人ともLSMWに入学して医学を修めた。看護婦はイギリス赤十字社の援助でパリに到着したが、その中には、ストラスモア伯爵の孫娘で、のちの皇太后エリザベス・ボーズ＝ライアンの従姉妹にあたるアーネスティン・スコットが混じっていた。一九一〇年に結婚し息子を二人もうけたアーネスティン——通称ティーニー——は、一九一三年にカナダ貴族のロンゲール男爵ロナルド・グラントと駆け落ちしていた。男爵はフランス外人部隊に勤務しており、二三歳のティーニーは、前線まで追っていくつもりで看護婦の仕事に就いたのだった。アーネスティン・ド・ロンゲールと、駆け落ち相手の姓を名乗ってさえいる。[49]ある新聞によれば、部隊には「数名のガールスカウト」も加わった。

イギリスの新聞で医療部隊の働きを知り、力になりたいと思った者たちから、兵士にと紙巻きタバコや湯たんぽが贈られた。現金や医療物資も提供された。スコットランドにいるマーディの友人も、「オートミールがゆ（ポリッジ）が大好物のスコットランドの若者がたくさん」いるのでオート麦がほしい、それからタバコに、「みな砂糖に飢えて」いるからバタースコッチも、という友の訴えにわれ先にと応じた。

サフラジェット運動の同志たちも、部隊のことを気にかけてくれた。パンクハースト夫人が先頭に立ち、九月に開かれたWSPUの集会でフローラ・マレーを褒めちぎって支援者に訴え、部隊のために六〇ポンドの寄付を集めた。[50]夫人が金額の少なさを嘆くと、一人の男性支援者がぽんと寄付をして一〇〇ポンドにしてくれた。これに対し、ミリセント叔母が指揮するNUWSSは、スコットランド出身のサフラジストの外科医、エルシー・イングリスのために寄付をつのることに全力を注いだ。[51] 陸軍省に鼻であしらわれたイングリスは、フランスに派遣する医療部隊の組織化を進めていた。女性参政権運動は表向きはたな上げになっていたが、マレーとアンダーソンの医療部隊は明らかにサフラジェットの病院と認識されており、イングリスが組織し、スコットランド女性医療部隊と名づけた部隊は、サフラジストと密に連携していた。

パリ市民からも惜しげもなく金と時間が提供された。部隊の活動のニュースが広まると、クラリッジの正面玄関に群衆が集まり、救急車から負傷者が運びだされる様子を見守った。年配の男性からは担架を運ぶ手伝いの申し出があり、女性からは山ほどの花とタバコが負傷者に贈られた。市内の商店主からキャンディやビスケットが寄付され、青果店は部隊の注文に「カリフラワーを余分に一個」おまけしてくれ、特徴的な制服に気づいた行きずりの者から女性たちの手に硬貨が押し込まれた。[52] 制服が「扉を開け心を開き財布の紐をゆるませた」とはマレーの弁であるが、流行の権威たるパリ市民は、その服装を「シック」と呼んだ。[53] アンダーソンはアイビーに「制服はずばり正解。どこにでも行けて、しかもまったく目立たないのです」と書き送っている。[54] 葬儀にも群衆が集まった。

重傷者のみならず、失血や感染やショックで重態の者も送られてくる。その中から亡くなる者が出るのは必然だった。マレーによると、死亡率は「嘆かわしいほど高」かった[55]——もっとも、陸軍の医療部隊でも状況は同じだったわけだが。実際のところ、死者は驚くほど少なかったようだ。マーディは五日目が終わったところで「最初の葬儀」に言及しており、アンダーソンは二週間が過ぎるまでに二人亡くなった——どちらも「連れてこられたときは虫の息」だった——と述べている。[56] マーディは九月末までに五人が亡くなったと書いたが、「助からないと思われた何名か」は現に回復しつつあるともつけ加えている。[57] 彼女らが経験不足だったことや、どこの軍医も高い死亡率を記録していることを考えると、これは立派な数字である。

一部の兵士は、クラリッジに到着したときにはもう絶望的な状態だった。大腿骨をひどく骨折した将校が、車のボンネットに固定された担架に乗せられ、一三〇キロの距離を運ばれてきたことがあった。エーヌの戦いで負傷したウスターシャー連隊のヘンリー・ロウ中尉で、数週間持ちこたえた末に亡くなった。二四歳だった。[58]姉のイザベルがパリまでやってきて、亡くなるまで一〇日間枕もとについていた。彼女は「とても勇敢」だったとマーディは書いている。ロイヤルハイランダーズの二等兵は、砲弾で足を負傷したあと二時間這って採石場に転がり込んだ。[59]この兵士は家に、足以外は「元気そのものです」と書き送っている。この他に、前線近くの応急手当所で緊急手術に耐えたはいいが、壊疽を生じ、到着後すぐまた手術が必要になる者もいた。ある「気立てのよい若者」は足首の切断端から敗血症を起こしていた。[60]アンダーソンはさらに上で下肢を切断し、回復するよう祈った。この若者がどうなったかは書きとめられていない。

経験不足が気になったり自信が揺らいだりしたことがあったにせよなかったにせよ、アンダーソンは懸念を口にすることはまれだった。フランス人患者たちを心配し、「助けようとみなで一生懸命やってはいますが、まだ状況は好転していません。でも、見込み薄の患者だったのです」と書いたことはあった。[61]壊疽のため腕を切断したが助からなかったフランス人の枕もとで長い夜を過ごしたあと、「疲れて悲しい」と気持ちを吐露したこともあった。数年後――そのころには、戦傷外科への理解もかなり進んでいた――当時を振り返り、一九一四年には大腿骨の開放骨折が「外科医にとって終わりのない不安の種」だったと認めている。[62]開戦時にはこのような症例の死亡率は八〇パーセント前後であったから、これは驚くにあたらない。

死者は、ホテルのグリルを転用した礼拝堂に安置された。柱は大理石、天井灯はステンドグラスで、爵位をもつ客がステーキとクラレットをゆっくり味わえるようにとつくられた部屋だ。今は花々と粗末な木製の十字架で飾られ、イギリス兵やフランス兵の静謐な安息の場となっていた。マレーとアンダーソンは支援者に「ガラス張りの屋根から金色の光がさんさんと降り注ぐこともあり、そのときはえも言われぬ美しさです」と伝えている。[63] 葬儀はこの礼拝堂か近くのカトリック教会のいずれかで営まれた。秋の早朝、人々が集まり、霊柩馬車に続いて、部隊の者や兵士、ときには亡くなった者の身内も加わった葬列が、静かな通りを行くのを見守った。「教会に向かう途中、沿道の人々が敬礼したり十字を切ったりしてくれました。女性も出てきて棺の上に花を置いてくれました」とアンダーソンは書いている。[64] そのとき「シャンゼリゼはやわらかな街灯の光に包まれ、凱旋門は天井の門さながら、木々は金色で、遠くは青いもやがかかったようにかすんでいました[65]」。

葬儀への参列は部隊員の職務とみなされた。マーディも、結婚してわずか一年四カ月、三カ月の赤ん坊のいるフランス兵の葬列に加わった。「気の毒な奥さま方のためにできだけ盛大に送ってやってほしいと言われているのです［原文のまま］[66]」。死者はパリ北東のサンパンタン墓地に葬られた。そこでは、フランス人とイギリス人の墓が並んで増えていった。亡くなった者の家族に手紙を書くのも部隊員の仕事だった。マレーとアンダーソンは「われわれがしてやれるせめてものことの一つに、母国のお母さまや奥さま宛てに手紙を書いて差しあげることがあります」と書いている。「患者となった自分の家族がイギリス人女性に助けられ慈しまれ、亡くなってからもうやうやしく遇されたと知ることが大事なのです[67]」

長時間の手術、徹夜の看護、じわじわ訪れる死、葬儀――そのすべてを通じ、マレーとアンダーソンは、徹底した辛抱強さで楽観主義をつらぬき、部隊員と患者双方の士気を保った。二人は、日曜礼拝をおこなうチャプレンと、中庭で聖歌を歌ってもらう地元の少女数人をさがしだしてきた。[68] 兵士たちもベッドから「見よや十字架の」の合唱に加わった。部隊の者たちはみな、クラリッジが、典型的な陸軍病院の殺伐とした環境とは対照をなす家庭的で心地よいと思える場所となるよう心を砕いた[69]。「兵士の頭の中は恐怖でいっぱいです」とアンダーソンは手紙に書いた[70]。「ですから、心安まる雰囲気の場所にくるのが彼らのためになるのです。そこには、まともな食事があり、やわらかいベッドがあります。部隊の陽気な若い用務員がタバコをくれ甘やかしてくれる。母親に手紙を書き、読んで聞かせてもくれるのです」。マーディも「ここに来た人はみな口をそろえて、一番感激したのは居心地のよさとなごやかな空気だと言います。だれも出ていきたがらない病院だとも」と書いている[71]。

マレーとアンダーソンは、軍隊の機敏さと家庭的な心地よさを兼ねそなえた病院を運営できることを証明してみせつつ、明らかに、研修中に身につけた技術を駆使して女性医師の能力を示す機会を堪能していた。難問にぶつかったり不首尾に終わったりもあったが、臨床の仕事が楽しくてしょうがなかった。アンダーソンには、他の者はともかく、母親は理解してくれることがわかっており、「この仕事をする機会が得られて、とにかく嬉しいです。あらゆる種類の、またとない外科の経験ができるでしょう……そういう機会が得られたのはたいそう喜ばしいことですが、傷ついた男性に少しだけ親切にしてやる機会にめぐまれたことを、なおいっそう嬉しく思っています」と報告した[72]。まったくの方向転換だった。長いあいだ敵とみなしてきた男性と、今度は味方になるのだ――無防備で衰弱し傷ついているとはいえ、共同して強大な敵と戦う味方に。それだけではない。サフラジェット運動を展開し「嫌われつづけてきた」あとで、「みなに助けられ賛同してもらい、なにもかもうまくいって」いるのだ。実に痛快だった。「助けても賛同してもくれないのは、イギリスの陸軍省くらいのものです[73]」。長時間労働ではあったが、まるで「休暇のよう」に感じられたと、アンダーソンは弟に書いている。「とても新鮮で刺激的です。ずっと難問ばかりで、それは今も変わらないけれど、舵とりをまちがわず、うまく乗りきれるよう願っています[74]」

女性の運営する病院に収容されるのは、男性にとってもはじめての経験だった。女性の医師にかかったことのある者はおそらく皆無であろうと、マレーも認めている。それでもみな「男性医師が相手だった場合と同じように信頼してくれた」[75]。女性たちが教養豊かで自信にあふれ明らかに中流または上流階級に属するという事実も、圧倒的に労働者階級の若者が多い男たちに信頼感を与える――少しばかり恐怖すらいだかせる――要因となったのはまちがいない。おとなの男性の治療より子どもの治療に慣れたマレーとアンダーソンは、患者たちをむしろ大柄な少年と考えたようだ。アンダーソンは、フランス兵を「傷つき疲れきった子ども」と形容し[76]、マレーも、その著書に「よくなって退院するときは、学校へ戻る子どもを見送るようだった」と書いている[77]。汚物と悪臭と恐怖に満ちた戦場から、高級ホテルのぜいたくな環境で清潔なベッドと温かい食事があるところへ移されたのだから、文句など出るはずがなかった。家とは比較にならないほどよいところだった。アンダーソンが手紙で引用したある患者の言を借りるなら、「まさか大理石の大部屋で寝ることがあるなんてな、いやあまったく」であった[78]。

病人と同じくらい手間がかかったのが、「女性のみで運営される」病院を見ようとやってくる大勢の訪問者だった。親族や友人や同志らが贈りものを手に立ち寄る。さらには、フランスやイギリスの記者、貴族や政府高官、イギリス下院議員や赤十字社の役員たちもやってきて、女性がどのように病院を運営しているのかを見たがった。あるフランス人記者は、術中の外科医の姿を見せられるまで、女性が手術をおこなうことを信じようとしなかった。別のフランス人記者は「実際はだれが手術をするのか？」と食いさがり、チャーミングなカスバート医師が自分だと請け合うと、「信じられない！」と叫んだ[79]。

そこまで疑り深くはないものの、負けず劣らず驚いたイギリス人記者たちは、戦争初期を特徴づける熱狂的な愛国心のままに、部隊の仕事ぶりを称賛した。[80] デイリー・スケッチ紙は、仕事中の医師の写真を多用した特集記事を掲載し、「看護は女性ならだれでもできるが、女性がだれでも外科医として成果をあげられるだけの静かな勇気と胆力をもっているわけではない」と記した。クラリッジを「おそらくパリで一番設備の整った病院」と評した者もいれば、クラリッジ「より効率的な病院はない」と述べた者もいた。グローブ紙は、こうした「有能な女性医師」は風刺漫画《カートゥーン》でおなじみの「気むずかし屋」とはほど遠く、用務員たちも「ささいなことで騒いだりせずきびきびと」職務をこなす「教養豊かなイギリス人の淑女」であることを強調した。デイリー・メール紙も、「病室には、共感に満ち心やすらげるすばらしい雰囲気がある」と書いた。それまでサフラジェットの女性医師を支持したことなどなかったブリティッシュ・メディカル・ジャーナル誌さえ賛辞を口にした。部隊の「職人の仕事ぶり」を称賛し、パリにあるイギリスの病院がクラリッジだけだとしても、「イギリス医学界はやはりそこに自分たちの代表がいると考えるのではないか」と述べている。だが、楽しい雰囲気づくりがなされたといっても、クラリッジで治療を受けた者たちの多くにとって、現実は決してたやすいものではなかった。

以前マレーとアンダーソンの小児病院を訪れたことのある女性記者は、救急車隊が重傷者を運んできたところに来合わせた。[81] そして、負傷者のからだが「榴散弾で切断され二目と見られぬ姿になっている」のを見て愕然とした。泥だらけの衣服を脱がせ傷の汚れを落とすのは、「看護婦にとっても患者にとっても恐ろしい作業」であったから、「次から次へと担架が運ばれてくるたびに、おぞましさに吐き気がこみ上げる」。悲惨きわまりない光景であるにもかかわらず、看護婦も医師も、一瞬たりとも無駄にせず「静かにてきぱきと」仕事をこなした。記者はさらに、「日当たりのよい大病室で、大男たちが横になりときどきタバコを吸ったり冗談を言ったりしている様子は、ハローロードのおもちゃがあって子どものいる病院とずいぶん対照的だ」とも書いている。

仕事量は半端なくほとんど休めない状態だったが、マレーとアンダーソンは、だいたい毎晩、二人でこっそり抜けだし人気《ひとけ》のないパリの通りを静かに散歩する時間をつくりだした。「パリはとても素敵に思えます。夜はなおさらです」とアンダーソンは母親に書いている。[82]「小さな月が出ていて、マドレーヌ寺院の屋根やエッフェル塔から、サーチライトがひと晩中街を照らしています。昨晩は川沿いを散歩しました。グラン・パレや下院の建物の先まで行き、とても爽快な気分で戻ってきました」。手術室でへとへとになるまで働いた一日の終わりにロマンチックなパリをそぞろ歩くと、生き返る心地がした。二人は自信を深めつつあった。ずっと修練にいそしんできた仕事をしているのだ。だが、その仕事が、今まさに厳しい目にさらされようとしていた。

九月二七日、人垣が割れ、第二代イーシャー子爵、レジナルド・バリオール・ブレットが、クラリッジの玄関前の階段を足早に上ってきた。[83]勲章と拍車のついた軍服姿である。イギリス陸軍の正式な階級はないものの——したがって軍服も自分でデザインしたものだ[84]——イーシャー卿はジョージ五世ともキッチナー卿とも親しく、軍事問題について両名の私的アドバイザーをつとめており、フランスでイギリス軍を指揮するサー・ジョン・フレンチとキッチナーを橋渡しするという秘密の任務を帯び、前夜パリ入りしていた。翌日早くに前線近くの応急手当所を訪れたイーシャー卿は、負傷者が傷の治療を受けられずに亡くなっている一方、パリから二、三時間の距離にある病院はガラガラであることを知って愕然とした。同じくらい衝撃を受けたのは、パリにあるフランス赤十字社の病院がイギリス人医師に運営されているとわかったときだった。イギリス陸軍が彼らを不要としりぞけたためだという。そういうわけで、卿はそうした病院の一つを自分の目で見ようとやってきたのだった。

六二歳になってなおきりりとした男ぶりで立派な口ひげをたくわえたイーシャー卿は、堂々とした態度を崩さず、大股でクラリッジの玄関扉を通りぬけ、案内を要求した。そして、ロビーで応対したマレーとアンダーソンに、責任者はだれかと尋ねた。二人が、自分たちが責任者でなおかつ全スタッフが女性であることを伝えると、「女だけだと！　ちゃんとした外科医はおらんのか！」という言葉が卿の口をついて出た。二人は怒りをこらえて病院を案内してまわった。そのあいだも、卿は二人に質問を浴びせ、ベッドの男たちを問いただした。イーシャー卿は、外科医のサー・フレドリック・トリーブズをともなっていた。ボーア戦争への従軍に加え、虫垂炎を手術してエドワード七世の命を救ったことで名声を得ていたが、のちに別の患者――ジョセフ・メリックという名前だが、エレファントマンという呼び名の方が知られている――との友情でもっと有名になる人物だ。当時は医療面で陸軍省に助言をおこなっていたトリーブズは、「女性の医師は認めない」医師と紹介された。

イーシャー卿とその取り巻きによる病院の見学が進むにつれて、周囲の空気がどんどん冷えていった。そこに、あたふたと息を切らし、フランス赤十字社の代表ペルーズ夫人が遅れて到着した。イーシャー卿は夫人をわきにともない、この女性たちは本当に「外科医の仕事をしている」のか、男たちは「我慢できて」いるのかと詰問した。クラリッジが、「完璧に」組織化された、自分たち赤十字「最高の病院」であると夫人が請け合うと、病室の男たちも、惜しみなくスタッフをたたえてその判断を裏づけた。イーシャー卿の態度にも変化が現れはじめた。病院を出るころには、なるほどクラリッジは模範となる陸軍病院で、女性医師はどんな男性にもひけをとらないと、卿は確信していた。

一行が去ったあと、アンダーソンは弟のアランに興奮気味に様子を知らせた。「病室では病院の規律が厳しく保たれており、そこに女性的な要素はまったくなく、だれもだれの手も握っていないことがわかると、イーシャー卿はやっと機嫌を直してくれました」。さらに「最初は敵意むきだしでこちらのことなど信じていないふうに見えましたけど、病室を見学し、兵卒や将校と話すと、態度が軟化しました」ともつけ加えている。マーディに言わせると、イーシャー卿とその一行は、到着時は「とても横柄で不愉快」だったが、見学を終えると「ともかく興味津々」だったようである。

ロンドンに戻ると、イーシャー卿は、すぐに自分が目撃した陸軍医療の混乱についてキッチナー卿に意見を述べ、同時にパリの篤志病院の仕事ぶりを称賛した。RAMCの組織がうまく機能していないのは「大惨事であり一大不祥事だ」といきりたつ一方[85]、「ゲスト医師指揮下、あるいはギャレット・アンダーソン医師指揮下の称賛すべき病院」には、「十分な訓練を受けた看護婦と当代屈指の外科医がそろい、人員配置も装備も非の打ちどころがない」と述べている[86]。

イーシャー卿の介入によって、陸軍の医療はあっという間に大きく改善された。続く二、三カ月で、負傷兵を後送する一連の手順は一変する。二〇〇台以上の救急車が大急ぎで前線に送られ、負傷兵を戦場から沿岸の後方拠点病院に運ぶ専用の病院列車も用意された——それでも、受け入れ側の態勢が負傷者の多さに追いつかない状態が続くのだが。卿の訪問は、クラリッジを「受けもった」女性たちに重大な変化をもたらすきっかけにもなった。女性医療部隊に対するRAMCの態度は、ほとんど一夜のうちに、冷淡なあるいは敵意に満ちたものから、丁重で協力的なものに変わった。そして、クラリッジの名が広まると、陸軍の高官や軍医らが女性の仕事ぶりを見ようと押しかけてきた。

今では熱烈な支持者の一人であるイーシャー卿は、定期的な訪問者となり、自分の目で奇抜な光景を確認できるようにと、たびたび名のある人物を連れてやってきた[87]。ある陸軍高官は同僚たちの報告を信じようとしなかったが、それも歴然とした証拠を目にするまでで、「なんとまあ！　イギリスの陸軍病院が女性に運営されるところを見ようとは」と驚きの声をあげた。またある者は、西部戦線で陸軍医療を統括するサー・アーサー・スロゲットの訪問の有無を知りたがり、まだだと知ると、「妙だな。女性には大もてなんだが」と独りごちた。マレーは「われわれはタイプではないと思いますが」と冷笑を浮かべた。実際そのとおりだった。

この驚くべきことのなりゆきを、アンダーソンは、「こんなにちやほやされるのは、まったく新しい体験です」と興奮気味に母親に知らせた。[88] そして、ＲＡＭＣの仮設分院調査官をつとめるさる高官が、自分たちをパリで最高の部隊と評価してくれたと、うきうきと報告している。部隊が活動を始めてまだ数週間しか経っていなかったが、彼女は日に日に自信を深めていった。「負傷者の看護にかかわる組織構築をすべて――輸送も、拠点病院や野戦病院の配置も、衣服や食事もなにもかも、女性に一任してもらえたらと思います。女性医師の方が、今よりずっとうまくやれるでしょう――人選がきちんとできさえすれば、ええ、まちがいなく」と断言している。[89] そして、いつものきっぱりと快活な口調で「楽しくやっておりますからね」とつけ加えた。マーディも同じくらい威勢がよかった。部隊のことを聞きつけ、「どうせ見かけ倒し、つぶしてやるわ」と声を荒げた将軍がいたが、「彼は、来て、見ましたが、勝ったのは私たちの方です」と母親に書いている。[90]「こういうよいお年の軍人の方が、女性の病院についてもそういう発言をなさるのはいただけないと思いませんか？」

こうして称賛が得られても、負傷者に対処するのはやはり大仕事だった。同時に、ひきもきらず訪れる見学者に、看護者も患者も閉口しはじめていた。陸軍の高官に加え、サフラジェット運動の同志、仲間の女性医師、貴族や王族（ポルトガルのアメリア王妃もその一人である）、家族などが予告もなく現れた。ある日は、ジョーイ叔母――アンダーソンの母の妹ジョセフィン――が、患者にとタバコとチョコレートをたずさえてやってきた。ある熱心な支援者は、フランス人の詩人を連れてきた。きらびやかに装い長髪に蝶ネクタイという姿の詩人は、清拭に当てられた時間に詩を朗読すると言ってきかなかった。また、慈善家を気どり、芸人一座《コンサートパーティー》のショーを催そうとの決意も固く、休息の時間を邪魔しにきた者たちもいた。患者の一部は、けがや前線での経験に関する気の利かない質問に、まるで見世物ではないかとうんざりし、ベッドのまわりについたてをほしがった。

同じころ、部隊の者たちも問題に直面していた。多大な迷惑をこうむったのでなければ滑稽といえたかもしれない運営上の問題だ。フランス赤十字社は、パリ在住の株式仲買人オブリ氏を、病院を運営管理する責任者に任命していた。氏は、その時間の大半をおしゃべりとお茶についやした。一方、ホテル所有者も、カザノバ氏を監督者に指定していた。こちらはホテルの最高級スイートを接収し、特別メニューで食事をすると言って譲らなかった。夜間に負傷者を運ぶ救急車隊が到着するときは必ず、その名に恥じずパジャマ姿で登場し、仰々しく涙をぬぐい医師の手にキスをした。そのうしろには毛布にくるまった「奇妙なご婦人方」が列をなした。ときどき怒りを爆発させ、ベルギー人の調理場係をまとめて解雇してしまうので、マレーはその外交術を総動員し、要求を取り下げるよう、カザノバ氏を説き伏せなければならなかった。二人の管理者がささいなことで衝突したときも、マレーが休戦交渉をまとめなければならなかった。[91]

クラリッジにおける二人の管理者のこうしたいさかいは、パリのフランス赤十字社の責任者と同市のフランス陸軍医療部門の代表者のあいだに勃発したもっと大きな争いを象徴するものだった。前者が後者を非難すると、後者の代表は、赤十字社の病院に負傷者を送れないようにして報復した。クラリッジの部隊が隊の救急車で市外に出るための書類を発行してもらえず、マレーが足音も荒く代表者のおしゃれな執務室に乗り込み、必要書類が手に入るまでそこから動こうとしなかったこともあった。サフラジェットの経験で鍛えられ、その必要があれば、彼女はまったく容赦なかった。

九月いっぱいと一〇月の前半は、クラリッジで治療を受けた患者はほとんどがイギリス人だった。しかし、陸軍が大急ぎで医療を立て直したため、沿岸近くの後方拠点病院に運ばれるイギリス人負傷兵の数が徐々に増えていった。満床の状態を維持し、やりはじめた仕事を続けたいと、女性たちはソワッソン近くの戦場に救急車を出し、フランス人負傷兵をさがしまわった。一〇月二日には、負傷したフランス兵が次々に到着した。続けざまに五件の手術をおこなうと、アンダーソンは急いで夕食をとり、六件目の手術のための手洗いをした。穿孔術という、頭蓋骨に孔を開けて頭蓋内圧の亢進を解消する繊細な手技だ。出身地は、フランス各地――ブルターニュからピレネー山脈まで――はもとより、フランス領アルジェリアやモロッコにまで及び、こうした兵士が大理石の広間に置かれたベッドを占領するようになっていた。[92] スコットランド兵にオートミールがゆをつくってやったときのように、女性たちは、特別料理と地元産ワインとハーブティーを用意して、患者が心安らげるようつとめた。

あるアルジェリア人兵士は、過酷な状況下で野宿したために凍傷になり、足首のところで両足を切断しなければならなかった。彼やその同胞に故郷をしのばせてやろうと、訪問客がくだものを盛ったかごを持参したが、こうした障害の場合はほとんど埋め合わせにならなかった。フランス人負傷兵とともに送られてきた二人の患者が、実は開戦時にフランス外人部隊に加わったイギリス人兄弟だったこともあった。イギリス人の病院がいいと言い張り、まず一人が送られてきた。兄弟のもう片方は砲弾ショックで耳が聞こえず口もきけなくなっていて、フランスの医療部隊に送られた。しらみつぶしの探索と山ほどの事務処理の末、兄弟はクラリッジで再会した。あとから来た方の説明のつかない症状が解せない他の患者たちが、背後で声をそろえて大声で呼んでやっていると、ある晩ついに、患者が振り向き笑顔を浮かべた。発話もすぐに回復した。

フランス人負傷兵を〝略奪〟すべく奮闘したものの、一〇月中旬になると、クラリッジでは負傷者の到着が途切れるようになった。連合軍とドイツ軍が、たがいに相手の背後を突こうと、北に向かう作戦行動、いわゆる「海への競争」を展開したので、イギリス軍はフランドルの防衛に駆けつけ、そこで負傷した兵士はブローニュとその近くの港町に運ばれるようになったのだ。負傷者には明らかに歓迎すべき改善であったが、マレーとアンダーソンには、この変化が自分たちの存在そのものを脅かすものであることがわかっていた。「戦線の後退にともない、パリまで患者を連れてくるのがますます困難になりつつあります」と、アンダーソンは弟に書いた。マレーがまる一日パリ北方のシャンティイ周辺を車でまわり負傷者をさがしたが徒労に終わったとも記している。[93] 一〇月下旬には、マーディも母親に「ずいぶん暇になってきた」と報告し、「することがほとんどなくまわりも空のベッドばかりなのが、とても憂うつです」と不平を述べた。[94]

そのころまでには、アンダーソンが求めていたX線撮影装置も到着していた。ホテルの地下室に設置され暗室も併設されると、X線装置は、銃弾や榴散弾の破片の位置を特定するのに不可欠な道具となった。ガラス板はかさばり画像も粗かったが、X線装置の扱いという点で、女性たちはほとんどの陸軍医療部隊より先んじていた。とはいえ、装置は四方八方にX線を発し一回の露光に数分を要するという原始的なしろもので、撮影は患者にもスタッフにも非常に危険な工程だった――もっとも、当時はだれも気づいていなかったのだが。イギリスのある新聞に、RAMCの外科医二人が、クラリッジの医師たちが――エーヌの戦いで負傷した兵士の腕で銃弾の位置を特定するため――はじめて装置を使用するのを、魅せられたように見つめている写真が掲載されている。マーディもいったいなんの騒ぎか知りたがったが、ジャッジ医師が二人の負傷者の

X線写真を撮るところを見て、「とても興味深い」が「わくわくしない」経験だったと感想を述べた。[95]

負傷に立ち向かい官僚を相手にするのは困難の連続だったが、女性医療部隊は本領を発揮しつつあった。女性たちは、自分たちのもつ技術を活用できる機会を楽しみつつ、命を救い新たな技術を開拓するために不可欠な経験を積んでいた。今荷物をまとめて帰国しなければならないとしたら、身の破滅といってもよいかもしれない。パリ周辺を〝漁《あさ》って〟も患者が見つからないなら、もっと遠くに目を向けなければならない――マレーとアンダーソンはそう決心した。

第3章　陽光あふれる甘美な場所——その現実

ブローニュ　一九一四年一〇月三一日[1]

フローラ・マレーとルイザ・ギャレット・アンダーソンは、午後遅く、パリ発の列車からブローニュの駅のプラットホームに降り立った。往来のとだえた首都の町並みをあとにしてきた彼女たちをむかえたのは、地獄のような光景だった。

イギリス海峡をのぞむこの港町の通りは、どこもかしこも陸軍のトラックや赤十字社の救急車や行進する兵士であふれていた。いずれも先を争って進もうとしている。海も陸と同じくらい混雑しているように見えた。海峡横断汽船を大急ぎで改造した病院船が、錨を下ろそうと、旅客用フェリーや漁船と争っている。埠頭周辺では、フェリーの乗客が押し合いへし合いしながらタラップを下りてくる中を、担架兵が病院列車から降ろされた負傷者を運びあげようとしている。大勢の見物人がまわりをかこみ、あんぐり口をあけて騒ぎを見ていた。

一〇月中旬からブローニュに陣取った英国陸軍医療部隊（RAMC）は、主要なホテルやめぼしい建物をすべて接収していた。その地を新たな医療拠点とし、後送用の港にするためだ。二週間後にマレーとアンダーソンが到着したときには、毎日ベルギーとの国境近くの前線から、多い日には一二〇〇人もの負傷兵が、病院列車でブローニュに運ばれてきていた。一〇月末にブローニュに到着したある従軍看護婦は、町は「救急車、負傷者、医師、看護婦でごった返していた」と述べている。[2] ブローニュを「病院の町」と形容した者もいた。[3]

マレーとアンダーソンは、第一次イープル会戦の真っ最中に、混乱の渦の中に降り立ったのだった。イギリス、フランス、ベルギー連合軍が、ドイツ軍の沿岸部への進撃を阻止しようと急いで移動するあいだに、両軍は、ベルギーとフランス北部に六〇キロにわたって延びる前線で何度も衝突した。イギリス兵――エーヌの戦場から回された者たちに、イギリス本土とインドからの軍隊が加わった――は、一〇月二一日以降、休みなく戦いつづけた。ベルギーの町イープル周辺に激戦が集中し、白兵戦で記録的な数の犠牲者がでた。七週間にわたったフランドルの衝突で、八〇〇〇人のイギリス兵が命を落とし、三万人近くが負傷した。実質的に当初の海外派遣軍の中核が全滅してしまったのだ。フランス軍の死傷者も五万人をこえた。[4] 負傷したイギリス兵の多くがブローニュに送られてきていたが、前線の応急手当所と同じく、ブローニュの医師や看護婦は、どうしようもないほど手いっぱいの状態だった。

新たな医療の混乱は、マレーとアンダーソンにとって、意外でもなんでもなかった。パリに送られてくる負傷者が減ったため、患者がいそうな場所はないかと、すでに前週、部隊員――外科の助手をつとめるロザリー・ジョブソン、マージョリー・ブランディ、ガートルード・ガズダールの三人――をブローニュに偵察に送りだしていたのである。三人は、パリの篤志病院のイギリス人医師と看護婦による救援活動に参加する形をとって、ブローニュにおもむいた。だが、彼女たちが陸軍医療部隊の上層部に助力を申し出ると、助けは不要と言われ、あげく陸軍病院を訪ねることを禁止された。クラリッジの女性たちは、女性医療部隊の〝専売特許〟となった抜け目のなさを発揮し、親切な総看護婦長を説得して、看護婦として病院に配属してもらった。そして、そこで見たものに衝撃を受けた。

三人の女性は、うまく素性をごまかして、ブローニュの陸軍病院の中でも最大規模のところにもぐり込んだ。二、三日前に埠頭地区の砂糖倉庫群の中に開設されたばかりの病院だ。正式には第一三固定病院と称されたが、「砂糖倉庫病院」の方が通りがよく、負傷者を受け入れて割り振る一大拠点となっていた。[5] 間に合わせの病院には担架がところせましと並び、用務員は負傷者のからだの上から水や食べものを回さなければならなかった。一方、要員は足りず、何日も前に戦場から担ぎだされて以来包帯を替えてもらっていない負傷者が大勢いた。歩ける負傷者用とされた大きな物置では、男たちがわらの上に寝たり空のたるに腰かけたりしていたが、その服にはまだ泥がこびりつき、包帯からは血がにじみ出ていた。包帯も薬も水も不足し、湯を沸かせるコンロは一つしかないため、無菌手術をおこなうのはまず不可能だった。翌日、出勤した三人が医師の資格があることをきまり悪げに白状すると、切羽詰まっていた担当医師から、手を貸してほしいと頼まれた。

ジョブソン、ブランディ、ガズダールの三人は、その翌日から二、三日間、砂糖倉庫病院で負傷者の治療を手伝った。ガズダールはクラリッジに報告に戻ったが、ジョブソンとブランディはあとに残った。二人は、女性医療部隊での職務を解かれ、その後六カ月間のほとんどを砂糖倉庫病院で過ごすことになる。RAMCの名の下《もと》に外科医として正式に認められ、二人はイギリス陸軍に所属する最初の女性医師となった。二人といっしょに働いた篤志看護婦のケイト・ジョン・フィンジは、「女医の方々はなくてはならない戦力で、ゆるぎない熱意をおもちでした。外科医としてもすばらしく、どんなに忙しいときでも注意がおろそかになることはありませんでした」と語っている。[6] 陸軍上層部がジョブソンとブランディになんと言ったにせよ、医療援助が急務であることは明らかだった。

この混乱ぶりを知ったマレーとアンダーソンは、陸軍の一大医療基地の真ん中に、新たに病院を開設しようと決意した。ブローニュのおあつらえ向きの建物は、すべて陸軍に接収されてしまっていたため、二人はグレイス・ジャッジを現地に送り、さらに離れた場所までさがさせた。ジャッジは、ウィムルーに空きホテルがあるという知らせをもち帰った。ブローニュから三キロほど北の海辺の保養地である。そして今、マレーとアンダーソンは、話をまとめようと、建物の確認に来たのだった。

一九世紀末にモーリシャス生まれの起業家の海辺の別荘として建てられたシャトー・モーリシャスは、その後ホテルに転換され、毎夏ウィムルーにやってくる多数の裕福なイギリス人行楽客をもてなす場所となった。[7]「北のニース」として知られたウィムルーは、「すばらしく美味しい空気と輝くような砂浜」にひかれた有閑階級の高級な隠れ家となっていた。だが今、詩的な海辺の保養地は、陸軍の一大〝医療工場〟の従属物に姿を変えていた。

町でトップクラスの二軒のホテル、ホテル・スプレンディッドとホテル・グランドは、つい最近まで旅行客がくつろいだりパーティーを楽しんだりしていたのが、大急ぎで陸軍病院に改造された。スプレンディッドのカジノにある病室にはまだ「バカラルーム」の標示が掲げられていた。二、三カ月前まで行楽客が散歩していた広々とした黄金色の砂浜では、そこここに「薄汚いカーキ」を着た回復期の兵士の姿があった。[8] 浜辺にあるしま模様の更衣小屋も、感染症患者用の隔離部屋として使用されていた。そして、普通なら町のホテルや別荘の大半が冬は閉鎖されるはずが、保養地は軍用車と兵士であふれていた。
シャトー・モーリシャスは、遊歩道の手前の通りに面していた。到着の翌朝その場所を訪ねたマレーとアンダーソンは、ホテルが「よい時代もあった」というべき状態であることにすぐに気づいた。縦長の窓と日当たりのよいベランダからはイギリス海峡が一望でき、邸宅は絵になりそうな美しさだ。まわりをかこむ小ぎれいな庭園には馬小屋と車庫と温室がある。中の部屋も豪華だ――天井には絵が描かれ、柱は大理石で、どっしりとしたカーテンがかかっている。だが、ここ数年は手入れも行き届かず、開戦後は営業停止となっており、屋根は雨漏りし、煙突は詰まり、ボイラーはこわれ、排水口からは水があふれていた。一目瞭然の欠点があるにもかかわらず、所有者である市長は、二人の明らかに裕福なイギリス人女性から金をしぼり取るつもりらしかった。マレーとアンダーソンは、日曜日の午前中の大部分を、市長の代理人である「風貌もふるまいも無骨な船長のごとき」男との料金の交渉についやしたが、法外な賃料に同意する他はなかった。[9]市長が「金儲けに夢中」だと確信したアンダーソンは、弟のアランに「理想的な場所ではないけれど、他に場所がなくて」とこぼした。[10]一一月の寒さの下でも楽天的な思考を失わないマレーは、ホテルを「陽光あふれる甘美な場所」と形容した。[11]
その日のうちにシャトー・モーリシャスに移ると、マレーとアンダーソンは、例によって手際よく、ホテルを「そこそこの病院」に仕立てる仕事に着手した。[12]二人はフランス人の職人（偶然にも市長に雇われている者ばかりだった）と契約し、煙突を掃除させ、排水口を直させ、暖房装置を修理させた。さらに二人は、家具やマットレスや炊事用レンジを（これも市長を通じて）手に入れた。これらは、いささか物騒なことに、腸チフス患者の病室で使われていた食卓用金物類とともに、今にもこわれそうな荷車でホテルに到着した。その後二、三日のうちに、建物は病院の体《てい》をなしはじめ、ホテルの食品貯蔵室は手術室に、温室の一つはリネン収納庫に、敷地内の三階建てのコテージは部隊員の宿泊施設に改造された。そのあいだにマレーとアンダーソンはパリに電報を打ち、人と物資を至急よこすよう要請した。

クラリッジでは、マーディ・ホジソンが、引っ越しを予期して医療器具や不可欠な物資を梱包し、さらに現地送付用の毛布二〇〇枚をケンジントンのバーカーズ百貨店に注文していた。[13] ドイツ軍に連合軍の前線を突破されれば、大急ぎで新しい病院を捨てて避難することになるやもしれず、マーディは、物資の量をぎりぎりまでしぼっていた。二日後の一一月二日、まだクラリッジに入院中のごく少数の患者を世話する最低限の人員を残し、マーディと志願運転手がハンドルを握って、車四台と救急車一台の車列がパリを出発した。その晩シャトー・モーリシャスの外に車を止めると、一行は、何包もの毛布や医療物資、さらには五〇台のキャンバス地のベッドを車から降ろした。それ以外にも列車で荷物が送られていた。

到着するとすぐ、マーディは急いで母親に手紙を書き、至急湯たんぽとシーツを送るよう求めた。隊員用の部屋の様子もわかり、「とてもいい部屋ですが、家具はなく、床にダブルサイズのマットレスが一枚敷いてあって、いすが二脚、それで全部です。三人で一つの洗面台を使い、庭の向こうに水をくみにいきます」と報告している。[14] もうこれ以上市長に法外な料金をふっかけられたくなかったので、マレーとアンダーソンは部隊員用のベッドフレームを借りていなかった。シャトーは快適なつくりで、庭のまわりには塀が巡らされ「数えきれないほど温室があった」が、マーディは、七、八〇床のベッドをもつ予定の病院にしては、キッチンが「いかにも小さい」と感じた。それでも彼女は環境の変化を喜んだ。彼女もオルガも「パリでぶらぶらするばかりでなにもしないことに飽き飽きしていた」からだ。

ベッドが組み立てられ手術室の準備が進められているところへ、一一人の看護婦を連れて、カスバート医師がクラリッジから到着した。[15] そうこうするうちに、アンダーソンの自宅のコックとメイド、エリザ・フェンとアニー・グッドウィンが、キッチンの指揮を執るために、ロンドンからやってきた。[16] すぐに整理整頓を済ませると、二人は二〇人の女性——全員ベルギーからの避難者である——を調理場係として雇い、壁にピン留めしたフランス語と英語併記のチェックリストの助けを借りて配膳を監督した。[17] 数カ月フランス料理を口にしたあとで「イギリス」料理に戻るのは、部隊員にとって喜ばしい変化だった。みなイギリスのものは万事すぐれていると考える傾向があった。

もう一人、到着が歓迎された人物がいる。オルガの父でマーディの伯父、アーサー・キャンベルだ。大工仕事でクラリッジの力になりたいと一〇月にパリに来たのだが、ウィムルーを手伝うべくこちらに移ってきた。家には「私はいわばなんでも屋の用務員だ。雑用は全部私のところにくる。担架が上がれるよう階段の手すりをばらす、もの干し用のロープを張る、消毒用の小部屋に棚などをつくる、副木《そえぎ》をつくる、ドアの鍵を直す、それから、必要かもしれないあらゆる雑用——あまり華々しい仕事ではないが、それでも助けにはなる」と書き送っている。[18] エネルギッシュで実際家のアーサーは、南アフリカのダイヤモンド鉱山で働いたことがあり、若き日のセシル・ローズ〔イギリス人。南アフリカ植民地の行政官で鉱山主〕とトランスバール〔南アフリカ共和国北東部の旧州名。世界有数の鉱石の産地であった〕をトレッキングしたこともあった。セイロンに紅茶農園をひらく前の話だ。六四歳となった今、医療部隊に長期間とどまると思われる数少ない男性の一人だった。

パリから到着した一行の中にチェスター・フェントレスがいた。[19] パリ在住のアメリカ人テナー歌手で、クラリッジで用務員をしたいと言ってくるまでは、アメリカンホスピタルで奉仕活動をしていた。部隊に温かく受け入れられたフェントレスは、黒絹のキモノ風ガウンを着て自室で予告もなくパーティーを開き、クラリッジの生活を活気づけた。同じく病院の雑用を手伝った親友、イギリス人劇作家のヒューバート・ヘンリー・デービスも、彼の紹介である。年老いた伯母のおんぼろの車——と運転手——を私物化していたフェントレスは、引っ越しを手伝ってくれていた。

部隊員がいつもどおりてきぱきと働いたおかげで、マレーとアンダーソンがシャトー・モーリシャスを手に入れてから四日ほどで、六〇人の患者を受け入れる準備が整った。一つだけ問題があった。ブローニュに殺到しているイギリス人負傷兵を受け入れるには、陸軍の承認が必要だったのだ。パリから奉仕隊としてきて最初に助力を申し出たさいの陸軍上層部の反応では望み薄だった。だが、その後、ジョブソンとブランディは砂糖倉庫病院でその実力を証明していたし、ガズダールはブローニュのＲＡＭＣ本部に温かくむかえられていた。同時に、クラリッジの仕事ぶりについての好意的な報告が、パリで見学した軍医を通じてブローニュに届いていることも、マレーとアンダーソンは承知していた。だが、成否を分けたのは二人の計算だった。空いたベッド、やる気あふれるスタッフ、自由に使える救急車のそろったきちんと機能する病院を準備しさえすれば、陸軍はノーと言えないだろうと、二人は踏んでいた。そして、陸軍の反応は、驚くべきものであり前例のないものだった。

一一月五日、マレーとアンダーソンは、ＲＡＭＣの臨時の本部——マレーの言葉を借りれば「醜悪なフランス風の壁紙」の貼られた、暗くうす汚いホテルの一室——に、ブローニュで最高位のＲＡＭＣの将校二人を訪ねた。[20] おそらく、西部戦線での医療の指揮をまかされ一〇月末にブローニュに着任したサー・アーサー・スロゲットと、その副官のチャールズ・バーチャエル中佐であろう。[21] 小粋で大きな口ひげをたくわえた五〇代のスロゲットは、「プレイボーイ」という世間の評判にたがわぬ生活を送り、ある同時代人からは、「陽気な赤鼻の持ち主」で「パンチ氏〔イギリスの人形劇「パンチとジュディ」のキャラクター〕」に似ていると評されていた。[22] 二人の女性が驚いたことに、スロゲットは、陸軍がシャトー・モーリシャスを「最大限に」活用する意志があると請け合ったばかりか、公式に「陸軍病院の仮設分院」とすると言いさえした。女性医療部隊は、ウィムルーのホテル・グランドに置かれた第一四固定病院に所属し、陸軍から食料や石炭やガソリンの配給を受け、直接その指揮下で活動することになる。もっとも、無償で勤労奉仕することに変わりはなかったが。その場で契約がかわされ、病院は陸軍省に正式に認可された。シャトー・モーリシャス仮設分院（というのが新しい正式名称である）は、女性が運営するイギリス陸軍病院の第一号となったのである。

フランスやベルギーの他の場所でも、イギリス人の女性医師、看護婦、その他の勤労奉仕者が、病院を開設したり救急車隊を組織したりしており、こうした病院や部隊が今、前線で医療を支えていた。[23] ミリセント・サザーランド・アンビュランスもその一つだ。サザーランド公爵夫人が組織した部隊で、ベルギーの敵陣の背後で六週間活動したのち、ダンケルクの多少安全な地所に移動した。同様に、オートバイ愛好家のエルシー・ノッカーやマイリ・チザムも所属したヘクター・ムンロ医師の救急車隊は、ヘントの野戦病院を運営したが、ドイツ軍の進攻にともなって退避せざるを得なくなった。かつてバルカン戦争で医療部隊を率いた経験をもつメイベル・セントクレア・ストバートは、アントワープに救急病院を開設したが、避難を余儀なくされた。ストバートの部隊は、のちにシェルブール近くの一六世紀に建てられたシャトーで活動する。エルシー・イングリスも、相変わらずスコットランド女性医療部隊の編成に忙しかった。部隊は、一二月にパリ近郊ロワイヨモンにある中世の修道院に拠点を設けることになる。だが、フローラ・マレーとルイザ・ギャレット・アンダーソンは、イギリス陸軍の病院の運営を正式に許可された最初の女性医師となった。まったく驚くべき変化だった。開戦からわずか三カ月のうちに、女性運動の大義のためにイギリス政府を相手に戦っていたサフラジェットの闘士——実質的に社会の敵だ——が、イギリス陸軍に所属する軍医になったのである。

陸軍に所属するということは、軍の官僚主義に従わねばならないということだ。部隊に物資と管理運営にたずさわる補給担当官がいるかとスロゲットに尋ねられ、アンダーソンはいると即答しつつ、心中ひそかにオルガ・キャンベルを担当官に任命した。マーディを助け開院の準備を整えるべくクラリッジからやってきていたオルガは、ホテル・グランドの補給担当官の管轄下におかれることになり、陸軍兵站部に連れていかれた。そして、この同行者が兵站部のいつにない気前のよさに当惑した様子で首を振るなか、ベーコン、ハム、桃、チーズ、紅茶、砂糖を車に満載して帰還した。陸軍は電話を引いてくれさえした。

アンダーソンは、弟のアランに上機嫌で「陸軍省の傘下に入りなにもかも変わりました。陸軍の配給は質も量も申し分ないように思えますし、補充もほとんど必要ないので、費用も大きく抑えられます」と報告した。[24] もちろんマレーも大喜びだった。陸軍に部隊を認められて、二人は「心が躍った」と、彼女は書いている。[25] 女性の医師がイギリス陸軍省指揮下の軍医として働くところを見たいというのが、かねてから二人の願いだった。マーディも家に手紙を送り、従姉妹の予期せぬ昇進を誇らしげに伝えた。いわく、オルガは、「大ホテル」の補給担当官と「親しくして」おり、今では物資を記録する「帳簿を山ほど」所有している。[26] 気の毒に、すでに「多数の患者が一日に必要とする量を計算するので、もうぼうっとなってしまっています――それも、調味料ごとに、負傷者だけではなくわれわれの分も計算しなければならないのです」。マーディは、「負傷兵は何百人もいます。十分手助けができるといいのですが」とつけ加えている。その見積もりは少なすぎるのだが、部隊が助けになるのはまちがいない。

同じ一一月五日の晩、部隊の救急車は、最初の患者を収容しようとブローニュの埠頭地区で車列に加わった。[27] この二日間に、二三人の患者がシャトー・モーリシャス一階の豪奢な病室に入院しており、晩にはさらに一〇人が運ばれてくるはずだった。不幸なことに、マーディもウィムルーとブローニュを結ぶ路面電車《トラム》から身を乗りだして電柱に「激突」し、頭を切って――ふたたび――手術者リスト入りしてしまい、アンダーソンは、ぎっしり詰まった手術の暇をみて、傷を縫ってやった。二週間のうちに、最初に到着した患者はすっかり回復して療養のため本国に送られたが、二、三日すると、病院はふたたび満床になった。

シャトー・モーリシャスが加わったことで、ブローニュ地区の陸軍病院と篤志病院をあわせた病院数は一〇軒（総病床数三〇〇〇床）となり、インドの部隊の到着により、すぐに一一軒に増えた。インドの部隊はイエズス会の学校《コレージュ》を使用し、インド軍の負傷兵を受け入れた。敵味方どちらもほとんど得るものがないままイープルでの戦いが続き、ブローニュと前線のあいだを定期的に往復する病院列車で毎日負傷兵が到着した。砲撃が激しいと、ブローニュでも音が聞こえることがあった。イープル会戦中に全体で二万五〇〇〇人の負傷兵がこの地区の病院に収容された。[28] 一方で、もっと多くの兵士が応急処置を受けるとすぐ戦場に送り返されるか病院船でイギリスに送られるかした。一一月いっぱい、さらには一二月にかけて、部隊の救急車――途中で二台目も到着した――が、ブローニュとウィムルーのあいだの海岸沿いの道路を何度も往復した。

当時ウィムルーで勤労奉仕していたイギリス人女性が、ブローニュでの不気味な光景を描写している。毎日朝と晩に、赤十字社や個人所有の救急車がプラットホームに向かって数珠つなぎになり、列車の到着を待っている光景だ。埠頭地区に列車が着くと、つい「ざわめきが起こり、全部のドアが勢いよく開く」だろうと考えてしまう。[29] だが、沈黙が続くので「空の列車だろうか、それとも死者を乗せてきたのだろうかと考えはじめる」。すると、ゆっくりと静かに看護婦が降りてくる。そして、歩ける負傷者が現れ、負傷者を乗せた担架が下ろされる。埠頭まで疾走してきた救急車は、〝こわれもの〟を乗せて、今度はのろのろとウィムルーに引き返した。ときには、荒波が道路まで押し寄せて通行不能となり、潮が引くまで救急車が保養地に戻れないこともあった。

二週間目が終わるころ、ブローニュに到着して以来はじめて筆をとる時間ができ、アンダーソンは弟のアランに進捗状況を報告し、「ここではとても忙しく、ぜいたくはできませんが、住み心地は悪くありません」と書いた。[30] ちょうど回復期患者の第一陣が「帰国するというので晴れ晴れとした様子ながらも名残惜しげに」帰国の途についたところで、「そこらじゅうで握手と別れのあいさつがいつまでも続きました」。その同じ日、一一月一五日の日曜日には、陸軍のチャプレンを招いて、一階の大病室で礼拝をおこなってもらっていた。ピアノなどの伴奏はなかったが、男たちは「上手に歌い、礼拝が気に入ったようです」。アンダーソンはさらに続けて、「アニーとエリザには本当に大助かり。よく働いてくれています。二人ともとても面白がっているようだけど、ベルギー人の避難者を指揮しながら二〇名の調理場係をまとめ、六〇床の施設をやっていくのは、一大変化にちがいありません」。

ついにずっとやりたかった仕事が、それも陸軍省のお墨付きでできるのはありがたかったが、アンダーソンは、止むことのない猛攻続きにさすがに疲れを感じはじめていた。本国の身内や友人が兵役を志願したり戦闘訓練を受けたりしていることを知り、「長くは続けられないとわかっているのに敵味方どちらも止められないとは、本当にひどい話です」と弟に本心を打ち明けた。[31] 二カ月近く戦いの残酷な結果をすぐそばで見てきて、「この戦争のおぞましさ」に激しい嫌悪を感じていた。少なくとも甥たち、つまり弟の息子ドナルドとコリンは「いっしょにこの逆境に立ち向かう」年齢に達していないと考えて、彼女は安堵した。「ほんの子どもに訓練をほどこす意味があるとは思えません。こんなふうに多くの命が無駄に失われるというのに」

アンダーソンは、弟が兵役を志願するのではないかと心中穏やかではなかった。だが、弟の妻アイビー——四人目の子どもを妊娠中だった——には、「つらくて心臓が止まりそうです。それでも、あなたがたは心を決めねばなりません」と書き送った。[32] 国内外で戦争にかかわっている者の例に漏れず、アンダーソンも、恐怖を克服する唯一の方法は苦痛をやわらげる努力をし続けることだと考えた。「最後まで戦い抜かねばなりません。私たち一人ひとりが全力を尽くす以外のことは、どうでもいいのです」

一〇キロも離れていないところで悪夢のようなできごとが続いていたが、それでも慰めはあった。「ここは海がとても美しいのです」と、アンダーソンはアイビーに書いている。「ウィムルーはかなり高いところにあるので、海岸を一望できます。このごろ海はとても荒れていて、夜はサーチライトが走ってとてもきれいです」。マーディも同意見だった。頭の傷が癒え、抜糸も済んだマーディは、母親に絵はがきを送った。平穏な時代のシャトー・モーリシャスを写したもので、麦わら帽子をかぶった宿泊客が、芝生の上に置かれたしま模様の日よけの下で午後のお茶を楽しんでいる。そこにマーディは、「海岸まで散歩してきたところです。ひどい風ですが、波の上を照らすサーチライトがきれいです」と書いた。[33]

シャトー・モーリシャスがきちんと機能するようになったので、フローラ・マレーは、クラリッジを監督すべく、マーディを連れてパリに戻り、ルイザ・ギャレット・アンダーソンは、オルガを有能な副官に据えてウィムルーに残った。パリでは新たな入院はなかったが、まだ回復期の患者がいて世話が必要だった。ウィムルーでは、アンダーソンがガズダールとカスバートを助手に、手術室で長時間手術をこなし、一一人の看護婦のチームが病室を受けもった。クラリッジより小さいものの、仕事量も患者到着のペースもこちらの病院がはるかに上回っており、「大手術もたくさんあった」。[34]

ウィムルーでも、負傷の内容は、クラリッジとまったく同じだった。四肢の粉砕、何箇所もの銃創や榴散弾による創傷、正視できないような胴体や顔の損傷などだ。砂糖倉庫病院で働く看護婦ケイト・フィンジは、両手の指や視力を失った、あるいは「それと識別できぬほど唇を腫らし」「頭皮に醜い傷を負った」男たちが到着するさまを描写している。[35] ガス壊疽の悪臭——死んだネズミの臭いに似ている——が鼻をついた。兵士のほとんどが、自分が見たものやしたことに打ちのめされ、敵味方を問わずその死を目の当たりにして深く傷つき、ショック状態でやってきた。「こちらがぎょっとするような疲れきった目をしていました」とフィンジは書いている。「みなそうでした。塹壕にとりつかれた表情です」[36]

戦傷や砲弾ショックもさることながら、兵士は、不潔な塹壕で長期間過ごすことからくる健康状態の悪化にも悩まされた。むさくるしい中で、塹壕熱〔第一次世界大戦中に流行した伝染病で、約五日の弛張期に続いて高熱が反復することから「五日熱」とも呼ばれた〕、赤痢、髄膜炎、ジフテリア、はしか、インフルエンザなどの疾患が猛威をふるった。感染症の患者は、規定により、ウィムルーのホテル・グランドに置かれた第一四固定病院に送られ、そこで浜辺の更衣小屋に隔離された。[37] 兵士はたいていシラミつきで、看護者もよくたかられた。これと歩調を合わせるように——腐りかけた肉体をむさぼり食べて——ドブネズミの数も増え、チフスなどの疾患が広がった。秋が深まると、大雨で塹壕も周囲の土地もぬかるんだ。このため、濡れた靴下やブーツの履きっぱなしから塹壕足など新たな問題が生じたばかりか、膝までぬかるみにつかって負傷者を運ばねばならなくなり、担架兵の活動も妨げられた。

冬がきて急に気温が下がると——一一月中旬に初雪が降った——手指や足指に凍傷を負った患者が目立ちはじめた。その多くが壊疽を起こした。そこまでいくと、切断くらいしか助かる道はない。一〇月にはじめて救急車が届き、[38] 一一月中旬までには特別仕様の病院列車も到着して、[39] 後送手段が改善されてはいたが、RAMCの前線での輸送手段は、まだ救急馬車頼みだった。

切断が現実的ではあったが、多くの外科医は、傷に対して従来の保存的治療を実践した。そのため、破傷風や敗血症やガス壊疽が全身に広がって死に至ることも少なくなかった。ルーアンの陸軍病院に配属されたスコットランド出身の外科医、ヘンリー・グレイは、一九一四年一一月に、斬新な手法をはじめて用いた。壊死組織と損傷組織をすべて切除し、残った大きな傷口を縫わずにおいて、感染症がおきていないか確認しながら、数日のあいだ頻繁に消毒するというものだ。結果は良好だった。だがグレイは一九一五年まで研究結果を公表せず、この手法が標準的に用いられるようになったのは二年経ってからだった。ブローニュを拠点に活動したある軍医は、「砲撃などによる負傷にくわしい外科医はほとんどいなかった」と述べている。ガス壊疽や塹壕足などは「だれにとってもまったく新しい」症例だった。[40]

クラリッジで何百件もの手術をおこなってきて、アンダーソンは、少なくとも陸軍の同僚と同程度には、戦場での負傷について経験を積んでいた。家への手紙に自分がおこなっている手術のなまの現実や複雑さを綴ることはめったになかったが、アランには「昼夜を問わず救急車が中庭に出入りし」「することが山のようにあります」と書いている。[41] あまりに忙しく、最新の戦況報道を頭に入れる時間もほとんどなかった。手術室にいないときは、いつも負傷者のために手紙を書いてやっていたのだ。だれか入院すると、可能なかぎり自分で家族に知らせてやっていた。だが、医療上の問題が山積し死者も愕然とする数に上ったが、アンダーソンは引き受けた仕事に喜びを感じていた。一一月一七日には、病院は「立派に運営されています」とアイビーに報告している。[42] 六〇床のベッドは満床で、七〇床に増床するばかりになっていた。「出てきて本当によかったと思っています。正しい行動でした」

彼女は、女性医療部隊が、陸軍上層部からも同僚の男性医師からもついに一人前の扱いを受けていると感じた。まったく胸のすく思いだった。世の男たちに共感し、彼らに尊敬も覚えた。これもはじめての経験だった。なにしろ、参政権運動中はずっと異性を敵とみなしてきたのだ。「男の人たちはとてもいい人ばかりで」と、アンダーソンはアイビーに書いた。「みな彼らが好きになりました。部屋に暖房を入れておきたがり、イギリス料理や快適なベッドが大好きで、奥さんやらだれやらに手紙を書いてもらいたがり、女性補給担当官（とても魅力的で同時に有能です）がお気に入りです」。もともと結婚、特に女性医師の結婚に反対だったとはいえ、アンダーソンは、かわいい顔が病人の男性にどれほど有用であるかを承知していた。「男性をすばらしいと思う気持ちがどんどん大きくなり、彼らに対する気持ちもまったく変わりました。そしてそれをとても嬉しく思っています。国では長いこと彼らの最悪な部分しか見てきませんでしたけど、今は、勇気や理想のための自己犠牲といった立派な部分を目にしています。どんな女性もかなわないでしょう」。この心情は、明らかに双方向的なものだった。あるスコットランド人の患者は、男性医師はどこにいるのかと訪問者から尋ねられ、「ここじゃ、男の医者なんかいらないじゃないか」と言い返している。[43]

医療部隊で働いたことで、男性とのあいだにあった溝が埋まり、他の境界にも穴がうがたれた。女性の部隊員のほとんどは、それまで人づき合いの範囲が中流または上流社会にほぼ限定されていたが、このときはじめて労働者階級の男性と親しく交わった。[44]アンダーソンは、「兵卒《トミー》たちは、驚くほどはっきりものを言い、やさしく、こちらがしてやれるちょっとしたことにちゃんと言葉で感謝してくれます」と書いている。マレーも同じ意見で、クラリッジの豪勢で天井の高い病室とくらべ、シャトー・モーリシャスの病室はもっとずっとこぢんまりしており、患者との関係も深まった、と述懐した。「女性たちは奇妙なほど前線を近くに感じた。二、三時間の距離しかない戦線から来た男たちから、立っていても腰近くまで泥水があること、凍傷に苦しみもだえたこと、とにかく弾薬が足りないこと、ドイツ軍の大砲がすぐれていることなど、聞くだけでみじめな話を聞かされるのだから、それも道理だ」。だが、兵士に共感を覚えはしても、マレーはやはり男性の支配する体制に戦争の責任があると考えた。中には外国で戦うよう命じられることになるなど夢にも思わず、戦争前に入隊した者もいた、と彼女は書いている。それが、気づけば殺戮に加担していて、逃げだせば脱走の罪で銃殺されるだろうと脅かされるのだ。

みじめで恐ろしい塹壕から快適で広々とした海をのぞむ邸宅に移されたことに、兵士が感謝したのも当然である。シャトーの中庭で救急車から降ろされた男たちは、すぐに湯気のたつココアやスープをふるまわれ[45]、それから、ある者は助けを借りある者は運ばれて、お湯や清潔なタオルや石けんの用意された応接間に向かった。温かい飲みものや温浴は、気持ちを落ちつかせるばかりでなく、実際的でもあった。戦争初期は、蘇生術の理解はまだこれからという時期だった。戦争が進むにつれて、軍医も、血液量減少性ショック――出血多量で血圧が低下した状態――の患者には、点滴による補液と輸血が必要だと気づきだす。けれど、温かな飲みもので水分を補給し体温を上げることにも、毛布や温浴や湯たんぽでからだを暖めることにも、なにがしかの効果はあった。

多くの兵士にとって、このもてなしは、負傷して以来はじめて口にした温かい飲みものと食事だった。戦地に来て以来、水やスープを口にしたのはこれがはじめてという者もいた。からだが温まり、入浴と食事が済み、清潔なパジャマに着がえると、男たちは、洗いたてのシーツと色とりどりの毛布が用意されたベッドに寝かされた。まるで子ども部屋の子どものようだ。それから、傷口に包帯を巻いてもらうなり手術にそなえるなりした。「グランド・サロン」と呼ばれる、新古典様式の柱をそなえ天井には凝った装飾がほどこされた一階のエレガントな居間が、もっとも大きな病室として準備された。寝室やビリヤード場も病室になった。ゆっくりと過ごしたい行楽客向けのため、観察者の目からすると「正真正銘日当たりのよい部屋」もあり、「塹壕で悲惨な日々を過ごしてきた哀れな男たちにとって」安心して休める天国のような場所となった。[46]

クラリッジと同様、シャトー・モーリシャスの女性たちも、家庭的な気晴らしの品々や気分を高揚させる娯楽を提供しようと心を砕いた。エリザとアニーの監督するイギリス料理の他にも、礼拝や芸人一座のショーが用意された。友人たちも、シーツや暖かな冬着を本国から送りつづけてくれた。中には、傷の痛みをやわらげるゴム製のリング型クッションや患者を楽しませておけるボードゲームなどの贈りものを車に満載し、イギリス海峡を渡ってきた者もいた。ある友人は部隊に蓄音機を贈ってくれたのだが、これがたちまち男たちのあいだで大人気となった。[47] 毎日朝八時から就寝時間まで「ひっきりなしに」使われ、音楽が止まるときといえば、毎日の包帯替えと昼食後の昼寝の時間だけだ、とアンダーソンはアランに報告している。男たちは、「タバコやケーキや栗だけではお楽しみは不十分」だということに気づいたのだ。「そんなこんなで、蓄音機はこれまでで一番ありがたい贈りものです」

一方、マーディは、毛布や衣服がほしいと、母親に訴えつづけた。典型的な訴えの内容はこうだ。「グレーのフランネルの日常着、それにベッドの上ではおれる上着も、できれば真っ赤なのを。その場が明るくなりますから」。さらに、退院するときの贈りものにできるよう、「ベッド用の靴下を二、三〇足」所望している。[48] アラン自身が車一台分のキジとともに現れたこともあった。「きわめつきのぜいたく」とマレーは書いている。[49] 姉と同じく魅力的でエネルギッシュな長身のアランは、海運業界で名士となっていた。従軍することにはならなかったが、戦時中は政府の重要な仕事に従事した。

いざ退院ということになると兵士の多くが残念がったのも無理はない。けががひどすぎて戦地に戻せないというので本国の病院に送られる場合も、健康体になったとみなされて前線に戻される場合も、それは同じだった。新たな負傷者がひっきりなしに送られてくる上、代わりの兵士をもっとたくさん戦場に送るよう求められるため、陸軍病院は、つねに患者を退院させベッドを空ける必要に迫られた。マレーの言では、RAMCの幹部は患者を回転させることに「情熱をかたむけ」、少なくとも一週間に一度は病院を訪れて、仮病をつかっている者がいないかどうかチェックした。女性たちは、短い看護期間のあいだに患者に好感をいだくようになり、前線に戻る者を待ちうける運命を思って暗澹とした気分になった。「退院が近づくと、患者たちの視線が病室にいる主任外科医を追うようになる。今日がその日かとおびえながら」と、マレーは書いている。[50]前線に復帰する者には、贈りものの包み――マーディの母親から届いたベッド用靴下も含まれた――を用意し、部隊員総出で手を振って見送ってやった。それでも「前線に戻るという恐怖をなくしてはやれない」のだった。

シャトー・モーリシャスで治療を受けた患者のいく人かは、帰国後あるいは戦線復帰後に感謝の手紙を送ってよこした。「たくさん手紙をもらいました。とても心に響くものもありました」と、アンダーソンは弟に知らせている。[51]マンチェスターで療養すべく本国に送られたジャック・キャナム二等兵からは、「みなさんのご親切を忘れてはいません」と書かれた手紙が届いた。みなによろしくと書かれたあとには、「みんな本当によくしてくれて、それはもう楽しく過ごせました」とつけ加えられていた。病床から、画期的な女性の病院での経験を家族に知らせる手紙を送った者もいた。スコッツガーズ入隊前はヨークシャーの鉄道駅で荷物運搬係をしていたデイビッド・ワット伍長は、一度負傷して本国で治療を受けたのちイープル近くの前線に復帰し、そこで足を撃たれた。[52]砲弾が雨あられと降り注いだため、まる一日塹壕に隠れていたところを救いだされ、病院列車でブローニュまで来て、そこからシャトー・モーリシャスに連れてこられた。一一月のことである。家への手紙には、「ここではちゃんと治療を受け、よく世話してもらっています。なんでもやってもらえます。実は、ここは女性医療部隊がやっています。本当によくしてくれます」と書いている。

オックスフォードシャー・バッキンガムシャー軽歩兵隊に所属する兵長のフランク・レイノルズは、さく裂した砲弾の破片で、顔、首、肩を負傷した。[53] 彼自身は兄弟のジョージに残骸の中から引っ張りだしてもらったが、そばにいた四人の兵士はだれも助からなかった。フランクは家に「えりぬきの病院の一つにいます——レディの病院です」と知らせている。「女医の先生が全部やります。男の先生は一人もいません。だから、見当がつくとは思いますが、僕は大丈夫です」

　だが、女性にかこまれているとわかって、まったく居心地が悪そうな患者もいた。アンダーソンは、その兵士が、四年前ホワイトホールで「暗黒の金曜日」デモをおこなったさい自分を逮捕した警官であることに気づいた。[54] 哀れな兵士は気まずそうに「私なら言わずにおきましたがね。昔のことは水に流しましょうや」と言った。このできごとは、のちにパンチ誌の風刺漫画《カートゥーン》になった。そこには、眼鏡をかけ怖い顔をしたアンダーソンが、もじもじする兵士を尋問し、うしろで看護婦たちがしのび笑いをしている様子が描かれている。

　残された妻や母親からも、最愛の身内の面倒をみてくれたことを部隊員に感謝する手紙が届いた。患者が亡くなると、アンダーソンは必ず自分で近親者に手紙を書くよう心がけ、最後の日々の様子をくわしく綴り、最後まで勇敢だった——そう書くのが軍の習慣だった——と称賛した。彼女が手元にとっておいたある妻からの手紙には、「注意深く献身的に夫を看てくださったこと、また夫の苦痛をやわらげようとしてくださったことに心より感謝いたします」と書かれている。[55] 家への手紙で患者の死に言及することはめったになかったが、アンダーソンは、「四六時中こうした手紙が届きます——とても胸を打たれるものばかりです」と認めた。死者は、近くの陸軍墓地に葬られた。海を一望できる丘の上だ。埋葬時には、フランス語で主の祈りが唱えられ、「少年ラッパ手」が葬送ラッパを吹いた。[56]

　死の影からのがれるのは不可能だった。一九一四年一一月二六日、ルイザの従兄弟の息子、アンガス・アンダーソンが、イギリス戦艦ブルワークの悲劇的な事故で亡くなった。[57] テムズ川河口への合流地点近くでメドウェイ川に停泊していたとき、船倉にあった弾薬が爆発し、数百名の命が失われた。海軍兵学校生のアンガスは一六歳だった。「悲痛この上ない」ニュースだったと、アンダーソンは弟に知らせている。アンガスの両親は「かわいそうに、息子を褒めたたえなければなりませんでした」。開戦から数カ月も経たないうちに、多くの者にとって、死別がごく身近なものとなった。海峡横断汽船の入港地に近いため、シャトー・モーリシャスには、行方不明の友人や親族を血まなこになってさがす兵士や民間人がよく訪ねてきた。中には、息子をさがしだそうとする退役した大佐の姿もあった。「ここには最愛の息子を――あるいは兄弟を――失った人々がたくさん訪れます」。部隊の看護婦の一人、クラリッジで働くエリザベス・エクセルも、一一月にイープルの近くで弟を亡くしていた。[58] けれど、こう書いたとき、アンダーソンは自分の弟のことを考えていたにちがいない。「だれにとってもむごい話ですが、あとに残される者ほどつらい思いをする者はいません――いつもそう」

一一月も下旬になると、両軍とも精根尽き果て泥も凍る塹壕で身動きがとれない状態のまま、第一次イープル会戦が膠着状態におちいり、ブローニュへの負傷者の到着もペースダウンした。それでも、病院は病人と回復期の患者で埋まり、患者を病院船に運んだり野営地に送り返したりと、救急車もひっきりなしに行き来した。手術の数も減ったので、ロザリー・ジョブソンとマージョリー・ブランディは、砂糖倉庫病院の仕事を休み、シャトー・モーリシャスを手伝いにきた――少なくともジョブソンには、ブローニュを去りがたい理由があったのだ。

砂糖倉庫病院で、ジョブソンは、のちに夫になるゴードン・モーガン・ホームズと出会っていた。才能あふれる神経外科医で、ロンドンのクイーンスクエアにある有名な国立病院で働いていたが、戦争が始まるとイギリス赤十字社の活動に参加した。のちに陸軍屈指の砲弾ショックの専門家に数えられるようになる。二人とも二八歳で、ともに医学を愛し、過酷な状況で協力して働くうちに、たがいに相手に尊敬の念をいだくようになった。休暇中にテムズ川でボートを漕ぎながらゴードンがジョブソンにプロポーズし、一九一八年に二人は結婚する。[59]

忙しさが一段落したおかげで、オルガ・キャンベルも、堂々と補給担当官の仕事を休むことができた。[60] 彼女は父のアーサーとロンドンに行って数日過ごし、男たち用のサッカーボール一個も含め、山のような土産を手に、仕事へのやる気も新たに戻ってきた。兵士であれ無償奉仕を志願した者であれ、戦争の恐怖にのみ込まれた者の多くは、自分の持ち場を離れると、落ち着かず無力に感じた。彼女も同じだった。戦争は心に大きな傷を与えるいまわしいものではあったが、オルガも他の者も、家庭生活といういつわりの日常に甘んじるより自分の職務に打ち込む方がよかった。

一一月末までにシャトー・モーリシャスに戻ると、オルガは、弟のケアに喜び勇んで手紙を書いた。「控えめに言っても健康そのものです。だってここはとんでもなく健康によい場所なんだもの。私たちはみな虎みたいに大食いだけど、ほら、陸軍はいいものをたっぷり配給してくれるから[61]」。彼女は自分の管理能力が誇らしかった（「私の貯蔵庫を見てもらうことができたらいいのに」と弟に書いている）。回復期に入った患者が移る最上階で休むことなく働きつづけている新品の蓄音機にも大満足だった。「男の人たちは、とにかくあれが好きで。うるさいけれど陽気な音が夕方の病院に響きわたります。ここはとても明るいところです。ときどき上階《うえ》からどっと笑う声が降ってくるのを聞くのが、私は大好き」

オルガの快活な筆致には、弟の気分を高揚させようとの意図もあったにちがいない。ケアは年明けに戦地におもむくべく訓練を受けている最中だったのだ。「一つありがたいことがあります」とオルガは知恵を授けた。「なにごとも成り行きにまかせるのが当然だと思えるようになるらしいの——ある患者さんがそう話してくれました。ひどいけがをして、どう見ても助けてもらえそうにない状況で何時間も横たわっていて、それでも少しも心配したり悲しいと思ったりしなかったんですって。出血がわかってからだの力が抜けてきても、おもしろいと思って見ているだけで、当たり前のことのように思えたんだそうよ」。仕事への活力がよみがえったオルガは、戦争が終わったら医学を学ぼうと決めたと弟に伝えた。「そこまで到達できないとは思うけど、でも、やってみようと思います」。オルガの帰還はたいそう喜ばれた。アンダーソンは、「彼女がいなくて途方にくれました。あらゆる種類の困難が洪水のように押し寄せてきて。たとえば、コンデンスミルクを発注するなど、私にはなんのことかわかりませんでした」と弟への手紙に書いている。[62]

戦闘が小康状態となって、ぽつぽつと空き病床が増えだしても、訪問者が途切れることはなく、それまでと同じく病室には人影が絶えなかった。旅客用フェリーは——ドイツ軍のUボートがひそんではいたが——それまでどおりイギリス海峡を往復しており、ブローニュとその周辺地域は、負傷者を見舞う親族やちらとでも軍隊を見たいという見物人をひきつける場所になっていた。歓迎された訪問者に、一一月二七日に到着したヘンリー・ネビンソンがいる。九月に部隊がビクトリア駅を出発したさいに点呼をおこなったジャーナリストだ。それから一〇週間のあいだに、あまりにも多くのことが起こった。

多くの紛争を取材してきたベテランのネビンソンは、陸軍省が報道記者を前線に近づけようとしないことにも、記者団が政府の検閲をおとなしく受け入れたことにも我慢がならず、ついに一〇月、戦争をその目で見ようと単身フランスにやってきた。以来、篤志病院や救急車隊を訪問し、言葉だけでなく行動の人でもあったので、前線から応急手当所に負傷者を運ぶ手伝いも続けてきた。

長く戦争を取材してきたにもかかわらず、ネビンソンは、自分が出会った負傷者の状態にショックを受けた。たとえば二三歳の「少年」は「腸が飛びだし、遠くを見つめる目に死の色があった」[63]。「戦争の現実」と題された彼の手記は、寄稿先のデイリー・ニューズ紙では、悲惨すぎて掲載できないと判断された。もっとも、のちにアメリカのニュー・リパブリック誌に掲載されるのだが。ハンサムで魅力にあふれ、無尽蔵のエネルギーをもつ、五八歳のネビンソンは、ブローニュの埠頭地区でアンダーソンと待ち合わせ、ウィムルーまでいっしょに海岸沿いの道路を歩き、シャトー・モーリシャスを訪問した[64]。マレーの姿がなく、そのスコットランド人らしい「辛らつな」応対もないと知り、ホッとしたにちがいない。

病室を見学する中で、ネビンソンは、砲弾ショックのためにしゃべることのできない患者や、骨折した大腿骨を鋼鉄製のピンで修復する「秀逸な新手法の手術」を受けた兵士に出会った。彼の日記には、この手術がアンダーソンの手になるものなのか、負傷者後送の初期段階で別の外科医がおこなったものなのかは書かれていないが、のちにアンダーソンが使用した手法ではある。部隊員とお茶を楽しみ、「嵐の空に浮かぶ月」に照らされた遊歩道を散歩したのち、アンダーソンと食事をすると、二日後にはロンドンに戻り、午後いっぱい「アンダーソン先生のために物品を発送する」仕事に専念した[65]。

ほんの一、二日後には、こちらもおなじみの人物が、突然姿を見せた。イーシャー卿だ。医療が改善したかどうかを確かめに、フランスに戻ってきたのである[66]。そのときアンダーソンは手術の真っ最中だったが、卿は辛抱強く手術が終わるのを待った。そのあと二人は暖炉の前に場を移し「友好的に話し合いをし」た。弟に宛てた手紙に、彼女は「少し前は激しい敵意を向けられていたことを考えると、不思議な感じがします。卿はエリザとアニーとも親しくなりました」と書いている。数週間後、イーシャー卿から走り書きの手紙が届いた[67]。今はイギリス陸軍の医療全体を統括するサー・アルフレッド・キーオに、女性医療部隊より「立派な働きをしている者はいない」と「強く主張しておきました」というのだ。さらに、「もし負傷したら、これまで見てきたどの病院より、あなたの病院に入院したいものです――たいていの病院は見てきましたがね！」と辛らつな言葉がつづき、「あなたのように慈悲深く兵士を扱ってくれる方が身を引いてしまわれたら、われらが哀れな同胞たちにとって、それこそ大惨事です」とも書かれていた。母親も読めるようにと、アンダーソンは、弟への手紙にこの走り書きを同封した。このごろは「頭がしっかりしていない」ようではあるものの、母親は「私がこのような仕事をし、それが「女性の仕事」として評価されたと知れば――そうとわかれば、ですが――きっと喜んでくださる」だろうと考えたのである。[68]

二週間ほど経つと、さらに強固なお墨付きが与えられた。パリで「女性の医師は認めない」医師と紹介されたサー・フレドリック・トリーブズがフランスに戻り、イギリス赤十字社に医療について報告したのだ。[69]トリーブズは、シャトー・モーリシャスの病室が「心地よく、整然としており、よい場所にある」ことを保証し、仕事ぶりも「誠心誠意、熱のこもった」ものであると明言した。

ブローニュの病院で忙しさが一段落しはじめたちょうど同じころ、パリはふたたび、それも急に忙しい状況に戻りつつあった。イープル近辺では兵を進められそうになく、連合軍は南のシャンパーニュ地方に注意を移していた。そこならドイツ軍の戦線を突破できるかもしれないと考えたのだ。イギリス軍の支援のもと、フランス軍は一二月初旬に攻撃を開始したが、多数の負傷者をだしただけで、たいした戦果は得られなかった。クラリッジでは、一一月の終わりに、一五〇人と予想される負傷者の到着に対処すべく――陸軍の要請で――ベッドをさらに三〇床追加した。クラリッジは、陸軍医療部隊の上層部から、事実上――シャトー・モーリシャス同様――陸軍病院の仮設分院とみなされるようになっていた。もっとも、建前上はまだフランス赤十字社の指揮下にあったが。「私たちはまた、今度はもっと多くの負傷者を受け入れる準備をしています」とマーディは家に報告した。[70] 中央にある中庭が閉鎖されて臨時の病室となり、「寝間着《ナイトシャツ》、ベッド用上着、タオル、石けんに至るまで、すべて用意ができました」。数日後の一二月四日、パリに振り向けられた病院列車で、最初のイギリス軍負傷兵が到着した。ウィムルーからも部隊員の一部が応援に派遣されてきたが、そのあいだもマーディは駅から負傷者を運ぶ仕事に忙殺された。午後半日だけで、救急車隊が一度に九六人の負傷兵を運んできたこともあった。[71] マーディはあまりの忙しさに「目の前の仕事以外のことを考える時間がほとんどありません」とこぼした。[72] 組織が障害となる状況は相変わらずで、それも彼女の仕事に不利に働いた。

フランス当局経由では大きな建物を暖められるだけの石炭を入手できないため、大編成の救急車隊が到着すると入浴用のお湯が用意できず、部隊員がガスコンロで大量のお湯を沸かさなければならなかった。クラリッジの病室があまりに寒いため、ときには患者に毛布と湯たんぽを与えてずっとベッドに入れておかなければならなかった。「ここでは凍死寸前の状態です」とマーディは悲鳴をあげ、母親に絹の防寒用袖口バンド《リストレット》を編んでくれるよう頼んだ。[73] 病室が少しでも暖まるようにと、彼女はコークスを燃やして暖をとる西洋型火鉢《ブレイジャー》を何台か確保した。まわりが暖まるくらいだったが、男たちはその上で栗を焼いて楽しんだ。

一一月末、用務員の一人であるカスバート医師の妹ガランサが「適性なし」として本国に返され、困難な状況がますます悪化した。マーディによれば、ガランサは「とても忘れっぽく、なにをやらせても最後までできるかどうか信用ならない」のだった。[74] 一〇月にクラリッジで亡くなったロウ中尉の姉、イザベル・ロウがその穴を埋めた。[75] 弟の枕もとで過ごした一〇日間に部隊員の仕事に触れ、今度は自分が感謝の気持ちを示したいと思ったのだ。ヴェラ・ブリテンをはじめとする、戦争で兄弟や友人や恋人を失った多くの女性たちと同様、イザベルも、弟を悼みつつ戦時活動に貢献することにいくばくかの慰めを見いだした。マーディから「悠長さん《スロー》」というあだ名をもらった二八歳のイザベルは、忠実な働き手であることを証明し、その後数年部隊にとどまることになる。マーディとは固い友情で結ばれた。

クラリッジには、イギリス兵のみならず、それ以上の数のフランス軍やフランス植民地軍の兵士が収容されていた。大腿骨をひどく骨折したあるフランス兵は、移ってくるまで二カ月のあいだ、立錐の余地なく患者で埋まったフランス陸軍病院にいたのだが、マレーに大きな傷口からゆっくり丁寧にガーゼをはがしてもらって驚いていた。[76]時間に追われるフランスの軍医に、引き裂くようにはがされるのに慣れていたのだ。また、両足にひどい凍傷を負い、少なくとも片方は切断になりそうなズアーブ兵（アルジェリア人歩兵）もいた。

患者の輸送と物資の供給を取り締まるという大仕事をこなすかたわら、マーディは手術室でも経験を積みつつあった。イザベル・ロウとともに手術器具の準備をまかされたのだ。手術のあと、「すべて準備したのですが、必要なもののうち三角巾だけは忘れていました」と家に報告したこともある。[77]ぞっとするような光景ではあったが、マーディは手術室での勤務を楽しんだ。もっとも、「ズアーブの足の処置が必要なときは、だれか別の人が手術室を担当してくれたらと思います」とつけ加えてもいる。「でもそういう人がいなければいないで、それはとても光栄なことなのだと考えるつもりです。だって、自分の役割をこなし、必要なものをすべて手渡し、なおかつそれを全部準備できるだけの能力が私にあると思われてるわけですから」

マーディは、明らかに自分の仕事に大きな誇りをもっていた。母親に「ここに来られて、しかも自分も役に立つとわかってとても幸せだと、どうしてもお母さまにお伝えしたくて。ときには取るに足りない仕事のように思えたりもしますが、それでもまちがいなくその仕事で役に立っているのです」と伝えている。[78]家への手紙には、少しばかり「サフラジェット化」したように聞こえる表現も登場しはじめた。「私たちは大評判になっています。それもほんの小さなことのために。つまり、ここでやっていることの内容も程度も、女性たちがロンドンやその他の場所で長い間やってきたこと以上のものではない、と言いたいのです」といった具合だ。[79] 彼女は、赤と青のしま模様の毛布のかかった真ちゅう製のベッドを三〇床そなえ、中央に赤々とコークスの燃える西洋型火鉢が置かれた新しい病室を、母親に見てもらいたくてたまらなかった。そこでは「今このとき、向こうの端のピアノをかこみ、兵士のみなさんが歌をうたい楽しいひとときを過ごしていまず。みな幸せそうで、耳に心地よい響きです」。[80] マーディは人間としてもずいぶん成長していた。継父宛ての手紙では、勤労奉仕したがっている家族の友人の若い女性を受け入れられないとし、ブローニュでは、「特にエルシーのように血を見てひるむ女性」をあと一人ねじ込むことは「まったく不可能」だと、その理由を歯ぎれよく説明している。[81] 彼女はまた、従姉妹のオルガのことがとても誇らしく、「フローが「もう私たちを手放せない」」と明言したと、大喜びで報告した。

マレーもアンダーソンも、二つの病院へのオルガとマーディの貢献が、なくてはならないものであることをよく承知していた。マレーは、マーディの母親に、「この数週間ここにマーディがいてくれてどれほど幸せであったかを、言葉で言いあらわすことはできません。思いやり深く、よく気もつきますし、陽気で楽天的な性格は、こちらをほっとさせ楽しい気持ちにしてくれます」と書いて知らせた。[82] アンダーソンも、「オルガとマーディがいなければ、マレー先生と私は、いったいなにができたか。本当にいい娘さんです。二人ともきっとすばらしい女性になるでしょう」と同様の趣旨の手紙を送っている。[83] そして、もうしばらく二人を手元におきたいとのマレーの要請を踏まえ、「離れ離れでいることにはなりますが、大仕事をなしとげるには犠牲も必要なのです」とつけ加えた。

離れ離れでいるのは、マレーとアンダーソンにとっても試練だった。戦時下では、二五〇キロ離れたパリとブローニュ間で手紙をやりとりすると、送るだけで一週間以上かかった。列車での移動にも最低八時間は必要だった。アンダーソンは、義妹のアイビーへの手紙に、「私たちは離れていたくないのです。それに、彼女の助けがあればと心底思います。ここには、多数の手術以外に整理すべきことやビジネス的なことがたくさんありますから」と書いている。[84] マレーが重圧のもとでも動じない目立たないが有能な管理者であるのに対し、アンダーソンは、本人も理解していたが、手術室での実務でその強みを発揮した。アイビーから暖かい衣類がひと包み届くと、アンダーソンは、クラリッジの寒さをしのげるよう、「フローにも」同じものをつくってほしいと注文した。五本指の手袋、ねずみ色のゲートル（アンクルブーツの上にかぶせて履くもの）、そして「私と同じ革製のベスト。できればでよいのですが、黄色ではなくねずみ色か茶色でほっそりしたもの」を求めた。[85] マレーの少年のような体型にぴったりの形を示そうと、小さなデザイン画を同封することまでしている。一二月にはいると、ウィムルーの忙しさも落ち着いたので、アンダーソンは日帰りでパリを訪問し、翌週も「その人がいないとうまくいかないので、病院責任者にひと目会うべく」再訪した。[86]

一二月中旬のこのころには、シャトー・モーリシャスは急速にベッドが空きつつあった。フランドルの前線ではほとんど戦闘がおこなわれておらず、毎日患者が退院させられ、ブローニュに送られて、そこから本国行きの病院船に乗せられた。本国送還用の救急車が中庭を埋め、患者は部隊員と握手し「妻や赤ん坊がいなければ、このままここにいたかった」と「はにかみながら嬉しい言葉」をかけてくれた、とアンダーソンは弟に知らせている。[87] だが、イギリス兵が退院しだしたと同時に、新しい患者がやってきた。最初のドイツ軍捕虜が到着したのだ。マレーとアンダーソンは、はじめて列車でブローニュを訪問したさい、一人のフランス人看護婦が、あるドイツ人患者について、両手がきかないのだが食事の介助がわざとあと回しにされていると語るのをもれ聞いて、ぞっとしたことがあった。ヒポクラテスの誓詞に準じ患者はみな平等に治療するものだと二人は信じていた。アンダーソンはアイビーに、「このドイツ人患者がイギリス人を嫌なやつと思っているなら、好意をもつようにしてやろうと思っていたのですが、こちらを嫌っているふしはありません」と報告している。[88] 回復してイギリス本土に送られると聞くと、このドイツ人捕虜はきょとんとして、「でもここはイギリスじゃないか」と言い張った。

クリスマスが近づいた。マレーもアンダーソンも、その日を別々に祝わなければならないだろうことは承知していたが、部隊員と患者をそれぞれの病院でできるかぎり楽しく過ごさせてやろうと決意していた。マーディとオルガには、度量の広いところを見せ、一〇日間の休暇を与えて、いっしょに故郷のスコットランドに帰してやった。三カ月ぶりに家族に会えると二人ともわくわくした。とはいえ、そのために残る者の仕事を増やしてしまったことも十分承知していた。マーディは、ブローニュで海峡を渡る船を待ちながら、自分が「まるで脱走兵のような」気持ちだと書いた。[89] だが彼女は、その手紙を「家《ホーム》という言葉が、この手紙の中で永遠に繰り返されているように思えます——それほどすばらしい場所なのです」と結んでいる。

ウィムルーでは、調理場係が、きたるべき祝祭に向けてにんじんの皮をむきプラム・プディングをつくる一方、医師たちは、当日「鼻飾り」をつけることに決めた。「クリスマスにはここで、精いっぱいほんもののお祭りをやろうと思っています」とアンダーソンは弟に書いた。[90]「心から楽しめない部分もあるでしょうけど、それでもやるのがいいと思っています」。彼女自身は、祝いごとにあまり食指が動かなかった。長時間労働でストレスはたまる、家族やマレーとは会えない、男たちは塹壕に戻っていく——こうしたことが堪えていた。「今年はどうするのがいいんでしょうね。きっと今までどおりが一番なんでしょう」と書きつつ、[91]はじめて部隊を解散することにも言及した。「マレー先生も私も、帰国して以前の仕事に戻らなければなりません」というのだ。マレーも同じく、マーディの母親に、冒険も三月で終わりにするつもりだと伝えた。「現場から離れていられるのは、六カ月が限度でしょう。それに、毎週ぞくぞくと病院ができていますから、とって代わられるような気もするのです」[92]

クラリッジがふたたび満床となっていたパリでは、妙に軍隊らしさが強調されてはいたとはいえ、病院全体が〝サンタクロースの小屋《クリスマス・グロット》〟と化した。[93]飾りつけのほとんどは回復期の患者がこしらえたもので、紙の輪飾りが天井を縦横に走り、壁にも、「飛行機、長銃、朝日、自由と勝利をたたえる像」といった飾りがかけられた。「自由の旗《フラッグ・オブ・フリーダム》」のモットーの下に三隻の戦艦とイギリス国旗が描かれた力作は、マレーの好みからすると少しばかりいきすぎだった。彼女が「その旗の下に女性の自由はない」と異議を唱えると、男たちはすごすごと引きさがり、自由《フリーダム》の文言をイギリスに変更した。

クリスマスイブには、地元の教会の少年聖歌隊員が、色つきのランタンを手に病室でクリスマスキャロルを歌い、看護婦たちが各ベッドの端にストッキングをつるした。楽しみでたまらない子どももよろしく、男たちは朝五時に起きて小さな贈りものを開けた。「幼いころを思いださせる」光景だった。包帯替えを早めに終えると、部隊員は、いちばん大きな病室までベッドとテーブルを全部押していき、そこで八六人の男たちにクリスマスディナー――ソーセージに付け合わせも全部ついた七面鳥――をふるまった。そのあと、マレーと六人の看護婦が、炎をあげるプラム・プディングをもって一列で入ってきて、患者から喝采を浴びた。国王の健康を祝して乾杯するビールやポートワインがあり、男たちが鳴らせるようにとクラッカーもあった。

ディナーのあとは、お楽しみが満載の夜となった。宴《うたげ》はまず、『赤ずきん』を――気持ちばかり――下敷きにした、カスバート医師作のおとぎ芝居で幕を開けた。部隊員がさまざまな役を演じ、何度合図されてもなかなか登場しない牛までいるのだった。マレーによれば「男たちはこんなクリスマスは知らないと言った。つまり、塹壕で話したり家に書いて知らせるようなにか——患者の心にも部隊員の心にもいつまでも残る経験だったのである」。だがそのあと、空気が一変し、ひどく重苦しい雰囲気となった。

患者も自分たちで劇を上演しようと考えていた。一つは『スミス氏殺し』という笑劇、もう一つは『脱走兵』と題された悲劇だ。この二つ目の劇では、若い新兵が准尉のいじめに反抗して脱走する。しかし、捕らえられ、軍法会議にかけられて死刑を宣告され、部隊の仲間で構成される銃殺隊によって処刑されてしまうのだ。ベッドやいすから見守った観客の一部には、劇はあまりにも生々しすぎた。ちょうどこのとき、母親や姉が戦時活動を支持したのに対し反戦論者となっていたシルビア・パンクハーストが、クラリッジを訪問中だった。実際こんな話があるのかと彼女が尋ね、男たちは、その目で見たと断言すると——九月以降、脱走兵の銃殺がおこなわれていた——「ふさぎこんでしまった」[94]。

いきなりやってきたシルビア・パンクハーストは、「猫とねずみ法」のもとで何度となく刑務所から釈放されるたびに自分を治療してくれた、かつての主治医である旧友の姿をやっきになってさがした。ロビーでマレー医師の所在を尋ねると、「遠くに小さく」見える、机に向かって「傘つきランプの下で書きものをしている」人物の方を示された。「かつて「猫とねずみ法」の時代に私の枕もとにきてくれた彼女《ひと》は、あまりに貧弱で小声の女性だったので、最初私はカーキ姿のその人に気づかなかった」とパンクハーストは書いている。「胸も尻もなく、貧相なからだつきで、スタミナがないと思われそうだが、てきぱきと働き疲れることを知らない。聡明な中流階級女性の典型なのだが、前の世代の人間なら「オールドミス」と呼んで歯牙にもかけなかったろう」。病院を見学し、マレーといっしょにお茶——パンにバター、トーストという真のイギリス式のお茶だ——で休憩すると、パンクハーストは病室に戻り、患者と話をした。クリスマスの飾りつけがなされ赤く輝く西洋型火鉢が据えられた「まばゆいほど明るい病室」を見回し、そのなごやかな光景に彼女は心を打たれた。それは、パリの他の病院の「絶望的な悲惨さ」とは明らかに一線を画していた。クラリッジには、「和気あいあいとした平和な空気があり、その中で秩序だった生活が営まれているように見えた」とパンクハーストは書いている。明らかに男女同権論者の目でものごとを見てはいたが、パンクハーストは、マレーも気づいていたにちがいない重要な事実を指摘している。サフラジェットとしてともに行動していたころ、マレーはよく女性受刑者を治療することの無益さを嘆いていたと、パンクハーストは述懐した。そうしたところで、またハンガーストライキで健康を害してしまうだけだからだ。「彼女の今の仕事はもっと絶望的ではないか！」

サフラジェットのジャーナリストで、かつてアンダーソンと親密な関係にあったイブリン・シャープも、同じ意見だった。ある週末、おそらく愛人のネビンソンと同時期にウィムルーを訪れた彼女は、女性が患者を手厚く看護していることが「文明に対する痛烈な皮肉」をきわだたせていると考えた。「この文明は、まず個人的な理由なしに野獣のように相手を八つ裂きにするよう男たちに強要したあと、もう一度同じことをやらせるため、医術を総動員して応急処置をほどこすのだ」。そして「処置をするのが女性だから」と彼女は続けた。「皮肉な悲劇の全体像がさらにきわだつように思われる」[95]

浮かれた雰囲気がつくりだされてはいたが、年が明けても戦争が終わる気配はなかった。キッチナーは正しかった。一部閣僚がクリスマスまでには戦争も終わるだろうと言ったとき、彼は、おそらくこの先何年も続くだろうと予想した。西部戦線で冬にそなえて塹壕を掘らされた兵士たちは、すでに、わらにもすがる思いで大量殺戮の終わりを待ち望むようになっていた。医師や看護婦は、負傷者に応急処置をほどこし殺戮の場に送り返す仕事に疲れきっていた。本国の友人や家族は、電報や手紙を待つ不安に心が休まるときがなかった。そして、三カ月のあいだ苛酷な仕事を続けてきたフローラ・マレーとルイザ・ギャレット・アンダーソンは、春までに部隊を解散し、帰国して以前の仕事に戻ろうと考えていた。

クリスマスが終わると、アンダーソンは、家族や友人の顔を見るためにあわただしくロンドンとサフォークに帰省し、ロンドンのリバプールストリート駅でネビンソンに会って、この計画を伝えた。彼の日記には、「彼女は今回も愛想がよかった。近々フランスの病院から戻る心づもりのようだ」とある。[96] アンダーソンの友人のイブリン・シャープにはよい知らせだとしつつ、悲観的な調子で「だが、F・M先生もいっしょなので、またやっかいなことになる」とも書いている。

翌一九一五年一月六日までにブローニュに戻ると、アンダーソンは、残りの期間シャトー・モーリシャスを取り仕切った。フランス政府当局が障害となり、患者の到着や援助がとどこおる状況が変わらないため、彼女とマレーは、すでにクラリッジを閉院すると決めていた。フランス赤十字社もイギリス陸軍もその決断を残念がった。赤十字当局者は、クラリッジが自分たちの「最高の施設」であると強調し、[97] 陸軍幹部も、「仮設分院のあいだでさえ未知のものであった基準を部隊が設定してくれた」と部隊員に感謝した。[98]

年が明け、変わらぬ熱意を胸にオルガとスコットランドから戻ったマーディは、すぐさまパリで右往左往することになり、一週間のうちに患者を別の場所に移し、物資を梱包して五八個の包みや箱をつくりブローニュに送った。[99] 一月八日には、マレー、アンダーソン、少数の部隊員や友人とともに、パリのレストランで送別の卓をかこんだ。宴は「大成功」だったが、その祝宴にはもの悲しい空気も少なからず混じっていた。[100] なぜなら（とマーディは書いた）、クラリッジは今や「過去のもの」になってしまったからだ。アンダーソンは、陰気な調子で弟にニュースを知らせた。「とても残念ではありますが、先週クラリッジを閉院しました。部隊員の一部は帰国させました。一部には短い休暇をとらせます」[101]。パリとウィムルーで働いた者はのちに、医師も看護婦も用務員も等しく、フランスに貢献したとして、「モンス星章」として知られる一九一四年星章を授与される。[102]マレーとアンダーソンも、女性医療部隊で働いた者全員に、特別メダルをつくらせた。

一部の部隊員は、その働きにふさわしい休暇を過ごすべく家族のもとに帰ったが、マーディと他の部隊員はシャトー・モーリシャスに移った。とはいえ、手伝うといっても、やっと時間を持てあまさずに済む程度の仕事しかなかった。降りつづく雨のため、二月までにイープル地方は泥沼と化しており、どちらがわの軍も前進は問題外で、戦闘は停止状態となっていた。ブローニュに到着する傷病兵の数もまばらになり、シャトー・モーリシャスでもまたたくまに空きベッドが増えていった。塹壕も、ブローニュの拠点病院も、ウィムルーの海辺に建つ小さなシャトーも静けさに包まれた。大冒険は終わったのだ。部隊の女性たちが荷物をまとめて帰国しなければならない日も、そう遠いことではないだろう。

そこへ、ロンドンまで出向くよう、マレーとアンダーソンに連絡がきた。それが二人の人生を永遠に変えてしまう。

第４章　冗談じゃない、女じゃないか！[1]

ロンドン、ホワイトホール、陸軍省　一九一五年二月

フローラ・マレーとルイザ・ギャレット・アンダーソンは、期待と不安を胸に、ホワイトホールとホース・ガーズ・アベニューが交わる角にある陸軍省の建物に入った。[2] 五カ月前まで住んでいたロンドンの町は、二人が離れていたあいだに見ちがえるほどの変貌をとげていた。[3] 昼間、通りは女性でごった返していた——乗用車や配達用トラックを運転し、オートバイで電報を配達し、自警隊として市内を巡回する者たちだ。夜になると、人影は消え、町は闇に包まれ、静まりかえった。街灯は消され、公共の場の時計はくぐもった音に抑えられ、サーチライトが空を走りいつ来るかわからぬ空襲にそなえた。二人の女性は、九年前に新築された陸軍省の広壮な建物の大理石の階段を上った。[4] 内部は活気にあふれていた。正規職員はほとんどフランスに派遣されてしまっていたので、おもに義勇兵が各所の仕事を取り仕切る中、ボーイスカウトが伝言をもって小走りで廊下を行き来し、「女性事務員」——こちらも新顔だ——がカタカタとタイプライターを打っ

ている。マレーとアンダーソンは、不安な気持ちのまま、イギリス陸軍最高位の軍医であるサー・アルフレッド・キーオの執務室に通された。[5]

ボーア戦争を経験したベテラン軍医で五七歳になるキーオは、一九一〇年に退役していたが、一九一四年に戦争が勃発するとすぐ、陸軍医療部の統括責任者として呼び戻された。アイルランドで生まれそこで教育を受けたキーオは、組織化能力がずば抜けて高いことでも、官僚的な形式主義を軽蔑していることでも有名だった。戦前すでに陸軍の医療を一変させていたが、一九一四年も終わりに近づくころには、前線の課題に対処すべく、救急車や病院列車の導入など、さらに抜本的な改革をおこなっていた。

冬がきてフランスの戦闘が小康状態になり、敵味方どちらも塹壕を補強し延長することができた。その結果、今では、北海からスイスまで六五〇キロにわたって壕が設けられている。こうして前線が固定され、その後四年間ほぼそのままであったため、後送手順をきちんと整備しつつ、戦場の近くに医療拠点を移すことが可能となった。中でも、負傷者治療所の拡大のペースはめざましく、早い段階でさらに複雑な手術をおこなえるようになり、多くの命が救われることになる。だが、キーオは、自分がまだ重大な問題に直面しているのを知っていた。こうした改善をおこなったところで、陸軍の今のそなえでは、ドイツ軍の火力によって生じ得る負傷者に対処しきれないのは明らかだった。動ける気候になりしだい西部戦線で新たに戦端が開かれるはずで、戦闘地帯はさらに広がるだろう状況だ。当然生じるにちがいない負傷者を治療するため、キーオは、イギリス本国にあと五万床のベッド――そして医師――を、早急に必要としていた。

フランスで関係を築いた陸軍医療部隊の上層部の友人や支援者の励ましを受け、マレーとアンダーソンは、自分たちが始めた仕事を続けたいという気持ちを強くしていた。一九一四年末には、女性医療部隊を解散する用意はできていたが、ブローニュ駐在の陸軍上層部の者たちから、軍の仕事をやめてしまわないでほしいと言われていた。あと少しの説得が、二人には必要だった。二人が運営するパリとウィムルーの病院については、フランスにいるRAMCの高官から、賛辞に満ちた報告書が陸軍省に送られていた。キーオの副官であるサー・アーサー・スロゲットもその一人だった。「プレイボーイ」だが、今ではもっとも頼りになる二人の味方だ。イーシャー卿も、「口をきわめて」二人の仕事を称賛した。[6] キーオとのこの重大な会見が実現したのは、スロゲットら、フランスにいる医療部隊上層部の者たちのおかげだった。四年前、アンダーソンは、「暗黒の金曜日」デモに関与したとして、陸軍省からほんのわずかの距離のホワイトホールで逮捕されている。六カ月前には、女性医師たちが、辛らつな拒絶の言葉で陸軍省から追い払われていた。だが今、マレーとアンダーソンは、キーオに温かくむかえられた。

豊かな口ひげをたくわえ、りりしく魅力的なキーオは、口を開くなり、二人の仕事については「よい話しか聞かない」が、実際はだれが部隊を運営しているのか知りたいと尋ねてきた。多数の篤志病院が裕福な貴族――多くは女性――から資金援助を受けていると承知していて、扱いにくい後援者が口をだしてこないかと警戒しているようだった。二人が、女性医療部隊は自分たちだけで取り仕切っていると請け合うと、キーオは「それでは」と話を切りだした。そして、二人が驚いたことに、ロンドン中心部で一〇〇〇床に達する規模の陸軍病院を運営してほしいと持ちかけてきたのである。シャトー・モーリシャスと同じく、陸軍省が費用を負担するという。だが、他のイギリス陸軍病院とちがうのは、指揮するのが女性で、運営もほぼ女性だけでおこなわれるということだ。それどころか、なんの制約もなく好きなように人員を選んでよいとまで言われた。これは「またとない機会」だと、アンダーソンは即座に理解した。[7]

大喜びの二人は、翌日大急ぎでフランスに戻り、すぐにシャトー・モーリシャスを閉院する仕事にとりかかった。二人がスロゲットを訪ね、キーオがロンドンで二人に病院を一軒まかせる意向であることを伝えると、スロゲットは「なんと！　まさか！」と言葉に詰まったが、すぐにわれに返り、「まあ、なんですな、お二人ならできるでしょう」と言い足した。[8] 数日後の二月一九日、女性医療部隊は、積み荷の機器とともにイギリス海峡を渡り、ドーバーに到着した。

だが、彼らが新たな挑戦をおこなうというニュースの方が、本人たちより早かった。その前日、ロンドン女子医学校（LSMW）を増築するための寄付をつのる催しで、キーオが自分の申し出を披露したのだ。LSMWの業績を称賛すると、キーオは、フランスでの女性医師の働きは「いくら褒めても褒め足りない」「そうした仕事の手本になるべきものだ」などと断言する「手紙が多数パリやブローニュから自発的に」送られてきたと明かした。[9] とても感銘を受けたので、と彼は続けた。マレー医師とアンダーソン医師に、ロンドン中心部で五〇〇床の病院の指揮を執る気はないかと声をかけた。「二人がその気なら、一〇〇〇床でもよい」

それが大きな賭けだということは、キーオにもよくわかっていた。自分の「画期的な提案」への支持を同僚の一人に感謝する書面に、「期待外れでないことを願いたいよ」と書いている。[10] 後押しの言葉に嘘いつわりはなかったが、キーオは進歩的な考えだけで動いたのではない。必要にも迫られていた。開戦から五カ月で、四六人の医師がすでに命を落としていた。[11] その穴を埋めるのみならず、前線における医療のそなえを固めるための窮余の策として、キーオは、イギリスはもとより自治領の医師にも志願を呼びかけ、二〇〇〇人の軍医を追加募集しようとしていた。だが、医師や医学生がぞくぞくと陸軍に入隊したため、国内の病院や個人開業医は危険なほど人手不足となり、医学部からも急速に学生がいなくなりつつあった。ロンドンでも、セントメアリー病院には外科医が三人しか残っておらず、セントバーソロミュー病院ではゼロに等しい状態で、セントジョージ病院では一五の下級医の職のうち一三が空位となっていた。[12] 医学生の流出があまりにも深刻だったため、総合医師審議会の会長であるサー・ドナルド・マカリスターが、入隊したての学生を送り返し学業を終えさせてほしいと軍に要請したほどである。[13] そのうち民間人は十分な医療を受けられなくなるのではないかということが、強く懸念された。

かつて女性の医学分野への進出に強硬に反対した者たちは、突然の方針転換を迫られた。医学部の講義用の席が空席ばかりなのを目の当たりにした、ケンブリッジ大学の外科の教授、フレドリック・ハワード・マーシュは、女性の医師を登用して欠員を補充するよう各病院に求め、「今また女性にとって新時代が幕を開けようとしている」と明言した。[14] 政界や医学界の大物たちはもちろん王族までもが、その立場を利用し、もっと多くの女性医師が技術を身につけられるようＬＳＭＷを増築しようという働きかけを支援した。タイムズ紙も、女性医師を増やし「今も進行しつつある深刻な医師不足」に対処しようとの呼びかけに賛同した。[15] 長いこと女性の要求と戦ってきたアスキスさえ、戦争が女性医師の「ターニングポイント」になったことを認め、この呼びかけを後押しした。[16]

マレーとアンダーソンにとっては、キーオの賭けは待ちかねた機会だった。それは「勇気と賢明さ」を兼ねそなえた決断で、「規模の点でも重要性の点でも」全面的な変化をもたらすものだ、とマレーは書いている。[17] キーオの決断は、女性の医師に、はじめて戦時活動の一環として国に奉仕する機会を、それも公式に与えるものであると同時に、陸軍医療の最高責任者が女性医師の価値を認めたという証《あかし》となるものでもあった。

ロンドンに戻ると、マレーとアンダーソンは、ケンジントンの自宅に落ち着いた。フランスで何カ月も別居を余儀なくされた二人がふたたび離れて暮らすことはない。二人はすぐに、新しい病院の準備にとりかかった。だが、陸軍省の医療統括者の後ろ盾があるとはいえ、とんとん拍子に話が進んだわけではない。三月初旬、ロンドン中心部コベントガーデン近くの、かつて救貧院だったところを割り当てると、二人に連絡があった。陸軍省での打ち合わせに向かう道すがら、入口から用心深く覗いてみて、二人はショックを受けた。えらそうな門衛に「政府所有地への入場許可がない」と追い払われる前に、ごみがうずたかく積まれているのが見えたのだ。[18] 建物への立ち入りを正式に許可されると、障害は——敵意も——いや増した。

ロンドンの劇場地区の中心に位置する、エンデルストリートのセント・ジャイルズ・アンド・セント・ジョージ救貧院は、近づきがたい雰囲気の四ブロックに及ぶばかでかい五階建ての建物で、薄暗い中庭をかこむように建てられていた。入口は一カ所。エンデルストリート北端の手前で、公衆洗濯場と教会にはさまれたせまい路地を入っていったところだ。この暗いトンネルを抜けると、鉄柵で区切られた中庭に出た。動物用の囲いによく似たこの場所では、つい最近まで、救貧院の収容者が運動をしていた。南京錠のかけられた門扉には、まだ「老年男性」や「若い女性」と書かれたラベルがついている。一七二七年に建てられ、一八〇〇年代の終わりに改築されたこの救貧院は、ディケンズの『オリバー・ツイスト』のモデルだともっぱらの評判だった。一番古い区画の細長い部屋は、オリバーと救貧法の定める保護委員との面談の舞台だと考えられていた。[19] かつての霊安室は、棺を保管するためのスレートの「仕切り」ともどもまだ残っていたし、階段を下りると、「古びたほこりだらけの」地下貯蔵庫があった。救貧院は一九一四年に閉院し、部屋は今、ベルギーからの避難民を収容するのに使われていた。あまり期待のもてる場所でないことがわかり、マレーは、建物を「灰色で陰うつ」と切って捨てた。「気の滅入る場所だ」と形容する者もいた。[20] クラリッジとは天と地ほどの差があった。

ビクトリア時代の陰うつな施設を円滑に機能する陸軍病院に生まれ変わらせるには、大々的な改造が必要だった。運動用の囲い、壁面に緩衝材の張られた独房、かつて収容者拘束に用いられた鉄鎖などは、当然すべて撤去だ。その上で、照明や、最新式の調理設備、担架を乗せられるエレベーターを設置しなければならない。さらに、敷地全体について、片づけと清掃とペンキ塗りが必要だった。不要な家具が天井まで積み上げられ、外にはがらくたが散乱しているというありさまで、マレーは、その場所を「言葉にできないほどの混乱ぶり」と形容した。[21] 今では陸軍の軍医総監の後ろ盾があり、味方となった軍隊組織の力を利用でき、現場には四〇〇人の作業者がいるのだから、ことは簡単に運ぶはずであった。だが、女性たちは、ことあるごとに壁にぶつかり、敵意を向けられた。

陸軍省の医療責任者たちはほとんど手を貸してくれず、他の高官はわざと邪魔をした。ほとんどの陸軍将校は、不審感と冷やかしと嫌悪感の混じった気持ちで、女性医療部隊をみていたようである。ある日、マレーとアンダーソンが進み具合を確認しようとエンデルストリートに立ち寄ると、改築の責任者であるRAMCの大佐から、「なんと、まあ、お・ん・な、じゃないか！」という言葉でむかえられた。[22] 大佐は、女性が陸軍病院を運営するのは、ばかばかしく同時に危険でもあると固く信じているらしく、計画を断念するよう二人に迫って不首尾に終わり、嫌悪感もあらわに憤然とその場を立ち去った。副官はすみやかにそのあとを追い、もう一人のRAMCの将校は、勝手がわからないのでと言い訳し、建物を案内しようとしなかった。それでも二人は、くじけることなく、石くずの山をよじ登り、自分たちの目で様子を確認した。

現場で何週間も進捗がみられなかったため、マレーとアンダーソンは、ついにみずから行動することにした。自分たちの指揮下で改装をおこなわせてほしいとキーオに直訴し、三月二二日、正式にエンデルストリート陸軍病院をその手に委ねられた。二人は、パリとウィムルーであれほどの奇跡を起こした「やさしく圧力をかける」お決まりの技を駆使して、作業者を魅了し、おだて、脅した。その結果、面倒きわまりない仕事であることがはっきりしていた改装が、二、三週間のうちに完了したのである。キッチナー卿がこの計画に個人的に関心を寄せているふうを装い、法定休日《バンクホリデー》をあきらめるよう男たちを説得し、仕事を完遂させることまでした。[23] 湿って汚い何百という数のマットレスをなんとか洗濯室から運びだしたいと、除去作業の責任者をさがしだし、電話で必要な指示をだすまで週末も事務所に缶詰めにしたこともあった。

その同じころ、キーオは、ミルバンクのクイーンアレクサンドラ陸軍病院で開かれる軍務の講義に、マレー、アンダーソン、オルガ・キャンベルの三人が出席できるよう手配してくれた。それまでどこを向いても敵意を向けられていたのが、そこでは「とても親切に」遇され、陸軍病院の運営に必要な知見も得られて、三人は驚いた。[24] 三月末には、いよいよ、マレーとアンダーソンがエンデルストリートの――かつて管理者棟であった建物の――三階に移ってきた。二人はそこで、黒と白の二匹のスコティッシュテリア、ギャレットとウィリアムとともに、その後の四年間をいっしょに暮らすことになる。[25]

五月になるころには、病院はその体裁を整えつつあった。一七の病室に五二〇床のベッドが並び、手術室二室、X線撮影室、細菌検査室、調剤室があり、もちろん霊安室も用意された。陸軍の習慣に従い、病室名にはアルファベットが用いられた。だが、男女同権を求める示威行動として、マレーとアンダーソンは、病室をアルファベットだけで示さず、聖アンナから聖ベロニカまで女性の聖人の名前をつけた。実をいえば、陸軍省は当初、旧救貧院の例にならい、病院を「セント・ジャイルズ・アンド・セント・ジョージ」と呼ぼうとしたのだ。だが、二人の女性は、男性の聖人にちなんだ名前をつけるわけにはいかないと言って譲らず、病院はエンデルストリート陸軍病院と名づけられ、以後そう呼ばれるようになる。[26] 地下にある酔っ払いが酔いをさますために入れられた特別室は、「ジョニー・ウォーカー病室」と呼ばれた――院内でただ一カ所、男性の名前がついた部屋である。

フランスにいるときと同様、マレーとアンダーソンは、病室を、居心地よく、明るく、なごやかな場所にしようと決意していた。典型的な陸軍病院の「寒々とした白いしっくい塗りの壁と陰うつな茶色い毛布」の逆をいくものだ。[27] 救貧院時代のよごれの落とされた病室は、鮮やかな新緑の色に塗られ、高い天井と縦長の窓のおかげで、明るく風通しもよい。二列に整然と並んだベッドには、カラフルな――赤と青のしま模様の病室あり、サーモンピンクの病室ありといった具合だ――キルトのカバーがかかり、アンダーソンの義妹のアイビーが指揮する有志らが、毎日生花を活けにくる。病院というよりこぢんまりした居間を模したしつらえで、病室の壁には絵がかけられ、模様入りのついたてが炉の火をさえぎり、あちこちに安楽いすが置かれている。軍が設置した照明はあたりをほの明るく照らすのがせいぜいだったので、女性たちは、アンダーソンの出身校であるセントレナーズに頼み込み、患者がベッドの上で読書やトランプをできるよう、卓上スタンドを一八〇個送ってもらった。

一階には、大きな部屋が一室、娯楽室として確保された。片側には図書コーナーとビリヤード台が、反対側には舞台が配置されている。救貧院時代のしろものである舞台は、みごとな青い緞帳《どんちょう》で生まれ変わった。緞帳には女性医療部隊のイニシャルＷＨＣが刺繍され、その上に「言葉ではなく行動を」というサフラジェットのモットーが輝いていた。戸外の中庭は、殺風景な実用本位の運動場から、植木鉢やプランターや日よけが点在する、芳香ただよう緑の天国に姿を変えた。スタッフには、一つの区画の三つの階が住居として用意された。

改装作業が軌道に乗ると、マレーとアンダーソンは、一八〇人ばかりのスタッフを募集する仕事にとりかかった。医師一四人、訓練を受けた看護婦二九人、それに用務員も八〇人以上必要だ。[28] フランスで部隊のために働いた面々が核となる。残りの働き手を得るための面接は一〇〇〇人に上った。フランスのときと同じく、マレーが主任医師すなわち「統括医」、アンダーソンが主任外科医と決まった。ともに働くチームの残りの人員を確保するにあたり、二人はLSMWや参政権運動のつながりを利用し、採用する女性医師がすべて、専門の教育を受けているのはもちろん、大義に忠実でもあるよう万全を期した。

新しく加わった医師の筆頭は、ルイザ・ウッドコックである。ロンドンで部隊の資金調達業務を監督していたが、今回、次席内科医に任命された。控えめで温厚な性格で、社会的道義心が強く、オックスフォードで学んだのち医学の道に進み、社会改革家のビアトリス・ウェッブと貧民医療についての報告書を共同執筆した。こののち、部隊にきわめて忠実でだれからも好かれる隊員となる。手術室でアンダーソンの助手をつとめる役回りには、フランスにおもむいたガートルード・ガズダールとロザリー・ジョブソンを含む六人の医師が選ばれた。ガートルードとジョブソンが数カ月の経験をもつ他は、だれ一人大けがに対処したことがなかった。新入りのうち年少の二人、三〇歳のガートルード・ダーンリーと三一歳のウィニフレッド・バックリーは、医師免許の取得から三年と経っていなかった。父親が土木技師として働いていたカルカッタで生まれたバックリーは、マレーとアンダーソンの運営するハローロードの小児病院で下級医として一年、キングストン・アポン・ハルで一般外科医として六カ月の経験があるだけだった。[29] 遊び好きで社交家のバックリーは、エンデルストリートでの勤務を――あるときは食べる時間を節約するために、六個の生たまごを牛乳に混ぜて飲み干すなど、ときに少しばかり尋常でないこともあったが――「たぶん人生で一番幸せな時間だった」と考えるようになるだろう。写真の彼女は、糊のきいた白シャツにネクタイ、軍服風の上着姿で、きりりとした顔だちに輝く目の持ち主だ。この他にも、マレーとアンダーソンは、病理、眼科、放射線科、歯科を専門とする女性数名を、専門医として採用した。

少なくともロンドンでは、有名な医学部はまだ女性に門戸を開いていなかったこともあり、エンデルストリートの医師は、全員が例外なくＬＳＭＷの卒業生で、大半は男性の治療経験がなかった。二八歳と最年少の放射線科医エバ・ホワイトは卒業したてだったし、五〇歳になる眼科医のエイミー・シェパードも、免許の取得こそ二〇年以上前だが、その後ずっとニュー・ホスピタル・フォー・ウィメンで過ごしてきた。三五歳の病理医、ヘレン・チェンバーズだけが、大きな総合病院であるロンドンのミドルセックス病院の勤務経験があった。謙虚で寡黙なチェンバーズは、がん研究の専門家として名を知られ、多数の研究論文を共同執筆していた。医師の一部は――アンダーソンのように信条のために服役した者こそいなかったが――熱心なサフラジェットで、一人を除き全員が未婚だった。唯一、イギリスには数えるほどしかいない女性歯科医の一人、エバ・ハンドリー＝リードのみが既婚者だった。挿し絵画家である夫のエドワードは、アーティストライフルズ連隊に入隊済みで、ほどなく、塹壕での光景をスケッチしてその才能を役立てることになる。ちなみに、シェパードは同僚の女性医師フランセス・イードと同居しており、マレーとアンダーソン同様、この二人も愛情で結ばれていた。

フランスにいたときもそうだったが、看護婦は、男性患者の世話についても一般的な医療についても、医師よりはるかに経験豊富だった。マレーは、のちにエンデルストリート陸軍病院について著した書物の中で、看護婦にはほとんど言及しないのだが、おおかたの時間を患者と過ごし、責任をもって日々その世話をすることになるのは、彼女たち二九人の有資格看護婦（のちに三六人に増員）だった。医師が手術室で長い時間を過ごし病室を回って臨床的な助言をおこなう一方、患者の手術の準備を整え、術後に世話をし、傷口に包帯を巻き、痛みを軽減し、不安を取り除いてやり、洗濯や食事や運動といった欠かすことのできない日課を監督するのは看護婦だった。[30]

エンデルストリートで採用された看護婦のうち六人は、フランスで部隊員として働いた者たちだった。そのうちの一人、イブリン・クレモーは、ホテルやワイン商をいくつも所有する――ヴーヴ・クリコのシャンパンをイギリスに輸入することを許可された唯一の商社もその一つだ――コーンウォールの裕福な一家の出だ。フランスとドイツの私立学校で教育を受けており、どちらの言語にも堪能だった。エビィ（と家族には呼ばれた）は、医学を学びたかったのだが、父親から思いとどまるよう説得され、代わりにロンドンのガイ病院で看護婦として訓練を受けた。ウィムルーでの働きを、「とてもすぐれた看護婦」で「きわめて勤勉で、注意深く、信頼でき、患者にもたいそう親切」と、アンダーソンに絶賛されている。[31] 他の看護婦も、やはり医師や教会区牧師などの専門職者の娘として裕福な家庭に育ち、女子私立学校で教育を受けた者が多かった。

看護婦を巧みに指揮したのは、エンデルストリート陸軍病院がその役目を終えるまで総看護婦長をつとめることになるグレイス・ヘールだった。[32] かつてはニュー・ホスピタル・フォー・ウィメンで総看護婦長をしていたが、開戦時に、カンバーウェルにある陸軍病院、第一ロンドン総合病院に移動させられていた。それを、マレーがキーオの力を利用して、エンデルストリートに移させたのである。彼女の引き渡しに同意した陸軍省の内部文書によれば、ニュー・ホスピタル・フォー・ウィメンは、ヘールの帰還を望みつつも、「運営が困難な病院」になるだろうからと、エンデルストリートを支援することを希望したようだ。ノーサンプトンシャーのケタリング出身で、食料雑貨店主を父にもつ四三歳のヘールは、ロンドンの有名病院、セントバーソロミュー病院で研修を受けており、幅広い経験の持ち主だった。同僚の一人からは「有能で誠実なまとめ役」と形容され、全員から慕われた。

だが、病室を担当する看護婦に油断なく見張られながら、料理、掃除、使い走りはもちろん基本的な看護まで、退屈な日課のほとんどをおこなったのは、八〇人ばかりの用務員だった。彼女たちは「看護婦」と呼ばれ、医師からも患者からもそう呼びかけられたが、その多くは、看護技術の訓練をほとんど受けていなかった。ＶＡＤ――イギリス赤十字社の運営する救急看護奉仕隊――として労働に従事していた者もいたが、それ以外は、マレーとアンダーソンに直接採用された者たちだった。こうした未経験者たち、正確には未経験者が大部分を占める女性たちが、本国や海外で陸軍病院における従来の看護の仕事をおこなうべく大量に採用されたため、職業看護婦や看護専門誌のあいだでは、質の低下と取り組み方のちがいがすでに懸念されはじめていた――職業看護婦とおもに中流および上流階級の篤志看護婦のあいだには社会格差があるのだからなおさらである。[33]ブリティッシュ・ジャーナル・オブ・ナーシング誌は、エンデルストリートのやり方について感想を述べる中で、たとえ「つねに見習いの採用元とすべき教養ある階級から慎重に選抜された」者たちが相手だとしても、これほど大勢のやる気はあっても経験不足の女性用務員を監督するのは、病室看護婦にとって「たいへんで不安な」仕事になりそうだと警告している。[34]

用務員のほとんどは、めぐまれた出自の若い女性であったから、この看護助手の一隊は、実際「教養ある階級」から選抜された者たちだった。彼女たちは、他人の生理的要求に気を配るより、他人に奉仕されることに慣れていた――召使いが服を洗濯し、食事をつくり、靴を磨いてくれた。いく人かは、これから社交界に出るという貴族の娘だった。ウィンストン・チャーチルの姪だと思われている――たぶんまちがいだろう――者さえいた。[35]「高級車」が朝病院の外で用務員を降ろし終業時間にむかえにくるのは珍しくもなんともない光景だったと、ある患者がのちに語っている。だが、フローラ・マレーは、病院の仕事という重責をになうために「安楽な日々の暮らしを捨てた」のだからと、彼女たちを強く擁護している。[36]緊張をはらんだ状態であることには頓着せず、マレーはこう主張した。訓練を受けた看護婦は「職業人であり」、当然のこととして「専門の職務を遂行する」が、用務員は「単なる一つの義務」としてその任務を引き受けたのだ、と。そして、エンデルストリートに「他とは一線を画す特徴」と「元気」を与えるのは主として彼女たちなのだと強調した。「彼女たちがいると病室がにぎやかになる」。この先それはなくてはならないものになるはずだ。

前途に巨大な試練が待ちかまえていることをよく認識し、マレーとアンダーソンは、フランスで実力を証明した重要な部隊員をなんとしても失うまいと固く決意していた。オルガ・キャンベルは補給担当官に任命され、必需品と医療物資をすべてきちんと配備するという不可欠の役割をまかされた。フランスと同じとはいえ、今度はクラリッジの五倍の規模の病院を管理する責任を負うことになる。オルガの父アーサーも、以前より人手は増えるだろうとしつつ、「フランスにいるときよりずっと多くの仕事」を抱えていると——いくぶん抑えめに——認めている。オルガの忠実な従姉妹マーディ・ホジソンは、助手三人をもつ輸送担当官に任命された。負傷兵をむかえる準備を整えるのが役目だが、外出の手配や、訪問者のもてなし、門扉の厳重な監視も仕事のうちだった。イザベル・ロウも、主任級の用務員の一人として、マーディと連携して働いた。三人とも四月にはしか——抗生剤のない時代には重篤な疾患だ——にかかり、特にマーディは「重症化して」いた。[37]

オルガの父、アーサー・キャンベルも、自分の分担する仕事を続けようと決心していた。妻のエセルと二人、ベッドフォードガーデンズのマレーとアンダーソンの家に引っ越すと、引き続き便利屋として立派に仕事をこなし、義肢の製作にも熟達していく。全身全霊で部隊に尽くすアーサーは、マレーとアンダーソンを立腹させたＲＡＭＣの大佐にはまったく感心せず、「湯水のように金を使う」くせに「危険かもしれないというところでけちける」と不満を口にした。[38] 女性の用務員では対処できないと思われる重労働を手伝うためにと、ＲＡＭＣは、将校一人と男性二〇人をよこした。その中には、パリまで部隊に同行し、現在はＲＡＭＣのエンデルストリート分遣隊に転属した三人の用務員、ビショップ二等兵、プライス二等兵、ヘッジズ二等兵も含まれた。新たに部隊に加入したのは彼らだけではない。マーディは、フランスからシェパードの子犬を連れ帰っていた。家族には、ブラジャーの中に隠したという逸話が伝わっている。イープルにちなんでイーピィと名づけられた子犬は、ギャレットとウィリアムと並んで、全体写真のベストポジションを獲得することになる。[39]

こうして全員が公式に軍務に服した今、女性たちは名目上の階級を与えられた。正式に任官されることはなく、軍服を着ることも階級章をつけることも許されなかったが、全員に給与と手当が支払われた。マレーとアンダーソンには少佐の（マレーはのちに中佐に相当する地位に昇進する）、他の医師には中尉または大尉の給与が与えられた。彼女たちは、事実上、はじめて陸軍将校とみなされた女性であった。そしてマレーは、昇進によって、少なくとも名目上はイギリス陸軍最高位の女性となる。この栄誉は単なる象徴ではなかった。彼女たちの任官は、やがてその保護下に入る何千何万もの兵士の規律を保つのに、おおいに役立ったのである。

陸軍の将校と同じく、エンデルストリートの女性たちも名字で呼び合うことになるが、この男性の習慣をなくそうと、彼女たちはしばしばニックネームに助けを求めた。たとえば、エイミー・シェパードは「シェピー」という具合だ。もっとも、リーダーの二人をニックネームで呼ぼうという強者《つわもの》はいなかった。二人はつねに、「マレー先生」か「アンダーソン先生」、あるいは指揮官《コマンディングオフィサー》を意味する「CO」と呼ばれた。厳密にいえばマレーのみが指揮官なのだが、この職務は二人共有のものと解釈されていた。用務員たちは二等兵とみなされ（ある患者の言葉を借りれば、男の兵卒《トミー》と同じだ）、一シリング二ペンスの日給を支給された――「欲しくてもそうでなくても」と、さきの患者は的を射た言葉をつけ加えている。

正式な軍服の着用を許可されなかったため、エンデルストリート陸軍病院の女性たちは、フランス行きのためにつくられたものと同じ、実用的な灰茶色のスカートと上着を着用した。肩には医師であることを示す赤の階級章（今回、用務員は青）がついており、布製の階級章にはＷＨＣのイニシャルが刺繍された。この階級章は、のちに「エンデルストリート」と記された金属製のものに変更される。スタッフは、丈の長いベールのついた小さな帽子をつつましやかにかぶりはしたが、人前では必ず誇らしげに制服を着用した。ほどなく、その姿は、ロンドンの街ではおなじみの、だれもが知るものとなった。その服装を「多くの女性が戦時労働のさいに身につけるくすんだカーキや紺のサージにはないうるおいを与えてくれる」と称賛した新聞もある。[40] 病室では、用務員は上着を白い仕事着《オーバーオール》に着替えたが、看護婦は青灰色のチュニックの上にエプロンをつけヘッドドレスをかぶるという昔ながらの服装を選択した。

理解しがたい軍の官僚主義と駆け引きしつつ、募集に応じた一〇〇〇人の女性の中からふさわしい技量の持ち主を選ぶのは、気が遠くなるほど時間のかかる困難な仕事だった。マレーとアンダーソンはまだハローロードの小児病院も運営していたから、なおさらである。だが二人は、自分たちに与えられたこのまたとない機会を成功させようと固く決心していたので、家族や友人やサフラジェットの同志を集め、資金や才能や贈りものを無償で提供するという形で、自分たちの活動を支援してくれるよう求めた。あるスタッフは、三月に雑誌を通じて寄付をつのり、「ピアノ、蓄音機、絵画、そして自動車が必要です――それは必ず手に入ると信じております」と呼びかけた。[41] 病院は「兵卒のみなさんにとって自分の家のような場所」になると彼女は約束し、「見ていただければわかるでしょう」とつけ加えた。

建築業者が仕事を終わらせようと残業し、用務員が調度や寝具を持ってあわただしく行きかう――そんな大混乱の最中、女優で文筆家のアメリカ人、エリザベス・ロビンズがエンデルストリートに到着した。[42] 手伝いの求めにいち早く応じた者の一人だ。生まれはケンタッキー州ルイビルだが、主としてオハイオ州の祖母のもとで育ち、二三歳のときボストンで同僚の男優と結婚した。厭世気分と嫉妬に襲われた夫がチャールズ川に身を投げて亡くなると、ロビンズはイギリスに移住し、見る者に畏怖の念をいだかせるイプセンの登場人物を演じて、ロンドンの演劇界で名をなした。小悪魔的な美人で、魅力的な青い瞳と赤褐色の豊かな髪をもつロビンズは、男女を問わず友人も崇拝者も多かった。再婚することはなかったが、イプセンの翻訳者であるウィリアム・アーチャーとは長く愛人関係にあり、詩人のジョン・メイスフィールドや作家のヘンリー・ジェイムズ、さらには自由党員のエドワード・グレイとも親しくつき合った。求婚者に言い寄られてもぴしゃりとはねつけ、一度などは、ジョージ・バーナード・ショーをタクシーから溝に突き落としている。

二〇世紀初頭に演劇界から引退すると、ロビンズは文筆業に転じて一四冊の小説を発表し、同時に女性参政権の獲得運動にも没頭した。戯曲の『女性に賛同せよ』は女性の大義を力強く主張するものだったし、舞台度胸を活かして大衆を鼓舞する演説をぶつこともあった。その情熱は、かつてアンダーソンと親密な関係にあったイブリン・シャープを刺激して運動に参加させるとともに、シャープに想いを寄せるヘンリー・ネビンソンをも魅了した。ロビンズはまた、女性作家参政権運動同盟と女優参政権同盟の創設にもかかわった。

五二歳になったロビンズは、ロンドンの生活をほぼ引退してサセックスの農家に引っ込み、話し相手《コンパニオン》である、LSMWで医学を学びはじめたばかりのオクタビア・ウィルバーフォースと、余暇の大半を過ごしていた。二〇歳以上の年齢差があった――ロビンズ自身、「「友だち」というより子ども」だと述べている――ものの、二人は、ロビンズが亡くなるまで、親密な、ときに閉鎖的な関係をもつことになる。だがこのころ、作家仲間で熱心なサフラジェットでもある友人のベアトリス・ハラデンに、ほどなくエンデルストリート陸軍病院にやってくる負傷兵に図書室を用意してやりたいので手伝ってほしいと頼まれ、ロビンズは、思いきって半隠遁生活の外に足を踏みだした。

早朝の列車でビクトリア駅まで行き、そこでオクタビアと落ち合うと、ロビンズは一〇時前にエンデルストリートに到着した。全盛期にはその界隈の多くの劇場で舞台に立っていたので、なじみの場所だ。初日の職務に就くために、かつての救貧院の中庭に入ると、作業者の使う金づちやドリルの音にむかえられた。ほこりだらけで喧噪に満ちていたが、病院が「徐々に準備が整いつつある」のは明らかだった、とロビンズはのちに、一三歳のときから几帳面につけている日記に書いている。[43] 彼女は、ハラデンと仲良く肩を並べ、昼すぎまでかかって、本を整理し、スタンプを押し、新しい娯楽室に据えつけられた本棚に並べた。手間のかかる手の汚れる仕事だったが、サフラジェットとして試練をともにした敬愛する女性たちが主導する、胸躍る新たな冒険に自分も参加できるというので、気分は昂揚していた。

ロビンズとハラデンは数週間前に会い、病院図書室の計画について話し合っていた。二人とも、サフラジェットの活動を通じて、マレーともアンダーソンともすでにつき合いがあり、彼らの小児病院やフランスでの医療活動の熱心な支援者でもあった。二人の女性医師から、「名誉司書」としてエンデルストリート陸軍病院で無償奉仕してほしいと頼まれ、ロビンズとハラデンは二つ返事で承知した。最初の顔合わせのさい、マレーはロビンズに、フランスでの部隊の経験から、兵士の多くは「からだより心が傷ついている」ことがわかったと語った。[44]

けがによる肉体的な苦痛と戦地での経験で負った心の傷から気をそらす手だてとして、患者に本を与えるというのは、心のケアにも配慮して戦傷者を治療するマレーとアンダーソンのやり方に完全に合致した。メイ・ギャスケルの影響もあったかもしれない。ギャスケルは文学愛好家で、戦争が始まると、国内外の病院にいるイギリス軍兵士のために本や雑誌を寄付してほしいと市民に支援を求めた。マーブルアーチにある後援者の大邸宅サリーハウスに設けられたギャスケル戦時図書館への反響はすさまじく、何袋もの本が寄付されたのみならず、蔵書全体が寄贈されたり、多額の寄付金が送られてきたりもした。[45] サリーハウスに配達される荷物が多すぎて、交通がストップしてしまうこともあった。

即座に難問に挑む覚悟を決め、ロビンズとハラデンは、友人や出版社や作家仲間に、本や雑誌を寄付してくれるよう訴え、ギャスケルと同じく、その反応に圧倒された。出版社の友人は小説や伝記や旅行記を大量に送ってくれ、作家仲間は自著にサインしたものを寄贈してくれた。タトラーやイラストレイテッド・ロンドン・ニューズなどの大衆誌も何千冊と寄付された。上流社会の友人たちからは本棚が――図書室の特等席を占めることになる「重厚でみごとな本棚」を贈ってくれた女性もいた――届いたが、どれもすぐにいっぱいになった。気前がよすぎる者たちもいて、すりきれたペーパーバックや古い雑誌が「魚の大群のごとく」寄付されたため、二人の司書は、これらを溶かしてもらえるよう袋詰めしなければならなかった。ハラデンはのちに、あのときほど「ほこりまみれになり憤慨した」こともなかったと述べている。[46] 最終的に、エンデルストリート陸軍病院の図書室は五〇〇〇冊をこえる蔵書を誇るようになり、[47] ロンドンで「最高の」病院図書室と評された。[48] まわりで病院の体制が整っていくなか、自分たちも蔵書を整理し分類すべく奮闘しながら、その最初の数週間を、ロビンズは「忘れがたい日々」と形容している。[49]

ロビンズが図書室に初出勤してから二日後の一九一五年五月一二日、最初の患者がエンデルストリートに到着した。ベッドの準備は整いスタッフも配置についていたが、患者が現れるのが陸軍省の約束より二週間早かったため、作業者がまだ仕事中の上、あわてて食器類を借りに走らねばならなかった。だが、フローラ・マレーにとって我慢ならなかったのは、この最初の患者が、ロンドンの他の陸軍病院から移送されてきた一〇〇人の回復期患者だったことである。前線からの負傷者が増えるだろうからベッドを空けておこうということらしい。送られてきた患者の多くは「手がかかったり、怠け者だったり、不平屋だったり、なんらかの理由で不満足だったり」と、明らかにどこもやっかい払いしたくてしょうがない者たちだ、とマレーは不満を口にした。[50]ところがその同じ晩、負傷兵の最初の一団が、フランスの戦場から直接送られてきたのである。二日のうちに二四六人の患者の世話が始まっていた。[51]一週間経たないうちに五二〇床のベッドはすべて埋まった。

ロビンズとハラデンは、突然の騒動にうろたえた。「まだ作業者が仕事を終えていないのに、陸軍省がエンデルストリートに兵士を送ってよこした」と、ロビンズは日記にぶちまけた。[52]「彼らに私たちの図書室を台無しにされた。ハラデンは絶望している」。[53]手助けできるよう帰宅を遅らせたロビンズがふと気づくと、娯楽室には回復期患者があふれ、きちんと整理された本を手当たりしだいに読むわ、ピアノの鍵盤をばんばん叩くわの騒ぎで、ついには、新品の蓄音機を壊しさえした。混乱状態ではあったが、患者の一団はみな「とてもほがらかで気立てがよく」、ほとんどの者が、なによりもまず前線での経験を話したがった。ある兵士は、戦死した友人が書いた詩をロビンズにくれた。車いすを操って移動する者もいた。

散らかった本を救出して本棚をしっかり施錠し、「神聖なる私室」にいたマレーをさがしだして大混乱が生じたことへの不満を伝えると、ロビンズは、ココアで元気をつけようと地元のカフェに出向いた。そこは「別世界」だった、と彼女は書いている。確かにそのとおりだった。「かわいそうな兵士たち。必要ない苦痛をあれほど味わって。忘れられない午後になるだろう」。マレーはロビンズとハラデンをなだめるべく最善を尽くしはしたが、彼女には、二、三冊本の置き場が変わったり蓄音機が壊れたりするよりずっと大事なことがたくさんあった。

エンデルストリート陸軍病院が開院したのは、西部戦線で連合軍がドイツ軍に春季攻勢をかけた三日後のことだった。[54] 冬の膠着状態には、一九一五年三月一〇日に終止符が打たれていた。キッチナーが新たに召集した志願兵と本国外の領地の軍隊も加わったイギリス軍が、奇襲をしかけたのだ。奇襲は成功し、ヌーブシャペルの村を手に入れたものの、代償は大きかった。その後両軍は、四月から五月にかけて五週間以上、塹壕戦を戦った。のちに第二次イープル会戦として知られるようになる戦いである。

砲撃で無残なありさまの重傷者が続出しているところに、新たな兵器が投入された。四月二二日にドイツ軍が塩素ガスを使用したのだ。フランス兵もイギリス兵もカナダ兵――フランスに到着したばかりだった――も、あたりをすっぽり包む塩素ガス雲に震えあがった。このガスは、目や口や鼻を焼き、肺を攻撃して吸入者を窒息させた。フランスでひと晩に二〇〇〇人以上の毒ガスに倒れた兵士の治療を手伝った看護婦は、その体験をそれまでで「一番つらかった」と表現している。[55] ガスは、致命的な兵器として――両軍に――さまざまな形で使われ続けることになる。

このようなおぞましい新たな脅威が加わったにもかかわらず、五月九日、フランス軍とイギリス軍は、捲土重来を期し、ドイツ軍の前線を突破してビミー丘陵とオーベル丘陵を奪取しようと、春季攻勢を強めた。この試みは大失敗に終わる。準備砲撃がドイツ軍の防御を崩すことができなかったのだ。そのため、敵の塹壕に到達しようとしてかなわず、何千という兵士が砲火になぎ倒された。甚大な被害をこうむった日の一つに数えられ、一万一〇〇〇人をこえるイギリス兵が死傷した。こうして痛手をこうむったにもかかわらず、連合軍の激しい攻撃は六月まで続いた。中でも、五月一五日から二七日にかけてのフェステュベールの戦いは激戦となった。

一方、イギリス海軍は、三月に、トルコからダーダネルス海峡の支配権を奪いとろうとくわだてたが、相当数の戦艦を失う惨憺たる結果となっていた。これに続いて、四月二五日には、オーストラリア・ニュージーランド連合軍兵士（ANZAC）とインドから派遣された大部隊の増援を得たフランス軍とイギリス軍が、海峡を守る位置にあるガリポリ半島のヨーロッパ側に上陸するという愚行を犯し、三〇万人に上る犠牲者をだす。

負傷したり病気になったり毒ガスにやられたりして送られてくる兵士の数は増加の一途をたどった。フランスや東地中海から船で輸送された兵士は、イギリス南部の港で赤十字社の病院列車にむかえられ、そこからロンドンの鉄道駅に送られた。駅からは、寄付金で新たに創設されたロンドン救急車両隊が手配した、有志の運転する自家用車や救急車で、市内の陸軍病院に運ばれた。この光景を見ようと群衆が駅に集まり、担架が下ろされるのを見守り負傷兵に励ましの言葉をかけた。

血まみれの軍服に塹壕の泥がついた状態で負傷兵が到着する光景が当たり前のものになるにつれ、ロンドンの街なかでも戦争が現実のものになった。五月はじめに首都を訪ねた首相の息子の妻、シンシア・アスキスは、どこへ行っても「前より多くの兵士や、包帯をしたり足を引きずったりした者や、看護婦がいる」と述べている。[56] ある日記作家によれば、このころまでには、負傷兵がレストランで食事をしている光景は珍しくなくなっており、頭を包帯でぐるぐる巻きにした男性が席についていても「だれも見向きもしなかった」。[57] エンデルストリート陸軍病院が開院した五月だけでも、フランスから四万三〇〇〇人をこえる傷病兵が、加えて、地中海沿岸地域からも二〇〇〇人以上のイギリス・オーストラリア・ニュージーランドの負傷兵が、イギリスに到着している。[58] 月別では開戦以来最悪の数字だ。負傷兵の多くは、数カ月前に熱狂的な愛国心につき動かされて入隊したばかりの兵士――キッチナーが新たに召集した志願兵――だった。

負傷者数が前例のない数字となり、陸軍病院体制はもう限界というところまできていた。エンデルストリートが開院した週の五月一七日、陸軍省は、イーストエンドにあるロンドン病院に、至急ベッドを都合してほしいと要請した。[59] 一万五〇〇〇人もの負傷者が、ブローニュで出港を待っていたのだ。だが、ロンドン病院はすでに満床だった。チャリングクロス、ウォータールー、ビクトリアなど、負傷兵が到着する鉄道駅のいくつかのすぐそばに位置するエンデルストリートは、今や首都の医療の最前線だった。五大「総合病院」から私邸を改装した回復期療養施設まで、最終的に三〇〇をこえる施設が、ロンドンで戦傷者を受け入れる病院に指定されるのだが、病床数でいえば、エンデルストリートは、首都の二〇軒の大規模施設の一つだった。ロンドン中心部にかぎれば一〇軒の大病院の一つであり、[60] チャリングクロス駅のそばであったためにしょっちゅう深刻な状態の患者が運ばれてくることになる。

救急車隊がエンデルストリートに迫ると――たいていは真夜中だ――中庭の大きな鐘が二回鳴る。それが合図だ。[61] 鐘の音が聞こえると、当直の医師や看護婦や用務員は、大急ぎで服を着て外に集合した。救急車がガラガラと音を立てて中庭に入ってくると、ＲＡＭＣの男たちが担架を引きだし、地面に置いた。救急車付きの看護婦によれば、つねにまとわりつく壊疽の悪臭に、軍服に染みついた塩素ガスの臭いが混じることもあったという。[62] たいていはマレーとアンダーソンの監督のもと、医師たちが患者の状態を評価して病室の一つに割りふり、続いてオルガ・キャンベルあるいは助手の一人が、患者の名前、連隊名、連隊番号、階級、けがの状況を、軍発行の入退院管理簿に記入する。そのあいだ、患者には熱いココアとタバコがふるまわれた。そのあと、女性の用務員が担架を持ち上げてエレベーターに運び、病室に上がった。

用務員の一人は、のちに、真夜中の鐘の音に続く騒ぎの様子を回想し、「一瞬で目覚めて、信じられない速さで紺色のブルーマーの中に寝間着をたくし込み、制服を着ると、髪を上げてボンネットの中に突っ込み、中庭に下りていきます」と語っている。空襲にそなえて灯火管制がしかれていたため、明かりといえば、覆いのかかった「暗い」ランタンだけだ。そこに「静かに救急車がやってきて、そっと担架が下ろされます。担架の頭側を持とうという者はマレー先生のそばに、そうでない者は少し離れて立っていました」。ある若い外科医は、ある日未明の四時半に鐘の合図で目覚めたが、一瞬うとうとしてしまい、大あわてで中庭へ下りると、すでに片側には用務員が整列し、反対側にはランタンをもった夜勤の看護婦が立っていたという。「そこへ救急車がやってくると、無言のうちに担架が下ろされました。一台の車に担架が四つ載っていて、看護婦が同乗しています」と彼女は書いている。[63] 救急車隊はだいたい午前零時から三時のあいだにやってきたが、昼間に鐘が鳴ることもあった。そのときは、仕事場や倉庫から用務員が走り出てきて整列し、到着を待つのだった。

だが、エンデルストリートへの救急車隊の到着をもっとも完璧に描写したのは、当然のことながら、図書室という避難所からこうした光景を見守っていた作家のベアトリス・ハラデンだった。ハラデンは、エンデルストリートでの経験をもとに小説を執筆する。この小説は、一九一八年に、イギリスで『あなたの宝のあるところ』、アメリカで『あなたの心のあるところ』という題名で出版される。[64] 主人公は、宝飾店の女性店主タマルで、友人がエンデルストリートを忠実に模したセントウルスラ病院の用務員として働いている。タマルは、「病人といるととても怖くて」、戦争からも負傷兵からも必死で目をそむけてきたのだが、しぶしぶ病院を訪問すると、救急車隊がやってくるのに出くわして、震えあがってしまう。目立たぬように片すみから眺めていると、「四方八方から」若い女性が走ってきて、（男性の）准尉の前に整列するのが目に入る。そこに、二人の女性医師——指揮官と主任外科医だ——が執務室から現れる。

そこに、赤十字のマークのついた四台の大きな灰色の救急車が、滑るように入ってきた。そこから、傷ついた〝積み荷〟を載せた担架が次々に取りだされ、地面に下ろされた。間髪を入れず、准尉の合図で二人の少女が列を離れ、タマルが仰天するほど楽々と機敏に、エレベーターの方に兵士を運んでいった。リストを見て指揮官が指示した行き先に向かうのだ。さらに四台救急車がやってきて、一連の動作が繰り返された。そしてまた四台。ついに、負傷者は一人もいなくなり、用務員もみな姿を消した。

タマルのところからも、一部の負傷兵が「駅で雨あられと贈られた花を抱きしめて」いるのが見えた。それから、用務員が空の担架を持ってきて、救急車は走り去り、医師も姿を消し、准尉が担架係を解散させると、中庭の行き来が再開された。

エンデルストリートには、一回の輸送で八〇人もの兵士が到着することもあり、多くはすぐに手術が必要だった。新たに拡充された前線近くの負傷者治療所で、あるいはイギリス海峡や地中海を横断して帰国する病院船の上で応急処置を受けられた負傷者もいるにはいたが、戦場から直接送られてくる者がやはり大多数を占めた。野戦病院が瞬時に手いっぱいの状態になる大「攻勢」時はなおさらだ。たとえば、三月のヌーブシャペルの戦いでは、負傷してから二四時間以内にロンドンの病院に到着した兵士もいた。[65] エンデルストリートは、ひどい状態の負傷者を乗せた担架が運ばれてくる比重が高く、緊急の対処を必要とする者も多かった。一日に二〇も三〇も手術をしなければならないことも珍しくなく、ベッドが空いてもその晩にはふたたび満床になった。[66] もっとも多忙な時期には、一週間のあいだ毎晩鐘が鳴り、新たな負傷者を受け入れることになる。開院以来、病院は、毎月四〇〇人から八〇〇人の患者を受け入れた。

エンデルストリートに救急車隊が到着したときの光景が、女性スタッフの目に薄気味悪く映ったというなら、前線から送られてきた兵士には、なおのこと気味悪く映ったであろう。フランスあるいは地中海から、一部は意識が薄れたり覚醒したりを繰り返しながら、多くはショック状態で、何日も何時間もかけてやってくるのだ。救急車から、うす明るい、女性ばかりがひしめく中庭に出たときは、夢を見ていると——あるいはもっと悪い状況だと——思ったにちがいない。二人の「お転婆娘《フラッパー》」に担架をかつがれているのに気づいて、「驚きのあまり口もきけないでいる」負傷兵も少なくなかった、とマレーは書いている。[67] だが、彼女の言によれば、到着して一時間もすれば、兵士たちはみな「お転婆娘の病院」という概念に慣れたのみならず、その病院への称賛の言葉を口にしていた。女性から治療を受けるとわかっても、警戒するどころか、自分の主治医に「信じがたいほどの信頼」を寄せ、主任外科医のアンダーソンへの信頼は「無限大だった」とマレーは断言した。「だれもが自分の病室が病院一の病室で、自分を診てくれる医師が病院一の医師だと考えている」。女性の歯科医などめったにお目にかかれない存在のため、訪問者があると、患者はエバ・ハンドリー＝リードを指さして教えてやった。一方、他のどのサフラジェットより多くの窓を割ったと——不当に、とマレーは主張した——信じられていた眼科医のエイミー・シェパードには、畏怖のまなざしが向けられた。マレーの話では、女の医者には治療されたくないからと転院を求める患者が一人だけ現れたが、言うが早いか考えを改め、そのままいられるよう頼んでほしいと母親に懇願したということだ。ときには、患者の方が、別の病院で男性医師の治療を受けたいかと尋ねられた。患者の中には性器が傷ついている者もいたし、多くが性病に感染していたからだ。だが、この提案はつねに拒否された。

　ドイツ軍やトルコ軍の銃や砲弾で重傷を負った何千という兵士に加え、病院では、リウマチや心疾患から精神的な不調まで、一般的な病気にかかった兵士も治療した。開院からまだ二、三週間のころ、急性の精神障害を起こした二人の兵士が、エンデルストリートに送られてきた。[68] 一人は「不敬で殺人を犯す危険」があり、もう一人は「信心深く自殺の恐れ」がある——爆発の恐れのある組み合わせだ——と書かれていた上、二人とも暴力的で騒々しかった。厳重に監禁できる場所がなかったため、二人は小部屋、おそらくはジョニー・ウォーカー病室にいっしょに収容された。そこでＲＡＭＣの男性将校がいく人か監視に当たるあいだ、女性たちは必死になって周辺の兵舎に電話で助けを求めた。四日間ひたすら電話で懇願すると、やっと年配の大佐がやってきた。明らかに、精神疾患のある患者に不慣れな女たちが必要以上に騒いでいると考えているらしかった。大佐が「ご婦人向きの患者ではありませんからな」と調子よく言い、自分が患者を落ち着かせようと申し出たので、マレーは――むろん、彼女自身、精神科病院での勤務経験があった――患者の部屋に案内した。しかし、大佐が片方を「なだめ」ようと試みたところに、背後からもう一方がつかみかかる事態になった。「いつものつかみ合い」がおさまると、大佐は数人の女性用務員に救出された。すぐさま、一刻も早く二人の患者をもっと適切な施設に移すべしとの命令が下された。哀れな二人の患者にはたいしておかしい話ではなかったろうが、このできごとに、女性医師たちは「笑いをこらえるのにたいそう難儀した」とマレーは記している。

夜ごと救急車隊が到着し、回復期患者は文句ばかり並べ、ときには暴力的な患者もやってきたが、この最初の二、三週間、マレー同様、アンダーソンも病院の発展に向かってまい進した。最初の担当患者が到着してから五日後の五月一七日、アンダーソンは、ＬＳＭＷが催した資金集めの夕食会で演説し、五五〇床の陸軍病院（彼女は明らかに増床をもくろんでいた）をやっていくのは、「五五〇人の大きな赤ん坊」を相手にするようなものだ、と冗談を言っている[69]。「子どもをどう扱えばよいかわかれば――つまり、どんなおもちゃが好きで、なにを食べたがり、手術を前にしてなにを怖がるかわかれば、陸軍病院をどう運営すればよいかも簡単にわかろうというものです」

新聞雑誌も、エンデルストリート陸軍病院が体現する闘う精神を景気よく書きたてようとやっきになった。

戦況は最悪で、敗戦に次ぐ敗戦が見出しに躍り、紙面は戦死者告知記事であふれていた。五月七日にはルシタニア号がドイツ軍のUボートに撃沈され一一九五名の命が失われたというニュースが、英米全土に衝撃を与えた。そうした中にあって、記者たちは、よいニュースならどんなものでも記事にしようと必死だった。報道の多くは、女性の医師が男性の患者を治療するという新奇性にスポットを当て、おどけた、あるいは信じられないという語調でこれを綴るものではあったが、新聞も雑誌も、ほぼ例外なく前向きに、「女性で固められた」陸軍病院を報じた。全国紙には、エンデルストリートの活動を褒めたたえる特集記事が、患者が病院の「女医先生」に喜色満面で治療されている写真つきで、定期的に掲載された。[70]「魅力的な」制服姿の「とびきり美人の」用務員も、新聞や雑誌の紙面を飾った。

デイリー・クロニクル紙の典型的な記事は、「女性だけの病院」という見出しをつけて、エンデルストリート陸軍病院を「模範的な施設」と評し、「エンデルストリート陸軍病院は、医学における女性の勝利であるのみならず、経営における女性の勝利でもある」と明言した。ペル・メル・ガゼット紙も「エンデルストリート陸軍病院は、機会が与えられれば女性になにができるかを証明するものだ」と断言している。今では女性の戦闘的な活動よりその戦時活動例の方に紙面をさいているサフラジェット紙は、「国家の危機」にさいして「すばらしい仕事」をしていると、マレーとアンダーソンを称賛した。ブリティッシュ・ジャーナル・オブ・ナーシング誌も、同様に男女同権を礼賛する語調で、エンデルストリートと他の陸軍病院の「ちょっとしたちがい」に言及し、このちがいは同院が「女性の王国」であるからだとした。

このブリティッシュ・ジャーナル・オブ・ナーシング誌の記事でも、他誌が取りあげたテーマが繰り返された。それは、マレーとアンダーソンがつねに声を大にして強調している点でもあった。負傷者への専門的治療の点で男性の運営する陸軍病院に匹敵するだけではない、家庭的な部分にも女性らしく気を配れる分、エンデルストリートの方がすぐれているのだ――そう、二人は主張した。エンデルストリートが開院してまだ二、三週間のころに、総看護婦長のグレイス・ヘールに院内を案内してもらったブリティッシュ・ジャーナル・オブ・ナーシング誌の記者は、その建物を「こぎれいに整い、明るく、居心地がよく、しかも効率的」と評した。女性らしさの例にもしっかりと触れ、色あざやかなキルトやついたてのある病室は「広々として明るく」、「滋養のある食べものは食欲をそそるよう盛りつけられ」、霊安室にさえ「女性らしい配慮のあとが見受けられる」紫色の掛けものが掛けられている、と興奮気味に描写している。きわだっているのは、あらゆる場所に花があることだ、と記者はつけ加えた。病室もそうだし、中庭もそうで、そこで回復期の患者が「ヘリオトロープなどの甘い香りのする花にかこまれて」、長いすに寝そべったりいすに座ったりぶらついたりしていた。こうした称賛の大合唱に異議を唱える声はごくわずかだった。オブザーバー紙に「たとえ病院であっても、女性が実権を握れば」「惨憺たる結果になる」ことがわかるだろうと警告する投書が読者からあったのはその一例である。[71] 自分たちの仕事が象徴的な意味で重要であることをよく認識し、マレーは新聞記事の切り抜きをスクラップブックに貼って保管した。そのスクラップブックは現存する。

サフラジェットの仲間うちのみならずもっと広い世界でも、エンデルストリートの開院は、女性医師にとっても女性全体にとっても、自由と機会均等という新たなうねりの先触れであるとみなされた。その先頭に立ち、キーオは、「女性の医学教育が実験だという考え方はもう時代遅れだ。その価値は証明済みであるし、定着――それも公益に貢献する形で定着したことを疑う者はいないだろう」と力説した。[72] キーオの言葉を真剣に受けとめ、今では、病院は男性の医師が出征し空いたままになっていた職位に女性の医師を採用しようと懸命だった。エンデルストリートの開院直後に出版された『タイムズ戦史』中の、戦時活動への女性医師の貢献についての記事は、マレーとアンダーソンの活動を称賛する――しかも制服姿で書きものをしているマレーの写真つきだ――のみならず、女性の医師が、下級医の職とはいえ、はじめてグレート・オーモンド・ストリート小児病院、チェルシー・ホスピタル・フォー・ウィメン、女性性病病院（性感染症の女性専門の病院である）に採用されたことも報告している。[73] 一方で、記事は、かかりつけ医が出征したために「戦争の犠牲」として女性の開業医にかからざるを得なくなった者たちが、「技術は性別とは無関係」だということに気づいた、ということも伝えた。LSMWの雑誌も、ふだんは女性の医師が応募できる病院を一覧にした欄を設けているのだが（たいていは女性と子どもを治療する仕事がほんの少し掲載されるだけだ）、「今はどの仕事にも応募できる」という理由でこの欄を休止した。[74]

同時に、大病院に付属する医学校も、はじめて女子学生に門戸を開いた。少女新聞《ガールズ・オウン・ペーパー》は、将来の医師候補が「おとなしい弟」に応急処置をほどこす様子を描いた挿し絵つきで、少女向けに医師という仕事を絶賛する特集を組んだ。[75] マンチェスター・クーリエ紙の取材を受けたある「女医先生」は、戦争によって女性医師への偏見がなくなってほしいと述べつつも、[76]「でも、男性が戦地から戻ってきたら、こうした女性たちは仕事を奪われてしまうのでしょうか？」とひと言警告している。ホスピタル誌は、戦争が終わっても一度開いた扉は閉じないだろうとの意見だったが、ことは一部の「極端に熱心な支持者」が考えるほど簡単には運ばないかもしれないと忠告するのも忘れなかった。それまで女性医師に対してはせいぜい口先だけの支持者止まりだったランセット誌でさえ、女性医師が戦争支援に殺到する状況を歓迎し、戦後、医療における女性の仕事の範囲は――やはり女性の健康と小児の福祉の分野が中心にせよ――「大きく広がる」だろうと予想した。[77] 一部の新聞はさらに論を進め、エンデルストリートという前例ができたことで、女性医師が平等を手にするだけでなく、女性が参政権を獲得するという話も進むかもしれないと意見を述べた。

エンデルストリートの開院が、女性の医療従事者の偉業達成の一つの大きな節目となったのはまちがいない。マレーとアンダーソンは、女性医師は男性を治療しないという禁忌を破り、女性が現代の戦傷外科の複雑さにも凄惨さにも対処できることを証明した。他の女性たちも、二人の例にならい、女性が運営する病院を開院した。シェルブール近くのシャトーを転用したメイベル・セントクレア・ストバートの病院は一九一五年三月に閉院したが、その後ストバートは部隊を連れてセルビアにおもむき、一方、部隊の医師の責任者であったフローレンス・ストーニーは、陸軍省に招かれ、フラム陸軍病院のX線撮影部門を取り仕切った。[78]エルシー・イングリスが組織したスコットランド女性医療部隊は、一月にロワイヨモンに九六床の病院を開院したのみならず、セルビアに送る医療部隊を編成する仕事も続けていた。だが、エンデルストリートは、イギリス陸軍の援助を得て女性医師のみが働き女性だけで運営された——そしてそうあり続けた——唯一の陸軍病院だった。女性の能力を歴然と示すものとして、またサフラジェットの理想の現れとしてたたえられるべき成果であった。アンダーソンは、パリやウィムルー[79]で部隊の活動が成功したのは、おもにWSPUで学んだ組織管理技術のおかげだと、口癖のように言っていた。だが、エンデルストリートも成功と言えるようになるまでには、まだ長い道のりが必要だった。

戦争初期の好戦的愛国主義というばら色の眼鏡ごしに、居心地のよい新しい病院で「女性の医師」が戦争の英雄を治療するという新奇性を、新聞雑誌が絶賛してくれるのは、たいへんありがたいことだった。だが、女性たちは、陸軍省内で絶え間なく妨害にあい、男性医師の大半から敵意を向けられるという事態に直面しながら、次々に運び込まれるひどいけがを負った兵士に最善の治療をほどこすことを求められていた。病院の規模は以前よりはるかに大きく、働き手の数もずっと多いがほとんどは未経験の新人、加えて軍規という官僚主義とも駆け引きしなければならないという状況の中、初期は一か八かという試行の日々だった。新聞や雑誌から称賛され、マレーやアンダーソンから士気を高める言葉をかけられはしたものの、最初の二、三週間のあいだ、エンデルストリートの女性たちは、いくつものやっかいな問題と格闘しなければならなかった。

「最初の数カ月はたいへんだった」とのちにマレーは認めている。「病院にどっと仕事がやってきて、全員に新たな重い負担を強いた。機器は足りない。学ばねばならないことだらけなのに、助言や支援をあおげる相手はいない」[80]。支援をおこなうよう指示された陸軍担当者の多くは、まるで助けにならないか、あからさまに邪魔をするかだったため、女性たちは、迷宮のごとき陸軍の組織がどう機能しているかを自分たちでさぐりださねばならなかった——その結果、一度記入した登録および帰還簿を修正するのに、あとで貴重な時間をついやさねばならなくなる。陸軍省はどれだけ手助けをすべきだったのか、そして「いかになにもしなかったか」を彼女たちはあとになって知った、とマレーは書いている[81]。「当局は、こうやって事態をこの上なく困難なものにして、とにかくやるしかない状況に女性たちを追い込んだ」[82]。新たに採用された外科助手の一人、ウィニフレッド・バックリーは、「エンデルストリートはもってせいぜい六カ月と思われていたので」、あとで失敗した責任を問われないよう、陸軍担当者たちは意識して手伝いを避けたのだと語った。RAMCのエンデルストリート分遣隊を預かる男性伍長も、病院は「大失敗」に終わるだろうと同僚にはっきり言われたと述べている[83]。キーオでさえ、失敗するにちがいないのでエンデルストリートでの実験を進めないようにと、同僚から「強い圧力」を受けたと、のちに認めている[84]。だが、もっとも不穏な信号をとらえたのは、傍観者として事態を静観していたエリザベス・ロビンズではないだろうか。

開院から二、三週間のこの時期、病室に本を配ってまわりながら、ロビンズは、時間をみつけて患者とおしゃべりし手紙を代筆してやった。舞台に出ていて顔を知られており、今でも魅力的で快活な女性であったから、患者のあいだで人気があった。ロビンズはドーズという名の患者と特に親しくなり、「かわいそうな」と形容する別の盲目のカナダ人――イープルでの毒ガス攻撃で失明したものと思われる――を気づかった。[85]この最初の「忘れがたい日々」のあいだに、ロビンズはいく人かの患者から打ち明け話を聞かされたが、「ただの傍観者」の目には、それは「同じような小さなドラマ」の繰り返しだった。そのドラマは、マレーが描いてみせた、男たちがほがらかに女性の担当医へのかぎりない信頼を口にする場面とはかなり異なっていた。ロビンズが話をした患者の中に、別の場所に移してほしいと訴える者はいなかったが、何人かは、女性のやっている病院に送られたのは、望みのない患者と当局が判断したのが一番の理由だと思っている、と打ち明けた。[86]「ここへやられるってわかったときは、もうだめなんだなって思った。俺たちどうでもいいやつらだしな」というのが、彼らの典型的な告白の内容だった。女性医師への彼らの信頼は徐々に深まっていくのだが、病院スタッフに対する負担はまだまだ序の口である。

ロンドン中心部という好立地で、つねに新聞雑誌の注目の的であることを考えると、エンデルストリート陸軍病院が失敗すれば、女性医師にとっても女性の活動全体にとっても、目立つことこの上ない大きな災いとなるだろう。ベアトリス・ハラデンは、病院の医師は「二重の責任」を負っていると述べている。医師として、世話をまかされた兵士が安心して治療に専念できるよう保護する責任と、女性として、自分たちの能力への信頼が正当なものであると証明する責任だ。[87]マレーとアンダーソンには、なんとしても自分たちの計画を成功させなければならないことがよくわかっていた。それは愛を示すことでもあった。二人で効率的なプロ意識あふれる陸軍病院を運営できると証明することは、相手への献身のなによりの証明にもなるのだ。その後の数カ月は苦難の日々となる。そして、一触即発の緊張状態は沸点に達しようとしていた。

第5章　ただの奴隷かなにか[1]

ロンドン、エンデルストリート　一九一五年六月二四日

エリザベス・ロビンズは、病院の中庭を横切り、娯楽室に入っていった。図書室での忙しい一日に対する心のそなえは十分だ。開院から六週間、エンデルストリート陸軍病院を手伝っている月曜日から金曜日はロンドンの友人宅に滞在し、週末はサセックスの自宅で忠実な話し相手のオクタビア・ウィルバーフォースとゆっくりする、というパターンができあがっていた。ありがたいことに、滞在先として頼れる、縁故にめぐまれた裕福な友人には不自由しなかった。このところ、ロビンズは、サー・イアン・ハミルトン少将の妻、ジーン・ハミルトンのもとに滞在していた。少将はこのとき、トルコからダーダネルス海峡の支配権を奪うという、失敗に終わる運命の攻撃の指揮を執っていた。その朝は、ジーンがエンデルストリートの門のところまでロビンズを送ってくれた。

図書室での毎日にも落ち着いた日課ができあがっていた。本を入手し分類するだけでなく、ロビンズは、

同僚のベアトリス・ハラデンとともに、男たちの本の好みを知るべくノートを手に病室をまわることにも時間をついやした。これは口で言うほど簡単なことではなかった。エンデルストリートの患者の中には、読書にまったく関心のない者もいれば、読み書きを習ったことのない者もおり、戦場で受けた精神的打撃が大きすぎて本など見たくもないという者もいた。「彼らには、本を読むと考えることすらある種の恐怖だったのです」と、のちにハラデンは語っている。[2]それでも、二人の図書係は、まず絵入りの雑誌や絵本で男たちの注意をひき、徐々に人気の小説を読むよう仕向けた。ときには、以前に観た映画に触発され、シェイクスピアやデュマといった古典作品に夢中になる者もいた。出征前に楽しんでいた趣味の本をほしがる者もおり、ある者は馬の調教に関する本を、またある者はバラの育て方についての本を読みたがった。探偵小説を濫読する者たちもいた。ひととき塹壕での記憶を忘れたいという者が大多数を占めたのはまちがいないが、高性能爆薬に関する本を所望した者が、少なくとも一人いた。この本は要望どおり取り寄せられた。言語を問わずどのような内容の本も、要望があれば提供する、というのが病院の規則だった。

　抜群の人気を誇った作家は、ナット・グールドである。もともとスポーツジャーナリストだったが、競馬を中心に話が展開する冒険小説の執筆を手がけるようになり、年に五冊を世に送りだしていた。グールドの本の大きな包みが病室に到着すると、必ずだれかが手をのばし、そのあとは、「厳粛に、秘密裡に、ひそかに」次々と男たちのあいだをまわされていくのだった。[3]具合が悪すぎて読書ができない患者でさえ、読み込まれてページのすみが折れたナット・グールド作品が、ベッドわきのテーブルの上で手にとられるのを待っていると知るだけで、心が慰められた。ハラデンは、グールドの本は——世界でも希少価値の高い宝石である——「最高級《ピジョンブラッド》の色のルビーと同じくらい高価」だと考えていた。[4]もっとも、自分たちの小説も引っ張りだこであるのを見て、彼女もロビンズも悪い気はしなかった。ハラデンによれば、二人は、「貝がいいという者にキャビアを無理強いしてもしょうがない」という原則にのっとり、決して「文芸」書を読むよう患者を感化しようとしたり、自分たちの好みを押しつけようとしたりしなかった。[5] ロビンズとハラデンは、患者たちに好みの本を届けるだけでなく、タバコとマッチを配り、家族や恋人への手紙を代筆してやり、その英雄的な行為や地獄のような体験を親身になって聞いてやった。全体として、エンデルストリートでの無報酬の勤務はやりがいがあり歓迎もされている、とロビンズは感じていた。だが、六月二四日に彼女が図書室に入っていくと、そこには不和と混乱が生じていた。

図書係助手の一人、メアリー・ピット＝ルイスという名のLSMWの学生が、マレーと口論になり、その結果、マレーが彼女を辞めさせるよう強く言ってきたことを、ロビンズは知った。[6] いさかいは、これがはじめてではなかった。二、三週間前、ロビンズが週末の休暇から戻ったときにも、ピット＝ルイスがマレー相手にかんしゃくを起こしており、そのときはこの助手がしぶしぶ謝って事態はやっと収拾された。マレーの機嫌をそこねた理由はぼかされ不明のままである。三〇歳になる元教師のピット＝ルイスは、前年に医学教育を受けはじめたばかりで、年齢の点でも経験の点でもマレーにはるかに及ばないのだが、亡父のジョージ・ピット＝ルイスが著名な判事で自由党の下院議員でもあったため、自分もえらいと勘違いしたのかもしれない。この日、ロビンズがあわてて、ハラデンとベシー・ハットン——院内の娯楽部門を取り仕切る小説家で脚本家のサフラジェットである——の二人から聞きとりをおこなうあいだも、マレーはこの医学生を辞めさせると言ってゆずらなかった。ロビンズは、果敢にこの知らせを伝える役目をかってでた。その日遅くピット＝ルイスを去らせると、ロビンズは、難局を切り抜けたと安堵のため息をついた。だが実のところ、これはまだ、図書室、そして病室でのやっかいごとの始まりに過ぎなかったのである。

それから数カ月のあいだに、マレーと図書係、娯楽行事の運営係、病室訪問者、さらには看護婦とのあいだの緊張が急激に高まっていく。その様子を、ロビンズは克明に日記に記録した。ロビンズ自身は、つねにこうしたもめごとを傍観し、我慢できなくなると友人のところやサセックスの自宅に逃げ込んでいたようだが、不平不満、特にハラデンとハットンからのそれの矢面に立つことも少なくなかった。実際、ハラデンの不安をなだめるのは、ほぼ毎日の苦行となる。

文学士の学位を得て首席でロンドン大学を卒業した、知的で学究肌のベアトリス・ハラデンは、一八八九年に最初の著書である児童書を出版した。[7]四年後に出版された一般向けの最初の作品『行きずりの人』はすぐベストセラーになったが、わずかな金額で版権を売却してしまったため、ハラデンは利益を手にすることができず、人生の大半を生活苦にあえぐことになる。所得税の支払いを拒否して家財を差し押さえられたりするような熱心なサフラジェットだったが、ルイザ・ギャレット・アンダーソン同様、パンクハースト母娘の専横をめぐりＷＳＰＵを脱退していた。五一歳となったハラデンは、親切で誠実だがひどく神経質な性質で、自分の責務を――そして友情も――きわめて重大視していた。背が低く眼鏡をかけ白髪を短髪にした、いつもしかめ面の彼女を、エンデルストリートの医師の一人は、「静かで内気な性格で、とても繊細で思いやりがあった」と評している。[8]患者各人がどんな読みものを好むか知ろうと「延々と悪戦苦闘」したり、読み書きを習ってこなかった者の手助けをしたりすることもしょっちゅうだった。あるサフラジェットの同志は、「ベアトリス・ハラデンを知れば、だれだって好きになります」と述べている。[9]だが、ロビンズと親密な関係にあるオクタビア・ウィルバーフォースは、かなり偏見の混じった目をハラデンに向け、のちに「羊の頭をした蛇」呼ばわりした。[10]ウィルバーフォースは明らかに嫉妬にかられていたが、それも無理からぬことであった。未婚のハラデンが、エンデルストリートの青い目をした赤毛の同僚に熱を上げているのは明らかだった。

　ピット＝ルイスが大失敗をしでかすほんの二、三日前、ハラデン自身が、突然、エンデルストリートの仕事を辞めると言いだしていた。マレーに嫌われていると思い込んでのことだった。ロビンズには、自分は「軽んじられ」ていると思う、図書室の仕事も必要とされていないと確信している、と訴えた。しかし、ロビンズから話を聞いたマレーは、そんなふうに思われていることに驚いた様子で、すぐにハラデンをなだめ、なんとか落ち着かせた。しかし、ピット＝ルイスが首になった翌日にはもう、ロビンズが気づくと、ハラデンは「神経をとがらせ、ピット＝ルイスのことやそれ以外のことで涙を見せがち」になっていた。二、三日経つと、ハラデンがまたぴりぴりしはじめた。図書室用に割り当てられたスペースと手伝いが十分でないというのがその原因らしい。そのため、ロビンズがもう一度マレーの執務室に出向き、二人のあいだを取りもってやらねばならなかった。彼女によれば、マレーは「とても寛容」で、アンダーソンと共用の私室の居間を図書室に使ってもよいと言いさえしたらしい。図書室の場所は娯楽室の一角のまま変わらなかったが、マレーは、ディー・フォーブスという名の若い用務員を――とてもそんな余裕はないのだが――本の配達要員にと割いてよこした。

　七月になるころには、当然のことながら、ロビンズは、ハラデンから「文句ばかり聞かされるのにうんざり」しはじめていた。わかっている問題について二人で何度も話し合いを重ねてきたが、ある話し合いのあと、ロビンズは、この作家友だちが「ちょっと理解できない人」であるとの結論に至った。ハラデンの不平や不安がなくなることはないのだが[11]、それでも彼女は、無報酬で軽視されがちなまま、エンデルストリート病院が閉院するまで、その図書室をまとめる責任者としてとどまる。ハラデンは明らかに神経質すぎたし、マレーも彼女の骨折りに対し感謝の気持ちが足りなかったのかもしれないが、一九一五年にエンデルストリートの厳格な体制に不満を唱えたのは、この作家だけではなかった。

次に抗議の声をあげたのは看護婦たちだった。七月二二日、エンデルストリートに出勤したロビンズは、九人の看護婦——全体の三分の一近い——が前週「謀反」を起こしたと聞いて愕然とした。[12]「ベアトリス・ハラデンの話では、この九人は、マレーのやり方は気にくわないが、アンダーソンは好きということらしい」と、ロビンズは日記にこっそり書き記した。そして、マレーは「彼女たちをごみのように扱って」きたと書いてから、「大騒ぎだったが、最終的に看護婦たちはひとまずなだめられた」とつけ加えた。いったいなにが引き金となり謀反がどんな形をとったのかは書かれていないが、職業看護婦の仕事を当然のものとして軽視する一方、用務員を称賛するきらいがマレーにあることが、なんらかの役割を果たした可能性はある。

一カ月が過ぎ、気温が急上昇するにつれ、娯楽部門の緊張も高まっていった。ヨークシャーの友人のもとを訪ねてロビンズが八月いっぱい休暇をとっていたため、ハラデンと助手のフォーブスは、図書室での長時間労働でくたくただと愚痴をこぼした。ハラデンは、充電し最新作に取り組むための休暇が喉から手が出るほどほしかったし、フォーブスは、気分がすぐれず「気分転換なしにこれ以上もちこたえる」のは不可能だった。[13]それなのに、代わりの人間がいなければ、どちらも持ち場をのがれることができないのだ。「マレー先生には何度も休みますと言いましたが、いっこうに助手が来ないのです」とハラデンはロビンズに宛てた手紙で嘆き、私のお友だちはいつロンドンにお戻りなのかしらと、やんわり彼女の予定を尋ねた。「私も、あちこちから「お誘い」をいただいていて……ちょっと日常を離れてゆっくりする必要があります」

同じころ、ベシー・ハットンも、男たちの士気を保つためにとマレーが求める娯楽や活動を際限なく企画しつづけるのに——「ミス・ハットンは考えることが多すぎるのです」とハラデンは書いている——疲れきっていた。女性参政権運動同盟の共同創設者で脚本も小説も手がけるハットンも、代わりが見つからなければ休暇をとれないのだった。九月に入り、ようやくロビンズがエンデルストリートに戻ってきて、フォーブスはやっと休暇をとることができたものの、緊張状態は続いた。ロビンズが戻って一週間後、病室を訪れる善意の話し相手の一人とマレーが口論となり、訪問者は憤然として病院を立ち去った——もっとも、今回は、マレーの方が激昂したようである。

医師をはじめとする病院スタッフが、重傷を負った兵士の命を救おうと懸命に働いているときだ。ロビンズとハラデンの些事への不平不満や冷遇されているとの思い込みに同情するのは困難だろう。二人とも、これまで病院の生活も軍規も経験したことのない、明らかに苦労性の女性だった。だが、エンデルストリート陸軍病院の有無を言わせぬ指図の仕方に怒りを抑えていたのは、彼らだけではなかった。アンダーソンとマレー、特にマレーが厳しい現場監督で厳格な規律第一主義者であったのはまちがいない。そうする必要があったのだ。陸軍病院を運営するには、軍隊式にことをおこなう必要があった。男性の将校と同じく、彼女たちも、五〇〇人をこえる患者は言うに及ばず、二〇〇人近い部下の尊敬を集めつつ、これを管理監督しなければならなかった。そうしながら、複雑な病院の体制が、可能なかぎり円滑に機能するよう、万全を期すことも求められた。だからこそ、二人は、有償のスタッフにも無償で働く者にも高い基準を満たすよう求めたのだ。二人はまた、自分たちの病院が、男性の運営する病院と少なくとも同等レベルであることも示さねばならなかった。実際、マレーは、男性並みではなくこれを上回る仕事をせよと、口を酸っぱくしてスタッフに言い聞かせることになる。ある用務員は、「よい仕事をしなければならないのはもちろんで、抜群によい仕事でなければならない——私たちは、そう叩き込まれました」と語っている。[14] 実現できるかどうかは大きな賭けだった。女性が陸軍病院を運営できると証明するために、マレーとアンダーソンは男性のようにふるまわねばならなかった。

エンデルストリートで働く者の多くが、二人の指揮官に驚嘆と恐怖が混じったまなざしを向けていたのもうなずける。助手をつとめる外科医ウィニフレッド・バックリーなどは、二人の女性を心から称賛し、うち一人を「崇拝」していた、と記されている[15]（どちらを崇拝していたかは明記されていない）。ちょっとしたことでマレーの執務室に呼ばれて叱責され、すくみあがったときの様子を描写した者もいる。マレーはことに厳格で威圧的だったようだが、統括医として、ささいな――特に図書室の――問題を解決するのはもちろん、確実に病院を成功に導く責任を負っているのだから、当然だれよりもスタッフの規律にやかましくなる。対照的に、アンダーソンは、ほとんどの時間を手術室にこもって過ごし、小さないらいらの種や陸軍の形式主義にわずらわされずに済んだ。マレーはつねに権威を身にまとっていなければならなかったが、アンダーソンは、カッとなりはするものの、しばらく経つと気さくな愛想のよさと落ち着きを取り戻すことが多かった。ある医師の言葉を借りれば、アンダーソンの方が「少し小柄できびきびと活発に動き」、カートの押し方がなっていないと「すぐにがみがみ騒ぎ立てた」のに対し、マレーは「長身で落ち着きがありゆったりしていた」が、「黙って指で合図する」だけで叱責の意を示すことができた[16]。用務員の一人は、マレーにはとんでもない存在感があり、みな姿を見なくとも彼女が自分たちのうしろから廊下をやってくるのに気づいた、と語っている。「病院全体に彼女の魔法がかかっていました[17]」。もちろん、他の陸軍病院にも緊張やいさかいはあった。とりわけロワイヨモンのスコットランド女性医療部隊では、一九一五年に外科診療のことでもめて医師が一人辞めていたし、他のスタッフも過重労働に抗議の声をあげていた[18]。他の軍医と同じく、マレーとアンダーソンにとって、もっとも優先すべきは患者だった。マレーが一貫して完璧を求めるのは、患者のために最善を尽くそうという固い決意からきているのだということを、のちにロビンズも認めている。たとえ、無償奉仕者に遠出のために車を貸すよう強要したり、「障害の残る重傷を負って死にたがっている男性」に仕事の口を約束してほしいと友人に泣きついたりするようなことがあったとしてもだ。[19] 何年も女性の権利を要求してきたが今は男性の必要とするものが、なにより大切なのだった。

一九一五年、銃後にあって神経をとがらせていたのは、エンデルストリート陸軍病院のスタッフだけではなかった。最初の数カ月に病院に生じた緊張は、終わりが見えないまま開戦から一周年をむかえようとする中、全土で深刻化する不安を象徴するものだった。勝利は時間の問題と思われた一二カ月前、戦争にいくのは正しく高潔な決心と思われたが、今では、底なしの深淵への止める者とてない狂気の下降のように感じられた。はじめは愛国主義の盛りあがりの中でみなわれ先にと兵役を志願する状態だったのが、今はあちこちでの無能ぶりと無益な殺戮に対する非難があふれる状況に変わっていた。敗戦に次ぐ敗戦に、アスキスの自由党内閣は崩壊した。前線での砲弾不足について新事実が暴露されたタイミングで、ダーダネルス海峡での海軍の大失敗を非難されたことも一因となった。代わって、五月末に挙国一致内閣が組閣された。内閣改造では、海軍大臣のウィンストン・チャーチルが犠牲となったが、アスキスは当面権力の座にしがみついた。ガリポリでは、今やフランスと同じく兵士が強固な塹壕を築いてにらみ合うという危機が続いており、イギリスの軍事戦略や指導力に対する信頼は揺らいでいた。イギリス本土も、東部沿岸への艦砲射撃や空襲など、敵の攻撃にあうようになっていた。アメリカ軍が救援に駆けつけ連合軍に加勢してくれるだろうと、国民が期待していたとしても、その期待も急速にしぼみつつあった。

この国民感情は、戦争初期の一八カ月間を描いた、H・G・ウェルズの『ブリトリング氏は耐え抜いた』にはっきりと示されている。[20] この半自伝的小説は、一九一四年七月、アメリカ人の客人が、週末を楽しく騒いで過ごそうと、エセックスの静かな田園地帯にある、作家の友人ブリトリング氏の家を訪ねるところから始まる。一年後、ブリトリング氏の息子は塹壕で戦死し、氏の男性秘書は行方不明で亡くなったと思われており、アメリカ人の友人は、戦争で積極的な役割を果たせないというので罪悪感にさいなまれていた。もはや戦争に、最初のころ犠牲にも意味があると思わせてくれていた「単純な偉大さ」はない、とブリトリング氏は語る。自由のために戦おうという気持ちは、「軽率さと無能」を疑う「どす黒い考え」に変わった。あまりに多くの女性が嘆き悲しむ姿や、からだに障害を負った男の数が日に日に増える現実に直面し、戦争は「とてつもなくばかげたもの」でしかなくなっていた。

この絶望に似たものが、エンデルストリートの空気にもかすかに混じっていた。開戦から一周年前後に当たる、開院後数カ月のこの時期は、だれにとっても困難な日々だった。負傷者が休みなく到着する中で、新しい建物、新しい体制、新しい要求に対処すべく戦っていくのだ。「とにかくやるしかない」状況とは、まさにこのことだった。新たな救急車隊の到着を知らせる鐘の音が鳴らない夜はなく、ベッドも五七三床まで増床されたが、たいていは満床の状態だった。救急車隊の到着が短期間とだえても、すぐに、回復期病床にまわしても問題ないと判断された患者を急いで他所に移す仕事で忙しくなった。新たな入院にそなえてベッドを空けるのだ。アンダーソンとその助手たちは手術に追われ、一度に七時間を手術室で過ごすこともまれではなかった。

フランスのときと同じく、取り組む相手は複雑な重傷だった。脊椎や大腿や上腕の骨折、膝や肘の粉砕、銃弾や榴散弾による全身の創傷、神経の損傷などだ。一九一五年は、まだ鉄製のヘルメットが導入される前で、頭部の負傷が依然多数を占めた――もっとも、予後は悪くなかった。[21] ある若い兵士は、銃弾が脳に三センチ食い込んだが、手術の四日後には起きて縫いものをしていた。開放骨折患者、それも大腿を骨折した患者が次々とやってくるため、オルガの父、アーサー・キャンベルは、木製の義肢や手術用具をつくるのに忙しかった。放射線科医のエバ・ホワイトも、X線撮影装置を用いて銃弾や砲弾片の位置を特定したり、粉々になった骨や関節の写真を撮ったりするのに大忙しだった。ある患者は、上腕が粉みじんになっていたが、関節を固定してやると骨片が癒合し、もう一度腕を使えるようになって退院した——友人に自慢するためのわくわくするようなX線写真もいっしょだ。X線撮影装置は人気の新発明だった。患者は、「映画に行く」のだと言いながら撮影に連れられていった。一方、スタッフも、喜々として撮影台の上でポーズをとり写真におさまった。けがの程度や内容が、患者本人はもちろん看護する側にとっても対処に往生するような凄惨さであることも少なくなかったが、幅広い経験はなにものにも代えがたかった。マレーも述べているとおり、職業という観点からみれば、仕事は「願ってもない」もので、女性たちは「外科領域でまたとない機会」を得ることができたのである。

主任外科医のアンダーソンは、この経験を最大限に利用すると同時に、患者への接し方とチームワークの醸成について、独自のやり方を取り入れることも忘れなかった。[22] 毎朝、助手の外科医、内科医、病理医を集めて、夜間の入院患者や特に心配な患者について話し合ったのだ。当時としてはきわめて異例のやり方であったが、この早朝検討会は、現代の外科のチーム医療を予感させるものである。外科医は、午前の残りの時間は病室を回診して患者の容態を確認し、午後は手術をして過ごした。毎晩五時から七時までは、アンダーソンみずから病室におもむいて深刻な状態の患者を診察し、治療法を提案して話し合った。アンダーソンは、まず患者に自分の経験を話すよう仕向け、それから選択肢を示し、最善策について自分の考えを述べた。「決断をせかすようなことは決してしなかった」とマレーは書いている。アンダーソンの親身で思いやりあふれる態度は、ボルティモアのウィリアム・オスラー博士のもとで目にした、患者の話に耳を傾けることを大切にする姿勢を踏襲したものだが、LSMWで受けた教育もその根底にあったかもしれない。しかし、このやり方はイギリスでは広く浸透しておらず、この国では、その後何十年も「医師《せんせい》にまかせておきなさい」

という態度が優位に立つことになる。アンダーソンが統括する外科病室の他に、マレーとルイザ・ウッドコックが監督する、「戦争」色の薄い内科的疾患——虫垂炎や肺炎など——の患者が対象の病室が二室（六〇床）あった。病院には救急治療室も設けられ、休暇中に体調を崩したり事故で負傷したりした兵士が昼夜を問わず運び込まれ、多忙をきわめた。

エンデルストリートの中庭で救急車から降ろされた男たちのほとんどは、平均的なイギリス軍兵士、それも将校ではなく兵卒で、西部戦線で破壊が続く中で負傷したりからだを壊したりした者たちだった。負傷した将校は、たいてい、食通用のメニューから食事やワインを選ぶことのできる、豪奢なホテルや私邸を転用したもっと小規模ではるかに快適な病院で治療を受けた。[23] 当初の海外派遣軍、すなわち職業軍人からなる常備軍の大半は、一九一四年末までに壊滅しており、患者のほとんどは、秋から冬にかけて急募に応じて入隊し、イギリスの野営地で訓練を受けたのち、一九一五年のはじめにまとめてフランスに送られた最近の志願兵だった。

ある兵士は、四月から五月にかけておこなわれた第二次イープル会戦の六〇高地の戦いで負傷し、目が見えず耳も聞こえず声もだせない状態でエンデルストリートに到着した。[24] 視力と聴力はすぐに回復したものの、仲間の入院患者たちが、顔に水をかけて起こしたり——無分別にも——座ろうとしたところをいすを引いたりと、いろいろ試みはしても、声は戻ってこなかった。最良の薬は、ショック療法ではなく笑いだったことがわかる。七月に近くの劇場に連れていかれた患者は、喜劇の演目の一つで突然大笑いを始め、その後は「流れるようにしゃべり」だした。この話は、死傷者一覧ばかりの毎日への喜ばしい気分転換として全世界をかけ巡り、ニュージーランドヘラルド紙にまで大きく取りあげられた。この他にも、榴散弾で負傷し七月末に送られてきた兵士が、それまでにも二度——最初はモンスの戦いで、二度目はヌーブシャペルの戦いで

――負傷していた、ということもあった。[25] 入院患者の中には少数だが将校もいた。珍しくマレーが図書室に顔をだし、若い将校にとネルソン提督に関する本を求めたこともある。この将校には勇敢な手本による気分の高揚が必要だと考えてのことだったようだ。[26]

ほとんどが労働者階級ではあったが、ベッドを埋めた兵士は出身も職業もさまざまで、イギリス全土からあらゆる職業の者が集まっていた。出征前は、炭鉱労働者、港湾労働者、大工、俳優、店員、工場労働者だった者たちだ。地方紙には、負傷してエンデルストリートに送られたりそこで亡くなったりした地元出身者の記事がいくつも掲載された。ウィリアム・グレン二等兵は、グラスゴー近くのボイラー製造者のもとで働いていたが、一九一四年九月にアーガイル・アンド・サザーランド・ハイランダーズに入隊した。傷がもとで六月にエンデルストリートで亡くなった。三三歳で、妻と五人の子どもがいた。[27] スコティッシュボーダーズ出身でスコッツガーズに所属するジョン・ノエル・ピニングトンは、同じときに負傷しそれぞれ別の病院に送られた三人兄弟の一人だった。七月にエンデルストリートに入院し回復したものの、二年後に西部戦線で戦死した。[28] トマス・ミラーという若者は、サンダーランド出身のボイラー製造見習いで、入隊年齢に達していなかったがダラム軽歩兵隊に志願し、イープル付近で負傷したあと、六月に病院で亡くなった。一八歳だった。[29]

兵士たちは全員手厚く看護されたが、エンデルストリートの上品な英語を話す女性たちから、学がなく不作法で地域方言を話すとひとくくりに描写されることも少なくなかった。優雅にベッドのあいだを行き来するエリザベス・ロビンズは、患者たちを「いろいろな種類の人がいるが、ほとんどは粗野と言われる人たち」だと形容している。[30] ロビンズは、女性医師の一人を「役立たず」呼ばわりしたというので、ある患者を「ぱさついたまっすぐな黒髪が幾すじか湿った額に垂れた」「薄汚れたスラム育ち」と形容したことがある。[31]

のちに、実はこの患者は、砲弾片を五つ摘出しながら一つも記念にくれなかった「ブーロング（ブローニュ）」の男性医師をこう呼んでいたことがわかった。

八月中旬までエンデルストリートは患者であふれかえっていた。ハラデンによれば、それまでで一番仕事がたいへんだったようだ。[32] だが、一週間後には、気味が悪いほど仕事が「激減」し、患者は二五〇人だけ、それもほとんどが回復期患者という状態になった。[33] 半分のベッドが急に空にさせられたのには理由があった。八月末のある明け方、オーストラリアとニュージーランドの兵士を乗せた救急車隊が、次々と到着しはじめた。ガリポリの負傷兵が送られてきたのだ。[34]

四月に侵攻軍がはじめてガリポリ半島に上陸してからというもの、オーストラリア、ニュージーランド、インドの兵士も加わった連合軍は、苛酷をきわめる状況におかれていた。[35] トルコ軍に絶え間なく砲撃され、なんども攻撃を受けながら、兵士たちは、酷暑のもと、せまく細長い土地で命がけで戦った。食料や水が不足する一方、昆虫その他の寄生生物は死体というごちそうにありついて死に至る疾患を広めた。「塩漬け牛肉の缶とか、とにかくなにか開けると、ハエが群がってくる」とある兵士は語っている。[36]「口のまわりに群がり、切り傷やただれにたかる。そこから化膿した」。半島には淡水がなく、赤痢がまん延した。負傷ではなく体調を崩して倒れた兵士の半数は、赤痢患者だった。そんな状況では、医療担当者がいくら頑張っても、兵士の健康を維持し衛生を保つことはできなかった。赤痢に倒れ、転んで屋外トイレにはまり、自分の排泄物で溺死した兵士もいた。[37] 負傷したり病に倒れたりした兵士の後送はとてつもない大仕事であることが明らかになる。傷病兵の数は予想をはるかに上回り、担架も輸送用の船も不足した。沖にいる病院船まで兵士を運ぶのに使われた小舟は、絶えず砲火にさらされた。新たにスブラ湾に上陸するのにあわせ、ヘレス岬と通称アンザック入江の二カ所を攻撃して勝利をつかもうという、やぶれかぶれの最後のくわだてが、八月に実行に移されたが、案の定不首尾に終わった。

　ガリポリの戦いは、一九一六年一月に軍が撤退するまで続き、最終的に、連合軍兵士三万人が犠牲となり、七万六〇〇〇人が負傷した。負傷者の中には、アンダーソンの友人のジャーナリスト、ヘンリー・ネビンソンも混じっていた。マンチェスター・ガーディアン紙の記者として従軍し、ダーダネルス海峡にいたのである。[38]八月二一日にスブラ湾で頭を撃たれたが、頑丈な日よけ帽のおかげで命拾いした。オルガ・キャンベルの兄弟二人、兄のブルースと弟のケアも、スブラ湾の攻撃で負傷した。[39]二人がテント式病院に寝かされていると、担架兵が、沖に停泊する病院船に患者を移す作業を始めた。ブルースがおいていかれたと気づいたケアが、戻って兄をさがしだし、安全な場所に運んだ数分後に、テントは砲弾で破壊された。家族に伝わる逸話では、オルガはその一部始終を予見したという。ある晩、病院で机に向かっていたとき、急に紙と鉛筆を引っつかんだ。そして、なにかに憑かれたように、兄弟の一人が負傷するがもう一人が連れ帰るだろうと書いた。兄弟は二人とも回復し、戦場に戻った。幸運な者ばかりだったわけではない。オクタビア・ウィルバーフォースの従兄弟、サー・ジョン・ミルバンクは、スブラ湾で戦死した。夫を亡くしたレディ・ミルバンクと話したエリザベス・ロビンズは、地中海遠征軍の指揮を執るサー・イアン・ハミルトン少将が「おかしくなった」という話を聞いたが、ハミルトンの妻で友人のジーンからこれを打ち消す電報が届き、当面安心した。まずエジプトへ、そこからイギリスへと運ばれた遠征軍の負傷者は、八月末にロンドンに到着し、すぐにエンデルストリートの二〇〇床のベッドが埋まった。

　普通ならイギリス人より頑丈で健康なはずが、エンデルストリートに到着したオーストラリアやニュージーランドの兵士は、病気でやつれ栄養不良で衰弱していた。つらい経験を経て「やせこけ血色も悪かった」

とマレーは書いている。なにもかも足りない数カ月のあいだに、多くが二〇キロ以上やせ、「無表情のまま無言で」ベッドに横たわっていた。自分で歩ける少数の者は、「薄明の中の青白い幽霊さながらに」ふらふらとまわりの様子を確認して歩いた。負傷ではなく病気で運ばれた者は、感染症の広がりを防ぐために、専用の病室に隔離された。病理医のヘレン・チェンバーズは、勤務時間が過ぎても異国の寄生生物と未知の疾患の究明につとめ、ほどなく多くの寄生生物やその他の微生物を特定すると、スライドをつくり、講義しながら同僚に見せた。抗生剤も他の薬剤もない状態では、病原菌と戦うためにチェンバーズができることはほとんどなかったが、安静を保ちおいしいものを食べさせると、たいていの者はすぐに体重も気力も回復しはじめた。

九月はじめにエリザベス・ロビンズがようやく一カ月の休暇から戻ると、エンデルストリートのベッドはオーストラリアとニュージーランドの兵士で埋まっていた。ロビンズは、本の希望を聞きに病室を訪ねてまわりながら――オーストラリア兵は故郷を思いださせる森の無法者《ブッシュレンジャー》の物語を読みたがった[40]――イアン・ハミルトンの消息を尋ねた。戻って二日後には、彼女は、休暇でたくわえた元気が消えてしまい「以前のようにくたくただ」と不平をこぼしていた[41]。マレーとアンダーソンの二人とお茶をともにすると、無理もないが、二人とも気むずかしげでいらいらしていた。ロビンズが最近の彼女のおはこである、陸軍を説得し女性を担架兵として前線に送ろうという使命に燃えているという話題を披露しても、たいして応援するふうもなかった。

ロビンズは、八月に自説を論じる記事をデイリー・メール紙に発表しており、自分の意見を通そうとキーオと面談の約束までとりつけていた。だが、マレーとアンダーソンは、未経験の女性は前線では足手まといだという陸軍省の見方を自分たちも理解するようになったと述べた。女性にも男性と同じ仕事はできるが、それは適切な訓練を受けた場合だけだと、二人とも固く信じていたのだ。ロビンズは、くたくたになりながらも、懸命にオーストラリアの新聞を配り新入り患者の世話を焼いた。助かる見込みがないと思われたジョセフ・ウィルビーというニュージーランド人砲手もそうした一人だった。[42]

エンデルストリートの新規入院患者と、彼らが看護を受けている類いまれな病院についてのニュースが全世界に伝わった。九月にはいると、オーストラリアとニュージーランドの新聞に、女性のみの病院で治療を受けている兵士の状況をくわしく伝える記事が掲載されはじめる。赤痢で「危篤」とされたロビンズの友人のウィルビーもその一人だった。女性医師という斬新さに魅了されたシドニー・デイリー・テレグラフ紙は、シドニー郊外のランドウィックに住む父親に宛てた兵士の手紙を全文掲載した。この兵士、クラウチ二等兵は、ガリポリで負傷したあとイギリスに送られ、ポーツマスに到着し、そこから赤十字社の列車でパディントン駅まで送られたあと、有志の運転する自家用車でロンドン市内を運ばれた。[43] どこに連れて行かれるのかと問うと、「ロンドン最高の病院へ」と答えが返った。エンデルストリートに到着すると、女性ばかりが「配属されて」いるのを知り、クラウチは仰天した。病院について家族に宛ててつぶさに報告する中で、「医師《せんせい》たちのことで一番驚いたのは……全員が女性で階級を与えられている、ということです」と書いている。少しばかり聞き込みをすると、二人の指揮官のうち一人は、女性参政権運動の大義のために「服役した」ことがあり、一方、一〇〇人ばかりの女性用務員の「大軍」は、大半が「ロンドン上流社会の婦女子」だということもわかった。このため、彼も含めた患者たちは、「女性医療部隊」の最初の部分をもじって「嬢ちゃん部隊」と呼んだ。クラウチによれば、この女性用務員たちは、包帯替えの手伝い、ベッドの準備、掃除やごみ捨て、食事の世話や皿洗いなど、「あらゆる重労働」をこなしていた。病院の働き手に対する見方は、明らかにマレーのそれを踏襲している。用務員の大半は若い未婚女性だったが、既婚者も少数——夫が従軍している者も一人――いて、全員が病室で長い時間を過ごした。「病院で男といえば、患者と、英国陸軍医療部隊からきている二、三名の用務員、それから門番をする大柄な警官だけなのです」。快活な手紙を終えるにあたり、クラウチは、病院の運営は申し分なく、外科医たちは「切断する前に、何カ月も粉々になった四肢を根気よく治療し、なんとか切らずに済まそうとつとめてくれます」と強調している。自身の経験から、戦争が終わればだれも女性への参政権付与にけちをつけたりできないだろうと信じて疑わず、「病院全体が女性にとっての勝利であり、ついでに言えば、サフラジェットの勝利でもあります」とも明言した。ロビンズかハラデンが手紙を口述筆記したのではと疑わずにはいられない。誘導があったにせよなかったにせよ、クラウチは、「女性医療部隊におべっかを使うつもりはありませんが、退院して他の病院――どこもしっかり運営されています――に入院していた者と話をしたあとでは、ここがロンドン最高の病院だという運転手の意見に賛成です」と結論づけている。この記事の切り抜きはイギリスに〝帰国〟し、マレーのスクラップブックにおさめられた。

　回復しはじめてみると、ＡＮＺＡＣの兵士は、イギリスの兵士より学があり良識もあるように見えた。少なくともマレーはそう述べている[44]。オーストラリアとニュージーランドでは、何年も前から女性に参政権が与えられていたため、イギリスではなぜ許されないのか、兵士たちには理解できなかった。実際、ニュージーランドの兵士は、女性医師という概念をおおいに信奉するようになり、一九一五年末に、ニュージーランドの患者はみな指定された一つの病院に移るよう指示されると、エンデルストリートに残ることを許可してほしいと懇願した[45]。オーストラリアの兵士も、独立精神が旺盛で権威への盲従をよしとしないことで知られていた。最初のうち、エンデルストリートのスタッフは、ＡＮＺＡＣの本部から不安げな表情の将校が頻繁に顔を見せるのにとまどったが、やがて、オーストラリアの兵士は「たいへん乱暴」だと評判で、他の陸軍病院では反抗の暴力沙汰を起こしていたのだと聞いた。だが予想に反し、エンデルストリートではそうした問題は起きなかった。

エンデルストリートの女性は男性患者を管理監督するのに苦労するだろうと、陸軍省の懐疑派は予想していた。だが、マレーは、軍服風の制服と静かに盲従を強いる技術と上流階級の自信とで、見たところ苦労らしい苦労もせず、スタッフとまったく同じように患者を支配下においた。軍規がきびしく適用され、患者は付き添いなしに外出できなかったが、開戦から少なくとも二年間、患者の叱責が必要になるようなことはめったになかった。ごくまれに患者が羽目を外しすぎたりすると、マレーは、RAMCの准尉に席を外しその患者と二人にするよう求め、それから違反者の良心に訴えた。すると、違反者は、だいたいいつも涙にくれるのだ。こうして叱責されたある患者は、自分のベッドに戻ると、頭から毛布をかぶってしまった。そして、仲間に説き伏せられてやっと顔をだすと、「男にも女にも怒られたことはあるが……あの女《ひと》だけは、もう二度と勘弁だ」と言った。[46] マレーとアンダーソンが、若い兵士たちの母親と言ってよい年齢であることも有利に働いたのはまちがいない。タトラー誌は「三国〔イングランド、スコットランド、アイルランドの三国を指すと思われる〕の中でこれ以上規律の保たれている場所はない」と断言し、その秘訣として女性らしいやさしい舵取り法をあげた。そして、優秀な女性騎手と同じく、病院の指揮官は「うまく手なずける天賦の才」をもっている、と主張した。[47]「強く引いて言うことをきかないのなら、軽く引いてみることだ」と言うではないか、と。また、ある新聞は、エンデルストリートは「わずらわしい規則など一つも知らない」とし、「信用された患者は、ありとあらゆる要求を事前に察知してくれる白衣の天使に喜んで従っている」と述べた。[48]

ガリポリの惨敗の直後、西部戦線からロースの戦いのニュースが入ってきた。それまでで最大の攻撃にあたるこの戦いで、イギリス軍は九月二五日にドイツ軍の防衛線を急襲し、そのさいはじめて毒ガスを使用した。まず戦勝の知らせが届き、エリザベス・ロビンズも日記の中で「勝利」を歓迎したが、浮かれるのは早すぎた[49]。イギリス軍はロースを占領したものの、ドイツ軍の第二線の塹壕を破ることができず、死傷者は五万人をこえた。数日のうちに、まだ軍服に塩素ガスの臭いが残る負傷兵が、エンデルストリートに到着しはじめた。担当の病室を訪ねたロビンズは、兵士から「大激戦」の体験談を聞いた。スコットランド人の若者は、破壊の様子を話して聞かせながらむせび泣いた。すべて「ドキドキする——ぞっとするような」話だったと、ロビンズは書いている。

戦闘の悲惨な結果は新たな苦悩を国民にもたらしたが、悪いことはそれだけではなかった。今ではドイツの飛行船が、民間人の上に破壊の雨を降らせていたのだ。五月の終わりに、はじめてツェッペリンがロンドン上空に姿を現した。夜空を背景に鈍重な飛行船がだんだん大きさを増して迫ってくるさまに畏怖の念を禁じ得ず、ロンドン子たちは、避難する代わりに通りに走り出て目をこらした。ある者は、もっとよく見ようと自宅の寝室の窓から身を乗りだすと、「まるで明かりのついた長い灰色の列車のように、空に邪悪なツェッペリンがいた[50]」。飛行船が「銀色がかった鋼青色の巨大な葉巻のように浮かんでいる」光景に釘づけになった者もいた[51]。最初にロンドンまでやってきた飛行船は、イーストエンドと北東の郊外一帯に八九個の爆弾と三〇個の榴弾を投下し、七人の命を奪った。一九一五年中にさらに四回空襲があり、そのたびに攻撃は激しさを増した。九月八日から九日にかけての四回目の空襲では、一隻のツェッペリンが、エンデルストリートから北に通り二、三本分しか離れていないブルームズベリーに爆弾数個を落とし、その後シティ方面に向かった。シティにほど近いセントバーソロミュー病院では、何百もの窓ガラスが粉々に割れた。リバプールストリート駅の近くでは、バス一台が吹き飛ばされてバラバラになり、九人の乗客が即死し、運転手が瀕死の重傷を負った。その晩ロビンズはチェルシーの友人宅に泊まっていたが、外で「どっと水が流れるようなごう音」が聞こえ、続いて「バンバン！」という破裂音がした。[52] 使用人を階下に避難させると、ロビンズと友人は急いで屋根裏に上がって窓を開け、「楕円形の灰色の雲」が空中を行きつ戻りつし、恐ろしい積み荷が投下されると「明るく輝く大きな星が」吐きだされ「暗闇に落ちていく」さまを、うっとりと眺めた。市民を恐がらせすぎてもいけないと、空襲警報は発令されず、対空防御はないも同然だった。数えるほどの高射砲から撃ち出される砲弾は、空中の敵よりも地上に被害をもたらした。

一〇月一三日から一四日にかけての五回目の空襲では、エンデルストリートのすぐそばまで破壊が迫った。その晩、三隻のツェッペリンが無防備な街全体を震撼させた。うち一隻は、ゆったりとストランド街上空を飛行したあと、劇場地区の中心に爆弾を投下した。この飛行船が焼夷《しょうい》弾を落としながらコベントガーデンの方に向かうのを見たあるロンドン市民は、「美しかった、そしておぞましかった」と述べている。最大級の爆弾の一つが、病院の門から三〇〇メートルと離れていないウェリントンストリートに落ち、ガス本管を破壊して、劇の幕間に露天商から軽食を買おうとしていた一七人の客の命を奪った。この空襲で、七一人が亡くなり、一二八人が負傷した。新聞ではツェッペリンによる損害の詳細が検閲で伏せられたため、病院スタッフはうわさ話を交換し合った。ツェッペリンが次に戻ってくるのは一九一六年だが、そのときにはさらに大型化し破壊力も増している。

昼はつらいニュースが入り夜はずっと不安が続くという状況を背景に、マレーとアンダーソンは、休む間もなく次々に催しや気晴らしを提供して、過労気味のスタッフと傷ついた患者の士気を保とうとつとめた。秩序を維持するための二人のやり方は、鞭打たれれば同量のにんじんを与えるというものだった。事実、二人の指揮官は、一九一五年のあいだ、戦争が悲惨の度を増すほどに、埋め合わせとして、目が回るほど娯楽の回数を増やすよう強要した印象がある。他の陸軍病院も、心のケアの一環として患者を退屈させず楽しませようと試みていたが、この点ではエンデルストリートが抜きんでていた。ベシー・ハットンは、毎週二つか三つの催しを準備し、毎年一〇〇〇人をこえる芸術家を病院に招き、さらに患者を退屈させまいと毎日さまざまな娯楽を提供するので疲れ果てていた。アンダーソンに言わせれば、「男性は楽しみが多ければ多いほどいい」のだった。[53] 新聞の売り子が陰うつな見出しを大声で読みあげ、ツェッペリンが空をうろつくあいだも、エンデルストリートは、大衆演芸や喜劇の上演や即興の合唱で沸きに沸いていた。

この途切れることのないスケジュールのもと、病室では演芸の出しものを、病院の舞台では演劇を、中庭では芸人一座《コンサート・パーティー》のショーを、男たちは存分に楽しんだ。マレーとアンダーソンがあらゆるコネを利用して新たな気晴らしを取り入れる一方、ハットンは、演劇界の友人を招へいし、戦争の行く末がどうあろうと全力で娯楽を提供しつづける娯楽委員会を組織した。音楽家の友人は、音楽に秀でたスタッフと「エンデルストリート・オーケストラ」を結成した。この楽団は中庭で定期的に演奏をおこなった。そこなら、患者は松葉杖をついて来ることも、ベッドや車いすを押してきてもらうこともできる。病室から出られない者でも開け放した窓から音楽を聴くことができる。夏の日の午後や休日には、病院からの勧めで患者が呼んだ家族や友人も加わり、四角い広場は人でいっぱいになった。患者のベッドの上に赤と青の日よけが差しかけられ、売店でくだものやアイスクリームが売られ、子どもが植木鉢のあいだをスキップして回る様子は、海岸沿いの遊歩道の趣きを呈していた。患者が娯楽室に集まり、地元の教会の聖歌隊が歌うのを聴いたり、ミス・イタリア・コンティ〔女優のイタリア・エミリー・ステラ・コンティが一九一一年に設立した舞台芸術の教育機関〕のかわいい子どもの踊り手が練習の成果を披露するのを観たりすることもあった。

だが、なんといっても一番の舞台の主役は「エンデルストリート寸劇隊《フォリーズ》」だった。練習を積み演技指導を受けて気分を高揚させる出しものを披露する、女性俳優、歌手、踊り子の一団――マレーは「才能豊かな女性たち」と形容したが、実際はほとんどが娼婦だった――である。包帯をした患者は、ベッドや車いすを押してもらったり、松葉杖をついて支えてもらったりしながらエレベーターで階下に降り、すし詰めの広間で出しものを楽しんだ。色鮮やかな異国風の衣装に身を包んだ女性たちは、演芸場《ミュージックホール》で大当たりした演目を演じ、時事問題をネタに冗談を言い、ピアノやバイオリンを弾きながら勇ましい合唱に加わるよう聴衆をうながした。寸劇隊は、すぐにエンデルストリートの外でも評判になった。新聞は「病院で大歓迎される処方せん」で「笑い療法の効果をみごとに立証するもの」と評した。[54] この寸劇隊を、その目で見たある記者は、興奮もそのままに「男たちは、歌を歌い、合唱に加わり、演者が「へこたれちまったのかい?」と尋ねると「いいや!」と咆哮した。ベッドのままエレベーターの方に戻るあいだも、戦傷兵たちはまだ声を合わせて歌っていた」と書いている。

とにかくいつも浮かれ騒ぎがあった。いつ終わるとも知れぬ娯楽の企画の合間には、雑多な分野の芸人が病室を訪れた。その中には、奇術師、占い師、ボクサーも一名ずつ含まれた。ボクサーのジミー・ブリットはアメリカ人の元ライト級チャンピオンだった。[55] 現役引退後ボードビル俳優として名をなしたブリットは、エンデルストリートで男たちに技を教えながら一週間過ごした。黒いタイツに、黒いランニングシャツ、白いショーツ姿のブリットは、新聞写真のために、自分より若い、おそらくもっと健康なスパーリングパートナーを前にして、少しひるんでいるように見えた。さらに、一九一五年の秋には、予期せぬ訪問者があった。一人しか存在しないスコットランドのバグパイプ隊隊長その人が、キルトを着用し正装して病院の中庭に入場してくると、バグパイプを吹きはじめたのだ。[56] 哀調を帯びたスコットランドの伝統的な旋律が、四方の壁に反響し、病室まで漂っていくと、窓辺に顔がいくつも現れた。この訪問は、図書係助手のディー・フォーブスが、ハイランド連隊の兵士――多くはロースで負傷したものと思われる――へのサプライズとして段取りしたものだった。自分たちの連隊歌の調べを耳にした男たちは、「ハーメルンの笛吹きに魅入られた子ども」のようにベッドを這い出て窓の前に群がった。その中にはそれまで起き上がることのできなかった者も何人かいた、と医師の一人は語っている。

訪問によるお楽しみがないときは外出が計画された。男たちは、兵役忌避者ではなく負傷した英雄である目印となる、「入院患者の青服《ホスピタルブルー》」と呼ばれる特徴的な青い綿ネルのスーツと赤いネクタイで装い、ショーを観に劇場へ、ボート遊びにテムズ川へ、クリケットの試合を観戦にローズクリケット競技場へと出かけた。マーディ・ホジソンは、仕事を外してもらうと、有志をつのって自家用車でこうした外出先とのあいだを数えきれないほど往復した。有志の一人、一一歳で財産を相続したサフラジェット仲間のヘレナ・コブデン・ハーストは、何百回となく外出を企画している。[57] ハーストのような社交界の顔役的女性は、市内の豪奢な私邸に患者を招いて、アフタヌーンティーをふるまったり「気楽な」催しを開いたりもした。エンデルストリートの兵卒は、前線での苦難の日々を質問攻めにしたがる富裕な貴族の客たちのあいだでいつも人気があった。こうした訪問でレディ・リトルトンのチェルシーの私邸を訪れた聖イザベラ病室の患者たちは、「ご多幸とご健康を祈ります」という胸に響く礼状を書き送った。[58] ハミルトン少将の妻でロビンズの友人のジーン・ハミルトンは、三〇人の兵士を私邸での茶会に招いてもてなした。おそまつな寄せ集めの計画全体の責任をとらされ、一〇月に少将がガリポリから呼び戻されると、もう一度兵士たちが招かれた。ロビンズが顔をだすと、広間では演奏会が催され、「サー・イアンが兵士に混じって座って」いた。[59]

誘いにのって外出するには具合が悪すぎる――あるいは絶望が深すぎる――患者のもとには回復を願う見舞い客が引きも切らず訪れ、途切れることがないようだった。フランスでの経験から、都合の悪い時間に訪ねてくる見舞い客が多すぎると混乱が生じることを熟知しているマレーは、面会時間を厳格に定めた。この規則によって、名士や政治家や親族や知人の訪問がおさまる気配はなく、彼らは、負傷兵を元気づけることで戦時活動の一端をにないたい、ときには、もう少し近くで戦争の興奮を味わいたいと、ときを選ばず病院にやってきた。上品な言葉遣いの女性が玄関に現れ、デイビッドという名前しかわからないが父親の従僕に会いたいと言ってきかないこともあった。「四肢を切断したふびんな方々にわずかなりとも喜びを届けたいのです」と手紙で訴えてきた者もいた。[60] こうしたわずかな喜びが分け隔てなく与えられるよう、マレーは各病室に訪問を監督する無償の係を配置した。訪問者の中には少しばかり病的な者もいたが、大多数は男たちから感謝されたとみてまちがいない。一部の者たちは、戦争が終わっても長く連絡を取り合うことになる。

絶対に追い返されることのない訪問者もいた。たとえば王族だ。ジョージ五世とメアリー王妃は、少なくとも一度――一九一六年二月に――エンデルストリートを見学に訪れたし、国王の母のアレクサンドラ妃は、定期的に病室を訪問し、催しに顔を見せ、よく贈りものを持参した。[61] 患者たちは、王妃から与えられた彫入りの杖や刺繡入りのハンカチを長いこと大切に保管することになる。スタッフを仰天させた訪問者もいた。ロンドンの首席治安判事、サー・ジョン・ディキンソンが訪問を考えていると聞いたときは、さすがにマレーも心穏やかではなかった。[62] だが、あまたのサフラジェットに有罪を宣告した過去はあったものの、ディキンソンは女たちの仕事ぶりを大いに称賛した。

だが、国王夫妻より――少なくともマレーからは――さらに敬意をもって遇された訪問者がいた。一一月、サフラジェットの女王、エメリン・パンクハーストが、マレーじきじきの案内で病院を見学したのである。[63] パンクハースト夫人の専横に反発してWSPUを脱退したエリザベス・ロビンズは、二人と鉢合わせして仰天した。その日早く、図書係助手の一人が病室に送られ、WSPUの新聞ブリタニア（旧サフラジェット）

を配って歩いた。女性運動の大御所と会う前に男たちに心の準備をさせようとしたのであろう。パンクハースト夫人は、新たに軍需大臣に指名されたロイド・ジョージと今は密に協力し合い、女性が男性の仕事に就くことに反対する労働組合に対抗して、働く権利を求め七月に女性のデモをおこなっていた。アンダーソンがパンクハースト母娘と距離を置くようになっていたとしても、マレーが二人に畏敬の念をいだいていたのはまちがいない。

戦意を高める軍歌やどたばた喜劇や名士の訪問といった楽しみがないあいだ、男たちは、手を動かし頭を使って気晴らしの趣味に没頭するよう勧められた。ロビンズとハラデンに本や雑誌を山と積まれるだけではなく、アンダーソンの義妹アイビー指揮下の女性たちから編みものやかご編みや刺繍を教わりもした[64]。多くの患者が質の高い作品を制作した。連隊章の刺繍は七〇〇〇にも上り、他にも、ぬいぐるみ、ティーポット保温用カバー、牧歌的な英国式の庭園や田園風景を描いた額入りの刺繍作品などがつくられた。それらは、資金集めを目的に年一回催されるバザーで売られるのだった。作業に夢中になるあまり、明るくなるが早いか刺繍枠を手にとり、暗くなるまで放さない者もいた。

出征前は炭鉱労働者だった患者はかご盛りのくだものを刺繍した。かつては肉屋だった練達の刺繍家もいた。わずかだが現存する作品もある。ある兵士は、刺繍入りの布製バッグをつくった。そこには、帽子をうしろに押しやって赤褐色の髪をちらりと覗かせ、ひと目でそれとわかるエンデルストリートの制服を着た医師――おそらくアンダーソンであろう――が、ギャレットとウィリアムの二匹の犬を散歩させている場面が刺繍されていた[65]。別の患者、野戦砲兵隊で砲手をつとめたウォルター・エルミーという元夜警は、片手だけで、うっとりするようなパステル調のハト小屋の絵を刺繍に描いた[66]。銃創がもとで左腕をなくしていたのだ。この作品は、アイビーの家で受け継がれ子孫の一人の手に渡る。大柄でがっしりした肉屋や炭鉱労働者が、ジェーン・オースティンの登場人物ばりに手際よく刺繍枠を使う光景を、新聞が見のがすはずはなかった。ある新聞は、女性たちが「自分たちの兵士手芸家」をいかに誇らしく思っているかを報じた。男女逆転の例が視覚的に示されたことにマレーは大喜びで、「私たちは、男性も家で縫いものができると証明したのです」と語った。[67]

明け方から消灯までが、このように目が回るほどあわただしい活動で埋められたとすれば、ときおり少し静かにしてほしいと思う者が現れたとしても驚くには当たらない。他院の患者は、ときどき、大声や騒ぎや訪問に抗議した。ワンズワースの第三ロンドン総合病院では、エンデルストリート同様ほぼ毎日娯楽が提供されていたが、砲弾ショックなら行事に参加しなくて済んだのにという、とある患者の声が漏れ聞こえた。[68]だが、エンデルストリートの男たちは、情け容赦のない活動的な日々を受け入れたばかりか、中断されるようなことがあれば不満の声をあげた。トラファルガー広場のそばで夫のユースタスと菜食主義者向けのレストランを営むハリー・マイルズが、在籍する「ロイヤル合唱隊」を連れて、一〇月にエンデルストリートにやってきたときのことだ。[69]到着してみると、娯楽室は、あるいはベッドや長いすに横になり、あるいは車いすに乗った患者でぎっしりの状態だった。オーストラリア兵数名も含め、多くは手や足がなかったが、みな「陽気で楽しそうだった」とハリーは書いている。コンサートが始まるのが待ちきれず、男たちは、ブツブツ言ったり野次ったりしはじめた。それでも、ハリーと合唱隊の隊員は舞台の袖で待ちつづけた。「気分が沈んではいけないと」男たちは知らされていなかったが、隣接する教会でまもなく葬儀が始まるはずで、そのためにコンサートの開始を遅らせていたのである。だが、亡くなった兵士の父親が列車に乗り遅れたため葬儀の開始が遅れていた。「とうとう、兵士たちはそれ以上待てなくなった」とハリーは日記に書いた。「それで、気の毒に、外にはまだ砲車が止まっていたけれど、私たちはコンサートを始めた」。今にも葬儀が始まるかもしれないと気が気でなく、男たちの手足が不自由な様子にも心が乱れる中、ハリーは必死で笑顔を保とうとした。「むしろ泣きたかった」

どん底の日々でも男たちの陽気さは失われなかったが、女たちの中には、一九一五年が終わりに近づくにつれて泣きたい気持ちをつのらせる者もいた。クリスマスの準備で社交活動が活発化するにつれ、緊張も頂点に達しようとしていた。[70] クリスマスの時期くらいは戦争のことを完全に忘れてしまえるようにと、有償のスタッフも無償奉仕者も患者もみな等しく、エンデルストリート陸軍病院を楽しい冬の不思議の国《ウィンターワンダーランド》に変身させる手助けをさせられ、祝賀の狂騒の一翼をになわされた。患者はそれぞれの病室を飾りつけるよう指示された。最高の飾りつけをした病室に与えられる賞を競い、男たちは、ベッドフレームに西洋ヒイラギを巻きつけ、天井からちょうちんをぶら下げ、紙切れや端切れで独自に飾りをつくった。紙でつくった花と日傘を飾って日本の風景を模した病室もあった。

一方、ベシー・ハットンと娯楽部門は、過剰供給気味のクリスマスの出しものを昼夜兼行で企画した。プログラムの二つの呼びものは、『アラジン』を——おおまかに——下敷きにしたおとぎ芝居と、一七すべての病室を練り歩く「聖人の行列」だ。ハットンは、ふだんからつき合いのある友人たちに声をかけ、オランダ生まれの演劇興行主ジャック・グラインの妻、アリックス・アウグスタ・グラインを説得して芝居の台本を頼み、第一線の俳優たちをおだてて出演を承諾させた。[71] 同じころ、ロビンズとハラデンは、額をつき合わせて行列の計画を練った。行列では、無償奉仕者たちが、病室名になっている聖人に扮する必要があった。無償で働く者の中にたいして忙しい思いをしなかった者がいたのは確かだ。ロビンズは一二月のあたまに風邪をひいて寝込み、年末まで寝ついていてしまった。

クリスマス前の狂騒が加速するにつれ、働く者たちのあいだの緊張も高まった。手首をけがしたにもかかわらず決然として孤軍奮闘していたハラデンは、一二月中旬、珍しく図書室にマレーの訪問を受けて驚いたが、その機をとらえて日ごろの不満をぶちまけ、「私たちがなにもしていないとお思いですよね」とくってかかった。[72]そんなことはない、頑張っているのは百も承知だとマレーは強調し、もっと本を買う資金を提供しようと申し出たが、同時に――ハラデンがぞっとしたことに――患者が自由に中身をとれるよう本棚の鍵を開けたままにしてほしいと言ってきた。マレーに腹をたてたのはハラデンだけではなかった。ベシー・ハットンは、マレーが劇の準備に「まったく興味がなく」、そのために関係者はみな「気分を害しがっかりすると同時に、立腹し仕事にも支障をきたしている」と信じて疑わなかった。とはいえ、マレーが、不機嫌な勤労奉仕者の懐柔よりずっと重要な問題を片づけなければならなかったのはまちがいない。

マレーが無関心だった、あるいはそう思われていたにもかかわらず、芝居も行列も大成功で、新聞雑誌で絶賛された。年末の行列の主賓は、アレクサンドラ妃とその娘たち、第一王女《プリンセス・ロイヤル》とビクトリア妃、そして孫娘のモード妃で、王室専用車で到着すると、玄関で、病院用務員で構成された儀仗《ぎじょう》兵の出むかえを受けた。一行は聖アン病室に案内され、患者に混じって席につくと、聖人の行列が通るのを見物した。病院の合唱隊がクリスマスの聖歌を歌うなか、人気女優のリリアス・ウォルドグレイブ扮する聖母マリアを先頭に、大きなつくりものの羽根をつけた天使ガブリエル、そしてA（聖アン）からZ（聖ゼノビア）まで病院の全守護聖人が、ベッドのあいだを縫うように進んだ。聖人のあとには、ベッドの上に贈りものの雨を降らせながら、ミス・コンティ所属の子どもの踊り手がピエロや道化師の格好で続き、動物――ロバもいる――の着ぐるみを着た寄せ集めのスタッフの一団も病室を跳ね回った。アンダーソンの二人の甥、八歳のドナルドと一一歳のコリンも〝徴用〟された。兄弟は、五人の少年とともに聖フェリキタスの七人の子ども役として、聖人に扮した母のアイビーのあとをぞろぞろついて歩いた。歩きながら飾りつけのなされた病室を見回し、それが「一一歳の目にはとてもすばらしいものに見えた」とコリンはのちに回想している。[73] 一方、彼の母親に従う子どもたちがいかにも「不ぞろい」なのが患者には大うけで、行列のあいだじゅう弟のしゃっくりが止まらないのを見てますます興がって浮かれ騒いだとも、コリンは書いている。出しものは「たいそう面白かった」と感想を述べて王室一行が退出すると、行列は残りの病室を回って歩いた。クィーン誌は、ロンドンの病院で企画されたあらゆるクリスマスの出しもののうち、エンデルストリート陸軍病院の行列が「勝利の栄冠」を勝ちとったと断言した。[74]

二日後におこなわれたおとぎ芝居は、さらに大きな称賛を浴びた。ロンドン演劇界の花形俳優の一団が、アラジン、寡婦のトワンキー、魔法使いの役を演じ、観客の男たちは、エンデルストリート風のひねりのきいたアラビアン・ナイトの世界にいざなわれた。あるシーンでは、病院の門扉の前に用務員が一列に並んで臨時巡査の教練を受け、別のシーンではマレーとアンダーソンが主役となり（二人の女優が巧みに演じた）、手術をしてそれまで血も涙もない冷血漢だった魔法使いに心臓を埋め込んだ。男たちはこれがおおいに気に入り、エンデルストリートが登場したことに拍手喝采し、合唱に加わった。タイムズ紙は、この催しものが「大成功」であったと評し、同紙の評論家は、「読者諸兄にも、喜びにあふれた患者たちの顔を見せたかった。負傷した英雄たちの歌声を聞かせたかった。声をそろえてあらゆる流行歌を歌ったのだ。才能豊かな若き作曲家兼指揮者のハワード・カー氏がよどみなくピアノで伴奏した。同胞の若者たちの記憶に残り誇りとなるできごとだった」と興奮気味に書いている。[75]

熱狂的な拍手喝采の中、芝居は幕を閉じた。だが、その裏では、不満の大鍋がふつふつと煮立ち、沸点に達していた。まだ自宅で静養中のロビンズに行列の成功をくわしく報告するあいだも、ハラデンは激高していた。用務員がまだ特別扱いされていると信じ切っていて、無償の働き手や娯楽部門や看護婦を不安にさせているとマレーを非難した。そして、「娯楽部門へのM先生の接し方ですが、あんな態度、これまで一度だって見たことがありません。先生も他の人たちも、用務員のこととなると目の色が変わるんです——本当にこだわりが過ぎるとしか。用務員以外はどうだっていいんです」と書いている。[76] ハラデンの言によれば、マレーは、ハットンと娯楽委員会を「ただの奴隷かなにか」だと考えているようだった。王室の訪問を手配した図書係助手のフォーブスには、特に「冷淡もいいところ」だったし、看護婦もみな、自分たちではなく用務員が当日の指示を受けたと知ってざわついていた。「用務員は全員整列して王室の方々をお出むかえしました。先生と、そのうしろにうさぎみたいに神妙にくっついている総看護婦長といっしょに。看護婦はだれもいませんでしたけどね」。翌日、おそらく好意的な新聞評に気をよくしたのだろう、マレーとアンダーソンが、ハットンとフォーブスにわざわざ感謝の意を伝えにきた。ハットンの怒りは鎮まったが、フォーブスは「憎々しげな」様子のままだった。

ハラデンはそのままでは気持ちがおさまらなかった。それで勇を鼓して専任の助手がほしいとマレーに頼むと、すぐに了承され、パリで部隊に加わったイザベル・ロウがその任に当てられた。それでもまだハラデンは、マレーの一部の「無神経な発言」に文句をつけており、もうマレーがなにをしてもこの作家の気持ちを鎮めることはできないように思われた。ハラデンは、友人のロビンズに早く戻ってほしいと訴え、一刻も早く話し合いの場をもちたがった。

ロビンズはもううんざりだった。それで、腰痛と虫歯と倦怠感を訴え、健康がすぐれないことを理由に図書係の職を辞したが、フロリダの弟に招待されると二つ返事で飛びついた。[77] この知らせにハラデンは深く傷ついた。これは「爆弾」だと——当時の状況を考えれば軽々しく使われる言葉ではない——ロビンズに告げ、その決断に「私はすっかり取り乱し」「見捨てられたように感じた」として、渡航前にロビンズに会うことを冷ややかに拒否した。ロビンズが旅行用の服を購入した足でエンデルストリートを訪ね、アンダーソンに別れの挨拶をすると、彼女が辞職してハラデンがいかに気落ちしているかを強調された。「病気になった私が全部悪いんでしょうよ」と、ロビンズは日記に怒りをぶちまけた。「辞めて――せいせいした。もうたくさん」

ロビンズの突然の辞職は、娯楽部門の摩擦の解消にはほとんど役立たなかったが、別のところで驚くべき影響力を発揮した可能性がある。数週間後、ニューヨークに向かうロッテルダム号の船上で、ロビンズは偶然、ウッドロー・ウィルソン大統領の腹心の友であるエドワード・ハウスと知り合った。[78] ハウスは、戦争に対する国家の政策について助言すべくアメリカに戻るところだった。ウィルソンはアメリカの中立の維持を公約にかかげて再選されていたが、ハウス――兵役には就いていなかったがハウス「大佐」というニックネームで呼ばれていた――は、ドイツとの講和条約締結を仲介するかたちでイギリスとフランスを援助したいと考えていた。一〇日間の船旅のあいだにハウス夫妻と親しくなったロビンズは、アメリカが連合軍側について参戦すべきだという意見を強く主張してほしいと「大佐」に熱っぽく訴えた。そして、自説の正当性を示す根拠として、エンデルストリート陸軍病院での経験を引き合いにだした。いわく、エンデルストリートでは、病院で働く女性と戦士のどちらも自発的に動き互助の精神を発揮するのを目の当たりにしたが、これはイングランド――つまりイギリス全体ということだが――では戦争に対するごく当たり前の態度だと、自分は信じている。「もしイギリス人といえば、あそこの陸軍病院の人たちしか知らないとしても、この戦争で自分がどこに心を寄せるべきであるかは当然承知しています」。明らかにロビンズの話に心を動かされたハウスは、新聞に自分の意見を投稿するよう彼女に勧めた。のちにロビンズはこれを実行に移す。数週間後に発行されたニューヨークタイムズ紙に彼女の記事が掲載された。その中で、彼女は、開戦以来イングランドで自分が目にした変化を描写した。男性も女性も自分のことはいったん置いて、「みずから進んで協力しようと」入隊し銃後を守った。この心意気には全土で「国民の品格を高める効果」があった。ロビンズは、同盟国の自由を保証できない和平協定をイギリスは受け入れないだろうと確信しており、イギリスをその信条のために「血を流して死」なせないでほしいと、アメリカの同胞に訴えた。彼女の主張がハウスの考えを変えたという証拠はないが、エンデルストリートで共有された価値観が、最終的にアメリカを参戦に向かわせるのに多少なりとも影響を与えたと考えたい誘惑にかられる。

緊迫した状態は続き、だれかが激高することもあったが、年が改まり一九一六年になると、エンデルストリートの女性たちが陸軍省の懐疑派を打ち負かしたことがはっきりした。彼女たちは、六カ月以上生き延びただけでなく、女性も男性と変わらず陸軍病院を運営できるということを、広く世間に、それも昂然と証明した。総看護婦長のグレイス・ヘールの言葉を借りるなら、水に放り込まれ沈みたくなければ泳ぐしかないというべき状況に直面しながらも、「沈まずまだ泳いでいる」のだ。[79] だが、本当の試練はこれからだった。

第６章　女ばかりで男がいない

ロンドン、エンデルストリート　一九一六年二月

ニナ・ラストは、「兵舎《バラック》」と呼ばれるスタッフ用宿舎の共同寝室に案内された。[1] そこはせまいベッドが八台置かれた窓の小さい陰気な部屋で、階下の解剖室と切断した手足の焼かれる近くの焼却炉の臭いが充満していた。部屋には「マレー」というニックネームがつけられていたが、いかにもな皮肉である。エンデルストリートに陸軍病院ができるという話を耳にしたときから、二〇歳のニナは、そこで働こうと心に決めていた。二つ下の妹バーバラは、すでに女学校を卒業するタイミングで看護助手として採用されていた。ニナは血を見ると必ず失神したが、それで応募する気がそがれることはなく、「とても気が滅入る」仕事だと妹が報告してきても、決心は変わらなかった。だが今、死と腐敗の臭いがまとわりつくなかで簡素な部屋を見回していると、勇気もくじけそうだった。

バッキンガムシャーで教会区牧師の家に生まれたニナは、四人きょうだいの長子で、弟妹とともに何不自由ない中流家庭の子ども時代を過ごした。養育係の世話を受けたあとは次から次にやってくる住み込みの家庭教師に勉強を教わった。子どもたちは、一日の大半を、緑色のラシャ地の扉で屋敷の他の区画から隔てられた、勉強部屋と二つの寝室のある子ども部屋で過ごし、家庭教師を翻弄した。ハツカネズミ、カイコ、シロネズミ一匹からなるミニ動物園を少しずつ拡大し、鳥の卵や蝶、古い片手鍋で煮沸して汚れを落とした小型の哺乳動物の骨格を収蔵する博物館もつくった。二人の弟が寄宿学校にやられたあとも、姉妹は家に残った。頑固で運動好きのニナは、冒険心も強かった。勉強しないでいいとなれば、飛びだしていって鞍も置かずにポニーで野原を駆け回ったし、週に一度の地元の狩りは一度も欠席しなかった。バーバラはもっとずっとおとなしく控えめで、向こう見ずな姉の陰に隠れがちだった。自宅学習の仕上げとして（それ以上好き勝手をさせないためもあったろう）、一六歳になると、ニナはロンドン北部の花嫁学校にやられ、そこで五学期を過ごした。バーバラもノーフォークの別の学校に送られた。

多少ダンスが上達し少しは立居ふるまいも身について学校から戻ると、ニナは、園遊会や夜を徹しての舞踏会に明け暮れた。そんなときは、休まず踊り、付き添い役の目を盗んで異性をからかって楽しんだ。小柄できゃしゃで、大きな瞳とすんなりと形のよい唇をもつニナは、知り合いの若者たちに人気があった。相変わらずスポーツ好きで、白いワンピースに白いストッキング、白い手袋と、装いは控えめながら、強力なアンダーハンドサーブで男女混合のテニスの試合に参戦した。一九一四年のはじめには、一年後に「社交界にデビュー」したあとおばと海外を旅行し、ゆくゆくは、この人という相手と巡りあって結婚するのを楽しみにしていた。一九一四年八月、ニナがテニス大会に参加していたとき、宣戦布告の一報がもたらされた。その場にいた若者たちとはそれきりになった。開戦からいくらも経たないうちにみな戦死してしまった、とのちに彼女は語っている。

テニスのパートナーや他の男友だちがわれ先にと入隊するなか、ニナは、自分もなんらかの形で戦時活動にかかわろうと決心していた。そして、年が明け、志願可能な年齢に達するとすぐＶＡＤ――救急看護奉仕隊――に登録し、ハートフォードシャーの大邸宅、アシュリッジハウスで調理助手として働きはじめた。建物の一翼が回復期の兵士四〇人を収容する病院として使われていたのである。彼女の行動は必要に迫られてのものでもあった。両親が戦争のせいで株で大損したため、自活する必要があったのだ。バーバラが開院後すぐエンデルストリートに看護助手として採用されると、ニナは自分もそこに移ろうと決めた。しかし、妹が「生まれながらの看護婦」であるのに対し、自分は看護の才能もなければその仕事をしたいとも思わなかった、と率直に認めている。アシュリッジで一二カ月の任期を過ごすあいだに、事務職に就けるよう祈りながら、求人に応募した。

やっと欠員が生じ、ニナは喜びいさんでロンドンにやってきた。静かで平和なハートフォードシャーの田園地帯とは天地の差があった。開戦から一八カ月が過ぎ、首都の通りは兵士でごった返し、利用できる建物はみな軍用に改装されていた。セント・ジェームズ・パークの湖も水が抜かれ、そこに陸軍省の建物が仮設されていた。ロンドンは「ただの軍の野営地になりつつある」という者もいた。[2]エンデルストリートまでくると、ニナは、不安な気持ちで黒い鉄の門をくぐった。

面接は「不安がかきたてられる」経験となった。二人の指揮官、マレーとアンダーソンを前に、ニナは震えあがってしまった。「マレー先生は気むずかしいスコットランド人」で、アンダーソン先生は「厳格」だったと、のちに彼女は回想している。だが、二人とも活動的なサフラジェットだったという事実にはたいそう感じいった。自分自身は幼すぎて参政権運動に参加できなかったが、気勢をあげながら行進する女性たちを、ニナは遠くからうっとり眺めていたからだ。二人の女性がやせて青白い顔――エンデルストリートを運営する重圧でいっそうやつれたのはまちがいない――をしていることに気づき、ハンガーストライキのあとが刻まれていると確信した。用務員としてひと月試験採用されることが決まり、不安はあったが、彼女の心は躍っていた。

今、窓から一番遠いベッドの上で荷をほどきながら、ニナは、恐れおののきつつ将来に考えを巡らせた。「厳しい試験」をクリアしなければエンデルストリートに残れないことはわかっていた。だが、少なくとも今は「実際に真っ只中にいる」。ニナは制服をもらい、それを誇らしげに手入れするようになる。ほどなく撮影された写真には、上着のボタンを上まで留め、長いガーゼのベールのついたボンネット形の帽子をかぶり、考え深げな、しかし断固とした表情を浮かべたニナが写っている。その制服は、名前のついたラベルがしっかりと裏地に縫いつけられた状態で、今日《こんにち》まで永らえた。彼女が想像したとおり、続く二、三週間は実に厳しい試練の日々となる。

ニナは、第一次世界大戦中に国内外の病院や回復期療養施設で働いた、一二万人をこえる無償奉仕者――多くは女性だ――の一人である。そうした奉仕者の多くはVAD計画に組み込まれた者だった。[3] エンデルストリートで看護や清掃、調理、運搬、事務の仕事をまかされた女性は、マレーとアンダーソンに直接採用されていたが、VADで働いたのちにやってきて、ほぼ同じ原則のもと、ほぼ同じ仕事をするために雇われた者も多く、そのときに、VADで生じていた問題の多くも、いっしょにもち込んだ。

一九〇九年に実行に移されたVAD組織計画は、もともと、戦争にそなえて銃後の陸軍医療を強化すべく、男女を問わず応急処置などの技術を訓練するために設けられたものだった。一九一四年には、全国各地にざっと八万人の救急看護奉仕隊員がおり、イギリス赤十字社とセント・ジョン・アンビュランスに監督されていた。女性が三分の二を占め、全員ではないにせよ、ほとんどが中流または上流階級の出身で、肉体労働も軍事教練も経験はないに等しかった。一部は応急処置講習や衛生講習、調理実習の修了者で、ごく少数、看護婦の資格をもつ者もいたが、かぎられた医学知識しかもたない、あるいはまったくそうした知識をもたない者がほとんどだった。実務能力の不足を、彼女たちはたいてい意気込みでおぎなった。キャサリン・ファースという隊員は、所属する隊で陸軍省が主催する担架運び大会に参加したが、自分のチームが担架も患者も落としてしまい、部隊全体に恥をかかせた。[4]

戦争が始まると、何千人というVADの隊員が陸軍省に詰めかけて戦地で手助けがしたいと訴え、そのあいだにも、国内でさらに数千人がVADへの入隊を志願した。隊員たちの「訴えがあまりにしつこく」、かつてVAD計画の立ち上げに尽力したイーシャー卿は、開戦当初、そんな計画に関心をもったことを悔やんでいるとうわさされた。[5] 一九一四年一〇月、担架運びの失態はあったものの、キャサリン・ファースが、二〇人の女性VAD隊員をともなってブローニュに向かうことを不承不承ながら許可され、海外に送られた最初のVADとなる。マレーとアンダーソン同様、ファースも、医療部隊上層部から敵意を向けられ途方に暮れた。そして「彼らはわれわれのことが理解できなかった。女性は戦争のお荷物でしかなかったのだ」と書いている。ファースとその一行は、ひるむことなく、使用されていない客車を「休息所」とし、[6] スイトピーやキンレンカの鉢で華やかにして、その後五週間にわたり、病院列車で到着した三万人の負傷兵に、温かい飲みものを提供し応急処置をほどこした。彼女たち先駆者のVAD隊員は実力を証明する以上の働きをした。今度は陸軍省が助けを請う番だった。

一九一五年二月、陸軍省は、広く国内外で開設が進められている陸軍病院で、訓練を積んだ看護婦の監督を受けながら看護助手として働くよう、VADに要請した。こうして、大急ぎで基本的な看護の訓練を受けたVAD隊員（ほとんどが女性である）の一団が、年二〇ポンドに食事と部屋つきで、負傷したイギリス兵の病院看護の大部分をになうようになった。その年の秋には、VAD計画が拡大され、男性が戦地に行けるよう、事務、調理、清掃、調剤といった仕事を肩代わりする隊員も募集されるようになった。こうして全国の病院に押し寄せる善意の無償労働者が前例のない数に上ると、問題がもちあがるのも当然のなりゆきだった。

宝石や毛皮を身につけた有閑貴族の女性が、自分もなにかの役に立ちたいと、今はキャサリン・ファースが巧みに切り回すロンドンのVAD本部に詰めかけた。そうした女性のある者は、青色の制服の見栄えがよくないからとひいきの高級婦人服専門店に送って仕立て直させ、またある者はブラウスのえりの下に真珠のネックレスをつけた。[7] 中には、レディ・ベネシア・スタンリーのような社交界の名士もいた。倍ほどの年の開きがありながら、ハーバート・アスキスの親密な相談相手となっていた女性だ。[8] 一九一五年のはじめ、ベネシアがVADとしてロンドン病院で訓練を始めると、アスキスは、彼女が「まずどんな家政婦でもできることをする」のが気にくわないと述べ、「これほど信じがたく理不尽な無駄づかいは人生ではじめてだ」と断じた。どうやら、それまでに何十万という若者が戦場で無駄に命を失ったことは忘れていたようである。彼の息子の妻、レディ・シンシア・アスキスも、割り振られた任務をこなした。友人のパメラ・リットンの将校専用病院で働いたのだ。もっとも、キッチンでの二時間の勤務で「くたくた」になったらしいが。[9] 陸軍病院の病室の担当として、裕福な無償の働き手が大勢送り込まれた結果、職業看護婦とのあいだにさまざまなあつれきが生じた。

三年の病院実習で看護技術と倫理綱領を学んだ正規の看護婦は、当然ながら、中途半端な訓練しか受けていないこれらの女性に重態患者の看護はまかせられないし、つとまりもしないのではないかと危惧した。多くが、こうした「無知なしろうと」――医師や患者からはふつうに「看護婦さん」と呼びかけられ、「主任」

と呼ばれることさえあった――がプロの水準を大幅に低下させてしまうのではと案じた。[10] それだけで済めばよいが、看護婦には医師のような登録制度がないため、戦争が終わるとVADの隊員が自分たちの職業に割り込んでくるかもしれないと、彼女たちは懸念した。男性医師が女性の同業者に対していだいた懸念とよく似ている。反発の先頭に立ち、ブリティッシュ・ジャーナル・オブ・ナーシング誌は、フランスの病院で赤十字社の看護婦が白い絹のストッキングやかかとの高い靴を履いている光景は、「礼儀作法の観念を打ち砕くものだ」と文句をつけた。[11] VADの隊員たちの方にも問題がなかったわけではない。

多くの隊員は、明らかに、自分たちより社会的に劣るとみなす職業看護婦から雑用を言いつけられるのをよしとしなかった。自分たちは愛国心と自己犠牲というもっと崇高な理想のために奉仕しているのだと考え、働いて生計をたてなければならないこれらの女性を見下した。中には、職業看護婦は仕事に対し妥当な給料を支給されるが、陸軍病院の仕事のほとんどは自分たち看護助手がやっているのだと言いだす者までいた。フローラ・マレーもまちがいなく同じ意見だった。キャサリン・ファースも同様だ。陸軍病院で広まった流行歌――おなじみの軍歌の替え歌だ――の歌詞は「V・A・Dが仕事して、看護婦さんが金もらう」と辛らつである。[12] ファースは、それを「ざれ歌」としつつも、「そこにひとかけらの真実が」あると述べた。ある意味では、まったくそのとおりだった。VADは、数にものをいわせて、ほぼ無報酬で仕事の大半をこなしていたのである。

ヴェラ・ブリテンをはじめとする他の無償奉仕者たちも、自分たちを、看護する相手の男性のよく気のつく情け深い友人と形容する一方、上司の看護婦や総看護婦長を、VAD隊員にも患者にも冷淡でいじわるながみがみ屋と評した。ブリテンは、ロンドン南部、カンバーウェルの第一ロンドン総合病院で、一九一五年一〇月にVADとして働きはじめたが、自分は「神聖で輝かしい」仕事に取り組んでいるのに、職業看護婦は「痛みに無関心だ」と考えた。西部戦線で戦っている婚約者のローランド・レイトンにも、「病院の看護婦には、なにかしら欠けていて冷淡なところがあります――まるで、自分の中から思いやりの気持ちをぜんぶなくしてしまわなければ、立派な看護婦になれなかったみたいです」と書いて知らせている。[13・14]

だが、VADの進出によって金持ちと貧乏人がひとつになり、「公爵夫人と女子工員が」同じ制服を着て同じ目的のために働く階級差別のない仕組みができあがった、と主張する者もいた。ホテルを転用したある病院では、かつての支配人が、いつの間にか、以前は自分の下で働いていたポーターに階段の掃き方を教わっていた。パンチ誌の漫画には、ロンドンなまりの少女が貴族の女性に「はやくそん皿を洗っちまって」と命令している様子が描かれている。マンチェスターの陸軍病院などは、働き手のほぼ全員が地元の製粉工場の工員で、病室を掃除してから工場に出勤し、終業後に食事の世話とベッドの準備に戻ってくるのだった。[15]

ニナ・ラストと妹のバーバラは、エンデルストリートで採用された用務員の典型で、それまでの二人の経験は、他の陸軍病院のVAD隊員のものとよく似ている。エンデルストリートの用務員の多くは、ニナ同様、他の病院でVADとして働いていた。だが、経験や出自がどうあれ、面接ではみな、知性と決意の固さと快活さという特別な資質をさがし求めるマレーとアンダーソンから厳しい質問攻めにあった。二人は、それがエンデルストリートの「精神」に欠かすことのできない要素だと信じていた。VADと同じく、エンデルストリートにも、毎朝運転手つきの車で門のところまで送ってもらい、それから仕事着に着替えて床を磨き、しびんの中身を空け、カートを押すような、裕福な特権階級の女性たちがいた。多くが、ニナやバーバラのように、住み込みの家庭教師から勉強を教わり、召使いにかしずかれて育ち、そのあと私立学校に送られていた。[16] 少なくとも一六人の用務員はローディーンスクールで学んだことがあり、二人はこちらも名門のチェルトナム・レディース・カレッジの出身で、七人はかつてアンダーソンもかよったセントレナーズを出ていた。異なる文化や階級の衝突は、当然ながら、用務員と職業看護婦とのあいだに摩擦を引き起こした――ベアトリス・ハラデンが痛いほど感じていたのはそれだった。

エンデルストリートの用務員の一人、アリス・ビクトリア・ブレイクが伝えた住所は、ハートフォードシャー、マッチハダム、パレスだった。[17] ロンドン主教の旧邸だった場所である。一家は州の社交界の名士で、代々軍人の家柄だった。長兄は、開戦後いくらも経たないうちにフランスで戦死し、別の兄はまだそこで兵役に就いていた。アリスは、エンデルストリートにくるまで、フランスの陸軍病院でVADとして働いていた。ネスタ・カルーという用務員は、ベルグレービアに――別々に――居住するカルー卿夫妻の娘で、一八カ月間エンデルストリートで働いたあと、VADとして将校専用病院に移っていった。[18] 一九一六年に六カ月間エンデルストリートで働いたベティ・マナーズは、フォストンのマナーズ男爵の娘で、のちにアスキスの三男、アーサーと結婚する。[19] 多くは、ニナとバーバラ同様、豊かなロンドン周辺諸州《ホーム・カウンティ》の出だったが、イギリス諸島の片すみや、さらに遠くから来ている者もいた。

エンデルストリートの用務員として働こうと、はるばるカナダやオーストラリアや南アフリカからやってきた女性たちもいた。[20] その一人、フランセス・リンドル・シュライナー[21]は、ケープタウン生まれで、法律家でこの植民地の首相もつとめたウィル・シュライナーの娘だった。父親は、人種に関係なくアフリカ人全員に参政権を求める運動を展開しており、一方、伯母のオリーブ・シュライナーは、文筆家で社会改革家でもあり、その著作『女性と労働』は、イギリスとアメリカで、女性に平等に働く権利を求める動きに大きな影響を与えた。ドットという愛称で呼ばれたフランセスは、一九一〇年にケンブリッジ大学ニューナム・カレッジを卒業すると南アフリカに戻った。そこでの弁護士資格は得ていたが、女性は開業を許可されず、働くことができなかった。戦争のあいだ家族はロンドンに移り住み、ドットはイギリスとフランスの陸軍病院で

VADとして働いたあと、エンデルストリートにやってきた。のちに彼女は、自分の体験をもとに、『病院のスケッチ』という短編集を出版している。

VADとして働いた経験があろうとなかろうと、用務員はみな、VADの不格好な青い長いドレスではなく、エンデルストリートの薄茶色の制服を着用した。意のままになる召使いがそろい絹のシーツで眠ることに慣れていようがいまいが、今はみな病院の「兵舎」のせま苦しい寒い部屋でいっしょに暮らしていた。そこで夜明けとともに起き、それぞれの雑用をはじめるのだ。

一九一六年二月、初日の仕事に就くべく制服を着ると、ニナは中庭に向かった。用務員は、そこで毎朝RAMCの（男性）准尉から教練を受ける。希望していた事務の仕事ではなく、彼女は、最重傷者が看護される、南の区画にある三つの病室に割り当てられた。この病室には「動物園」という別名があった（これもまた医療現場の皮肉なユーモアである）。多くがひどい膿創《のうそう》を負った、せん妄状態の患者のうめき声や叫び声が、病院のあらゆる場所に届いたからだ。アシュリッジハウスのキッチンで働いた一二カ月の経験など、なんの役にも立たなかった。

毎朝午前七時に、各病室から汚れた包帯の入った大きな容器を集め、それを一つずつエレベーターで降ろして庭にある焼却炉に運ぶところから、ニナの一日の任務が始まる。病室は上下に並んでいたので、ニナは、最上階から始めて一階ずつ下りていった。次の仕事は、各病室で石炭を燃やして出た灰を容器に集めて捨てることだ。それから病室に石炭入れを取りに戻り、庭の石炭貯蔵庫に持っていって石炭を詰め、引きずって帰る。全部で八個あった。吹き戻された灰で咳き込みながら、ニナは、指関節のところに擦りむきをつくって、重たい石炭入れをかかえて貯蔵庫のせまい階段を上がった。急いで朝食をとったあとは、病室に戻って、火の番をし、灰皿の中身を捨て、床を掃除した。そのあいだも、意識もうろうとした患者がうめいたり叫んだりする声が、彼女の耳朶《じだ》を打った。[22]

患者の中には、熱やモルヒネで錯乱し、やむなくベッドにくくりつけられた者もいた。そうした者たちが、拘束具や骨折部固定用のベッド上の牽引枠を外してほしいと、ニナにせがんでくる。「そういう気の毒な患者の中には、ぞっとするような人もいた」と彼女は回想している。血を見るのが恐いため、毎日の傷の手当てで患者が苦しむのを見るのは耐えがたかった。目の前の光景や音や臭いが耐えられないのはニナだけではなかった。ときどき、同僚「看護婦」——用務員は全員こう呼ばれた——が、医師が診察できるよう壊疽を起こした足を持ち上げていなければならないときに、意識を失って倒れることがあった。だが、ニナがもっとも恐れたのは、最上階の手術室まで車いすで患者を連れていく仕事だった。術前麻酔をするために患者を送り届けたあとも、手術室の片すみに、術者たちから見えないように注意して立ち、手術が終わったばかりの別の意識のない患者をいつでも本人の病室まで連れ帰れるよう、待機していなければならなかった。彼女の恐怖に拍車をかけたのは、戻る途中で患者が麻酔から覚めはじめ舌をのみ込もうとしないよう、くれぐれも注意するよう言われたことだった。残りの時間は、「とりわけきつい仕事や汚れ仕事を押しつけたい人にいいように使われて」過ごした。

毎日、一日が終わるころには、ニナは疲れ果て、さむざむとした共同寝室のベッドに倒れ込んで眠ろうと努力する以外なにもできなかった。だが、その眠りも、下の中庭で、突然救急車隊の到着を知らせる鐘が鳴って妨げられがちだった。そのときは、寝間着の上に制服を引っかぶり、帽子の中に髪を押し込んで、担架係の任務を果たしに中庭に下りていく。そして、目をしょぼしょぼさせあくびをしながら、仲間の用務員とともに一列に並び、灰色の救急車が何台もやってくるのを待つのだった。救急車隊の到着が遅れるときは、到着まで床に横になって眠ることが許された。やがて、ニナは、担架の頭と肩側を持つようにした方が、重い側ではあるものの、足側を持って後ろ向きにエレベーターまで歩いていくより楽であることに気づいた。平均より背が低く、手も小さく、しかも担架の持ち手は男性用につくられているので、ニナは負傷者の体重を支えるのに苦労した。あるときは、体重が一〇〇キロある兵士を運ぶことになり、痛くて悲鳴をあげたが、それでも彼女は荷を下ろそうとしなかった。あとで手首をひどく痛めたことがわかった。割り当てられた病室まで患者を運び、空の担架がそれぞれの救急車にしまわれるのを待っていると、数時間ベッドに戻れないことも珍しくなかった。そんなときでも、ともすれば患者が痛みに叫んだりうめいたりする声で目が覚めた。ジェーン・オースティンの小説が特効薬になることを、ニナは知った。そこには「別世界」が描かれていて、「不快なものごとをつかの間忘れさせてくれる不思議な力」があった。

陸軍病院の看護助手のほとんどは、驚くほどの早さで、患者の苦しみという恐怖の体験に慣れていった。ヴェラ・ブリテンは、看護婦が壊疽を起こした足の傷の包帯を替えるのをはじめて手伝ったとき、「吐きそうになり失神」したと白状している。その傷は「ねばねばしていて緑色で真っ赤で、骨がむきだしになっていた」[23]。二年後、フランスの前線に近い病院に移ったときには、悪臭のする手術室の汚れた包帯や切断片の中で、平気で紅茶を飲みケーキを食べられるようになっていた。こちらもVADでのちに自伝を執筆するイーニッド・バグノルドも、二、三カ月患者の苦しみに接するうちに、哀れみの気持ちが「枯渇して」いることに気づいた[24]。そして、「一瞬でも気の毒に思うのをやめると、その瞬間に、ウィックス氏はやっかい者以外のなにものでもなくなる」と書いている。エンデルストリートの用務員の多くも、同じように、患者のつらい体験に感情移入しないようつとめた。ニナの妹のバーバラ——弱冠一九歳で、夜勤時に「動物園」病室の一つをまかされた——は、エンデルストリートで看護するという「苛酷な」現実を、我慢強く受け入れた。

だが、ニナがそうなることはなかった。

最初の二週間が終わると、ニナは指揮官のところに出頭するよう言われた。叱責されるのか、それで済めばいいが、解雇されてしまうのではないかとびくびくしながら、ニナはフローラ・マレーの執務室を訪ねた。「いったいなにをしたのか、あるいはしなかったのか」と気がかりだった。心配は杞憂だった。マレーから、院内のリネン室への移動を打診されたのだ。規律には厳しかったが、マレーが用務員一人ひとりの限界と特質をよく見ていたのはまちがいない。エンデルストリートでの残りの期間を、ニナはそこで過ごすことになる。

リネン室には三人の用務員が配属されたが、ニナはまさに水を得た魚だった。長時間骨の折れる仕事をすることに変わりはなかったが、少なくとも、ほとんどの時間、負傷した患者から少し離れたところにいられた。今度は、大量の汚れたシーツ、タオル、毛布、軍支給の青色のパジャマ上下を袋に詰めることに、一日がついやされた。各病室に洗いたてを分配する前に、こうした汚れものをすべて洗濯業者——救貧院時代からある洗濯場は使用できる状態になかった——に送らねばならなかった。血や泥で汚れたりシラミがわいたりしたシーツやタオルを新品と取り替えたいという要望はつねに高く、ニナは、ほとんどの時間を、すきま風の入る地下の廊下で、電話ごしに業者にえんえんと不足分を催促して過ごした。

陸軍の規則で、洗濯ものは全品、洗濯にだすときと戻ってきたときに三カ所に記帳しなければならなかった。さらに、合計を記入した大判の台帳を、毎月用務員の一人がチェルシー兵舎《バラック》の陸軍本部まで持参し、監査を受けなければならない。チェルシーの巨大な練兵場を歩くと、ニナは、自分が「とても小さく恥ずかしく」感じ、つくづく制服を着ていてよかったと思うのだった。一つでもまちがいが見つかったり一品でも欠けていたりすると、不正確だとして台帳が突き返され、罪を犯した用務員はマレーの前に呼びだされた。

「マレー先生から辛らつな言葉を二言、三言浴びせられると、みなそのあと何日も気力がくじけてしまった」

勤務は週六日で、週末の休みもたまにしかなく、ニナは仕事でくたくただった。たまに病院を抜けだせる機会があっても、たいていは疲れて散歩する気も起こらず、病院の門の外で停車するロンドンバスに乗って無蓋の二階席に座り、病院前に戻ってくるまで、ぼんやり市街を見下ろしていた。そんな状態でもなお、救急隊当番に当たっていたり空襲警報が鳴ったりで、夜呼びだされることも少なくなかった。

だが、勤務時間は長く仕事はつらく規律は厳しかったが、ニナは最高に楽しい時間を過ごしていた。同年代の女性といっしょに働き親しくつき合うのは楽しく、同僚たちとは固い友情で結ばれた。一ポンド五シリングという週給は「ひと財産のよう」に思えたし、よく目立つ制服を着て外出すると必ず、「つんと澄まして早足で通りすぎるときに」まわりから視線を浴びた。

新聞に掲載されたり家族アルバムにおさめられたりしたエンデルストリートの用務員の写真には、はつらつとした若い女性の姿が多い。カートを押したり、リネンをたたんだり、中庭の階段にひとかたまりになって休憩をとったりしている姿だ。そうしながら、腕を組み、ふざけ合い、みなで大笑いしている。困難で、心の痛む、ときには――空襲の最中など――危険な仕事ではあったが、女性たちは、はじめて知る自由と自立を、それを享受できる金銭的自由も含めて楽しんでいた。彼女たちは、しゃれた制服をはでやかに着こなすと、カメラに向かって大胆にちらりとくるぶしをさらし、いきな様子でタバコを吸った。親や付き添い役の束縛から解放され、休暇で戦地から戻ってきた異性の友人に会ったり、軍服姿の見ず知らずの男性をからかったりもした。たまの休日には、苦労して稼いだ「財産」で、ハロッズでアフタヌーンティーを楽しみ、近くのストランド街の店で買い物をした。

戦時下で節約が奨励され、ロンドン市内の博物館や美術館がいくつか休館していたし、ガソリンが足りず、乗用車や有蓋貨物自動車は馬車にとって代わられていた。それでも、タイムズ紙の記者、マイケル・マクドナによれば、ストランド街は、やはり「ロンドンでもっともにぎやかで活気のある通り」なのだった。[25] 一九一六年の夏に彼がストランド街を歩いたときは、歩行者はほとんどがカーキ姿で――多くは休暇中の軍事訓練キャンプの兵士だった――「あらゆる職場に」女性の姿があった。女性が車を運転し、馬車の御者台に座り、地下鉄の駅で切符を回収し、ホテルで働いていた。「エレベーターボーイ」は「エレベーターガール」となり、ポーターも今では「青色や藤色の上着を着て、ビーズ飾りのついた前びさし付きの帽子をかぶり、膝まである長靴《ちょうか》を履いた怪力の大女《アマゾン》」だった。マクドナは、この後者が「つい目がいく華やかな姿」であると白状しているが、目新しいものの中でも一番のお気に入りは、短い上着に膝丈のスカートをはき革のゲートルを巻いた、路面電車やバスの「女車掌」だった。「動いているバスに飛び乗り、はじめて女性から「しっかりつかまってください」と言われたときは、本当にぞくぞくした」。膝丈までいかずくるぶし丈で止まる場合がほとんどだったとはいえ、スカート丈が短くなったことで、女性は、そうでなければ手の届かなかった職業に就く自由を手に入れた――そうマクドナは思った。とはいえ、この「大胆な露出」によって女性の魅力が薄れることこそなかったものの、「謎めいたところがなくなってしまった」と嘆かずにはいられなかった。

なくなったものはそれだけではなかった。それまで男女を隔てていた旧来の礼儀作法の決まりは、自由な男女交際にとって代わられた。しゃれた制服と「大胆な」スカートで働く女性たちは、休暇中の兵士とふざけ合ったり冗談を言い合ったりした。一番の相手は、ガリポリから撤退し大挙してロンドンに到着しつつあったオーストラリアやニュージーランドの兵士だった。つば広のカーキの帽子をかぶった、長身で細身ながら引き締まったからだつきの兵士たちは、通りでもカフェでも人目を引いた。マクドナの目には「「お転婆娘《フラッパー》」

は彼らを魅了し、彼らも「お転婆娘」を魅了した」と映った。

だが、恋愛関係になるのはよい考えとは言えない面もあった。ニナとバーバラが休日に知り合った多くの異性の友人が戦地から戻ることはない。実家の教会区とは隣同士となる教会区の牧師のひとり息子も、そうした友人の一人だった。陸軍航空隊に入隊するが、一九一八年に一九歳でフランスの戦場で墜落死する。[26]ニナもバーバラも、彼を「弟」のように思っており、実際、弟のマイケルと同い年だった。若者の犠牲は増えつづけるばかりで、姉妹は、戦争が終わるまで「結婚を考える」のはやめようと決めた。代わりにエンデルストリートでともに働き、それぞれの仕事に集中した。

数週間すると、ニナは病院を創設した二人の医師を尊敬し、偶像視さえするようになった。「私も妹も、二人のことが怖くてたまらなかったけれど、深く尊敬してもいた」とのちにニナは回想した。マレーもアンダーソンもひたすら任務に打ち込んでいて、喜んで大義に一生をささげようとしていた、とも書いている。「二人はどんな場合も患者への思いやりを忘れなかった。でも、私たちのうち、自分たちの求める基準に達しない者には、ひとかけらの思いやりもなかった。そしてその水準は恐ろしく高かった」。叱責を受けると「心が押しつぶされ」そうになったが、二言、三言褒めてもらうと「何日も天にも昇る」心地だった。それに、二人の医師はスタッフに厳しい基準を求めはしたが、その女性としての力量をおおいに信頼してもいた。「マレー先生もG・アンダーソン先生も、ぴったりの人材であれば、訓練の有無にかかわらずなんでもやってのけられる、と固く信じていた」

ニナとバーバラが、二人の指揮官との食事にそろって招かれたことがあった。それは、姉妹の考えるところでは、スタッフが受けられる「なによりの褒賞」だった。わくわくする気持ちと怖くてたまらない気持ちが同居するなか、マレーとアンダーソンの院内の居室で「賓客」のように遇され、二人の少女はうっとりとなった。だが、このごほうびの時間は長くは続かなかった。食事会は苦痛にあえぐ患者の叫び声で中断し、すぐさまマレーが患者のもとにおもむいて痛みを緩和する処置をほどこした。「二人の先生はいつもとても忙しく、病院住まいだったから、四六時中仕事をしているように見えた」とニナは回想している。女性ということで「非番であるはずの時間に男性がするように」ほっとひと息つくことができなかったのだ、とも書いている。

私室を確保してはいたが、マレーとアンダーソンには私生活はほとんどなく、二人きりの時間もろくにとれなかった。エンデルストリートでの忙しい時間のあいまを縫い、二人は、今なおハローロードの小児病院を運営し、それ以外の医療の仕事もこなしていた。アンダーソンは、一九一五年のエンデルストリート開院時にニュー・ホスピタル・フォー・ウィメンの職を退こうとしたが、理事会に説得され、一九一六年も、名目上、外科助手として病院にとどまった。[27,28] LSMWでもときどきその姿が認められた。ある日は、オクタビア・ウィルバーフォース——エリザベス・ロビンズの若い医学生の友人——が解剖室で下腿の解剖をおこなっているところにアンダーソンが来合わせ、足底を解剖したことがあるかと尋ねてきた。[29] 翌日手術をするのだが、「足のことを忘れてしまった」ので解剖学的な構造を確認しておきたいという。オクタビアが期待に沿えなかったため、アンダーソンは別の学生のところに尋ねに行った。一方、マレーの方も、時間をやりくりし、週一回ハローロードを訪問し子どもたちに「お土産のおもちゃ」を届けていた。[30,31]

ごくたまに、救急車隊の到着と手術のあいだにまとまった時間ができると、マレーとアンダーソンは、エンデルストリートの中庭やその外で飼い犬——ギャレットとウィリアム[32]——を散歩させた。「ブラック&ホワイト」ウイスキーのラベルに印刷されている有名な犬に似ているというので、ソーホー周辺の公園や通りで、二匹のテリアはよくゴシップの種にされた。二匹はエンデルストリートのマスコットになっていた。年齢が上の黒犬、ギャレットは、アンダーソンによくなついていた。手術室への出入りを禁じられ、ご主人さまが一回の手術を終えるまで扉の外を頑として離れなかった。患者のことは警戒したが、エンデルストリートの制服を着ている者なら、ひと目でそれと見分け、だれでも飛んでいって歓迎した。白い方のウィリアムはだれにでも愛嬌を振りまいた——ただし、近辺に居つく野良猫は別で、大胆にも病院の敷地内に入ってくる猫がいれば必ず追い払った。

愛犬たちが忠実であるように、マレーとアンダーソンも、それまで同様、たがいに相手に対して忠実だった。アンダーソンの甥のコリンは、弟妹とときどきエンデルストリートを訪れているが、そんなときは、若い用務員たちに甘やかされ、「甥や姪が大好きな」ルイザ伯母にささいなことで大騒ぎされたと、のちに回想している。[33]だが、「フローラ先生」(と彼は呼んでいた)は、決して子どもたちを甘やかさなかった。「冷静で控えめな人で、伯母代わりらしくふるまおうという気持ちなど微塵もなかった」らしい。「フローラ先生の愛情はルイザ伯母さんに向けられていて、それは伯母さんの方も同じだった」

ニナとバーバラのラスト姉妹は、終戦までの期間をエンデルストリートで過ごす。二人が家に送った手紙には、救急受け入れ時の様子、空襲、患者とスタッフが耐え忍んだ悲惨な状況がなまなましく描写されており、両親にはそれが大きな不安の種となった。姉妹は最悪の経験の一部は伏せておいたが、それでも両親は、厳格な病院の体制をうわさで知って憤懣をつのらせた。エンデルストリートで働く若い女性の親のうち、懸念を表明したのは彼らだけではなかった。だが、二人の指揮官は、そうした声などどこ吹く風だった。マレーもアンダーソンも、規律には非常に厳しかったが、用務員たちを一人前の大人として扱い、親の干渉から守ってやろうと固く心に決めていた。[34]だから、任務中は部下にひたすら献身を求めたが、余暇は好きに過ごす自由があるということも断固として主張した。これは多くの親にとって大きな驚きだった。マレーは、用務員の親に手紙を書くときは、必ず本人にそのことを知らせるよう心がけた。親からの手紙に返事を書くときも同様で、たとえ親から秘密にしてほしいと頼まれても、本人の意見を聞くようにした。実をいえば、彼女は、親のみならず、おじや弟、姉妹の連れ合い、果てはかかりつけ医からも手紙がくるので困惑することが少なくなかった。彼らはみな――用務員本人は成人年齢の二一歳に達しているにもかかわらず――自分に若い女性について意見する権利があると考えていた。娘が家にいないので母親が退屈しているとか父親が「夜はかわいい娘にそばにいてほしがっている」などという理由で、用務員が仕事を辞めさせられることもあり、そんなときマレーは悲しくもなるのだった。用務員たちの主体性を尊重するマレーのやり方は、奉仕活動にいそしむ若い女性への他所の対応とまったく対照的だった。キャサリン・ファースがVADの一隊をブローニュにともなったときは、部隊員に喫煙や異性との交際を禁じたのみならず、現地で出会った修理工と婚約したという理由で、救急車運転手一名を本国に送り返している。[35]

戦争が貪欲に男性を求めた結果、その穴埋めとして、かつてない規模の女性の需要が創出された。開戦後二、三カ月は、女性が戦時活動に寄与することに反対の声があがっていたのが、一年半も経つと、できるかぎり多くの女性を大急ぎで採用しようという状況になっていた。一九一五年に何度も惨敗を喫して、イギリスの軍事力は無残なまでに弱体化していたが、開戦時はひきもきらなかった兵役志願者も今は数が激減していた。だが、さらに大きな損害をこうむったフランスからは、一九一六年夏に西部戦線で連携攻撃をするという形で、連合軍の大義の実現にもっと積極的に関与するよう求められていた。ドイツ軍が二月に要塞都市ベルダンでフランス軍を攻撃し、その後何カ月にもわたり両軍とも損害がさらにふくれあがると、イギリスはますます主要連合国への支援を態度で示さなければならない状況におちいった。世間は懸念を示したが、アスキス連立内閣には、徴兵制を導入する以外ほぼ選択の余地はなかった。そして、一九一六年三月にまず一八歳から四一歳までの未婚者を対象に徴兵制が導入され、のちに対象は既婚者まで拡大される。男性が徴兵され海外に送られる国防義勇兵の数が増えると、工場や農場や病院で穴埋めに必要な女性の数もそれだけ増加した。陸軍省は、一九一五年九月から、調理、事務、清掃、調剤の仕事をできるかぎり女性にまかせるよう病院に求めていたが、反応は鈍く抵抗もあった。徴兵制が導入された今、女性が男性の仕事を引き受けることはいっそう急務となった。一年前、陸軍省の官僚は、ありとあらゆる方法で、エンデルストリート陸軍病院の開設に奔走する女性たちの邪魔をした。それが今では、どれほどのことができるかを示す模範としてその名をあげた。国じゅうの陸軍病院や海軍病院の将校が、実際に女性になにができるのか見ようと、エンデルストリートを訪れはじめた。

病院を運営するため、すでに昼夜の別なく働いていたマレーだったが、陸軍や海軍の懐疑的な将校たちの一団を案内し、女性が担架を運んだり、ジャガイモの袋をかついだり、消防訓練を取り仕切ったりするところを見せて回る時間を捻出しなければならなくなった。[36] ノートと鉛筆を手にした将校たちのある者は、陰々滅々とした様子で首を横に振り、自分たちの病院でも男性を女性と入れ替えられることを頑として認めようとしなかった。そのくせ「絶望的に困難な状況だ」とぶつぶつ言うのだった。何度も訪れる陸軍省の職員もいた。該当する男性が一人残らず女性と入れ替えられたかどうか病院を回って確認するのがこの男の仕事だったが、訪ねた先で、特定の仕事をあげてこれは女性にはまかせられないと言われるたびに、助言を請いにくるのだった。たとえば、男性に「無神経に」思われるだろうから、X線撮影部門では女性を働かせられないと断言されたと言ってやってくる、という具合だ——それで、マレーが、暗い部屋で服の上から撮影をおこなうことを指摘してやるのである。どうやら、女性の用務員や看護婦や医師が、患者のからだを拭いたり、陰部に包帯を巻いたり、性感染症を治療したりもするという事実に、この職員は思い至らないようだった。気の毒な職員は、エンデルストリートの例をあげて病院運営陣の反対意見に異議を唱えようとすると、必ず「相手の顔にうんざりだという表情が」浮かぶのだ、とマレーに打ち明けた。

エンデルストリートの例に学びたいと一九一六年春にやってきた訪問者の中に、負傷したセルビア人の治療を手伝いにサロニカに行く途中ロンドンに立ち寄ったアメリカ人の医師、ロザリー・スローター・モートンがいた。[37] バージニア州の医師の家の生まれで、父親や兄弟の反対を押し切り一家の伝統にならって一八九七年に医師の資格を得ていた。仕事熱心な上怖いもの知らずの旅行者でもあり、三年間ヨーロッパの医学校を見学して歩いたのち、インドを訪れ、腺ペストの流行との戦いに加勢した。結婚しニューヨーク市に落ち着いたモートンはニューヨーク総合病院の婦人科の教授となった。専門に関係なく医学の分野では同市初の女性教授である。夫に先立たれ、失うものはなく「与えるものしかない」状態となった今、サロニカの前線で働こうと決めていた。

二週間ロンドンに滞在するあいだに、「四軒に一軒」の家が病院や回復期療養施設に転用されていることを知り、モートンは驚いた。彼女は、女性医師と会ったり、医学集会に参加したり、陸軍病院を訪問したりして過ごしたが、病院では、顔面外科、整形外科装置、障がい者用補助具のここ最近の進歩のかずかずに目を奪われた。ロンドンの通りを歩くと、「道行く車から政治活動まで、イングランドには男がほとんどいないが、女の手で実に手際よく切り盛りされている」ことがわかった。モートンはすでに、サロニカで働くという当面の計画の、その先を考えていた。最終的にアメリカも参戦するだろうと踏んで、ゆくゆくは、アメリカの女性医師が働く野戦病院を海外に開設しようと決心していたのだ。したがって、エンデルストリート訪問は、モートンの「最大の関心事」だった。その期待は裏切られなかった。

病室や各部門を見学して回ると、「連携も、機器も、科学にもとづく仕事ぶりも、管理運営も、称賛に値する」ものであった。モートンは、特に、エンデルストリートと他のひと握りの場所でX線撮影技術が発達していることに感銘を受けた。なぜなら、それは、男性医師の無関心に直面し、おもに女性が先陣を切ってなし得たものだったからだ。マケドニアの野戦病院で次の六カ月を過ごすべく、二週間後にロンドンを離れはしたが、モートンは、エンデルストリートで見聞きしたことを忘れなかった。

ロンドンはますます「男のいない」状態になりつつあったが、エンデルストリートは、当面、二二名からなるRAMC分遣隊を維持していた。とはいっても、最初に派遣されてきた者の多くは、高齢すぎたり虚弱すぎたりで前線で兵役に就けない者と交代させられた。戦地に駆りだされた者の中には、ビショップ、プライス、ヘッジズの三人の二等兵も含まれた。女性医療部隊《WHC》が最初にフランスに向かったときに同道した者たちだ。彼らは今またフランスに向かおうとしていた——ただし行き先は塹壕だ。こちらもRAMCから派遣されていたマッセルブルック伍長は、アンダーソンの指導のもと、手術室の用務員として訓練を受けていたが、前線に送られ——全員が残念がった——歩兵隊に編入された。だが、エンデルストリートで受けた訓練の腕を買われ、再度RAMCに転属になり、サロニカとロシアで引き続き手術室の用務員をつとめた。そして昇進を続けたが、のちに彼はこれをエンデルストリートでの訓練とそこで受けとった技能証明書のおかげだとしている。その証明書をどこへ行くにも持ち歩いていたのだ。代わってやってきた男性の用務員、ワシントン伍長は、マッセルブルック同様みなから好かれるようになった。[38] ある女性用務員には特に気に入られ、暑い日には売店でアイスクリームをおごってもらうようになる。

エンデルストリートに残った――あるいはのちに苦難の体験を報告しに戻ってきた――男性スタッフの多くは、女性の上司にどこまでも忠実で、女性労働者の熱烈な擁護者となった。女性の方でも、親切な男たちが大のお気に入りだった。とりわけ献身的だった男性の一人で、階級が最高位のハリス准尉は、一九一五年五月からエンデルストリートのRAMC分遣隊の指揮を執り――同僚たちからは失敗を予言されたが――戦争が終わるまで病院にとどまることになる。少し猫背で長い口ひげをはやした五〇代のハリスは、ボーア戦争に医療部隊員として従軍していたが、病院運営の経験はほとんどなかった。それでも、エンデルストリートでは疲れも見せずに働き、必要が生じればいつでもマレーとアンダーソンの権威を支持した。ニナたち女性用務員に教練をほどこすのもハリスの仕事で、保護者のようにその面倒をみた。マレーとのあいだにも強い絆が生まれた。二人でよくマレーの執務室にこもり、軍規のあいまいな表現について知恵を絞ると、意思を統一し共同戦線を張って姿を現し、規則を適用するのだった。もといたRAMCの兵舎を訪問してきたハリスが、よその陸軍病院で起きた規律違反の不祥事の話をしてマレーを楽しませたことも、一度ならずあった。こうした話によれば、他院では、療養中の患者が無許可で――家族を訪ねたのか他にお楽しみがあったのかは言わぬが花であろう――ひと晩中戻らないことが習慣化しており、毎日六〇人もの患者が懲戒処分になっていたらしい。当然ながら、エンデルストリートではそうしたよからぬふるまいがめったに起こらないことが、ハリスの自慢だった。マレーの言葉を借りれば、彼は病院を「受け入れ」、そこが「大好きになった」のである。

一九一六年には、ますます多くの有能な男たちが、軍隊用語の「一斉徴募」で兵役にとられ、ハリス指揮下の用務員もどんどん女性が増えていった。ニナが最初に「動物園」に配属されたのも、男性用務員の代わりをつとめるためだった。男性補助員《ヘルパー》のベンジャミン・ウィリアム・フィンドンは、手術室用務員として四カ月無償奉仕したが、一九一六年に入るとすぐ女性と交替させられた。五〇を過ぎた演劇評論家のフィンドンは、手術室で患者をかかえ上げるより、ウエストエンドの劇場で乾杯のグラスをかかげる方が得意だった。エンデルストリートでの奉仕期間を終えたあと、ともかく表向きは、マレーとアンダーソンを「心の底から称賛」した。[39]「熱心で力持ちの女性」と仕事を交替したフィンドンは、代わりに空いた時間を回復期患者の昼公演鑑賞に付き添って過ごした。

女性の能力を証明する先頭に立つエンデルストリートは、ベッド数を五七三床に増床したのみならず、ロンドン北部の郊外に三軒の分院を開院し、回復期の患者用に約一五〇床のベッドも提供した。[40]そのうちの一つ、バイカラは、ハイゲートの緑の多い通りに建つ広々とした家で、一九一六年になって間もなく、靴下製造業の所有者が、陸軍省に敷地の提供を申し出たものだった。広い部屋々々は、四二床のベッドをそなえた病室六室に、階上の浴室は、せまいが「立派に装備の整った」手術室に改装された。ビリヤード場が回復期の患者を引きつける場所となる一方、車庫は「こぢんまりした礼拝堂」に姿を変えた。日曜日にバイカラを訪ねたブリティッシュ・ジャーナル・オブ・ナーシング誌の記者は、ベッドを覆う「色鮮やかなキルト」を見のがさず、間に合わせの礼拝堂でおこなわれた礼拝にも出席した。そこでは、男たちが聖歌を歌い力強い国家斉唱にも加わった。患者の一人は、戦争が「続くあいだ」そこにいるつもりだと冗談を言った。

ほどなく、バイカラ分院は隣家のディーンウッドもその一部とした。所有者である自由党の元下院議員、サー・アーサー・クロスフィールドは、石けん製造業で得た収益で、近くにはるかに豪壮な邸宅、ウィタンハーストを建築中だった。こうして統合されたバイカラ・アンド・クロスフィールド病院には八二床のベッドが用意され、婦長一人と有資格看護婦三人を、五五人のVADの隊員が補助した。隊員たちをまとめたのは、地元のVADを指揮するレディ・ドミニ・クロスフィールドだった。ギリシャ人貿易商の娘でテニスで優勝経験もあるレディ・クロスフィールドの写真がタトラー誌の表紙を飾っているが、白い帽子をかぶり赤十字マークのついたＶＡＤの白い看護婦用エプロンを着用し、それに似つかわしい献身的な印象だ。二つ目の分院は、そこからそう遠くない、クラウチヒルのパークハウスに開設された。五室の病室に三六床のベッドが置かれ、設備の整った手術室ではかなり大がかりな手術がおこなわれた。ホーリーパーク仮設分院と称されたその分院では、訓練を受けた看護婦一人を、三一人のＶＡＤ隊員が補助した。監督をつとめたのは、地元の指揮官メアリー・バセット＝ポプキンで、看護婦長も兼任した。

エンデルストリートに付属する三つ目の分院は、一九一六年二月に、ロンドン北西部ウィルズデンの広大な田園邸宅ドリス・ヒル・ハウスに開設された。[41] かつてはウィリアム・グラッドストン首相やアメリカの作家マーク・トウェインも訪れた場所である。一九〇〇年の夏に滞在したトウェインは、静かで牧歌的な環境を称賛した。その環境がまだ「世界の大都市からビスケットを投げれば届く距離にある」のだ。「ドリス・ヒルは、これまで住んだことのあるどの家より楽園に近い」とトウェインは書いている。トウェインが滞在したころから、邸宅と庭園は自治体の所有となっていたのが、敷地内の仮設の病室にもベッドを入れた、心安らぐ病院として生まれ変わった。病室の一つは、この邸宅のかつての著名な宿泊客にちなみ、グラッドストンと名づけられた。男女同権を標榜するしきたりが破られた、数少ない例である。

バイカラやホーリーパークと同様、ドリス・ヒル・ハウスにも訓練を受けた看護婦が少数配属され、地元のＶＡＤの小集団がこれを支援した。ＶＡＤを監督したのは、彼女たちの指揮官、ジェルシャ・リチャードソンである。ジェルシャは作家で、亡くなった夫の名前を借り、オーブリー・リチャードソン夫人として執筆をおこなっていた。サフラジェット運動には与せず、暴力的な戦術を用い家族をなおざりにすると、小説中で活動家を非難している。てきぱきとドリス・ヒル・ハウスを運営したが、礼を欠くやり方のせいで管理委員会と何度も衝突し、数名が辞任する事態を招いた。摩擦はあったものの、地元の人々はこの分院を自分たちのものとして受け入れた。病院を維持するために、支援者たちはコンサートや園遊会で寄付をつのり、地元の児童たちも一二五〇ポンドという大金（現在の金額に換算すると一〇万ポンドをこえる）を集めた。遠くに首都の見える緑豊かな庭園――塹壕とは別世界だ――でゆっくりからだを癒やしながら、男たちはまさしく楽園を見つけたと思ったにちがいない。彼らの一部は、当然、そのうち戦場という地獄に戻っていくのだが、一部は、手足や視力や正気を失い、もう一度戦えるだけの健康体には戻れないだろう。三つの分院にいるのは、ほとんどが軽傷者か回復期の患者だったが、需要逼迫時には、担架の必要な負傷者も受け入れる――いずれそういうときがやってくるだろう。

四つの病院を統括し、多忙時には八〇〇床[42]ものベッドを提供するようになった今、マレーとアンダーソンは、女性の医師も陸軍に居場所があることをはっきりと証明した。陸軍省の頭の固い懐疑派も納得するしかなかった。エンデルストリートが道をつけたところで、キーオは、一九一六年四月、海外で働くＲＡＭＣ要員として、四〇人の女性医師を募集した。陸軍が直接女性の医療職者を募集したのはこれがはじめてである。女性たちの反応に、彼は圧倒された。三カ月後、八〇人の女性医師がマルタ島に送られ、医療担当としてフランスの前線に派遣される男性医師と交替した。[43]その年のうちに、エジプトなどに派遣するため、キーオはさらに五〇人の女性医師を募集する。

だが、これらの女性医師たちを待っていたのは、平穏無事な日々ではなかった。アンダーソンは、「軍医」――今ではそう自称していた――としての自身の経験をもとに、女性医師が自分の患者にも男性の同僚にもきちんと権限を行使できるよう、彼女たちに将校の階級を与え軍服を支給してやってほしいと陸軍省に訴えた。この助言は無視された。女性は平服を着用せねばならず、一二カ月という一時的な契約で、将校より低い一律の金額を支給された。大尉や中尉に任じられたエンデルストリートの医師たちとは対照的である。結果も悲惨だった。陸軍の駐留地に着いてみると、女性たちにはなんの権利もなく――部屋はない、配給は受けられない、移動手段も使えない――なんの資格もないのだった。RAMCでもっとも階級の低い担架兵よりさらに下級の扱いで、医療に関する指示を実行するにも上官の力を必要とした。移動のさいも、「看護婦」や「兵士の妻」のふりをして三等車に乗らねばならなかった。マルタでは、将校用の食堂を利用できないことがたびたびあり、エジプトでは、列車から降ろされてしまったことも一度や二度ではなかった。実際、ある医師の言葉を借りれば、彼女らが経験した日々は「屈辱的でいらつくばかりの毎日」だった。[44]だが、なによりもやりきれなかったのは、実質的にすることがない、という事実だったろう。地中海が新たな戦場になると想定されたため、医療強化の目的でその地域に女性が送られたのだが、軍事行動は実行されなかったのである。

海外派遣された最初の女性軍医たちの経験は屈辱的なものだったが、本国では女性医師の供給が需要に追いつかないでいた。すでに、医師登録している一〇〇〇人ほどの女性[45]の大部分が、国内外の陸軍病院で任務に当たる、軍需工場で医師として働く、男性開業医の代理をつとめるなど、なにがしかの形で戦時労働をになっていたが、さらに多くの医師が必要だった。あるときは、男性候補もいたのに女性が病院に採用されたことが、驚きをもって新聞報道された。[46]LSMWは、一九一五年入学の学年から学生の募集人員を二倍に増やしており、主要な医学校さえも、女性に門戸を開きはじめていた。ロンドン西部のセントメアリー医学校は、一九一五年一二月から女子学生の入学を認めている。閉校しないためというのが大きな理由だ。一九一五年に六〇人の女性志願者をしりぞけたチャリングクロス医学校は、一九一六年には女子学生を受け入れることに同意した。[47] レスタースクエアのロイヤル・デンタル・ホスピタルも同様である。[48]

女性の医師が戦時活動に貢献していることを理由に、アスキスが女性参政権の支持に宗旨替えしそうな気配もあった。[49] 相変わらず抜け目のない議会傍観者であったミリセント・フォーセットは、五月にアスキスに手紙を送り、女性の奉仕活動を認めて参政権を与えるよう強く主張した。フォーセットは、例として、NUWSSが支援するスコットランド女性医療部隊が、今ではフランスやさらにその遠方で一ダースの部隊を管理運営していることをあげたが、もっと近くの姪の仕事には触れていない。アスキスは、「わが国の女性が国の大義のために多大な貢献をしてくれたこと」にはもちろん深く感謝していると述べ、将来参政権に関する法律をつくるさいに考慮すると約束した。

新聞も、女性が医学界でその役割を拡大していくことに熱烈な支持を表明して、論戦に加わった。ケンブリッジ大学が女性の受験を拒否したままでいると、デイリー・ニューズ・アンド・リーダー紙は、「近視眼的」だとその判断を非難し、「国家的見地からいえば、男女を問わず、研修を受ける医師が増えた方がいいのは明らかだ。なぜなら、戦争によって医師の需要が供給を上回る状態が創出され、その状態は戦争が終わっても続くだろうからだ」と論を展開した。[50] 男性医師の復員者は出征者より少ないだろうし、障害が残り医療を必要とする男性も増えているにちがいない。デイリー・テレグラフ紙は、ひとたび女性の医師に門戸を開いてしまった以上、主要病院が「その扉を閉じることは決してない」だろうと、自信ありげに断言した。[51] 熱のこもった記事——たとえば「陸軍病院の勇敢な女性たちの立派な仕事ぶり」を称賛する内容のもの——や、エンデルストリートの仕事内容を宣伝する写真入りの特集記事が次々に掲載され、こうした主張を強化した。記事はいずれも、フローラ・マレーのスクラップブックに注意深く貼りつけられた。

一九一六年になってすぐのころ、マレー自身が依頼したものと思われるが、エンデルストリートの日常生活を切り取った一連の写真が新聞各紙に掲載された。[52]中には、二人の女性薬剤師が調剤室で薬の重さを量っている場面や、女性の放射線科医がX線撮影装置用の感光板を準備している場面、「女性歯科医」が患者の歯にドリルで穴を開けている場面もあった。多くの読者は、仕事の内容を問わず医学にたずさわる女性の姿を目にしたのは、これらの写真がはじめてだった。こうした姿が、明るい表情の女性用務員が患者を乗せたベッドを押して中庭を歩いたりリネン室の在庫を確認したりしている写真と並んで紹介された。マーディ・ホジソンが病院の黒い鉄の門扉を開けているそばに臨時巡査が気をつけの姿勢で立っている写真もある。デイリー・クロニクル紙によれば、四月までにはエンデルストリートの制服は市内のあらゆる場所でそれと認識されるようになっていた。同紙はさらに、エンデルストリートの患者たちは「女性が帽子を留めるピンと傘を手に権利を認めさせようと戦ったのは、本当のことだったのだろうか」と首をかしげた、とつけ加えている。[53]唯一辛らつな意見を掲載したのはヨークシャー・ポスト紙で、編集長をつとめるJ・S・R・フィリップスは、マレーとアンダーソンの仕事の話を「数えきれないほど何度も」読まされると抗議し、「二人の能力を評価したとして褒めたたえられることに、キーオ将軍はうんざりしているにちがいない」と述べた。[54]

開設して一年となる一九一六年五月までに、エンデルストリートは、一五〇〇件近い手術を──ほとんどアンダーソンが──こなし、[55]毎月四〇〇人から八〇〇人の患者を受け入れていた。[56]イギリス陸軍一の大男と言われた、グレナディアガーズのハリー・バーター二等兵もそうした患者の一人である。[57]デボンの農家の出身で、一九一一年に一八歳で入隊したときの身長は二〇四センチだったが、五年後のエンデルストリート入院時には、さらに二・五センチ背が伸びていた──少なくとも、デイリー・メール紙に知らせた同室の患者仲間の話ではそうなっている。イープルの近くで、おそらくは二月の比較的小規模の戦闘の一つで負傷したバーターには、特大のベッドをつくってやらねばならなかった。対照的に、キングズ・ロイヤル・ライフル隊のエドウィン・ボストック二等兵は、開戦後ほどなくして入隊したとき一六二・五センチしかなく、陸軍の入隊条件より二・五センチ高いだけだった。[58] ロンドンのイーストエンドに住む、四人の子をもつ家具職人で、二月にフランスで「レンガにつまずいて」足首を骨折し、三月にエンデルストリートに入院した。ウィニフレッド・バックリーの治療のおかげで六月までに十分に回復し、一〇日の休暇を許可されて家族を訪ねている。九カ月後、妻は男の双子を産んだ。

一九一六年の前半、エンデルストリートの医師たちは、ときおり救急車隊に運ばれてくる、塹壕で病気になったり西部戦線の小規模な戦闘で負傷したりした兵士を治療すると同時に、救護部門を切り盛りするのにも大忙しだった。[59] 救護室には、平均すると毎年五〇〇〇人の患者——地元の兵舎や新兵訓練所の兵士たち——が昼夜を問わず訪れた。ほとんどは休暇中に（ときには無断外出時に）病気になったりけがをしたりした者たちだが、大部分は酒が入っており、当然ながら一部は大暴れした。マレーによれば、警察あるいは一九一六年の中ごろから乗員が女性だけになったロンドン救急車両隊の救急車が、しょっちゅう酔っ払いを連れてやってきて、その一部はジョニー・ウォーカー病室の「常連」になったらしい。少数ながら、逮捕されまいと窓から飛び降りたり地下室に転落したりして骨折した者もいた。一九一六年六月には謎に満ちた事件が起こっている。休暇中だったカナダ人の兵卒が、近くのホテルの二階の窓から転落し、意識不明でエンデルストリートに運び込まれたが、頭蓋骨を骨折しており到着直後に亡くなった。のちの死因審問（アンダーソンが証言している）で、死亡した兵卒は、深夜まで酒盛りしたあと仲間の兵士と二人でその部屋に宿泊しており、未明に窓から転落した——あるいは突き落とされた——ことが明らかになった。[60]

寒さがゆるみ、夏時間の導入で日没も遅くなったので、回復期の患者たちは、近くのラッセル・スクエア・ガーデンまで出かけることを許可され、そこで青いスーツ姿で童心にかえってブランコを漕いだ。[61] 晴れた日の昼下がりには、ロンドン港湾局の計らいでそろって汽船に乗り込み、テムズ川を往復する旅を楽しんだ。[62] お偉方に付き添われ、名所のわきを通りながら、タバコを吸い、お茶を飲み、サンドウィッチを食べた。完全な健康体に戻りそうだと判断された者は、残り時間が尽きようとしていた。フランスのイギリス軍増強を求める圧力が高まり、もう一度戦地に向かう列車に乗れる体力がつくとすぐ、患者は退院させられた。彼らが使っていたベッドはじきに必要とされるだろう。

医師もさらに必要になった。五月に放射線科医のエバ・ホワイトが病院を去り、代わって、こちらもLSMWの卒業生である三五歳のエセル・マギルが、忙しいX線撮影部門の責任者として着任した。[63] 同じころ、助手をつとめる外科医三人――パリ時代から部隊に加わっていたガートルード・ガズダール、それからモーナ・ローリンズとガートルード・ダーンリー――も病院を去り、新たに三人が着任した。みなオーストラリアからの船で着いたばかりだった。

イギリスの女性医師と同じく、オーストラリアの女性も、苦労して医学教育を受けると、次は就職でやはり困難に直面した。[64] 戦争が始まると、医師登録していた一二九人の女性のうち数名が軍医として奉仕したいと申し出たものの、イギリス同様あっさり拒否されていた。一九一五年、キーオが、自治領の医師にも陸軍で医療奉仕するよう呼びかけると、一〇〇人をこえるオーストラリア人医師がこれに応じたが、女性が必要とされないのは明らかだった。あいまいさを払拭するため、女性の医師は不要である旨を知らせる告知記事が新聞各紙に掲載された。だが、イギリスと同じくオーストラリアの女性医師も、その技術を活かして戦時活動に貢献する道をさぐりあてた。

エレノア・ボーン、レイチェル・チャンピオン、エリザベス・ハミルトン゠ブラウンは、スエズ運河と地中海を抜ける危険に満ちた航海を経てロンドンに到着した。エレノア・ボーンは、スエズ運河の河岸に野営するオーストラリア軍のそばを通過するときには歓呼の声をあげ、地中海ではドイツ軍のUボートをかわすためにジグザグに進んだと回想している。一八七八年にクイーンズランド州サウスブリスベンで生まれたボーンは、女子グラマースクールで抜群の成績をおさめたが、医学部に出願するのに必要な理系の科目を学ぶのに、地元の男子校に転校しなければならなかった。[65] 一九〇三年に卒業すると、ブリスベンに戻り、そこで——おなじみの障害に邪魔されてのことだが——女性と子どもの健康を専門に扱った。イングランドに渡って陸軍病院で働いてはどうかと知恵をつけたのは、弟のジョージだった。一九一四年に入隊したジョージは、ガリポリで五カ月過ごしたあと赤痢にかかり、ロンドンの病院に送られた。姉の「ネル」に宛てた手紙で、「こちらの病院で働いてはどうでしょう」と提案し、「仕事はたくさん」あるとつけ加えた。実際、そのとおりだった。ボーンは、エンデルストリートに採用されたという知らせを聞いて興奮し、一九一六年一月に旅立った。ロンドンに到着したときには、弟が所属する連隊はすでにエジプトに向けて船出しており、三七歳のボーンは、空襲にあって動揺し、アイルランドのイースター蜂起の報に接してさらに不安をつのらせた。そのときまで「帝国の統合はむしろ当然と考えて」いたのだ。ブルームズベリーのホテルで宿泊の手続きをすると、ボーンは、陰うつな外観のエンデルストリート陸軍病院におもむいた。そこでレイチェル・チャンピオンと出会う。

ボーンよりずっと若い二五歳のレイチェル・チャンピオン——愛称「レイ」——は、医師の資格を得て二年しか経っていなかった。一八九〇年メルボルンの生まれで、メルボルン大学で医学を学び、五〇人をこえる学生中三人しかいない女子学生の一人として、一九一四年に卒業した。[66] 可憐で活発で自信家のレイは、指導教員たちに好印象を与えた。ゴードンと呼ばれる、彼女より五歳年長のチャールズ・ゴードン・ショーには特に好ましい強い印象を与えた。親密なあいだがらになった二人が地元の病院でいっしょに働いていたところに戦争が勃発した。ゴードンはオーストラリア陸軍医療部隊に入隊して一九一四年一〇月にオーストラリアを離れ、ガリポリの病院船とエジプトの野戦病院で働いたあと、一九一六年三月にフランスに派遣された。その直後、二カ月のちにはレイもロンドンに到着し、エンデルストリートに向かった。

三四歳になるエリザベス・ハミルトン＝ブラウンは、三月にエンデルストリートに着任するため、船賃分を船医として働きつつオーストラリアからやってきて、すでに業務に励んでいた。[67] 一九〇九年に、シドニー大学の医学部を最優等で卒業すると（女性初の最優等卒業生三人のうちの一人だ）、シドニー病院に病理医として勤務したが（同院初の女性医師である）、その後女性の患者を診る仕事に回された。三人とも、エンデルストリートでの数年間を、人生の黄金期のひとつに数えるようになる。

その年の夏、レイチェル・チャンピオン、エレノア・ボーン、エリザベス・ハミルトン＝ブラウンは、ニナとバーバラのラスト姉妹とともに、病院の中庭の段になったベンチに間隔を詰めて並んだ。残りの用務員、看護婦、医師、そして二二人のＲＡＭＣの男たちもいっしょだ。エンデルストリートで働く者全員をおさめた大がかりなパノラマ写真を撮るためだった。[68] 一六〇人をこえる女性とひと握りの男性のつくるこの列の真ん中に、フローラ・マレーとエリザベス・ギャレット・アンダーソンが並んで座った。真後ろには総看護婦長のグレイス・ヘールが立ち、前には、腕に愛犬のイーピーをかかえたマーディ・ホジソンがあぐらをかいている。

オーストラリアの医師たちはよいときに到着した。六月になると、全国の病院に、できるかぎり早く回復期の患者を全員退院させるよう指示がくだされた。その月の終わりまでには、国じゅうの病院が病室に何列も空のベッドをそろえて待機していた。[69]

第7章　おお、開拓者よ——道を切りひらく者たちよ

アルベール付近、ソンムの谷　一九一六年七月一日[1]

空が白み、薄いもやがゆっくりと戦場を流れていった。陽が昇ると、晴天を約束する雲ひとつない青空が広がった。リンカンシャー連隊の兵士たちは、塹壕の壁にはしごを立てかけ、合図の笛を待っていた。[2]その前の週、イギリス軍はドイツ軍の前線に容赦ない砲撃を加えており、敵軍の兵士が一人でも生き永らえることができたとは思えなかった。合図を待つ兵士たちは、砲撃がドイツ軍の太い有刺鉄線を切断し、奥まである塹壕網を破壊しているので、たかだか二、三百メートルの「中間地帯《ノーマンズランド》」は余裕で突っ切ることができる、と太鼓判を押されていた。イギリス軍の砲撃は最高潮に達し、そして沈黙した。つかの間しんとした中に、鳥のさえずりが聞こえた。ウィリアム・ビルトン二等兵は、仲間とともに、ソンムの戦い初日の「大攻勢」をしかけるべく待機していた。七時半になると、最初の小隊がはしごをよじ登り、胸壁を乗りこえ、ドイツ軍の攻撃が火を噴く中に飛びだしていった。

ソンムの戦いの初日、ほぼ二万人が命を落とし、四万人近くが負傷した。死傷者数は大戦中最多で、イギリスの軍事史上も最大規模である。七月一日に戦闘に加わった兵士のうち無傷の者は半分しかいなかった。全員が志願兵で、多くは戦闘経験のない入隊したての若者だった。訓練が終わり次第フランスに送られ、そこで教練と予行演習を済ませた新兵たちは、教えられたとおりに行動した。三〇キロにわたって延びる前線から、一分間隔で、波がうねるように、ドイツの陣地に向かってゆっくり歩いて前進したのだ。そして、束になってなぎ倒された。なんとかドイツ軍の塹壕網の最前線まで到達できた者——三分の一ほどに過ぎなかった——も、すぐに、ところによっては九メートルほども厚みのある鉄条網が、あらかた無傷で残っていることに気づいた。大部分がコンクリートや鋼鉄で補強された、深い塹壕と掩体壕からなるドイツ軍の高度な塹壕網は、ほとんど被害を受けていなかった。その奥の塹壕網である第二防御線は、さらに堅牢だった。それに、前週の砲撃のあいだドイツ兵はさっさと待避壕に避難していて、命を落とした者もほとんどいなかった。その後数日間、死傷者は増えつづけた。ドイツ軍の砲火が進撃するイギリス兵を大鎌で刈るようになぎ倒す一方、七月二日に降りはじめた雨が砲弾穴にたまって負傷して横たわる多くの兵士を溺死させた。

攻撃初日、リンカンシャー連隊は、突撃で大損害をこうむったものの、不利をものともせず、ドイツ軍の最前線を破ることに成功した。所属する第一大隊が控えとして待機するよう指示されていたビルトンは——さしあたり——幸運だった。だが、すぐ順番が回ってきた。最初の兵士たちが胸壁をこえてから六時間後、ビルトンと仲間の兵士は、補給用の弾薬をもって彼らのあとに続いた。強い日差しを浴び、降り注ぐ砲弾のうなりと機関銃の連射音が響く中を、穴だらけの「中間地帯」を突っ切るあいだ、ビルトンたちは、死者や負傷者のずたずたのからだに何度も足をとられた。途中で足を止めないよう厳命されていたので、安全な場所まで這い戻ろうとする者や砲弾穴に避難している者からの助けを求める声は無視した。ドイツ軍の前線まで達すると、ビルトンと仲間は、あらかじめ打ち合わせた地点に予備の弾薬を置いた。そのあとは、敵軍の砲撃にさらされながら奪取した二カ所の敵塹壕を守るべく奮戦する部隊の応援に加わるよう、命令を受けた。その日が終わるころには、ビルトンの大隊では一〇〇人以上が負傷し、三人が戦死していた。夜から翌日にかけても砲撃が続いたが、部隊はそのあいだ、さらに一四人の死傷者をだしながら奪取した塹壕を死守した。三日目の夜が明けるとすぐ、前進を続けカバノキ林《バーチウッド》と退避林《シェルターウッド》を奪取するよう、命令がくだされた。その二つの雑木林の、頑丈に補強された待避壕に、ドイツ兵が避難していたのだ。

ウィリアム・ビルトンは、ソンムの戦いの最初の二日間を無傷で乗りきった。翌七月三日の朝九時、彼はライフルに銃剣を取りつけた。退避林を攻撃するよう命令がくだったのだ。ビルトンたちは、でこぼこの地面を小走りし、激しい砲火にさらされながら密集した木々に突進した。敵の掩体壕に近づくと、次々とドイツ兵が出てきて発砲位置につき、重機関銃と手榴弾でこちらの兵を倒しにきた。まさにこのとき、身長一六八センチのビルトンは、自分より三〇センチ以上背の高いドイツ人砲兵と鉢合わせした。至近距離で相手を撃ち、仲間をさがそうと振り向きかけたとき、ビルトンは機関銃の連射を浴び、手と腕から血を流しながら地面に倒れた。午後二時までに、第一大隊はカバノキ林と退避林を奪取したが、さらに多くの死傷者と引き替えだった。この戦闘で九人が戦死し、負傷者は二〇〇人をこえた。だが、ビルトンについていえば、その後の四八時間は記憶があいまいだ。退避林で撃たれた二日後、気づくとエンデルストリートのベッドで女性にかこまれていたのである。

ビルトン二等兵は、七月最初の数日間にソンムから送り返されエンデルストリートに到着した三〇〇人の負傷者の一人だった。グリムズビー生まれで、一年前に二一歳でリンカンシャー連隊に入隊している。独身で、まだ母親といっしょに暮らしていた。七月六日に、デイリー・スケッチ紙に、「兵卒、四日間に四回出撃」という見出しで——実際はもっと壮絶な三日間なのだが——ビルトンの記事が掲載された。左腕を三角巾でつり放心した表情の写真つきだ。砲弾ショックだったのかもしれない。担架で運ばれてきたソンムの負傷者の三〇パーセント近くに、砲弾ショックの徴候が見られた。[3] マレーに招かれたスケッチ紙の記者が、前日にソンムから到着したビルトンほか数名に話を聞いていた。

　患者はみな、自分の経験を軽く扱い、いつもの調子で威勢よく戦闘を語りながら負傷を冗談にした——少なくとも、戦時下の新聞の厳重に検閲され飾りたてられた記事の中ではそうだった。両手を「機関銃の弾で蜂の巣にされた」アイルランド人兵士は、「笑顔で」攻撃における自分の役割を説明した。「塹壕から出撃」して二〇分のうちに一ダースの銃弾を受け、兵士はおそらく、そんなにも早く離脱できて内心ホッとしたことだろう。腕を負傷し口を銃で撃たれたバーミンガム出身の兵士は、負傷した唇が「バスみたく大きく重く」感じられはしたが「ほがらか」だった。しかし、もっとも注目を浴びたのは、なんといっても、「たぶん病院内でもっとも驚くべき人物」ビルトンで、ドイツの防衛線の向こう側でのそのとてつもない経験が、くわしく報じられた。敵兵を銃剣で突き刺したのかと問われたビルトンは、「ああ、いえ、危険なことはしていません」と答え、「自分はチビですから……さっさと撃ちました」とつけ加えた。だが、新聞によれば、兵士たちは、自分たちの試練を長々と語るより、自分たちの医師のことを語るのに熱心だったらしい。

　スケッチ紙が読者の記憶を喚起したとおり、一二カ月と少し前に開院したとき、エンデルストリートは疑いの目で見られていた。それが、女性医師のめざましい働きぶりのおかげで、今では「おそらくロンドンでもっとも評判の」病院となっていた。自説が正しいことを証明するため、スケッチ紙は、その日の一面全体に、エンデルストリートの中庭をソンムの負傷兵が女性用務員に担架で運ばれたり女性医師に診てもらったりしている写真を配し、「傷ついたわれらが英雄、女性のやさしい手のもとに」と見出しをつけた。一番大きな写真では、フローラ・マレーが、ノートを手に担架のわきにしゃがみ込み、新しく到着した患者の状態を確認している。兵士はまだカーキ色の軍服のままで、枕に頭をあずけ、目を閉じている。マレーは患者の襟もとをゆるめているように見えるが、患者の上着に添えられた、負傷と治療の内容を記したラベルを読もうとしているのだろう。

ソンムの戦いで、ロンドン中心部でも戦争がこれまでになく身近なものになった。進攻前の七日間の砲撃は激烈で、首都の一部にもその音が届いた。[4] 七月一日の夕刊紙に掲載された最初の記事は、こうした場合のつねで勝利を楽観視していたが、翌日、タイムズ紙がもっと陰気な語調で攻撃の様子を伝えると、ムードは一変した。多くの新聞は、情勢に楽観という装飾をほどこしつづけたが、七月四日になって、前例のない数の負傷者が首都に到着しはじめると、大規模な殺戮を隠しとおすのは不可能だった。その日病院列車がサウサンプトンから負傷兵を運んできたが、数が多すぎてチャリングクロスのプラットホームでは患者を降ろすことができず、列車はパディントン駅に回された。二日後の七月六日には、病院船で一万人をこえる負傷兵がイギリス海峡を渡り、どの船にとっても、戦争を通じてもっとも忙しい日となった。[5] 鉄道駅のまわりの通りには群衆が詰めかけ、到着をひと目見ようと騒ぎたてた。担架の負傷者の中に見知った顔をさがしている者もいれば、涙を流しながらただ花を投げるばかりの者もいた。政府は大胆にも、ソンムの戦いを描いたドキュメンタリーの上映を容認しさえした。[6] まず八月中旬にロンドンの映画館で上映されたその映画のなまなましいシーンは、観客に大きな衝撃を与えた。恐怖のあまり立ちあがり、「なんてこと、死んでるわ！」と叫んだ女性もいたほどだ。

死傷者はとほうもない数に上り、しかも増えつづける一方で、読者は、肉親や恋人についての言及がないかと新聞記事をなめるように読み、扉がノックされるのをおびえながら待った。今ではカンバーウェルの病院でVADの熟練篤志看護婦となっているヴェラ・ブリテンは、途切れることなく担架が運ばれてくるので休みなく働いていたが、七月五日、弟のエドワードが自分の働く病院の将校用病室に入院したと聞いた。[7]アルベールの近く——ウィリアム・ビルトンも戦っていた場所だ——の攻撃で中隊を率いているところを撃たれ、六〇メートルほど足を引きずって安全な場所まで避難したのだった。エドワードは生き延び、もう一度戦うことになる。エンデルストリートで負傷者を看護する者たちの多くも、同じように、家族や友人が攻撃に加わっていた。オーストラリア人外科医レイチェル・チャンピオンの婚約者、ゴードン・ショーも、七月下旬にイギリス軍の応援に加わったANZAC兵を手当てするテント式病院をまかされていた。

ソンムの谷から負傷兵が集団で送り返されてくるため、七月と八月のあいだじゅう、ロンドンの病院には、救急車隊が殺到しつづけた。攻撃が始まる前、フランスにいる軍医は、一日一万人が負傷すると見込んでいた。現実はだれの予想をも凌駕した。七月のもっとも静かな日でも、負傷者は予想の二倍に上り、前線の医療担当者も輸送体制も完全に圧倒された。負傷者治療所のベッドはすぐに満床になり、担架兵は、まわりの地面に負傷兵を並べて寝かせなければならなかった。[8]七月末までに、負傷者は一二万人をこえ、[9]その大半が船で本土に送られた。八月にかけてもその勢いが弱まることはなく、さらに五万二〇〇〇人の負傷者がイギリスに到着した。公報によれば、医療への負担は「類のない」ものだった。

夏のあいだじゅうエンデルストリートの中庭に救急車隊が姿を見せ、ルイザ・ギャレット・アンダーソンは、急いで階下に行きなにか口に入れるために数分休憩する以外は、疲れもみせず、手術室で一二時間ぶっ通しで働いた。[10]フローラ・マレーは、新規患者のために空きベッドをつくろうとてんてこ舞いだった。需要が続くということは、つまり、週に一〇〇〇人の割合で、動かせるまでに回復した患者を回復期療養施設に送らなければならないということだ。ドリス・ヒル・ハウスでは仮設小屋を設け、そこにベッドを入れて六〇床まで増床した。

看護婦も用務員も休暇はすべて取り消された。「とにかくとても忙しいので」一日休みをとるのも不可能だ、とバーバラ・ラストは母親に知らせている。[11] 彼女が担当する病室のベッド三三床はすべて埋まっており、榴散弾で負傷した疥癬《かいせん》持ちの患者のために臨時のベッドを用意しなければならなかった。彼女の患者の多くはつねに看護が必要だった。ある若者は重態で熱があり（マラリアか腸チフスだとバーバラは考えた）、その上まったく耳が聞こえなかった。この患者には二時間ごとに食事を食べさせる必要があり、やりとりはすべて筆談だった。典型的な一日はこんな具合だ。ある日、救急車隊が到着したとき、彼女は一人で病室をあずかっていた。患者全員のからだを拭き終わった——寝具が濡れないよう、たいてい防水シーツを敷いておこなう——ところに、医師の一人が包帯を替えにやってきた。恐ろしいことに、滅菌済みのボウルが一つも見つからず、バーバラは「とんでいって煮沸し、包帯用カートを準備した」。

あわてふためいているところに、マレーとアンダーソンが新規入院患者の診察にやってきた。三人をX線撮影に行かせたが、さらに三人を手術室に送らねばならず（ありがたいことに、二人目の用務員が勤務に就いていた）、それからやっとバーバラは患者に紅茶をふるまった。だが、一人目の患者が手術から戻ってくるとすぐ、出血が見つかった。止血しようとしているところに、二人目の患者が戻ってきたが、こちらも出血していた。同僚の用務員が医師を呼びに走るあいだ、バーバラは急いで器具とボウルを煮沸した。夜の八時半に勤務を終えたときはくたくたで心も悲鳴をあげており、夕食も食べそこなっていた。

病院図書室でさえ重圧を感じていた。ベアトリス・ハラデンは、仕事が「たてこんでいる」ので、「忙しくてどうしようもない」あいだエンデルストリートの近くにいられるよう、ウエストエンドのクラブに移ってきていた[12]。八月には、エリザベス・ロビンズに――年初にアメリカに遊びに出かけたことを大目にみてやろうと思いはじめていた――手紙を書き、救急車隊が頻繁にやってくるようになったため、図書室の仕事も「どんどん増えた」と知らせた。新しく到着した患者たちは「日光浴をしながら、専門書も文学作品も科学書も、あらゆる種類の本を」読んでいた。ナット・グールドは言わずもがなである。病室を回って、ソンムの戦場から助けだされぼろぼろでまだ混乱している男たちに本の好みを聞いて歩きながら、ハラデンは、自分が生きていることに感謝した。疲れきってはいたが、ロビンズに「私はまだ生きて元気でおりますが、もしもそうではないとしても、それは、この恐るべき破壊の中で惨死したあまたの人々の歩んだ道を、足もとにも及ばないとはいえ私もなぞった、ということなのです」と書いている。

男たちが経験した悪夢から気をそらせてやろうと、マレーは、娯楽の提供や名士の訪問を際限なく企画しつづけた。皇太后アレクサンドラ妃は、その夏二カ月のあいだに二回、エンデルストリートを訪問している[13]。七月には、中庭でベッドに横たわる患者に声をかけ、一人にはまぶしくないようにと日傘を、もう一人、瀕死の患者には、顔の汗をぬぐえるようにと組み合わせ文字のイニシャル入りのハンカチを与えた。八月の二度目の訪問時は、救急車隊が到着したばかりだったため、皇太后の車は病院の門扉のところで待たされた。中に入れるようになると、皇太后は、救急車から降ろされたばかりの二人の患者に話しかけた。ソンムで重傷を負った（中には永久に障害が残る者もいた）兵士たちと話をし、皇太后は傍目《はため》にも心を打たれた様子だった。そして、六カ所を撃たれた兵士に緋色と金色の表紙の本を与え、他の者たちにもなにを送ればよいか尋ねた。翌日、贈りものとして、タバコ、枕、ステッキが届いた。拝謁を――そして贈りものを――賜ったことに患者たちが感動したのはまちがいないが、それで、彼らが経験した恐怖や、多くが残りの人生をともにしなければならない障害が帳消しになるというものでもなかった。

ウィリアム・ビルトンも例外ではなかった。銃創が十分に癒え一一月にグリムズビーの母親のもとに戻ったものの、再び戦うことはなかった。翌年二月に除隊し――すっかり健康が損なわれていた――一〇カ月後に気管支肺炎で亡くなる。スケッチ紙は彼の体験をもっとも驚くべき話と報じたが、その夏ソンムで負傷しエンデルストリートで治療を受けた者の話の中には、もっと驚くべきものがまだあった。王立要塞砲兵隊《ロイヤルギャリソン》の砲手、ジョン・ジョセフ・オドナヒューは、開戦まで一一年間、正規軍で兵役に就いていた。[14] コーク生まれのジョン・ジョー（と呼ばれていた）は、一九一六年にソンム配属となる。七月一日の進攻に先立つ一週間の砲撃にたずさわった砲手の一人だった。六週間後、イギリス軍がはじめて戦車を使用したフレール－クールセレットの戦いの前の砲撃で、自身が被弾する。胸と右腕に重傷を負ったショックと出血でぐったりし、ジョン・ジョーは口をきくこともできなかった。仲間は彼を墓地の壁にもたせかけ助けを待たせた。担架兵に見つけられたときは、死にかけていると思われたようで、壁ごしに墓地に投げ込んで時間を節約しようぜと冗談を言うのが聞こえた。ジョン・ジョーは必死にまばたきして、まだ生きていることを知らせた。後方拠点病院まで送られたあと、九月二四日にエンデルストリートに到着した。片肺を失ったものの、ジョン・ジョーはすっかり回復してロンドンに落ち着き、そこでアイルランド人女性と結婚したばかりでなく、九〇代まで長生きし、「話し上手」と折り紙つきの、愛される父となり祖父となった。

少なくとも男たちは自分のおかれたもの珍しい状況の新奇性を楽しんだ。多くの患者が、家への手紙に、女性ばかりの病院にいるのがわかったときの驚きを綴っている。ハイランド軽歩兵隊の自転車大隊に所属するジェームズ・ライアン兵長は、フランスの四つの病院で処置を受けたのち、エンデルストリートに送られてきた。[15] 九月二三日に砲弾の炸裂で意識を失い地面になかば埋まり、聴力を失い胸にひどい打撲傷を負ったのみならず、砲弾ショックとも診断された。二カ月を前線で過ごしたあと、フランスで治療に当たった医師から「本国送還《ブライティ》」にすると言われ、ライアンは歓喜した。父親には「担架に乗せられ運びだされるまではとうてい信じられませんでした」と書いている。そして「今いるこの病院は、すべて女性がさばいていています――医師《せんせい》もだし、それ以外もなにもかもです」とつけ加えた。

一九一六年にソンムで塹壕から出撃した兵士たちにとって、戦死するか負傷するか、さらに負傷ならどの程度の負傷なのかは、完全に運だった。ジェームズ・ライアン同様、多くの兵士が、「本国送還《ブライティ》」の負傷、つまり本国送りに値する深刻な負傷を歓迎した。[16]「ブライティ（Blighty）」という語は、異国の地を意味するウルドゥー語の bilayti がなまったもので、インドに駐屯するイギリス軍兵士が本国をこう呼んだのが始まりである。兵士の中には、病気のふりや自傷――自分の足を撃つ、胸壁の上に手を出すなどが一般的な方法だった――までして塹壕からのがれようとする者もいた。もっとも、露見すれば卑怯者として処刑される危険もあった。エンデルストリートにも、自傷者、いんちき、「仮病使い」は、それなりにやってきた。たとえば、ある兵士は、腕を一本失ったと言い張ったが、アンダーソンが調べてみると、「ちゃんと二本」あることがわかった。[17]けれど、多くの兵士は、命を落とす以上に「よくない」傷を負うことを恐れた。

兵士たちがもっとも恐れたのは、四肢を一本以上失う、顔を損傷する、性機能が障害されるなど、人生が変わってしまうような障害だった。[18]戦争によって、一〇〇万人をこえるイギリス人男性が、なにがしかの障害や体調不良を一生かかえて生きることになる。二四万人が一本以上の手足またはその一部を、それ以外に九〇〇〇人が片目を失い、八〇〇〇人近くが完全に失明した。手や足の片方を失った者の七割が三〇歳未満だった。[19]

こうした男たちの多くは、一九歳かそれより早く入隊しており、そこそこ丈夫で働き手として長い未来が控え、すでに結婚し若い家族がいる者もいたし、他の者もいずれは結婚したいと思っていた。それが、突然、永久に残る障害や醜い傷を負ったと知ったのだから、その衝撃は計り知れなかった。そうした負傷は、彼らが働いて普通に暮らす機会を制限しただけでなく、その自尊心も破壊してしまった。特に、手足を切断された者たちは、自立できなくなったことで、男らしさを失い、無力で、軽視されていると感じ、自分はもう一人前の男ではないと思い込んだ。両下肢を切断されたある兵士は、一九一四年に入隊するよう政府にけしかけられたあげく、戦後は国から必要とされなくなった顚末を回想している。別の兵士は、障害を負った者は「中身が半分、手足も半分なくし」もはや男のうちに入らないと感じている、と述べた。[20] 障害から予想される影響の程度のちがいは、一九一五年に開始された政府の年金制度に反映され、四肢を二本以上失ったり、完全に失明したり、顔にひどい損傷を負ったりした者は満額を支給されたが、片方の下肢や上肢を失ったりそれ以外のけがを負ったりした者の年金は減額された。[21]

戦争が続くうちに、医療面でも、リハビリテーション療法の改善やさらに精巧な義肢への改良といった進歩があり、患者が新たな技術を身につけたり一変した人生に対処したりする助けとなった。かつてはリバプールで港湾労働者や船上作業者の労働災害を治療していた外科医、ロバート・ジョーンズは、一九一六年、ロンドン西部に整形外科専門病院を開設した。[22] 彼はここで、エンデルストリートでもやっていた刺繡などの職業訓練や、患者が大工仕事や機械操作といった技術を学ぶ「治療を兼ねたワークショップ」を定着させた。患者の中には、未来の負傷兵用の義肢をつくる仕事をさせられた者もいた。同じころ、ニュージーランド生まれのハロルド・ギリスなどの外科医は、革新的な形成術を編みだし、患者が自信を取り戻し——文字どおり——世間に顔を見せられるよう、損傷した顔の修復をおこなった。

政府が、障害を負った兵士をポスターに起用して、戦争に対する国民の関心を維持し未入隊者に奮起をうながそうとする一方、新聞も——スケッチ紙の一面のように——負傷兵をロマンチックな「英雄」に仕立てあげるのに一役買った。女性の中には、愛国的な義務感あるいは悲嘆が昂じた自己犠牲のしるしとして負傷兵と結婚しようと、相手をさがしに陸軍病院を訪ねるという行動にでる者まで現れた。ヴェラ・ブリテンは、「婚約者が戦死した女性。今回の戦争で失明その他の理由で働けなくなった将校の方との結婚を希望」と呼びかける新聞広告を手元にとっておいた。のちに、ブリテン自身、婚約者の戦死によって感覚が麻痺し、戦闘で失明した友人の兵士に結婚を申し込もうと決心するのだが、プロポーズする前に相手が亡くなった。[23] 一九一六年の前半をエンデルストリートで過ごした用務員のベティ・マナーズは、戦場で負傷し片足を切断したアーサー・アスキスと、その三カ月後に結婚する。[24] だが、見ず知らずの人間にやさしくされ、新聞に華々しく取りあげられても、ソンムの戦いを生き延びた大多数の者の人生は、二度と元どおりにはならない。

塹壕で戦った兵士の多くが、休暇で家族のもとに戻ったときや、傷病兵として除隊し市民生活が変わりなく続いているらしいと知ったとき、深い溝を感じたと語っている。彼らは、しばしば、自分たちが守ろうと戦っている、しかし塹壕戦の現実を知りようがない本国の人々より、「中間地帯」の向こう側で顔を合わせた敵兵の方に親しみを感じた。さらに悪いことに、多くが、自分が目撃したことを記憶から消し去れないにもかかわらず、肉親や恋人にその経験を話すことができなかった。ソンムで重傷を負って帰国した詩人のロバート・グレーヴズは、両親と深刻な話をするのが「ほぼ不可能」であったし、「あらゆる場所に野火のように広がっている戦争の狂気」も理解できなかった。[25] 市民は「外国語を話していた。それは新聞の言葉だった」。

架け橋となれる者がいるとすれば、それは、重傷を負い人間的な感情を失った男たちを看護し治療するスタッフだったにちがいない。彼女たちは、彼らの汚れてシラミのわいた軍服や見るも無惨な傷を見た。おじけづいた話や思いもかけぬ勇気がわいた話を聞いた——せん妄状態で、あるいは麻酔が覚めるときに、自分が目にした恐怖を彼らが口にするのを漏れ聞くこともあった。塹壕の泥の臭いも嗅いだ。男たちが、エンデルストリートで世話を受けたことに感謝し、そのスタッフと強い絆で結ばれたのも当然である。退院し戦場に戻ったずっとあとになっても、多くが連絡をよこした。中には、補給担当官のオルガ・キャンベルに、フランスあるいはサロニカに、メリヤス編みのセーター、靴下、焼き菓子、さらには楽器まで送ってほしいと――まるで息子が母親に宛てて書くように――手紙で頼んできた者たちもいて、当然、彼女は荷物を送ってやった。エンデルストリートの仕事ぶりについての話が兵士のあいだに広まると、そこに送ってほしいと求める負傷者も現れた。ソンムで重傷を負ったある兵士は、送り先として名指しでエンデルストリートを希望した。「ここならよく世話をしてもらえると向こうで言われた」ためだ。[26]

マレーとアンダーソンは、国民の士気を保つにも自分たちの理想を推し進めるにも「新聞の言葉」が大事であることを、よく承知していた。ことにマレーは、女性医師そして女性全体の活動を盛りたててくれると、エンデルストリートに記者や写真撮影者がくるのをいつも歓迎した。第一次世界大戦中、特にソンムの戦いが始まってからは、新聞購読者数が急増した。マレーはよく考えてデイリー・スケッチ紙を選んでいた――大衆迎合主義の政治家へのこのタブロイド紙の受けのよさと、一九一六年に一〇〇万部の大台をこえた発行部数の多さは、自分のメッセージをうまく伝えるのに理想的だった。[27]とはいえ、彼女は、あらゆる種類と規模の新聞を受け入れた。特にソンムの戦いのあとは、戦争の悲惨さを中和するおあつらえむきの喜ばしい話題づくりにと、新聞各紙はエンデルストリートに殺到したが、マレーの方も、男女同権をめざす自分の野心に利用するため、抜け目なくこの関心を操った。

タトラー誌の七月の典型的な記事は、「エンデルストリートのサフラジェットの病院を取り仕切る高潔な女性たち」を、戦争から生まれつつある「新しい女性」の見本と評している。この病院の医師も看護婦も用務員もみな、「正当な評価を得るようになった性」を代表する者たちなのだ。この新たな世界秩序を説明する言葉に窮し、タトラー誌は、「彼女たちはもっともよい意味での男性でありながら、もっともよい意味での女性でもある」と高らかに宣言した。観察者の中には、女性の生活の目につきやすい変化に、肉感的なものを感じる者もいた。デイリー・スター紙は、ロンドンの制服姿の全女性の中で「一番しゃれていて喜ばしくも大胆に見えるのは、エンデルストリート陸軍病院で用務員の役目を果たす若きアマゾンたちだ」と断言している。「できるものなら呼び止めてごらんなさい」という表情で、オックスフォードストリートを忙しげに行き来する」姿を認めることが多いが、いつも「運動神経がよくなんでも自分でできる」雰囲気をまとい、「手に負えない患者をつかまえることも、みずから刑務所まで連れていくことも十分できる」ように見える。彼女たちの態度から「男性の干渉を受けず、まったく女性だけで運営されていようが、ここはしろうとの病院などではない」のは明らかだ――そう執筆者は断じた。[28]

「まったく女性だけ」で運営される病院の存在は、まだ一般に珍しいもの扱いされていたが、女性医師の仕事は、徐々にではあるが、はじめて重要視されはじめていた。八月に掲載されたデイリー・メール紙の記事は、エンデルストリートを「イングランドでひときわ輝いている楽園の一つ」と形容している。この記事は、かつてパリのクラリッジに女性医療部隊を訪ねた女性記者の手になるもので、エンデルストリートは、外科手術が女性にとって肉体的にきつすぎるものでも「その慈悲心や女性らしい思いやりを失わせる」ものでもなかったとはっきり示すことで、世に広まっているこの二つの俗説が誤りであることを証明した、と主張した。記者は、多分に本人の想像ではあるが、マレーもアンダーソンも軍医として二年近く過ごしたあとの方が健康そうだ、と断言しさえした。そして、女性医師が――女性と子どもの治療のみならず――あらゆる分野で男性医師に引けをとらないことを、エンデルストリートは「まちがいなく証明した」、とつけ加えた。デイリー・テレグラフ紙も同じ意見だった。同紙は、「最前線を除き」かつては男性のものだった多くの軍務に今は女性が就いていると指摘し、エンデルストリートの活動以上に「戦時に女性になにができ、そしてなにをしているかの例証となるものはない」と述べている。

戦争は、その残虐行為のかずかずにもかかわらず、女性ばかりでなく医学にも前進をもたらしつつあった。[29] ソンムの戦いで負傷者が膨大な数に上ったおかげで、医師は、医学のあらゆる分野で治療法を試し向上させる前例のない機会を与えられた。負傷者治療所の規模が拡大し装備も充実したため、外科医は、前線の近くで大手術をおこなえるようになり、遭遇した傷を修復する新しい手法を考案した。腹部や頭部に重傷を負い、かつては死ぬにまかせるしかなかった兵士が手術を受けられるようになり、多くが生き延びた。一九一六年までにはだいたいの負傷者治療所にX線撮影装置が装備されており、銃弾や榴散弾の破片の位置を特定して取り出すのもずっと容易になっていた。まだやり方は一様とはいえなかったものの、今では外科医のほとんどが、壊死したり損傷したりした組織をすべて切除するヘンリー・グレイ法を採用していたので、壊疽が広がる確率も低下した。後送時や回復期に骨折部が安定するよう、副子もさらによいものが導入された。整形外科医のロバート・ジョーンズは、一九一六年のはじめに陸軍整形外科部門の指揮をまかされると、叔父のヒュー・オーエン・トーマスが五〇年前に考案したトーマス副子を強く推した。一九一六年夏にはじめて使用されたこの装具は、多数の命を救い、同時に切断率を大幅に低下させた。大腿骨を開放骨折した場合の死亡率は、一部の部隊では八〇パーセントあったものが、終戦までに一〇パーセント以下に低下している。ショックに対抗する蘇生術も大きく進歩する一方、最初の実施が一九一四年であった輸血も、ゆっくりと利用が広がっていった。血液を保存する方法がまだ確立されていなかったため、輸血は、管や注射器を用いて、供血者から患者に直接おこなわれた。血液を提供するのは、たいてい同じ医療部隊の軽傷の兵士で、中には血液五〇〇ミリリットルにつき同量の黒ビール《スタウト》にありついた者もいた。

臨床知識が向上するにつれ医療も専門化し、負傷兵は、サウサンプトンその他の港に到着するとすぐ、もっとも適する病院に送れるよう、けがの種類で分けられた。[30] たとえば、失明者はチェルシーの第二ロンドン総合病院に送られる一方、砲弾ショックの症状を示す者は、ほとんどがクイーンスクエアの国立病院かデンマークヒルの第四ロンドン総合病院に送られ、多くがそこで嫌悪療法や電気ショック療法を受けた。頭部外傷や開放骨折の患者は、他の病院に送られた。だが、ソンムの戦いのあいだは、ベッドの需要が逼迫し、状態に関係なく傷病兵がベッドに空きのある病院に送られることも少なくなかった。そのため、エンデルストリートにも、以前と同じく、砲弾ショック、顔の損傷、心疾患をはじめ、数知れぬ不調をかかえた患者が送られつづけた。しかし、エンデルストリートは、女性医師の雇用で先駆的存在であっただけではない。その医師たちは、医学研究でも最前線に立っていたのである。

開戦後まもない時期から負傷兵に応急処置をほどこしてきたルイザ・ギャレット・アンダーソンは、今では、少なくとも陸軍軍医の大半と同程度には戦傷外科に熟達していた。銃創や砲弾創（骨折をともなうことも多かった）の治療をおこなうのはもちろんだが、エンデルストリートは、膨大な数の開放骨折患者——折れた骨が皮膚から突き出ている——を継続的に受け入れていた。三〇〇床のベッドが整形外科患者用に指定されていたのだ。[31] ほとんどの場合、アンダーソンは、副木を当てた骨を金属製のピンやプレートを用いて接合すると同時に、損傷したり切断されたりした神経の縫合もしてやらねばならなかった。ソンムの戦いのころにはもう鉄製ヘルメットが標準装備になっていて、頭部外傷は激減していたものの、アンダーソンはまだときどき脳手術をおこなっていた。一九一六年ごろ、当代きっての外科医であるサー・ジョン・ブランド＝サットンがやってきて、彼女がむずかしい頭蓋手術をするのを見学したことがあった。[32]脳と頭蓋骨の手術は比較的最近導入された手法で、エーテルやクロロホルムでは脳が腫れてしまうため、局所麻酔でおこなわれることも少なくなかった。ミドルセックス病院のベテラン外科医であったブランド＝サットンは、開戦以来、ワンズワースの陸軍病院で働いていた。アンダーソンの指が敏捷に動くのを見たブランド＝サットンは、その手際のよさを称賛した。男性より女性の小さな手の方が複雑な手術に向いているかもしれない、ということに気づいた男性医師は、彼だけではなかった。フレドリック・トリーヴズも、今はロイヤルフリー病院の婦人科医となったメアリー・シャーリーブが手術をおこなう様子に見とれた。[33]

アンダーソンの手術の腕前がすぐれていたのはもちろんだが、病院のスタッフも負傷者の回復を手助けする術《すべ》に長けていった。オルガ・キャンベルの父アーサーは、手足の切断者用に松葉杖や義肢をつくるのにかつてない忙しさだったし、別の無償奉仕者（ミセス・バンクスとしか名前が記されていない）は、張り子材料から上腕の骨折に使用する軽量の副木をつくる技術で知られていた。さらに、一九一六年にX線撮影部門の責任者となっていたエセル・マギルは、衰えた筋肉を刺激するためのマッサージと電気治療――要するに初期の物理療法である――の熱心な支持者だった。[34]マギルは、エンデルストリートで、四肢麻痺患者の運動機能の回復や手足切断者の義肢への適応を手助けするマッサージ師を監督しながら、グロスタープレイスの自分の学校でも、他の陸軍病院の女性たちに電気治療のやり方を教えた。

さまざまな進歩はあったが、ソンムの戦いで負傷した患者が大量に送られてきたために、過去に例のない難題が突きつけられた。なにより、スタッフは感染創の治療に関連する負担に圧倒された。そうした創傷の場合、通常は、感染の広がりを防ぐために、四時間に一度の頻度で包帯を替え傷口に綿棒で消毒薬を塗ってやる必要がある。この頻繁な包帯替えで、医師も看護婦も患者も等しく「疲れきった」、とマレーは述べている。患者にとっては、疲れるばかりでなく身を切られるような苦痛だった。大きく深い傷の包帯を替えるには、ピンセットを用いてこびりついたガーゼを丹念にはがし、膿《うみ》を排出してやらねばならない。あまりにも痛いので、全身麻酔をせざるを得ない場合もあった。時間がかかる上、使われている消毒薬にも効果がなく、軍医たちはもっとよい解決策の探究を迫られた。

開戦から二、三カ月のあいだ、軍医は自分たちが医学部で学んだ無菌の原則を信じて、手術環境の細菌が傷に侵入しないよう、念入りに器具を滅菌しゴム手袋とマスクを着用した。しかし、西部戦線で負った傷のほとんどはすでにひどい細菌感染を起こしていることが明らかになったため、医師たちはもっと昔の創傷治療法に戻らねばならなかった。つまり、傷口を開いたままにしておき、繰り返し消毒液をかけて殺菌しようというのだ。だが、一般に手に入る、石炭酸やクレゾール《リゾール》石けん液などの消毒液は、腐食作用が強すぎるかこうした強毒性の微生物にはたいして効き目がないかのどちらかだった。

ベルギーのとある陸軍病院で、フランス軍の軍医、アレクシス・カレルが、イギリス人化学者ヘンリー・デーキンと協同し、新たな消毒薬と適用方法を試した。彼らのやり方は、デーキン液と呼ばれる、次亜塩素酸ナトリウム液を含む希釈消毒液を用い、穴をあけたゴム製の管を傷口に埋め込んで深い傷を洗浄する、というものだ。傷口は軽く包帯で覆い、数日経ってから閉じる。カレル－デーキン法と呼ばれるこの方法は、一九一六年までにフランスとイギリスの軍医に徐々に受け入れられはじめており、回復率も向上しているようであった。しかし、この方法もまだ恐ろしく面倒だった。二、三時間ごとに液を足し包帯も毎日替えなければならなかったのだ。[35]

イギリスの病理学者でパディントンのセントメアリー病院の病理学教授、サー・アルムロス・ライトは、これに代わる方法を提唱した。ライトは、弟子の若い医師、アレクサンダー・フレミングとともにブローニュに研究所を設立していた。彼の方法は、ごくありきたりの生理食塩水を用いて傷を洗浄しつづけるというものだが、一つにはその残念な結果から、また一つには高言を口にしがちな彼の性格のゆえに、広く浸透することはなかった。なにより、ライトは、女性は「知性で男性に劣り思考も非論理的だ」と主張する、うるさい反女性参政権論者だった。

どちらの方法にも満足できず、包帯替えといういつ終わるとも知れぬ作業に振り回されているエンデルストリートの医師たちは、なにかちがう方法を試してみたかった。ソンムからぞくぞくと到着する患者という絶好の実験台もいる。最初の負傷兵が到着してから三日後の一九一六年七月八日、アンダーソンと病理医のヘレン・チェンバーズは、はじめて新しい消毒用軟膏を試した。BIPPとして知られるようになるこの軟膏、ビスマスヨードホルムパラフィン軟膏は、ノーサンバーランド陸軍病院の軍医、ジェームズ・ラザフォード・モリソンが発明したもので、モリソンは、一九一五年末に、すでに自分の患者いく人かに試してみていた。目を見張る結果を得て、モリソンは、翌年六月、エンデルストリートのもっと大きな患者集団《コホート》でBIPPを試してほしいと、アンダーソンとチェンバーズに頼んだ。[36]

二人の女性は、この申し出に飛びついた。モリソンから処方を教わり、チェンバーズは自分の検査室で軟膏を調合した。それから、アンダーソンが最初の候補者を選んだ。ソンムの戦いの初日に負傷し、七月六日にエンデルストリートに送られてきた、氏名不詳の若い二等兵だ。足がずたずたになっていたが、これは、砲弾のせいにちがいない。五本の長骨のうち三本が砕け、踵骨《しょうこつ》も骨折していた。なお悪いことに、傷口がひどく化膿し強い痛みがあったので、初診時には、切断する以外手はなさそうに思われた。そうする代わりに足を残すべく最善を尽くそうと、アンダーソンは決心した。

七月八日、患者が手術室に連れてこられると、アンダーソンは、損傷組織をすべて切除し骨の破片を取り除くと、変性アルコールとヨウ素で丹念に傷を洗浄した。次に、むきだしの傷にたっぷりとBIPPを塗り、中の空洞にもさらに軟膏をすり込んだ。その後、当時の慣行を無視し、傷口を縫合してその後四日間包帯に触れずにおいた。驚いたことに、後日傷を確認するとかなりよくなっているように見え、アンダーソンは、BIPPを塗り八日のあいだ包帯を巻いたままにする、というやり方を続けた。六週間後、この兵士は足の傷が完治し、自力で歩けるようになった。患者が足を残せたのみならず、無傷で社会復帰できたということだ。驚くべき結果だった。

この成功に意を強くし、アンダーソンとその外科チームは、七月と八月いっぱい、BIPP法を用いて、ソンムの戦場で負傷したおよそ二〇〇人の兵士の感染創を治療した。負傷の内容は、四肢の骨の粉砕から、首や頭皮、胸、胴の裂開創まで、多岐にわたった。どの患者も、敗血症は症状がいちじるしく軽快するか完治するかし、折れた骨は「みるみるうちに」癒合し、傷も驚くべき速さで治癒した。ある患者は、上腕に骨折と深い感染創があった。それが、三週間のうちに、骨折が快方に向かい傷も治りはじめた。また別の患者の右手の銃創は、フランスで処置を受けたが化膿したものだった。その傷が四週間経たないうちに治りはじめ、手を動かせるようになった。BIPPを用いてなんらかの副作用があったのは、二〇〇人の患者のうち一人だけだった。軟膏の中毒作用で発熱したのだが、塗布量を減らすと軽快した。多くが通常または軽度の軍務に戻った。九月にランセット誌に最初の六人の結果を投稿し、アンダーソンは、BIPPを用いると患者は「痛みと疲労の大半」を経験せずに済む上、その結果は自分が試した他のどの方法とくらべても「ずば抜けてよい」、と結論づけた。この論文は、一人の女性によって発表されたもっとも初期の科学研究論文のうちの一つで、エンデルストリートの医師が発表した七本のそうした論文のうちの一本である。

アンダーソンは、他の方法を放棄し、広く院全体でＢＩＰＰ法を採用した。二一日間ものあいだ包帯を替えずに済むため、新しい方法では包帯替えにかかる時間が従来の二〇パーセントに短縮された。この方法は病院の仕事内容を「一変させた」、とマレーは書いている。はじめて病室での仕事がきちんとさばけるレベルに落ち着き、結果は「めざましい」ものだった。翌年三月、アンダーソンとチェンバーズは、ＢＩＰＰ法で治療した四〇〇例の結果——くわしい症例研究六二例を含む（その大半が治癒した）——をランセット誌に発表する。

アンダーソンは、ＢＩＰＰ法がカレル‐デーキン法よりすぐれていると確信していた。なぜなら、後者の方が強力な消毒液を使用しているのに、効果は一時的で頻繁に液を足さなければならなかったからだ。そして、ＢＩＰＰ法こそが創傷治療の成功への道であると主張した。ＢＩＰＰ法を広めたいと、アンダーソンは、のちに一連の症例研究論文を執筆する——それもＸ線写真つきだ。[37] ＢＩＰＰ法を用いて前頭葉に膿瘍のある一九歳の患者を治療した例では、患者は「立派に」回復した。両足を骨折した症例は、「膿が流れ出る状態で高熱も出ていた」のが、ＢＩＰＰ後は完治した。

アンダーソンとモリソンの後押しを受け、ＢＩＰＰ法は、すぐに他院の軍医からも注目されるようになった。エンデルストリートでの実験のニュースは陸軍省にも達し、サー・アルフレッド・キーオみずから、一九一六年秋に様子を見にやってきた。[38] 中庭に勢ぞろいしたスタッフと対面したあと、キーオは病室を見て回った。アンダーソンから一人また一人と傷の癒えた患者を紹介されたキーオは、ＢＩＰＰの使用をもっと拡大すべきと確信したと明言した。この上ない名誉の瞬間だった。膨大な任務に追われたキーオが、その後エンデルストリートを再訪することはない。だが、見学の最後には、アンダーソンの方を向いて「君ならできるとわかっていた」と言った。そして「鵜の目鷹の目のやつらをみな君が黙らせたのだよ」とつけ加えたのだった。

戦争が終わるまでに、BIPP法は、国内や前線の陸軍病院の軍医に広く採用されるようになる。モリソンによれば、一九一八年までには、ノーサンバーランド陸軍病院に送られてくる患者の半数以上が、「BIPPされて」おり、ときには「再BIPPされて」いる者もいたという。[39] しかしながら、BIPP法がカレル－デーキン法や他の方法よりすぐれていると証明できたかどうかについては、意見がはっきりと二分された。[40] カレル－デーキン法がもっとも有効な創傷治療法だとして譲らない医師もいれば、BIPP法も同じくらい効果的で、しかもずっと手間がかからないと主張する医師もいた。優劣がどうあれ、その後、一九四〇年代に——ライトの若き助手フレミングがペニシリンを発見したのち——抗生剤が導入されると、どの方法も影が薄れてしまう。だが、BIPP法は第二次世界大戦中も引き続き用いられた。エンデルストリートではじめて試用されてから一〇〇年後の今日《こんにち》でさえ、耳鼻咽喉科の処置をおこなう医師に日常的に使用されているし、神経外科や口腔顔面外科でも用いられている。

その年の残りの期間は、負傷者を乗せた救急車隊が、気が滅入るほど規則正しくやってきた。ソンムの攻勢が勢いを失いつつ一一月まで続いたのだ。BIPP法が導入され負担が軽減されたとしても、ツェッペリンの脅威の再燃によって、スタッフの不安はふくれあがっていた。[41] 今では大きさも威力も増したドイツの飛行船は、三月にロンドン郊外の空に短時間再来すると、八月にもふたたび姿を見せた。そして、九月三日の朝早く、一六隻のツェッペリンが東海岸から侵入しロンドンに向かっているのが発見された。うち一隻が首都まで到達した。バーバラ・ラストは、担当の病室でやはり忙しい一日を過ごし寝室で眠っていたが、耳をつんざく大音響で目を覚ました。真っ暗闇の中、ベッドからはね起き、急いで寝間着の上に制服を着た。最上階から地階まで患者を運び下ろす手伝いをするつもりだった。上階の病室の一五〇人の患者のほとんどが歩けないことを、彼女は知っていた。爆音にすくみあがり、用務員が一人泣きだした。だが、バーバラのストッキングがまだ見つからないうちに、突然、まばゆい光が窓を照らした。飛行船がイギリス軍戦闘機の攻撃を受け、炎に包まれてハートフォードシャーに墜落したのである。

ツェッペリンの墜落――イギリス軍の防空体制によって撃墜された最初の敵軍飛行船だった――が見えず、バーバラはがっかりした。部屋の窓の位置が悪かったのだ。だが、通りにいる人々から歓声があがり鐘が打ち鳴らされる音は聞こえた。北向きの窓から外がよく見えた夜勤の看護婦と患者は、壮観な眺めに興奮が抑えきれないようだった。「ゼップが空で火に包まれた」のを見て、男たちは「興奮し半狂乱になった」と、バーバラは家族に知らせ、手紙には、病院の近くを弧を描いて飛行する飛行船の針路を示す小さなスケッチを添えた。

彼女の姉のニナはその晩当直に当たっていたが、ツェッペリンが撃墜された半時間後に負傷者を乗せた大規模な救急車隊が到着した。「外に出てきた者がみな、とても変なかっこうをしていたのは、なかなか見応えがあった――どこかに寝間着が見えていて、おさげ髪が見えないよう無理やり帽子をかぶっているのだ」と、彼女は書いている。二人の指揮官、マレーとアンダーソンは、いつもどおり中庭にいて「私たちを励ましつつ自分たちも働いていた」。彼女がベッドに入ったときには、午前三時半を過ぎていた。オーストラリア人医師のエレノア・ボーンは、ツェッペリンが燃えながら地上に落ちていくのを、オックスフォードストリートに近い滞在先のホテルの屋根から見ていた。[42] 翌朝エンデルストリートに出勤したボーンは、砲弾の破片が、屋根を突き抜けて担当する病室の一つに飛び込んでいたことを知った。幸い、けが人はなかった。

三週間後の九月二三日から二四日にかけての晩、三隻のツェッペリンが、ロンドン中心部に破壊をもたらし、二六人の命を奪い三〇件の火災を起こした。うち二隻は撃墜された。患者を避難させる必要が生じた場合にそなえて、バーバラはその晩も召集された。「頭上でブーンという船の唸りは聞こえていましたが、砲撃は少なく、船の姿は見えませんでした」と彼女は家に報告している。一〇月はじめにもう一度現れ、さらに一隻がイギリス軍戦闘機に撃墜されると、ツェッペリンはもう完敗も同然の状態であった。だが、それで終わったわけではなかった。前触れはあった。一一月二八日の昼間の空襲だ。このときは、ドイツ軍の複葉機がビクトリア駅の近くに六個の爆弾を投下した。

ツェッペリンが追い払われたとはいえ、仕事が楽になるというわけではなかった。一〇月には、バーバラ・ラストが勤務中、救急車隊が連れてきた二六人の負傷者が、彼女の病室に一度に運び込まれたことがあった。最悪なのは予測ができないことだ、と彼女は父親に訴えた。「毎日一人か二人来てくれる方が、一〇日間一人も来ないで次の二日間に一ダースやって来られるより、ずっといいんです」と説明し、「自分の病室への新規入院患者が一度に八人なら対処もできますが、二六人では、さすがに手に負えません」とも書いている。[43]

絶え間なく続く重労働は、ソンムの負傷者の看護によって生じる心の痛みも相まって、スタッフたち、とりわけその指揮官を疲弊させた。一九一六年の後半、マレーとアンダーソンは、ほとんど休みもとらずに働いた。毎朝早起きして臨床検討会に出席し、それが終われば、回診をおこない長時間手術をこなす。夜も、新たな救急車隊の到着を知らせる鐘の音で起こされることが少なくなかった。二人とも、総看護婦長や看護婦や多くの用務員のように、病院の建物内で暮らしていた。他の外科医は、少なくとも、別の場所に住んでいたが、八日に一度、「用務員監督将校」として交替で二四時間の勤務に就いた。当直の外科医は、勤務時間のあいだ病院に泊まり、夜一一時から一二時のあいだに全病室を回り、夜間の緊急事態に対処し、責任をもって救急車隊を受け入れなければならなかった。エレノア・ボーンが当直をつとめたある凍えるように寒い夜には、大編成の救急車隊が負傷者を連れてやってきた。救急車が入ってきて中庭を回ると、凍った地面はさらに滑りやすくなった。エレベーターの床も同様だった。担架係が立っていられたのは奇跡だ、と彼女は思った[44]。

たとえ数時間でも逃げ出せるなら、どんな言い訳も大歓迎だった。バーバラ・ラストは、葬儀に参列するため一〇月に一日休暇をもらい、家族と再会し「せまく汚く古いエンデルストリート」を離れて田舎の空気が吸えるというまたとない機会を得て大喜びした。あとで父親に「病院に戻ると、患者全員から三歳若返ったと言われました」と報告しているが、「葬儀に出席したことを考えれば、褒められたことではないですね」と認めてもいる[45]。エレノア・ボーンは、いく人かのオーストラリア人の友人と、菜食主義者向けレストラン――肉不足を受けて人気が高まりつつあった――での外食を楽しんだ。とはいえ、彼女は、その食事が「半飢餓状態に向かうものだ」と断言した友人に同意している[46]。

冬が近づき、自殺行為に近いソンムの戦いにも、一一月一八日、ついに終わりが訪れた。その時点までに、一三万人をこえるイギリス人兵士が戦死し、三〇万人が負傷して、その多くに永久に障害が残ったが、大量の犠牲をだしても戦略的に重要な陣地はほとんど獲得できていなかった。四カ月半にわたる攻撃は、イギリス史上もっとも長くもっとも壊滅的な戦いで、途方もない数の兵員が失われた。二カ所の前線で戦うことを強いられドイツ軍も戦力が落ちてはいたが、全体としてソンムの戦いは目標を達成できていなかった。イギリス軍がフランスでの作戦の結果をまとめてみると、兵士が完全に士気喪失し、大砲が事実上使いものにならなくなり、大隊が丸ごと全滅に近い状態になっているのは明らかだった。泥沼が凍りつつある今、それ以上戦うのは不可能だった。明けたときと同じように年が暮れようとしていた。膠着状態で、相変わらず勝利は遠かった。本国に目を転じると、空から恐怖をかきたてるツェッペリンが消えたというので、国民はひとまず元気づいていた。だが今、食料不足が深刻化し、移動が制限され、娯楽が減らされた長く暗い冬に、彼らは直面していた。

エンデルストリートでも、スタッフは疲れ果て意気消沈していたが、少なくとも――まだときおり負傷者が送られてきてはいたが――休んだり自分が病気になったりする好機ではあった。エレノア・ボーンは、ソンムの負傷者の治療で過酷な数カ月を過ごしたあと、ドイツはしか（風疹）に倒れた。一一月にはコーンウォールに静養に出かけ、フォーウィの漁港にある海を見下ろせる静かなホテルに友人と滞在している。[47]「オーストラリア人の骨」には、はじめてのイギリスの冬の寒さが堪え、荒々しいコーンウォールの岸壁では、シドニー港のそばの岬が懐かしく思いだされた。それでも、この現実からの逃避は至福のときだった。ボーンと友人は、まだアジサイが咲いている海沿いの長い散歩や川をさかのぼる船旅を楽しんだ。遠出のさいにメナビリーを見つけたこともあった。人里離れた山あいのうち捨てられた邸宅で、のちにダフネ・デュ・モーリアが小説の着想を得ることになる場所だ。また別の日には、運転手を雇ってティンタジェル城まで行ったが、そこでボーンは、今は廃墟となったアーサー王伝説の城のロマンスに魅了された。

ベアトリス・ハラデンも、コーンウォールの一一月に慰めを見いだした。[48]リザード半島で休暇を過ごし「心を落ち着け」ようとしたのだが、望みどおりの効果は得られなかったようで、エンデルストリートに戻るとすぐ「インフルエンザ」にかかり、数週間体調がすぐれなかった。長時間図書室の仕事をこなしながらも、ハラデンは最新作『みちびきの糸』を書きあげ、九月に出版した。これは、エリザベス・ロビンズの話し相手、オクタビア・ウィルバーフォースには、無念以外のなにものでもなく、彼女は、ロビンズが執筆中の小説『カミラ』より先にその本が出版されたことに激怒した。ロビンズは、開院後しばらくのあいだ、「中立」でいながらエンデルストリートの図書室を成功させようと、健康を損なう危険まで冒したというのに——と、オクタビアは息巻いた。そのあいだずっと、「あの狡猾で芯から不誠実な蛇女は、ただただ楽しく小説を書いていて、暇なときだけお国のために尽くしてあげましょう、とやっていたわけです」[49]。自分に憎悪が向けられているとはつゆ知らず、一二月に持ち場に戻ると、ハラデンは、フローラ・マレーから「とても友好的に」あなたの消息を尋ねられた、とロビンズ——もうイギリスに戻ってきていた——に手紙を書いた[50]。

ソンムで失われた何十万もの兵士の穴を埋めようと、陸軍が志願兵をつのりはじめたその同じころ、エンデルストリートも新たな援軍をむかえた。カナダ人の外科医フランセス・イブリン・ウィンザーは、一九一六年の終わりにエンデルストリートに着任するまでに、すでにずいぶん旅を経験していた[51]。一四歳で高校を卒業した学識豊かな秀才で、トロントの女子医科大学で医学を学んだ。女性だというので、カナダでは病院に職を得ることができず、ペンシルベニア州ボルティモアとデトロイトで下級の外科医として経験を積んだ。ヨーロッパを回り、一九一一年に帰国すると、同僚の女性医師ロザモンド・リーコックとともに、カルガリーで開業した。その辺境の町では、女性医師は彼女たち二人だけだったため、付き添い役としてリーコックの母親が同行した。戦争が始まると、ウィンザーは看護婦として——女性の医師は入隊を認められていなかった——カナダ陸軍医療部隊に加わった。こうして彼女は、仕事が看護に限定されたとはいえ、カナダ陸軍に入隊した最初の女性医師となる。イングランドに到着し、医師であることがわかると、イブリン（いつもはそう呼ばれた）は、大急ぎでエンデルストリートに転属させられた。黒い目と眉と髪をもつ、長身で魅力的な二九歳のウィンザーは、その年も終わるころ仕事に就いた。

一九一六年一一月にエンデルストリートのスタッフに加わった新入りの用務員も、旅の経験が豊富だった。オーストラリアのブリスベンで裕福な家に生まれたキャス・アッシャーは、ライプチヒ、ロンドン、シカゴで美術を学んだのち、一九一五年、母親とともにアメリカからイングランドに渡ってきた。[52]ガリポリでオーストラリア軍に死傷者が出ていると聞き、戦時活動を手伝いたいという気持ちに突き動かされたのだ。熱心なサフラジェットである母親は戦時中に生まれた子どもたち用の小荷物の梱包を手伝い、キャスはオーストラリア海軍の秘書として働いた。週末にも軍需工場で無料奉仕し、夜は救急車の運転手をかってでた。チェルシーのテムズ川近くの部屋に母親と暮らしていたが、まもなくそこに、オーストラリア人の友人、一九〇一年に『わが青春の輝き』という小説がベストセラーとなった、作家のステラ・マイルズ・フランクリンが加わった。エンデルストリートが無償奉仕者を必要としていると聞くと、二五歳になっていたキャスは、すぐに応募した。そして、いくらも経たぬうちに病院に引っ越してきた。

ニナ・ラストが働きはじめたときと同様、キャスも毎日、午前中は、灰や汚れた包帯の入った大きな容器をいくつも苦労して焼却炉まで運び、午後は、患者を連れて病室と手術室を往復する手伝いをし、しびんの中身を空けたり患者のからだを拭いたりもした。用務員という「低い立場」の者として、彼女は「立派な仕事」をするオーストラリア人の女性外科医に畏敬の念をいだいた。[53]フランスからの負傷者を乗せた救急車隊がやってくるのは相変わらずで、キャスはしょっちゅう眠りを破られた。ある陰うつな一二月の晩は、鐘の音で起こされ、夜中の二時に同僚の用務員たちと震えながら整列した。待ち時間は何時間にも思われた。とうとう当直の用務員監督将校も、寒さに歯の根が合わず指がかじかんでいる女性たちを不憫に思い、門の鐘が鳴って「ぼろぼろの人間という重荷を積んだ」救急車の到着を知らせるまで、小汚い外来診療部で待つことを許可した。

イギリスの冬はいつまでも終わらず、キャスがシドニーへの望郷の念をつのらせたのも無理からぬことだった。霧深いロンドンの「すすで黒くなった建物」にかこまれ、キャスは、「サファイア色をした楽園の中に宝石のようにはめ込まれた」故郷の町を頭に思い描いた。だが、欠けているものはあっても、自分の選択を疑問視したことはなかった。後年インタビューを受け、「まあ、なすべきことをしているように思っていたのでしょうね。それだけのことですよ」と語っている。エンデルストリートでの経験によって、病院の仕事へのやる気がそがれたりはせず、六カ月後には、友人のステラを追ってイギリスを離れ、サロニカのスコットランド女性医療部隊に加わり、そこでまた六カ月間働いた。一九一六年の終わりには、エンデルストリートのRAMC分遣隊員一四名が一三名の女性と入れ替えられ、女性下士官の数はさらにふくれあがった。[54] 全一七六名のスタッフのうち、今では男性は八人だけだった。

戦争は膠着状態だったが、女性はあらゆる分野で前進を続けていた。一九一六年一〇月、LSMWの新校舎がメアリー王妃によってオープンされると、同校はロンドン屈指の大規模校の一つと広く喧伝され、新記録となる三八〇人が入学した。[55] 元学部長のエリザベス・ギャレット・アンダーソンは、今ではからだが弱って落成式に出席できず、ルイザと弟のアランが代理をつとめた。マルタで軍医として兵役に就いているかつての学生三〇人からも祝電が届いた。一一月には、陸軍が、海外に派遣した八〇人の女性医師に合流させようと、さらに五〇人の女性医師を募集した。[56] その同じ月、医学研究会議の前身として一九一三年に創設された医学研究委員会も、年次報告書の中で女性の医師に敬意を表し、二〇人以上の女性が病理学の重要な仕事に就きはじめる一方、エンデルストリートのBIPP試験など、他の科学研究分野でも大きく前進しつつある、と述べた。[57] 総合医師審議会の会長、サー・ドナルド・マカリスターも、その月の審議会の会合で、戦時活動にたずさわる女性医師を口をきわめて褒めそやし、すべての女性開業医に彼女らに合流するよう求めた。[58]

一二月には、五〇年前にエリザベス・ギャレット・アンダーソンが開設したニュー・ホスピタル・フォー・ウィメンの創立記念日が、女性医師の戦時のはたらきを祝う催しとなった。[59] もっとも声高に称賛の言葉を述べたのはサー・アルフレッド・キーオで、エンデルストリートの仕事ぶりを、女性医師の業績の中でも模範となるものだとたたえた。キーオは、すべての医学部と病院に向けて、「男性とまったく同じ条件で」女性にも門戸を開くよう熱をこめて呼びかけ、外科医であれ内科医であれ、女性は「男性と対等」だとはっきりと宣言した。病院の創設者はやはり体調がおもわしくなくて出席できず、ルイザが母親の代理で演説し、大望の実現に必要な教育と経験を求めて励むよう、女性たちの心に強く訴えた。そして、「果てしない仕事を、わたしたちは始めよう、重荷と苦い経験を引き受けよう、開拓者よ！　おお開拓者よ！」と、大好きな詩人、ウォルト・ホイットマンの言葉を引用し、彼女たちを叱咤《しった》した。

女性たちが——少なくとも医学界では——男女平等の戦いの勝利も近いと考えたのも無理はない。先頭を切った女性たちの医師資格を得るまでの苦労を振り返り、デイリー・テレグラフ紙は、女性の潜在能力にぴったりの専門職がなぜこれほど長くその門戸を「かたくなに閉ざし立ち入りを拒んで」きたのかと疑問を呈した。[60] その障壁はもう打破されたと確信し、同紙は「革命が成功すれば、それはもはや革命とは呼ばれない。改革と呼ばれるのだ」と断言した。マンチェスター・ガーディアン紙も同調し、エンデルストリートの実験は「明らかな成功」であると宣言した。[61]

だが、多くの場所が、まだ門戸を「かたくなに閉ざし立ち入りを拒んで」いた。ロンドン病院は一一月に七人の女性医師を採用していたが、首都の医学部のほとんどは、まだ女性を排除したままだった。デイリー・クロニクル紙宛ての怒りに満ちた手紙の中で、精力的な戦闘モードに逆戻りしていたエリザベス・ロビンズは、積極的に戦時労働に参加している女性医師の多くが、イギリスの病院から受け入れてもらえず、「敵の」病院で卒後の経験を積んでいると指摘した。[62]

ルイザ・ギャレット・アンダーソンもはっきりと述べているが、女性は特別扱いを望んでいるのではなく、ただ「同じ機会を与えひいきをなくして」ほしいだけなのだった。[63] その年の一二月、フローラ・マレーは、政府委員会の前で女性のはたらきについて証言し、エンデルストリートが男性とまったく同じ条件で戦時労働に――決して「女性の戦時労働」ではない――従事している点を強調しようと骨を折った。[64] 同じ日の早い時間に、RAMCの副官、アーサー・ブレンキンソップ大佐が、委員会にこう語っていたのだ。いわく、イギリス陸軍病院の六〇〇〇以上の軍医職が男性から女性に変わったという事実はあるものの、女性の能力は非常にせまい範囲に限定されている。女性は、精神科病院や「さまざまな接触感染症」――性感染症の婉曲表現である――の専門病院では働けないし、あまり重いものを持ちあげることもできない。マルタで陸軍に加わった女性医師は、男性医師の三分の二程度の仕事しかできなかったと聞いている。この数字は、知人のアメリカ人実業家からの「伝聞」ではあるが。その上、女性には、兵舎に専用のトイレと寝室も必要だ。

当然ながら、ブレンキンソップの〝賢明な〟言葉を聞いたあとでは、マレーはかなり冷ややかだった。いつものそっけない事務的な態度で、いかにも陸軍少佐然と、「エンデルストリートの陸軍病院は、他の陸軍病院となんら変わるところはありません」と質問に回答し、「救急車隊は分けへだてなく送られる」ため、他院とまったく同じ症例を扱うのだと説明した。委員長をつとめる外科医、サー・ジョージ・ニューマンに、エンデルストリートで「機をのがさず適切に手際よく」傷病兵を治療できなかったことがあると思うかと尋ねられ、マレーはないと言いきった。女性の医師に治療されるのをいやがった兵士が何人いたかを聞かれたときも、ただの一人も思いだすことができなかった。だが、ニューマンは簡単には引きさがらなかった。彼に、女性医師のみが働く病院というものが「妥当で安全なもの」だと心から信じているのかと迫られ、マレーは「もちろんです」と応じた。重ねて問われると、女性は担架係として「まったくなんの問題もなく」、フランスの後方拠点病院や病院列車でも十分働けると言い返した。彼女は自分の経験から語ることができた。「私自身、フランスに行くまで担架を運んだことはありませんでしたが、それ以来それこそ何度も運んでおります」。実際、と彼女は主張した。最近、一四人の男性を一三人の女性と入れ替えているが、それは女性の方が「よく働いてくれる」とわかっているからだ。さらに、女性も、性感染症の男性——陸軍で大きな問題になりつつある——専門の病院を、患者に恥ずかしい思いをさせることなく、自分たちだけで問題なく運営できると思う。しかし、将来については、彼女は慎重だった。病院を一軒運営するだけではなく、「その理想をもっと広く適用すべくどこかに病院をつくる」ことを考えているのか、と委員の一人に尋ねられ、「苦労はその日だけで十分と考えております」と答えている。実力の証明はまだ十分とは言えなかった。

マレーとアンダーソンは、エンデルストリートに委員会の面々を招いて、女性が担架を運ぶところを実演してみせたばかりでなく、陸軍初の女性ばかりの部隊、女性陸軍補助部隊（ＷＡＡＣ）を共同で運営することになる二人の女性を引き合わせるのにもひと役かった。[65] 部隊を創設する仕事をまかされたのは、アンダーソンの従姉妹である医師、モナ・チャルマーズ＝ワトソンだった。だが、彼女が幼い子ども二人を置いてフランスには行けないというので、アンダーソンは、サフラジェット時代の友人で現在はロンドンのバークベックカレッジで植物学科を束ねるヘレン・グウィン＝ヴォーンに電話し、二人で仕事を分担してはどうかと提案した。つい最近夫を亡くし孤独に耐えかねていたグウィン＝ヴォーンは、この機会に飛びついた。エンデルストリートのマレーとアンダーソン共用の居間で顔合わせをおこない、二人はＷＡＡＣの共同責任者となる。

一九一六年が終わりに近づいても、イギリスには祝えるようなことはほとんどなかった。食品の値上がりや食料と石炭の不足にソンムでの甚大な損害が重なり、アスキスは一二月はじめに辞職に追い込まれ、代わってデイビッド・ロイド・ジョージが首相となった。特にパン不足の問題に焦点が当てられ、すでに小麦供給に関する王立委員会の指揮を執るべく、アラン・アンダーソンに白羽の矢が立てられていた。急激に気温が下がりロンドンが霧に覆われると、人々は記録上まれにみる厳しい冬をむかえる覚悟を決めた。今は前首相となったアスキスの息子の妻、シンシアは、毛皮のコートを着て朝食をとる羽目になった。クリスマスを祝いたいと思う者はごくわずかだった。

だが、なにものもエンデルストリートの女性たちのやる気を殺ぐことはできなかった。有償のスタッフも無償奉仕者も患者も、エンデルストリートの二度目のクリスマスを、前回より楽しく輝かしいものにしようと一致団結した。[66] 戦時の耐乏生活を強いられてはいたが、回復期の患者は、恒例となった病室飾りつけコンテストで才能を発揮した。水兵が大多数を占める聖ペルペトゥア病室の患者たちは、病室を大砲や旗や救命艇をそなえた軍艦に変身させ、自分たちも海軍の軍服に着替えた。主治医のウィニフレッド・バックリーも、キラキラした長いスカートの上に司令官の上着と帽子を着用した。空いた時間には、患者は、ハローロード小児病院の子どもたちに贈る木のおもちゃづくりに励んだ。[67]

クリスマスの日、男たちは歌声で早朝に目を覚ました。白いシーツを身につけヒイラギの冠をいただいた用務員が列をつくり、灯火管制下の病室を、ランタンを手に、クリスマスキャロルを歌って歩いていたのだ。各自ベッドの端に置かれた靴下の中身を確認したあと、男たちは、それぞれの病室の長テーブルで、クリスマスのごちそうをたいらげた。はじめてイギリスのクリスマスを経験したエレノア・ボーンは、みごとなナイフさばきを披露し、自分の病室の七面鳥を切り分けた。食事が済むと、患者は、寒さをものともせず、中庭を飾る豆電球の明かりをたよりに、標的落《ヤシの実》としなどの屋外ゲームで運だめしに挑戦した。浮かれ騒ぎの締めくくりとして、ベシー・ハットンに忠実な俳優陣が、以前よりさらに衣装に凝りおかしなおふざけにも磨きをかけた『アラジン』を再演した。分院も楽しみに加わった。八センチの雪でさえも、木造の仮設病室や片側が冬のあいだじゅう風雪にさらされるベランダで寝ているドリス・ヒル・ハウスの患者のやる気をくじくことはできなかった。

お祭り騒ぎの時間は長くは続かない。小康状態はもっとも短く、それが終わると、翌年、西部戦線は悲惨の度を増し、エンデルストリートを訪れる救急車隊はその数を増し、ロンドンへの空襲も激しさを増すだろう。

第８章　「女たちのマーチ」——彼女たちは歩みつづける

オーストラリア、メルボルン　一九一七年二月一四日

ヴェラ・スキャントルベリーは、英国《R》郵便《M》汽船《S》モレア号に乗り込んだ。[1] 行く手になにが待ち受けているのか定かではないが、地球の裏側まで一万六〇〇〇キロの旅に出るのだ。ヴェラは、オーストラリア南東部の鉱山町で、開業医の父と郵便局長の母のあいだに生まれた。双子だったが、兄の方は生後数時間で亡くなった。彼女が生まれるとすぐ、一家はメルボルン郊外の閑静な場所に引っ越した。そこで父親は開業医として成功し、さらに三人家族も増えた。ヴェラは、特に一五カ月下の弟クリフと気が合った。二人が並んで立っている家族写真があるが、そこには、三歳と二歳くらいの、きまじめな表情の姉とわんぱくそうな弟が写っている。

聡明で人気者のヴェラは、高校を首席で卒業すると、医学を学ぶため、一九〇七年にメルボルン大学に入学した。そこでレイチェル・チャンピオンと出会い、親しくなる。七年後に卒業——病気のために学業を終

えるのに時間がかかったものと思われる――したときは、五七人中四人しかいない女子学生の一人だった。最初に働いたメルボルン病院では医療チーム唯一の女性メンバーで、一年後には、メルボルン小児病院の一四年ぶりの女性医師となった。すぐに上級医に昇進したヴェラは、自分の仕事が誇らしく、小児科医としてキャリアを積むのを楽しみにしていた。年下であるのに加え職位も自分より低い、同僚医師のフランク・キングズリー・ノリスと恋仲になり、ひそかに婚約してもいた。だが、戦争が彼女の未来を変えてしまう。

ヴェラが医学部を卒業して四カ月後に戦争が始まり、男性の同僚のほとんどがヨーロッパに向かったため、職場の医師はほぼ全員女性になった。医学部時代の男性の友人も、多くが軍医としてオーストラリア軍に入隊し、今は前線近くで勤務していた。姉を追って医学の道に進んだ弟のクリフも同様である。非公式な婚約者のフランクも、のちに学業を終えるために帰国するが、在学中に出征しガリポリで病院用務員をしていた。二七歳になったヴェラは、もう取り残されたままでいたくはなかった。オーストラリア陸軍医療部隊が女性医師を受け入れないので、友人のレイチェルと同じ道を行こうと、ヴェラはエンデルストリートに自薦の手紙を送った。一九一六年一〇月にフローラ・マレーから届いた手紙では、外科助手として六カ月雇用し、RAMCの中尉と同額の給与を支払うという契約が呈示された。ヴェラは二つ返事で承知し、一二九ポンドの船賃は自分で負担した。モレア号がメルボルンを出港し六週間の船旅に出たとき、ヴェラも、人生を決定づける経験の一つとなる旅に出たのだった。

船は、スエズ運河を抜けると、ドイツ軍のUボートをかわすため、マルセイユまで地中海をジグザグに進んだ。故郷が恋しく婚約者への思いもつのり、ヴェラは、自分の決断は正しかったのだろうかと危ぶみはじめた。列車でフランスを行くときは、遠くに前線の砲声が聞こえた。ブローニュに到着すると、ヴェラは、弟のクリフをさがしに、第一三固定病院――海沿いの仮兵舎を拠点とするかつての砂糖倉庫病院である――

に直行した。彼が一九一五年のはじめに入隊しガリポリ勤務になって以来、二年以上会っていなかった。そこで、一週間前に前線近くの負傷者治療所に転属になったと聞いたときは、泣きそうになった。それでも旅を続け、イギリス海峡を渡ると、ヴェラは四月はじめにロンドンに到着した。第一印象からは、明るい未来は想像できなかった。[2]

オーストラリアの夏の盛りに、塩の香がただよい風変わりな植物であふれる、眠気を誘うメルボルンの町を出てきたヴェラにとって、ロンドンは、騒々しく、うす汚く、臭く、四月というのに凍えるように寒い場所だった。通りを押し合いへし合いしているバスやタクシーの数には驚くばかりだったし、あまりの濃霧に窒息しそうになった。街は女性に占領されたかのようで、女たちが軍服風の制服を着て闊歩し、バスで切符を切ったり地下鉄で群衆を誘導したりしながら大声で命令を発していた。一方で、どこに行ってもみな鬱々としているように見えた。オーストラリア人の友人が、市内を走るバスのてっぺんから名所を指さす駆け足の市内観光をしてくれたときはホッとした。そのあとついに、通りの角で待っていた旧友のレイチェル、「レイ」と落ち合った。近況を報告し合いつつ急いで昼食を済ませると、ヴェラはレイチェルの案内でエンデルストリートに向かった。

空は灰色で雨が降りだしていた。そして、病院の姿を目にしても、ヴェラの気持ちは上向かなかった。メルボルンで明るく日当たりのよい小児病室を見慣れたあとでは、病室はだだっ広く陰うつに見えた。ベッドの中の兵士も、それまで彼女が世話していた赤ん坊や子どもにくらべて「とんでもなく大きく面白みに欠け」た。レイは別として、スタッフもみな疲労困憊のていで、すべき「仕事が山ほど」あると彼らに強調され、いったいどんなやっかいな事態に巻き込まれてしまったのだろうと、ヴェラは不安になった。すでに、「くだらない小さな帽子」と薄いベールも含め、制服（代金は自分もちだ）は「醜悪」だと結論をくだしていた。

二人の指揮官、マレーとアンダーソンのところに案内されると、ヴェラはさらに意気消沈した。家族には、厳格な態度と断固たる見解をもった「二人の青白い顔のやせた女性」と手紙で報告している。ヴェラが戦時の必要以外で女性が旅するのは愚かだと緊張しつつ非難の意見を述べると、一瞬の沈黙があったあと、片方の女性から瞬時にやり込められた。進歩的で形式ばらないメルボルン社会で育ったヴェラには、二人の女性は近寄りがたく威圧的で——そして、まぎれもないイギリス人であるように思えた。そんなふうだったので、すぐ働けるかと尋ねられ、彼女は口ごもった。病室の見学と上司の厳しさに落胆してしまい、ヴェラは、五月一日まではどうしても仕事を始められないと答えた。

急いでその場から退散すると、ヴェラは、イギリスの田園地帯をまわりロンドン観光をして、その後の三週間を過ごした。それから、身の回り品を新しい「下宿」に移した。マレーに推薦された、耳鼻科医のオクタビア・レウィンが所有するウィンポールストリートの家の、寝室兼居間の貸間だ。殺風景な裏庭を見下ろす三階の部屋には、シングルベッドとガスストーブとやかんしかなかったが、少なくとも静かで食事はまともだった。なんとか一〇日の休暇を手に入れて姉に会いにきたクリフと落ち合うこともできた。二人は、オックスフォードの川でボートを漕ぎカレッジを散策して楽しく一日を過ごすと、その後は、目も回りそうな勢いでロンドンの劇場や店やレストランを巡り歩いた。写真館で撮影された、子ども時代をほうふつとさせる写真には、オーストラリア軍の軍服に身を包み将校お決まりの口ひげをはやした長身で好男子のクリフと、頭一つ分背が低く、ごわごわした新品の制服を着て内気で神経質そうなヴェラの姿がある。[3] つもる話で二年の空白を埋めながら、姉弟は、シンプソンズ・イン・ザ・ストランドの昼食やサヴォイホテルのアフタヌーンティーで空腹を満たした。だが、ヴェラは、運命の日をもうそれ以上先延ばしにできなかった。

四月三〇日——妥協もそこまでだった——に出勤したヴェラは、二年目の開設記念日の二週間前に、エンデルストリートのスタッフに加わった。一番の新入りで、もっとも経験が浅く、二番目に若い医師として、ヴェラは六人の外科助手の一人となった。手術や回診時のアンダーソンの補佐が仕事だ。彼女が加わったことで、今では病院の一六人の医師のうち四人がオーストラリア人となった。新規採用者は彼女一人ではなかった。二カ月前の二月一七日、内科医のルイザ・ウッドコックが、肺炎のために五七歳で亡くなっていた。病院勤務中に罹患したものと思われる。[4] ウッドコックは医療部隊結成時からのメンバーの一人で、パリ遠征のための資金調達に貢献しており、その死はスタッフに大きな打撃を与えた。彼女は死の床でみなによろしくと言い残した。三七歳の内科医（でサフラジストでもある）、マーガレット・サックラーがその後任となった。死を悼む暇はほとんどなかった。ヴェラも警告されていたとおり、確かに「仕事が山ほど」あったのである。

西部戦線の戦場が凍りつき、一九一七年に入ってしばらく戦闘は停止していたが、連合軍は春に大攻勢をしかけようとしていた。[5] それが短期間で戦争を終わらせる決定打になると、彼らは確信していた。ソンムで大打撃をこうむって以来、イギリス陸軍は、最初の徴集兵も含む新兵を訓練し、有刺鉄線を切断できる新たな砲弾と信管を開発していた。さらに、今では陸軍航空隊によってドイツ軍の防御網も厳重に監視されていた。だが、ドイツ軍も、冬のあいだのんびり過ごしていたわけではない。二月には、あとに破壊と偽装爆弾を残しつつ、ヒンデンブルク・ラインと呼ばれる、何キロも北のはるかに強固で短い前線まで、計画的な撤退を始めていた。それを追って、ソンムの戦いで攻略を試みあれほど多数が命を落としたかつての戦場を進む連合軍の兵士は、道路や鉄道や橋の再建はもちろん、新たな物資補給所の開設や医療部隊の設置もおこなわなければならなかった。

　連合国の一員として東部戦線でドイツ軍と戦うロシアが、三月の革命で生じた社会不安のためにすぐにも降伏するかもしれないという不安から、フランスでの勝利は目前だという希望がなおのこと不可欠となった。ロシアが休戦すれば、ドイツ軍はもっと多くの軍隊をフランスに回せるようになる。アメリカもついに争いに加わり、四月にドイツに宣戦布告すると、六月以降、何万という兵士がフランスの地を踏むのだが、アメリカ兵がはじめて大きな攻撃に加わるのは一年後のことになる。一方、長期間の軍事行動で士気が低下したフランス兵のあいだには反乱が広がり、イギリス、カナダ、ANZACの軍隊への負担はかつてないほどに高まった。みぞれと雪の中、四月九日に西部戦線で連合軍の新たな攻勢が始まり、一九一七年が終わるまでに、さらに数千人の負傷兵がエンデルストリートまで連れてこられることになる。

　四月の最後の日、ビミー丘陵とスカルプ渓谷の攻撃で負傷した兵士が次々とロンドンに到着する中で初出勤したヴェラ・スキャントルベリーは、すぐさま不慣れな仕事をさせられた。彼女は子どもと赤ん坊は治療し慣れていたが、成人男性を診た経験はほとんどなく、戦傷の手術などしたことがなかった——初期のころのマレーやアンダーソンとまったく同じである。それでも、初日に二〇件以上の手術でアンダーソンの補助をつとめ、外科病室一室をまかされた。翌日は一人で三件の手術をおこなったが、うち二人は「とても重傷」だった。五日後の五月四日には、はじめて救急車隊の受け入れを経験した。

　忙しい昼間の仕事を終え、はじめての宿直のため病院で寝《やす》んでいたヴェラは、朝の四時半に中庭で鳴り響く鐘の音で起こされた。[6]二度目の鐘を待ちながらまどろんでいると、「紅茶はいかが」と問う声がした。てっきり婦長の一人と思い込み、ヴェラはぶっきらぼうに拒否の言葉をつぶやいた。それはフローラ・マレーだった。紅茶茶碗を手にベッドのわきに立っていた。穴があったら入りたい気持ちで、ヴェラはマレーのあとから、暗闇の中で用務員や看護婦が整列を終えて待っている中庭に下りていった。そこへ、ガラガラと音を立ててフランスからの負傷者一六人を乗せた四台の救急車がやってきた。男たちはうまく旅を乗りきったようだ、とヴェラは思った。喫煙している者も大勢いた。マレーが新規患者を診察するのを手伝いながら、はじめて直接戦争に触れ、ヴェラはいささか自信喪失気味だった。そして「この兵士たちに十分なことをしてやりたい」と思った。

ヴェラの生活のパターンができあがった。ウィンポールストリートで朝食をとったあと、九時にエンデルストリートに出勤し、アンダーソンが主導する日課の検討会に出席する。検討会では、宿直を終えた用務員監督将校が、心配な症例の報告をおこなった。午前中の残りの時間は、正午の昼休みまで、担当病室の患者のあいだを回り包帯替えを監督して過ごす。下宿に戻るか近隣のレストランで友人と会うかして二時に戻ると、午後に予定された手術が待っている。仕事の量が多いと（一九一七年はたいていそうだった）、夜の七時半、あるいはもっと遅くまでかかることもあった。さらに、八日に一度は宿直で用務員監督将校をつとめる番が回ってくる。だが、パターンが確立されても、ヴェラは落ち着いて仕事に取り組むことができなかった。

初日から、ヴェラは不安でならなかった。自分には手術というたいへんな仕事は無理なのではないか、二人の指揮官に能力を疑問視されたために、約束された二室ではなく一室しか病室をまかせてもらえなかったのではないかと気に病んだ。家族に宛てた、うわさ話満載の長い日記風の手紙では、疑念のいくつかを打ち明けている。[7]「この仕事は、これまでやってきたどんな仕事ともまったくちがいます」とヴェラは書いた。「私は、頭の回転も反応も遅いのです」。それでも、少なくとも両親に対しては、陽気で楽観的な態度を保ち、兵士は「大きな子ども」と同じだし、アンダーソン先生は「とても親切で思いやりがあり」、ある日は、友人――オーストラリア人の軍医で、前線に戻る前にあいさつにきた――とゆっくり会えるよう、昼食の時間を一時間延ばしてくれさえした、と報告した。だが、婚約者のフランクには、「人生で自分がこれほど無知でだめな人間だと感じたことはないし、まして、こんなに疲れて憂うつな気分になったこともありません」と、もっと暗い不安を吐露している。「指先が不器用」だから、手術室で手際よくできないかもしれないと心配し、「とても私の手には負えそうにありません。私には頭脳も知識も能力もないし、体力も心配になってきました」と白状した。最後はわずかに前向きな調子を取り戻し、「三日で戦傷外科を習得するのは、楽なことではないにちがいありません」と書いている。実際、楽なことではなかった。

それから何週間も何カ月も、ヴェラの気分は、陽気な楽観主義とひどい落ち込みのあいだを激しく揺れ動くことになる。一週間目の終わりには、気分は上向いており、手紙にも「太陽は明るく輝き、私の患者はみなよくなっていて、指揮官と衝突することもありませんでした」と書いたが、それでもやはり、自分が「生まれつきのろま」なのではないかと気をもんだ。数日後にアンダーソンから患者の回復をねぎらわれても、ヴェラの自信は回復しなかった。家への手紙にも「実際、エンデルストリートのスタッフの一員となってからというもの、これまでになく自分が小さく無力で、役立たずのつまらない人間だと感じています」とある。自己批判癖が強く神経質なヴェラは絶望の一歩手前で、婚約者や家族や前線に戻っていった弟が恋しくてならなかった。少なくとも気骨を養う経験になってほしい、と彼女は願った。

数週間経っても、ヴェラは、自分の能力への疑いが消えず、技術の習得に苦労している戦傷外科への恐怖に震え、威圧感たっぷりの女性上司に対する気苦労がなくなることはなかった。手紙日記《レター・ダイアリー》では、マレーを「背が高く顔色が悪くやせていて、抜け目なく頭の切れる方ですが、私は好きです」と評し、一方のアンダーソンは「やはり顔色が悪く」「いかにもイギリス人」だと形容している。[8] さらに「二人とも奴隷のように働いています。私など足もとにも及びません」とも。イギリス人の同僚とは言葉の使い方やニュアンスがちがうことに面くらい、「仲間にオーストラリア人が三人と聡明で快活なカナダ人が一人いるので助かります」と喜んだ。[9]

そのオーストラリア人の同胞たちは畏敬の対象でもあった。特に、大尉に昇進していたレイチェル・チャンピオンとエリザベス・ハミルトン＝ブラウンをヴェラは尊敬のまなざしで見つめた。ハミルトン＝ブラウンは、「圧倒的な成績優秀者」で、医学部を三番の成績で卒業しており、「経験に裏打ちされた信頼」を得ていた。エンデルストリートで働くと同時に、分院も一つまかされていた。一方、ヴェラの友人、レイチェルは、「とても優秀で人気者」だった。ヴェラは、フランセス・イブリン・ウィンザーにも感服した。にこやかで「少しばかり砕けたもの言い」をする「親切なカナダ人女性」で、麻酔をほどこすのにてんてこ舞いしていた。浅黒い肌をした長身で魅力的な女性で、だれからも「たいへん人気が」あった。

三人目の大尉、ウィニフレッド・バックリーは、ヴェラと同じ家に下宿していたが、少し近づきがたいところがあった。ヴェラは、「親切で頼りになるまじめな女性で、仕事に夢中でなにごとも深刻に考えるきらいがあり」、いつも「へとへとに疲れている」ように見える、と評している。あるとき仕事を終えて二人で下宿まで無言で歩いて帰ったことがあった。バックリーが——「私たちはみな名字で呼び合います」——疲れきって話もできず、鼻歌を歌うばかりだったからだ。疲れていたのも無理はない。ヴェラの担当病室は一つだが、バックリーは二つ半の病室をまかされていた。医師には、他に、インドで働いた経験があり担当患者を「とても心配する」「イギリス人女性」（実際はスコットランド人である）のジェシー・スコット＝リード、「やさしげな顔の」眼科医、エイミー・シェパード、エンデルストリートでは珍しい既婚者のエバ・ケアンズ・ロバーツなどがいた。

情け容赦ない量の仕事やむずかしい手術や奇妙な習慣と必死に格闘――それも家から一万六〇〇〇キロも離れてだ――しながら、ヴェラは、ときどきもう辞めようと考えた。だが、ゆっくりで途切れがちながらも、彼女は自分の技術に自信をもちはじめ、ついには、エンデルストリートでの生活を楽しむまでになった。それも、二人の指揮官の思慮深い育て方とさりげない励ましのおかげだった。

最初、ヴェラは、マレーもアンダーソンも厳格で恐いと思った。[10] 訪ねてきた男性の友人が、ヴェラとの面会を求めて「捨て身で二人に立ち向かっていった」こともあれば、レイチェルが、ヴェラを二、三時間外出させてやってほしいと、「勇を鼓して」マレーに頼んでくれたこともあった。「笑いながら許可してくれましたが」とヴェラは書いている。彼女は頻繁に早退を申し出ていたし、友人の誘いが引きもきらずだったので、つい笑ってしまったのだろう。そんな状態だったが、消えることのない熱意と親切心とで、ヴェラは頑張りとおした。ある日は、意を決して二人の指揮官の居間に行き、数名の患者の報告をおこなった。春咲きの球根をいくつか持参したのは、反省の気持ちをこめたのだろう。部屋は、病院の中庭を見下ろし、「きれいなもの」にあふれた居心地よさそうな避難所だった、とヴェラは家に報告している。[11]「そこに、重鎮おふた方が、犬といっしょに座っていました。白と黒一匹ずつです。種類はわかりませんが、プードルでないことは確かです！」。大事なテリアの犬種をまちがったりしようものなら、二人から軽蔑されていたにちがいない。ヴェラは、二匹の犬は「二人にとって子どもも同様」で、甘やかされ放題だと思った。[12]

慎重に接してはいたものの、ヴェラは、二人の上司が女性参政権の獲得に執心しているのにはうんざりしていた。[13] オーストラリアの女性は一五年前から参政権を得ていたので、ヴェラは、参政権運動のこともイギリスでその運動が苦戦を強いられていることも、関心をもつどころか、ほとんど考えたことがなかった。だから、サフラジェットの「巣窟」で働いていますと知らせて、ロンドンに移住してきていた学生時代の女性校長を驚かせて面白がったし、家族への手紙にも、あなたがたの「純真で無邪気な娘」は「とても好戦的なサフラジェットたちにかこまれています」と書いたりした。マレーから参政権運動について講釈を聞かされたあとには、「どういうわけかいつもその話をする時間があるのです」と不平を述べた。だが、マレーの供をしてドリス・ヒル・ハウスを訪ねたさい、車でホロウェイ刑務所の前を通りながら、アンダーソンの獄中での体験を聞かされ、ヴェラの態度は変化した。「サフラジェットの主導者の経験を通じて」獄中生活の実態を垣間見たことで、参政権闘争の厳しい現実を多少なりとも理解したのは明らかだった。それでもヴェラは、二人の指揮官の男女同権の考え方が男性への敵意に至ったのは少し行きすぎだ、と考えた。

ヴェラは、男性の友人——オーストラリア陸軍医療部隊の軍医たち——が、エンデルストリートに訪ねてくると（そういうことはしょっちゅうだった）、アンダーソンの態度が冷ややかになると思うことがあった。そう思った二、三日後、二人の指揮官の部屋に食事に招かれたヴェラとウィニフレッド・バックリーは、マレーから、二人とも「男性には用心」し、なにがあっても結婚しないよう警告された。とにかく仕事が重要だから「一生独身生活を送る」よう強く勧められた、とヴェラは両親に書いている。エンデルストリートの女性は男性の命を救うことに時間をささげているのだから、マレーの考えは冷淡に感じられた。ともかく、男性との時間を楽しむだけでなくひそかに婚約までしているヴェラには、それは実にばかげた考えだった。

だが、その厳格な態度や男女同権主義の考え方になんだかんだと難癖をつけはしても、ヴェラは二人の上司を称賛せずにはいられず、ついには好意さえいだくようになった。家族にも「この二人の女性をこの上なく尊敬しています」と書いている。[14]「二人は勝ち目のない戦いに挑み、最大の偏見をはねのけて予想をこえる成功をおさめたのです」。「欠点」はあれど、「二人とも天国へ行って冠をいただき金の竪琴を手にするでしょう」。とはいえ、ヴェラは、「だけど、ときどきお二人にユーモアのセンスがあればと思います。そうすれば、ずっとうまくことが運ぶのに。でも、そんなものはなくしてしまわれたんでしょうね、きっと」とつけ加えずにはいられなかった。

ユーモアの持ち合わせなどないように見えるにもかかわらず、マレーとアンダーソンは、ヴェラの仕事上の悩みや男性のあいだでの人気の高さを、よくからかいの種にした。そのさりげないイギリス式のウィットは、ときにはうまくヴェラに伝わらなかった。けれど、二人は明らかに、彼女が必死であることに気づいていたし（二室ではなく一室しか病室をまかせなかったのも、仕事量を減らしてやる一法だった）、どうしようもなく休息を必要としていることもよく承知していた。勤務開始から二週間目の終わりに、マレーとアンダーソンから、ペン村の二人のコテージで一日過ごしてはどうかと、レイチェル・チャンピオンとともに招待を受け、ヴェラは感激した。[15] それは「最高の親切」だと彼女は思った。アンダーソンは、猛烈に忙しい手術の予定の合間を縫って、翌日ビーコンズフィールドで下車する二人をむかえる予定の友人二人に手紙をしたため、持参用にと食べものを詰めたかごを用意してくれた。

ロンドンの空襲も救急車隊もまるで別世界の郊外のコテージは、安らぎに満ちた楽園だった。メリルボーンから列車に乗ったヴェラとレイチェルは、約束どおり、ビーコンズフィールドで、バックルズという名の老人にむかえられ、緑あふれる春の田園地帯を、チルターンヒルズに抱かれたペンの小村まで、ポニーの引く二輪馬車で送ってもらった。二階建てのコテージは「宝ものです」とヴェラは断言した。森や野原を見下ろすコテージは、きれいに刈りこまれた芝生と、チューリップやニオイアラセイトウやわすれな草が花を咲かせた色鮮やかな花壇に、まわりをかこまれていた。家の中には「なにもかもが二つずつ」あった。希少なアンティークや高価な磁器の他に、女性の権利に関する書物がぎっしり並んだ本棚もあった。「レイといっしょに確認しましたが、レイも私も、二人はなんてすばらしい女性二人組なんだろうと思わずにはいられませんでした」とヴェラは書いている。「もしかしたら、この遠く離れた平和な場所で、あの大事業の計画が練られたのかもしれません」。おそらくそうだったのだろう。

二人は仲よく、持参したかごの食料から家政婦が用意した昼食——紙で包んだ骨付きの子羊のカツレツ——を楽しんだ。そのあと散歩に出て森の中をたっぷりと歩き、そこで「笑い、歌い、休み、舌が痛くなるまでおしゃべりし」た。ヴェラはイギリスの田園に魅了された。家にも「とてもさわやかで静かで安らげる場所で、ロンドンや代わり映えのしない病院のあわただしさもはるかかなたです」と報告しているが、患者のことをすっかり忘れたわけではなく、「この牧歌的な場所に、患者たちを連れてこれたらよかったのにと思います。花好きが多かったので、ここが大好きになる者もいたでしょう」とも書いている。夜になると、ヴェラとレイチェルは、暖炉をはさんで二脚の「柔らかなクッションつきの居心地のよいソファ」に座り、うわさ話に興じた。それから、ラベンダーの香りの枕と「ふかふかのマットレス」が用意されたそれぞれの部屋に引きとり、すぐに眠りに落ちた。二人は翌日の午前中に仕事に戻らなければならず、それは短い滞在ではあったが、戦争のおぞましさをつかの間忘れさせてくれた。

エンデルストリートのチームの中にゆっくりと居場所をつくりつつ、ヴェラはたびたびペン村のコテージを訪れた[16]。六月のはじめに週末を過ごしたときは、マレーも来ていて、ヴェラの言葉を借りれば黒と白の二匹の「スパニエル」もいっしょだった。実のところ、彼女はイギリスの犬種の見分け方がよくわかっていないのだった。二人はいっしょに森を散歩したが、マレーは「休みにきている」のであまり話しかけないようにと、アンダーソンから釘を刺されていたため、ヴェラは気詰まりだった。コテージには、彼女の大家のオクタビア・レウィンと他に二人の女性客もやってきた。日曜日には、オルガ・キャンベルとマーディ・ホジソンも加わった。庭にあるブナの木陰に座り、ミツバチがブンブン飛び回りクロウタドリがさえずる中で、オルガとマーディの語るパリとウィムルーでの思い出話を聞き、ヴェラはすっかり心を奪われた。家には、ペンのコテージは「楽園」だと書いた。病室に飾ろうとブルーベルとデイジーを山ほどかかえて、ヴェラはエンデルストリートに戻り、アンダーソン自身をペン村に当然の骨休みに向かわせた。

ヴェラはまた、最近用務員のために開かれたパーティーで二人の指揮官が「ダグアウト《待避壕》閣下とその令夫人」に扮した、とバックリーから教えてもらい、さすがに、彼女らも多少はユーモアを持ち合わせていると認めなければならなかった。[17]「滑稽な衣装」を身につけ堅物の夫婦――マレーは無愛想な陸軍大佐、アンダーソンは作り笑いを浮かべたその妻だ――に扮したマレーとアンダーソンの姿を思い浮かべると、ヴェラの目には、この二人が「いっそう驚くべき」人物に映るのだった。ある晩、フォーマルな催しに出席するという二人が、病院スタッフ用の部屋に正装で現れ、アンダーソンが「どうです、舞踏会にも出られますよ！」と言ったときは、ヴェラも大喜びだった。[18]二人は「興奮気味」だったが、「犬もそうだし私もそうでした」。

エンデルストリートの日常に慣れてくると、ヴェラの心に仕事への誇りが芽生え、熱に浮かされたような病院の社交生活も楽しみに思うようになった。医師は制服を着て外食するのだとはじめて下宿の手伝い女から教えられたときは――なぜなら「まわりの人がいっしょにいるところを見られたがるのですって！」――驚いた。[19]五月二四日の大英帝国記念日に、男たちがピアノのまわりに集まって流行歌を歌ったときは、その祝賀の行事を「いつもの少しばかり悪趣味な中庭での出しもの」と一笑に付したが、それでもヴェラは、「兵士らが喜んだ」ことを認めた。だが、数日後の聖霊降臨祭翌日《ウィットマンデー》の休日に患者がふたたび中庭に集まってお気に入りの戦争歌を合唱し、参加できるほど回復していない者も窓から首を出して歌を聞いているのを見たときは、「ここはとても浮き浮きする場所です」と認めざるを得なかった。[20] その日は面会日だったので、家族が訪ねてきている兵士もおり、子どもたちもお楽しみに加わった。

気晴らしの種が尽きることはなかった。これでもかとばかりに提供されるエンデルストリートの娯楽のかずかずの他にも、ヴェラは、昼食や講義や同僚との外出を楽しんだ。[21] ベアトリス・ハラデンは、図書室の仕事の休憩時間に作家クラブにお茶に連れていってくれたし、ジェシー・スコット＝リードも、女性陸海軍クラブでの昼食に招待してくれた。病理医のヘレン・チェンバーズの住まいで、執事がだしてくれる昼食を楽しみ、二人の用務員とは、片方が住むホワイトホールの豪華な部屋で――やはり執事が用意してくれる――シャンパンを痛飲した。しかし、その夏のお祭り騒ぎのハイライトは、六月末に病院の娯楽室でバックリーが催した仮装パーティーだった。[22] 農村生活がテーマだったため、ヴェラとレイチェルは、それぞれピンクとブルーの野良着姿の子どもに扮し、一方バックリーは、農夫の格好をした。他にも乳しぼりの女性数名にかかしが一体と、ブタや牛までいた。招待客は踏み段を上り柵を越えて入室しなければならず、指揮官たちが同じようにしたときには座がおおいに沸いた。それから一同は、メイポールをかこんでカントリーダンスを踊った。

非番で病院の同僚との親睦もないときは、ヴェラは、入れ替わり立ち替わり訪ねてくる、休暇でロンドンに立ち寄ったオーストラリア陸軍の友人たちと、観劇に夕食に遠足にと、飽くことなくめまぐるしい日々を過ごした。三〇〇キロも離れていないところで殺戮がおこなわれ、救急車隊や空襲や食料を求める人々の行列という形で戦争の影響がつねに存在する中、自分が「これほど楽しみを求めて遊び歩いたことなどまずない」という皮肉を、ヴェラは痛いほど感じていた。戦争に巻き込まれた多くの国民がそうだったが、生きのびるには、浮かれ騒いで楽しむことも必要だった。

だが、エンデルストリートでの仕事に慣れ、ロンドンの生活に溶け込みはしても、ヴェラは相変わらず戦傷の手術が苦手で、自分の専門技術にも自信がもてなかった。[23] 六月半ばになり、メッシーネの戦いの負傷者がいちどきに送り返されてくるようになると、ヴェラは、けがの内容が「すさまじく」、「戦傷の手術がいやでたまりません。今のところ恐ろしいとしか思えません」と家族に白状している。用務員監督将校の当番——その日は、救急車隊をむかえる仕事がある上、空襲にも責任をもって対処しなければならない——が回ってくるのは恐怖でしかなく、手術をこなすと疲労困憊した。バックリーのパーティーの翌日、これから当直が始まるというとき、ヴェラは、「昨晩二歳の気分だったとしたら、今晩は一〇二歳の気分です。嫌になるような症例ばかり。今日は哀れな患者四人に手術をほどこしました」と書いた。彼女は、時間があれば解剖学の本を熟読したが、自分にもう少し知識と技術があればよいのにと思うのだった。膝を砕かれたある若い兵士のことでは、もう少しで泣きそうだった。この若者は、手術は成功したが、その後動脈瘤ができた。それで、ヴェラは、緊急手術をおこなって瘤より上で大腿の血管を縛ってやらねばならなかった。彼の予後については触れられていない。ヴェラは、手紙を自分の「おしゃべりの場」にしてしまったことを家族に詫びたが、「今日は患者たちのことが頭から離れないのです」と言い訳した。婚約者のフランクにはもっと率直で、巻き尺を手にベッドからベッドへと移動し、大腿骨を骨折した患者の副子を調節したり傷口に包帯を巻いたりする様子を伝えた。[24] トーマス副子は「最新流行」だと述べ、もうＢＩＰＰを試したかとフランクに尋ねた。以前に処方を教えてやっていたのである。そう書くそばから、ヴェラは、患者が牽引で「こんなにも苦痛にあえいでいる」のを見ると泣きたくなる、どうすれば器具の着け心地がもっとよくなるかわかるだけだとしても、喜んで代わりに牽引されてやるのに、と嘆いた。

二、三日後、骨折治療の新手法に関する軍医の講義に出席すると、ヴェラは熱意を取り戻した。[25] 最近それを「残念なことに忘れて」いたのだと両親に告白し、傷病について聞くのもそれに対処するのも耐えられなかった——「医師には致命的な状態です」——ためだと理由を説明した。だが、ようやく「以前の気持ちが戻ってきて」、なにごとにも対処できそうな気がするので、もう「仕事だからと気力を奮い起こして病室を回ることもない」だろう。ヴェラは明らかに、病院に送られてくる兵士の戦傷のおぞましさにひどいショックを受け、すべてのけがを治してやれないことに打ちのめされていた。弟のクリフは言うに及ばず、友人たちも多くが自分の身を危険にさらしていると考えても、気持ちを奮い立たせることはできなかった。患者に応急処置をほどこして戦場に送り返しながら、ヴェラは「かわいそうに、フランスに戻るのは嫌でたまらないにちがいありません」と彼らを思いやった。[26] 自分の患者には強い共感を覚えた。それも心を痛めた理由の一つだった。祖国から来ている患者に対しては特にそうだった。ふるさとを恋しがっていると聞いたオーストラリア軍の兵士のもとを訪ね、「長い時間話し込んだ」こともあった。[27]

自信をなくしていたとはいえ、ヴェラは、慎重を要するむずかしい手技を多数おこなっている。まぶたのそばから榴散弾の破片を取り除いたこともあれば、[28] 上腕の瘢痕組織から尺骨神経を剝離して患者がふたたび手を使えるようにしてやったこともあった。[29] 手術をしながら麻酔導入も手伝う忙しい一日を過ごしたときは、「私の患者の経過はみなたいへん良好で、明日もまた少し手術をすることになると思います」と誇らしげに報告した。[30]「手術室というミツバチの巣箱」を描写するのはまず不可能だ、とヴェラは書いている。[31]「そこは、暑く息の詰まるような雰囲気で、白い手術衣を着て髪を布で覆った女性が絶えず動き回り、担架があちらにやられこちらにやられし、クロロホルムの甘く不快なきつい臭いが漂っています」

だが、六週間経っても、まかせてもらえる病室は一つのままで、たいそう失望したヴェラは、グレート・

オーモンド・ストリート小児病院に移ることを考えはじめた。[32] 軽んじられていると暗澹とした気分のまま、虫垂炎患者の治療を巡ってアンダーソンともめた。[33] このやりとりをマレーに話すと、果たしてアンダーソンの肩をもった彼女から「まあ、スキャントルベリー先生、あなたは自論をもつにはお若すぎると思いますよ」と冷ややかに返され、ヴェラは打ちのめされた気がした。自己不信に苦しみつづけた末、ついに七月末、自分は「軍の仕事にはたいして役に立たない」と思うので小児治療に戻ろうと考えている、とヴェラはマレーに伝えた。マレーは、穏やかに、彼女の技術を称賛し考え直すよう説得した。[34] ヴェラは気を取り直し、「ここに残ろうかと思います……とても必要とされていると思うと、確かに元気がでますね」と家に報告した。彼女の気持ちは静まった——とりあえずは。

二人の指揮官から男性を敵視する警告がなされていたはずなのだが、六月の終わりに、エンデルストリートのスタッフは不意打ちをくらう。カナダ人の麻酔科医、イブリン・ウィンザーが、非番だった六月三〇日土曜日の早朝に病院に現れ、澄ました顔で、一〇時に結婚すると告げたのだ。[35] レイチェル・チャンピオン以外だれ一人、彼女が婚約していたことさえ知らなかった。カナダ陸軍の一員としてロンドンにいる婚約者のエドワード・リーコックは、カルガリーでイブリンと共同で開業していたロザモンド・リーコックの兄だった。同僚たちが集まって祝福の言葉をかけるあいだに、エリザベス・ハミルトン゠ブラウンが、アンダーソンにこの知らせを伝えた。アンダーソンは急いでやって来ると、イブリンの手を取り、「おやまあ、本当に残念だこと。心からお気の毒に思いますよ」と嘆いた。他の医師たちがキャッキャと笑いころげる中、ヴェラは執務室に走り、みなが結婚式に出席してもよいかどうかマレーに尋ねた。予想どおり、マレーは「賛同しかねる」と言い「伝染しないといいが」と憂えたが、もちろん出席には異を唱えなかった。

エンデルストリートの医師たちは、式のおこなわれる近くのセント・ジャイルズ・イン・ザ・フィールズ教会に急行し、ごく少数の出席者を前にした短い結婚式に参列した。ともに制服姿の新郎新婦は、イブリンの父の友人であるカナダ陸軍のチャプレンの手で式をあげると、タクシーで二週間の休暇を過ごしに出かけた。「これまで見た中で、一番静かで風変わりな結婚式でした」とヴェラはあとで家族に手紙を書き、「一〇分ですべてが終わりました。あまりにも突然で、私たちはまだ開いた口がふさがらない状態です」と報告した。医師たちが戻るころには、病院じゅうがこのニュースを知っていた。新婚旅行から戻ると、イブリンはすぐに仕事に戻り、手術室で麻酔の導入にいそしんだ。

結婚式は、喜びにひたれる数少ない機会だった。その夏、他に祝えるようなことはほとんどなかったからだ。七月三一日、一般にパッシェンデールの戦いとして知られる第三次イープル会戦が始まると、重傷を負い、ショックを受け、毒ガスを浴びた兵士という荷を積んだ病院列車が、単調な規則正しさでロンドンの鉄道駅に次々に到着するということが常態化した。一九一七年にフランスからイギリスに海上輸送された負傷者の数は、戦争中のどの年よりも多かった。[36] 少なくとも、後送の仕組みは改善され、夜明けに始まったメッシーネの戦いの最初の負傷者が、同じ日の午後二時一五分にはチャリングクロス駅で病院列車から降ろされるまでになっていた。[37]

一方で、ドイツ軍の潜水艦による商船の攻撃が止むことなく続き、銃後では燃料と食料の不足が深刻化していた。[38] パン、ジャガイモ、肉、バターといった主食は、極端なまでに不足するかとんでもなく価格が高騰するかしており、店先には長い行列ができ、ときおり暴力沙汰も起きた。国民に野菜の自給をうながす運動の先頭に立ち、国王は、バッキンガム宮殿の外の花壇を掘り返させ花の代わりにジャガイモを植えさせた。[39]

パン不足への懸念はあまりにも強く、野鳥にパンくずをやるのも法律で禁止された。そして、死と窮乏だけではおさまらず、空襲が首都に新たな破壊をもたらした。

前年の一〇月以降、忌み嫌われたツェッペリンの再来はなかったが、一機が一三発もの爆弾を投下できる巨大なゴータ双発機という、新たなさらに恐ろしい脅威が飛来していた。六月一三日のよく晴れた午前中に、ゴータによるはじめてのロンドン空襲があり、一四機が市内の広い範囲に七二発の爆弾を投下し、一六二人の命を奪い、四二六人にけがを負わせた。[40] 爆弾のうち一個は、エンデルストリートからは石を投げれば届く距離のホルボーンに落ちた。

ヴェラは、その日運よく用務員監督将校の任に当たっており、救急車隊を受け入れるのみならず空襲に対処する責任も負っていた。これには、地元の民間人に負傷者がでた場合の治療も含まれた。[41] 担当病室で重傷者の傷の包帯を替えていると、ごう音がし、続いて「パタパタ」と機関銃が応戦する音が聞こえてきたが、ヴェラは忙しすぎて窓の外を見ることもできなかった。一時は一機が真上を飛び、爆弾が落ちた場所で煙が上がるのを見た患者もいた。さいわい、近くで負傷した者はいなかった。しかし、マレーは万一にそなえ、準備万端整えて中庭の消火用ホースのところに立っていた。エンデルストリートでは、消防訓練が日課になっていた。ヴェラは、つとめて平静を装い、「こうしたことがあってもみな落ち着いて」おり心配には及ばないと家族に伝えたが、あとになって、実はそれが「大空襲」だったことを知った。

ドイツ軍はヴェラに照準を定めたのではないかと思われた。なぜなら、七月七日、やはり晴天の午前中にゴータが再来したときも、哀れなヴェラは用務員監督将校をつとめていたからだ。その日の早朝、彼女がウィンポールストリートで目覚めたときはよい天気だったものの、当番の時間が「水平線に現れた雲」のように不気味に迫ってきた。湧いただけでは終わらず、雲は破れた。病室回診の最中、「三〇機から四〇機のドイツ軍機」が飛来したような音——実際は二〇機ほどだった——が聞こえ、それらが「頭の上を鳥のように飛んだ」のだ。あたり一面に爆弾が落ちるときの音は「すさまじく」、イギリス軍のパイロットが追撃したが、撃墜できなかった。

患者の多くは寝たきりで、ごう音に戦場を思いだし心の傷をえぐられていたので、彼らのあいだにパニックを広げまいと、ヴェラは懸命だった。一部の患者は「少し震えていた」がほとんどは落ち着いており、ヴェラもまた、上階の病室の窓を破って榴散弾の破片が飛び込んできても、かまわず仕事を続けた。このときは、おもにロンドン中心部とイーストエンドで、五三人が亡くなり一八二人が負傷した。ヴェラは、破壊行為のさなかに疾走する乗用車によって自転車から払い落とされた近隣住民一人を治療し、レイチェル・チャンピオンは、通りで気絶した女性のところに呼ばれた。どちらも重傷者ではなかったが、ヴェラは「自分がものごとの中心にいるように感じました」と告白している。同僚のエレノア・ボーンも同様だった。直撃を受けたのは一キロ半ほど離れた中央電報局で、エンデルストリートには紙の燃えかすが降っただけのときでさえ、ボーンは空襲は「とてもスリリング」だと思った。[42]

この空襲のあと、事実上無防備な首都に警報が発せられないことに抗議の声が上がり、その声に押され、政府はとうとう、日中のみだが、空襲が予想される場合に危急を知らせる花火型警報《マルーン》——遭難信号用の花火が空に打ち上げられる——を導入した。その年いっぱいゴータの空襲が続き、九月と一〇月の空襲は特に激しかった。しかしいずれも来襲は夜で、不意を突かれることになる。ヴェラがマレーとアンダーソンの二人と食事をしていたとき、こうした空襲を受けたことがあった。[43] 二人は地下室への患者の避難を指揮し、ヴェラは犬を託されあとに残った。あとでヴェラは、男たちが爆弾が落ちる音に負けまいとハルモニウム〔足踏みオルガンを小型にした楽器〕の伴奏で流行歌を歌うそばで、二人が段のところにハリス准尉と並んで座っているのを見つけた。

戦争も四年目に入ったが、八月はまったく気を抜くことができず、負傷者が引きもきらずロンドンに送られてきて、かつてない忙しい月になった。八月中旬のある晩には、夜中の三時に、四五人の患者が救急車隊で到着した。[44] 当直だったヴェラは「みなさん、ここに来られて喜んでいるようでした。かわいそうに！」と書いている。患者の一人からは、「もう一度イギリスのお嬢さんに会えてどんなに嬉しいか、おわかりにならんでしょう」と言われた。オーストラリア人の誇りを押し殺し、ヴェラはそのまちがいを訂正しなかった。その月の終わりまでに、ついに二つ目の病室──それまでは、今は虫垂炎の手術からの回復途上にあるレイチェル・チャンピオンが管理していた──を与えられ、ヴェラは嬉しさにぞくぞくした。とはいえ、自分の受けもち患者に回復の遅い者がいることが、やはり気がかりだった。それでも彼女は、九月にさらに六カ月の契約に応じた。[45] 仕事は、子どもの治療の「半分も」好きになれなかったが、「結局のところ、自分は軍務に就いていて今は戦時なのだから」病院の仕事をほうりだすことはできないと思ったのだ。実際、ヴェラは「古めかしいロンドンがけっこう好き」になりつつあった。朝、バスの二階席に座って仕事に向かうのが好きだったし、「おえらい将校さん」として一等車で旅するのも楽しかったし、病院がたまには「そう悪くない」ことも認めざるを得なかった。[46]

ヴェラが自分に自信をもてないでいるとしても、一九一七年のあいだ、フランスで続く殺戮行為で負傷した何千という兵士が、十分な理由があって、彼女とその同僚の技術に感謝することになる。ジョン・ボウドもその一人だった。[47] 二八歳の二等兵で、二月にイープル近くのフィールストラートでドイツ軍の戦線を突破する攻撃のさい砲弾で負傷した。わき腹などに重傷を負ったが、這って鉄条網をこえて応急手当所までたどり着き、そこから負傷者治療所まで運ばれた。三週間後にはエンデルストリートにいて手術を受けていたが、砲弾片を摘出すれば傷の状態がもっとひどくなることが発覚した。「そのままにするより取りだした方がかえって悪くなる、と言われた」と、ジョンはのちに家族向けの回顧録に書いている。三カ月後、傷も癒えたジョンは、パッシェンデール近くの前線に復帰したが、九月に敵に捕らえられ、続く六カ月を捕虜として過ごした。帰国したジョンは、戦争で夫を亡くした女性と結婚し、子ども二人と数人の孫をもうけ、一九六六年まで生きた。そして、体内に残る金属片とともに埋葬された。

ハロルド・アダムズ・イニスは、一九一七年にエンデルストリートで治療を受けたカナダ兵の一人だ。[48] オンタリオ州の農場育ちで、マクマスター大学で経済学を学び、一九一六年に卒業するとすぐ、二一歳でカナダ陸軍の砲手として兵役に就いた。三カ月間ビミー丘陵で戦っていたが、七月七日の晩、ドイツの前線近くに偵察に送られた。一行は敵に発見され、敵弾の破片がハロルドの右の大腿を貫通した。仲間の兵士が応急手当所まで運んでくれたが、そこで「本国送還《ブライティ》の負傷」認定を祝われた。ハロルドは、エタプルの後方拠点病院に送られ、そこで破片摘出手術を受けると、船に乗せられ、七月一六日に本土に到着した。

ハロルド・イニスは、その回顧録で、ロンドンで病院列車から降ろされ、待っていた群衆から花やタバコを贈られると、感きわまって取り乱しそうになったと回想している。発熱した状態でエンデルストリートに入院すると、「ご婦人だけで運営される」病院にいると家に報告し、「ロマンスの予感がします」と書き加えた。病床からの手紙では、どうか心配しないでほしいと母親に訴えている。「私のけがなど子どもだましにしか見えないようなひどい状態の患者が、病院にはいく人もいるのです。両手両足のない者とか」。しかし、一週間後には——感染症を起こし——憂慮すべきほど体温が上昇したため、傷口を清潔にする二度目の手術を受けた。おそらく「ＢＩＰＰされた」のであろう。一日経つと痛みはおさまり、ハロルドは快方に向かった。

最初は車いすで運んでもらっていたハロルドも、やがて松葉杖に進級した。回復すると、足を引きずって、娯楽室で催された「みごとな歌唱やバイオリン演奏」などで構成されるコンサートにもいってみた。だが、修士号の取得をめざしていたハロルドは、ほとんどの時間を読書についやした。図書係のベアトリス・ハラデンには「特に親切にしてもらった」と、のちに回想している。おそらくハラデンは、経済学の教科書を手に足早に行きつ戻りつしたのであろう。ハロルドはひと月後に回復期療養病院に移り、翌年の春カナダに戻った。ハロルド・イニスは、カナダを代表する経済史学者の一人となる。三〇年以上経って戦争体験を振り返ったときも、まだエンデルストリートの「イギリス人の親切」を忘れていない。

それほど幸運ではなかった者たちもいる。フランク・ブリセンデンは、ケント州で養親に育てられ、長靴の販売をしていたが、一九一四年一〇月に国防義勇軍に加わった。[49] 一九一七年二月にフランスで負傷し、エンデルストリートでひと月を過ごして十分に回復すると、一年後に西部戦線に戻る。だが、一九一八年八月に二六歳で戦死した。一九一五年に軍務に就いたトマス・マンリーは、一九一七年一一月にイープルで毒ガスにやられ、エンデルストリートで看護を受けた。[50] 七月にドイツ軍がはじめて使用した、皮膚をただれさせ視力を奪うマスタードガスを浴びたものと思われる。回復してフランスに戻ったが、結局ひと月後に二一歳で戦死した。他にも大勢が、一九一七年中に、スタッフの尽力も及ばず、エンデルストリートのベッドで亡くなった。[51] ほとんどが若者で、多くがまだ少年と言ってもよい年齢だった。彼らの遺品は、祖国の悲嘆に暮れた親や若妻のもとに送られた。

そして、エンデルストリートの病室には、はじめて、スタッフではなく患者として女性の姿があった。[52] 陸軍に新設された女性部隊ＷＡＡＣに最初に入隊した女性たちは、一九一七年三月にフランスに送られた。彼女たちは、そこで戦争が終わるまで、調理、事務、電話交換手、車の運転その他の補助的な仕事に従事する。前線から遠ざけられてはいたものの、一九一七年七月からドイツ軍が標的とした後方拠点病院や他の医療施設への空襲で負傷する者もいれば、それ以外の原因で体調を崩す者もいた。陸軍も、遅ればせながら、本国に送還されるWAAC隊員にもベッドが必要であることに気づいた。これを提供したのはエンデルストリートで、八月に一区画の最上階に病室を用意した。のちに倍増され二室となるこれらの病床には、一九一七年後半に設置される英国海軍の婦人部隊WRNSや翌年設置される英国空軍の婦人部隊WRAFの隊員も収容された。エンデルストリートは、全体で約二〇〇〇人の女性患者を治療することになる。

エンデルストリートの外科医たちは、同僚に手術をほどこさねばならないこともあった。九月、看護婦の一人、婦長のエセル・メイの手に感染症の徴候が現れた。[53]おそらく、担当病室で膿創から感染したのだろう。エセルは、ロンドン病院で訓練を受け、長く看護の仕事に従事したのち、開院時からエンデルストリートのスタッフに加わっていた。だれからも愛され、開院当初から聖テレサ病室を仕切っていた。五月には、アンダーソンとマレーと夕食をともにし、病院開設三周年を祝っている。その席で、アンダーソンは、「病院の成功にだれよりも貢献」し「ひどい傷を負った多くの男性の回復を助けた」とエセルをたたえた。その献身が命を脅かす感染症の原因となったのだった。

エセルが熱と激痛で重態になると、アンダーソンは、その中指を切断し、それだけでは済まず、傷ついた手のひらの腱を切除せざるを得なくなった。もう手を使うことはできないだろう。アンダーソンは、医師であるエセルの父に手紙を書いて経過を知らせたが、働けなくなることはまだ本人には知らせていないと打ち明けた。「もっと回復するのを待ち、手が使えないことが徐々にわかるようにしてやるのがよいのではと考えています」とし、「命は助かりましたし、手を切断する必要もないでしょう――それが精いっぱいでした」

と書いている。彼女は明らかにそれ以上なにもしてやれないことに心を痛めており、手紙に、四七歳のエセルは「とんでもなく勇敢」で、エンデルストリートでの仕事ぶりは「偉業」であったと記し、「エセルは、だれよりまわりを励まし発奮させてくれましたし、完璧な外科の看護婦でした」とつけ加えている。過去形での記述がすべてを物語っている。

病に倒れたスタッフはエセルだけではなかった。インスキップ婦長も、同時期に肘の傷が化膿して重態となり、同僚たちは腕を失うことになるかもしれないと心配した。彼女はまだ若かったので、メイ婦長より状況は悪い、とバーバラ・ラストは考えた。少なくともメイ婦長は、「これまでとてもよくやってきたと満ち足りた気持ち」になれる。[54] インスキップがどうなったかは不明である。

兵士やスタッフでベッドが埋まるのに合わせて、お祭り騒ぎが開かれる頻度も上がっていった。どんな小さなことも浮かれ騒ぐ口実になった。九月に看護婦の一人が休暇から戻ったときは、彼女が担当している聖ペルペトゥア病室の面々が盛大なパーティーを開き、サンドイッチとケーキとソーセージ入りロールパンのごちそう、元気いっぱいの即席合唱会、そして手品で、その帰還を祝った。[55] ベッドがうしろに下げられ、患者は車いすで集まり、そこに他の病室から足をひきずってやってきた者たちも加わって、ショーを見物した。男たちは、若い赤毛の用務員の指揮で、力強く『希望と栄光の国』を歌った。勤務のあとでこの陽気な騒ぎを見にきたヴェラは、病室清掃係の一人、母親という雰囲気の五〇代の女性が、海での勇敢な行為を哀れを誘う調べにのせて歌うのを聞いて、その場に釘づけになった。彼女の歌の最中に、夏の終わりの陽の光が不意に病室に差し込み、男たちが盛大な拍手を送るものだから「拍手喝采が天井に響きわたりました」。患者たちはおおいに楽しみ、戦争のことなど忘れていたとみな口をそろえた。

その月には、もっと重大な慶事が出来《しゅったい》した。八月、マレーとアンダーソンが、男女を対象に戦時の活動を表彰すべく作成された最新の叙勲者名簿で、大英帝国勲章第三位を授けられたのである。[56] 九月二七日、二人は、表彰を受けるためバッキンガム宮殿に出向いた。この日のために購入した真新しい制服を身に着け、エンデルストリートの用務員の一団を従えており、二匹の犬ももちろんいっしょだった。国王と王妃から勲章を授与された二人が、満面の笑みを浮かべて――ほとんど手を取り合うようにして――宮殿の門から姿を現すと、犬たちが興奮してうるさく吠えたてる中、待っていた一行が拍手喝采した。

エンデルストリートでは中庭で鐘が鳴り響き、スタッフが大急ぎで整列した。といっても、救急車隊を予期してではなく、病院創設者のために儀仗兵役をつとめるためだ。中庭に入ってきたマレーとアンダーソンは、集まった医師や看護婦や用務員、さらには青いスーツ姿の患者たちからの、不ぞろいの歓呼の大声援にむかえられた。同僚たちに勲章を見せる二人は、喜びに満ちあふれていた。三年の戦争行為と戦傷がもたらした悩み苦しみがすべて消え去ったように見え、ふだんは青白く厳しい二人の顔にも笑みが浮かんでいた。男性と女性に等しく授けられた勲章は、受勲者のそれまでの活動――そして女性全体の戦時の活動――に対する最高の評価だった。

マレーとアンダーソンは尊敬されてはいたが、みながみなその助言に耳をかたむけたわけではなかった。なぜなら、結婚は本当に伝染してしまったからだ。その年の前半には、看護婦の一人、アイリーン・ホールが、婚約者のリチャード・ミリントン・シング大尉と結婚していた。[57] そして、イブリン・ウィンザーの不意打ちの結婚から三カ月が経った今、レイチェル・チャンピオンは、ゴードン・ショー中佐との結婚を考えていた。八月の虫垂炎手術のあと、レイチェルは、エンデルストリートへの復帰をあきらめざるを得なかった。

マレーにとってもヴェラにとっても、これはたいへん悲しいことだった。レイチェルはまだ養生中だったが、ゴードンと二人で、彼の休暇に合わせて一〇月二日にロンドンで大急ぎで式をあげる計画を立てた。ヴェラは、午前中に予定された手術をすべて終えると、ウエストエンドのオールソウルズ教会に急いだ。そこにはすでにエンデルストリートの医師の一団が集まっていた。ヴェラは、その結婚式が「これまで出席した中でも格別に素敵なお式」で、レイチェルは「これまで見た中で一番愛らしい花嫁」だったと断言した。出席者たちは、ウィンポールストリートに移動し、アフタヌーンティーを楽しんだ。砂糖が不足していたので、ウエディングケーキの飾りつけにはホワイトヘザーの花が用いられた。新婚夫婦は一週間の新婚旅行に出かけ、その後ゴードンはフランスに戻った。夫婦はのちに、ゴードンが職を得たオーストラリア陸軍病院にほど近い、ロンドン北部のヘアフィールドの村に新居を構えた。そこで一九一九年に長子のヒューが生まれた。[58]

エンデルストリートでも特に人気が高く尊敬を集めていた外科医の一人、レイチェル・チャンピオンが、医学の世界に戻ることはなかった。戦後メルボルンに落ち着くと、彼女は四人の子どもを育て、一方、夫は病院勤務の外科医として確固たる地位を築き開業医としても成功する。外科医として何年も経験を積んだあと、レイチェルは、メルボルンの郊外で家族の世話に専念したのである。それでも、エンデルストリートの記憶は決して薄れはしなかった。息子の一人は、母親が傷ついた様子で異を唱えたときのことを覚えている。「私がお医者だったとき……」と母親が戦争の思い出話を始めたのを、五歳の息子は「看護婦さんのことだよね、ママ」とさえぎった。そして「男の人がお医者さん、女の人は看護婦さんだよ」と根気強く説明したのだ。母親の反応が手にとるように想像できる。

その年の過酷な日々が続くあいだ、エンデルストリートのスタッフの多くは、病院での仕事の負担はもうこれ以上辛抱できないレベルだと感じていた。それでも、どういうものか、不在にする方がずっと耐えがたかった。七月の目が回るほど忙しい時期に働いて過ごしたバーバラ・ラストは、なにもかも投げだしたくなる寸前だった。家への手紙には「すさまじいのひと言です」と書いている。「もう本当になにがなんだかわかりません」[59]。けれど、一〇月に一時的な措置として事務職に配置転換されると、病室に戻るのが「ただただ待ち遠し」かった。家への報告には「病院はとても忙しく、先週の木曜日以来、救急車隊が来ない晩はありません」とある。救急車隊の到着には「ぞくぞくするようななにか」があった。「おむかえの手伝いをするのが、私は大好きなんです」。戦争の悲惨さの最たるものを軽減する手助けをすることでしか、戦争のむなしさは消化しきれなかった。

ヴェラも同じような気持ちをいだいた。一〇月に二週間の休みをもらい、二人の指揮官の厚意で、ペン村のコテージに休暇を過ごしに出かけたのだが、秋の田園地帯を一週間も愛でないうちに落ち着かなくなり、病院に戻ってきてしまった[60]。エンデルストリートを離れるかどうか、ヴェラはまだ迷っていた。今回はロシアの都市ペトログラード〔サンクト・ペテルブルグの旧称。一九一四年から一九二四年までこう呼ばれた〕の病院で合流しようと友人に誘われていたのだが、彼女はときどき相手を怒らせるほど優柔不断になることがあった[61]。しかし、マレーとの「苦痛に満ちた」面談と、アンダーソンと並んでの「緊張に満ちた」交替勤務を経て、春までとどまることを決めた。ペトログラードへの転属について問い合わせてみて、「きわめて疑わしい」状況であることがわかったし（第二次ロシア革命の三週間前のことである）、結局のところ、たとえ「その見解の八分の一」に同意できないとしても、彼女は二人の上司が「大好き」だったのだ。

一一月中は、カンブレーの戦いの負傷者が次々と送られてきたこともあり、患者の回転が激しかった。ヴェラは二室八〇人の患者を受けもっていたが、その多くは重傷であるところに慢性気管支炎も併発していた。

患者は、回復に向かうが早いか分院に回された。長時間勤務のあいだに手術を五件こなしたこともあったが、このときは、少なくとも手術した患者が翌日「まだ全員生きている」とヴェラは胸を張った。[62]

前線からの吉報は、すぐに凶報によって輝きを失った。戦車の援護を得て軍がヒンデンブルク・ラインを突破したときは、このカンブレーでの勝利を祝って、ロンドンじゅうに鐘の音が鳴り響いたが、二、三週間後にはドイツ軍が失地のほとんどを回復したため、お祝い騒ぎは短命に終わった。しかし、ロンドン防衛の指揮をまかされたサー・フランシス・ロイド中将が一一月にエンデルストリートを訪れ、患者の刺繍の展示会開会を宣言したときは、暗黒の日々もつかの間華やいだ。[63] 自分の患者の多くが――一部は片手だけで――手間ひまかけて精緻な刺繍作品をつくりあげるのを見てきて、ヴェラはその忍耐に頭が下がる思いだった。彼女は、オーストラリア軍の記章を一点購入した。もう一点は王妃が買い求めた。

ロンドン市民が厳しい冬の再来に身構えている今、陰うつな気分を打破するのは困難だった。マレーとアンダーソンでさえ、重圧にまいってしまっているように見えた。一二月には、病院をヴェラとハミルトン＝ブラウンにまかせ、珍しく二人いっしょにペン村に週末を過ごしにいった。ヴェラは、二人が「骨と皮ばかりになるまで働いて」きて「顔色が羊皮紙のようだ」と思った。[64] その二、三週間後の週末、アンダーソンが一人ペン村に滞在しているとき、マレーが病に倒れたという電報が届き、予定を早めて大急ぎで戻らねばならなくなった。マレーの訴えた病状の原因は不明だが、冬の風邪が流行していたのはまちがいない。アンダーソンが「最愛の友人」の容態を「死ぬほど心配している」ことがわかっていたので、ヴェラは街なかを疾走して列車を降りてくる彼女を出むかえ、マレーがすでに快方に向かっていると伝えて安心させた。[65]

しかし、その同じ月、アンダーソンの最愛の友人ではなく、母親が病に屈した。一二月一七日、二年間病床にあったエリザベス・ギャレット・アンダーソンが、八一歳で亡くなった。[66] もう長くないことはかなり前からわかっていたが、当然ながらルイザは悲しみに暮れた。五日後にエンデルストリートに隣接する教会でおこなわれた追悼式には、ミリセント叔母も含む家族のみならず、参政権運動を支持する同志たち、医師仲間、LSMWの学生、エンデルストリートのスタッフらが詰めかけた。翌月、ルイザとアラン——叙勲者名簿に掲載され勲爵士に叙せられたので今はサー・アランである——は、一八七一年に母親が創設したニュー・ホスピタル・フォー・ウィメンを、エリザベス・ギャレット・アンダーソン病院と改称することに同意した。[67]病院はのちにユニバーシティ・カレッジ病院に組み込まれるが、その名前は、エリザベス・ギャレット・アンダーソン・ウィングとして今日《こんにち》も存在する。

戦争が終わる気配を見せないとしても、少なくとも、平等を求める女性の戦いは勝利目前であるように思われた。三〇歳以上の女性への参政権付与を約束する国民代表法案が、のろのろとではあるが議会を通過しようとしていた。ハーバート・アスキスを含め、それまで女性への参政権付与に断固反対してきた政治家たちが、今ではもっとも声の大きな後援者の仲間入りをしていた。軍需工場でも陸軍病院でも、さらに今では陸軍の部隊員としても女性が戦時活動に貢献していたので、完全な公民権を——ともかく一部の女性に対して——与えずにおくのは不可能だった。死亡記事の執筆者たちも述べているが、エリザベス・ギャレット・アンダーソンが五〇年あまり前に直面した障害は、女性の医師が国内外の病院で働くのみならずその運営もおこなっている現在では、想像もつかないことに思われた。政府は、少し前に、ボンベイの大きな陸軍病院の一つに女性医師を複数配置していた。[68]それでも、これから先もまだ茨の道であろう。

一〇月にLSMWで新入生に歓迎の辞を述べたルイザ・ギャレット・アンダーソンは、医学は「女性に開かれた最高の職業であるのみならず」公職に就くための最良の訓練でもあると、聴衆に請け合った。熱のこもったスピーチで、彼女は、次世代の女性医師となる生徒たちに、学校のために、医学のために、女性のために、そして「イギリスのために」働いてほしいと訴えた。だが、女性医師のために広く共学を求める声に警鐘を鳴らしもした。そして、戦時中女性にさっと門戸を開いた医学部は、今度は同じくらいあっさりとその扉を閉じるかもしれないと警告した。特に、ロンドンでは、前のように男子学生を十分確保できるようになり次第、医学部が女性を締めだしてしまう「公算が大」だった。[69]

フローラ・マレーも、同様に将来を不安視していた。一〇月、熱心なサフラジストで、設立予定の国立戦争博物館のために戦時の女性の活動を誉めたたえる資料を集めているアグネス・コンウェイが、エンデルストリートにマレーを訪ねてきた。[70] コンウェイは、ケンブリッジ大学で古代史と考古学を学んだのちギリシャとバルカン諸国を旅して回った経験のあるいかめしい雰囲気の女性で、博物館の女性部門用の写真や文書や制服を集めていた。この部門は、最終的に、彼女の父親マーティン・コンウェイが館長となる帝国戦争博物館（IWM）に置かれることになる。コンウェイは、すでに何度か、公式写真のモデルをする用務員を一人よこしてほしいとマレーに頼んでいたのだが、まったくらちが明かないため、直談判にやってきたのだった。マレーは写真には同意したが、エンデルストリートを、無償奉仕のしろうと女性が運営し、中には男性が勤労奉仕しているところもある病院といっしょくたにして、博物館の女性部門に含めてくれるな、と念押しした。彼女が、善意のしろうとが開設した病院、たとえばレディ・プリシラ・ノーマン——博物館の女性の活動小委員会の委員長をつとめていた——が開いたウィムルーの病院のようなものを念頭に置いていたのはまちがいない。コンウェイは、エンデルストリートの仕事内容の専門性をよく承知していると請け合ったが、マレーは、「絶対に女性部門には入れないでください！」と言って、突然面談を打ち切った。

いつものことだが、マレーとアンダーソンが求めたのは、平等な待遇と公正な扱いだった。エンデルストリートを運営するのに忙しくしてはいても、彼らは他のさまざまな領域の女性の支援を続けていた。一九一七年に設立された女性医師連盟の要請を受け、二人は、国外で兵役に就いている女性医師に名目上の階級を与えるよう、陸軍省に迫った。同時に、陸軍の男性軍医に認められている所得税の軽減がエンデルストリートの女性医師にも認められるよう、所得税委員会の委員への働きかけもおこなっていた。だが、二人の運動の対象は、医師だけにとどまらなかった。二人は、膨大な陸軍記録システム中の重要情報を処理する病院事務員にも平等な賃金を支払うよう求めてもいた。[71] マレーは、週給二五シリングは「生計をたてられる賃金ではない」と言って譲らず、政府の男性職員が週四シリングの昇給を得たのに、女性職員の昇給はその半分だったと知ったときは激怒した。彼女はまた、三年間昇給がなく今ではキッチンの下働きより低い賃金しか得ていない病院のコックの賃上げも要求していた。あらゆる職種の女性スタッフの社会的地位の向上を求めて戦うあいだに、マレーのもとには「不当な賃金や不十分な手当について触れられた書状でいっぱいの」紙ばさみがたまっていった。ときには厳しく見えたかもしれない。だが二人は、自分たちの指揮下にある女性たちのために、辛抱強く戦っていた。サフラジェットの信条にしたがい、言葉ではなく行動で、自分たちの真情を示したのである。

寒さは厳しく食料は不足していたが、マレーとアンダーソンは、一九一七年のクリスマスを、患者の記憶にもスタッフの記憶にも残るよう祝おうと心に決めていた。[72] 祝祭は一二月二二日に始まり、その日は、エンデルストリートの聖歌隊が、開け放たれた上階の窓から男たちに見守られながら、ランタンの明かりを頼りに中庭でクリスマスキャロルを歌った。耳慣れた空襲警報《マルーン》が聞こえたので、用務員たちは急いでランタンの火を消したが、患者を地下室へとせきたてすばやく窓を閉めるあいだも歌を歌いつづけた。病室対抗で飾りつけを競う、今では伝統となったコンテストでは、かつてなく熾烈な競争が展開された。春の英国式庭園をつくりあげた病室もあれば、中国の景色を模した病室もあるという具合である。だが、男たちの努力もむなしく、マレーは——ヴェラの報告によれば——「私は女性が大好きだからと言って」WAACの病室に一等賞を与えた。

クリスマス当日、ヴェラは二つの担当病室の患者の昼食につき合ったあと、指揮官の招待客として、七面鳥とプラム・プディングのごちそうを楽しんだ。それからもう少しお祭りに参加しようと病室に戻り、患者がいす取りゲームをするのを見物したが、それは滑稽であると同時に悲しいものに見えたにちがいない。そして、恒例のおとぎ芝居でクリスマス週間が締めくくられた。趣向を変え、演目は『シンデレラ』だ。燃えかす《シンダー》の処理に慣れっこになった多くの用務員にぴったりの役柄に見えたことだろう。一九一七年が終わりに近づき、ヴェラは一年に思いをはせた。メルボルンの「暑さと陽光の中で」始まった一年は、地球の裏側で雪と氷とともに終わろうとしている。[73] このサイクルを完了し、一九一八年が終わるころには暖かな夏のオーストラリアに戻っていられるだろうかと、彼女は考えた。

だが、一月になると、マレーとアンダーソンには、ひと筋の陽光以上のものが降り注いだ。女性に参政権を与える法案の上院通過を祝う機会にめぐまれたのである。[74] 二一歳以上の男性と三〇歳以上の多数の女性に参政権を認めた一九一八年国民代表法を、女性の戦時活動に対するほうびだと世間はとらえた。サフラジストの要求が完全に認められるのは、もう少し先のことである。年齢に差があるのは、なお三対二で男性票が女性票を確実に上回るようにするためだ。女性が同等の代表権を得るのは、さらに一〇年後のことである。だが、少なくともマレーとアンダーソンにとって、法改正は、長年の闘争の中での金字塔的なできごとであると同時に、自分たちの戦時活動に対する評価でもあった。

マレーとアンダーソンは、このできごとを祝い、病院のまわりを万国旗で飾り、中庭には、イングランド、スコットランド、ウェールズ、アイルランドの旗をかかげるよう指示した。数日後、二人の指揮官は、全スタッフのために、食事つきの大仮装パーティーを主催した。アンダーソンがレモンシロップで王妃に乾杯し、マレーが勝利の演説をおこなうと、二人は一同を先導し、「女たちのマーチ」を歌いながら院内を練り歩いた。一九一一年につくられたこのサフラジェットの讃歌は、女性の戦いの「苦しい日々」に言及し、「勇者に授けられた花冠」を勝利者がいただく日を待ち望む内容だった。だが、彼らが今立ち向かっている戦いの苦しい日々はまだ終わっていない。戦争がかつてなく身近なものとなっていることを、エンデルストリートは今まさに知ろうとしていた。

第9章　夜明け前

コベントガーデン　一九一八年一月二八日〜二九日真夜中

秋から冬のはじめにかけて、ドイツ軍の爆弾がロンドンに降り注いだが、クリスマス以降は、濃い霧が敵機を遠ざけた。霧が晴れ雲一つない夜空の広がった一月二八日、ロンドン市民は最悪の事態を想像しておびえた。爆撃機の接近を知らせる警報花火《マルーン》の音が聞こえると、人々は、大あわてで地下室や防空壕に逃げ込んだ。新たな夜間の警報に動転し、ごった返す中で踏まれてけがをする者もいた。九時少し前、三機のゴータが西の空から現れ、シティ、イーストエンド、北東の郊外一帯に破壊をもたらすと、また姿を消した。その後の静寂の中で、人々は、「警報解除」のラッパの音を聞こうと耳を澄ました。タイムズ紙の記者、マイケル・マクドナなど一部の者は、帰宅しようと、避難所から「死のような静けさ」の中に出てきた。ヴェラ・スキャントルベリーのように、ベッドの中で寝返りを打ち、また眠りに落ちた者もいた。コベントガーデンでは、ロングエーカーとエンデルストリートが交わる角にある、指定防空避難所のオダムズ印刷所の地下室に避難していた六〇〇人ほどが、その場にとどまることに決めた。まもなく警報花火がふたたび打ち上げられ、再度の敵機来襲を告げた。[1]

午前零時をまわるとすぐ、北の方角からロンドンに近づいてくるドイツ軍の巨人機――前年九月にはじめてその姿を見せた新型巨大四発機のうちの一機だ――の姿がとらえられた。巨人機は、ベスナルグリーンとスピタルフィールズに爆弾を投下して、一人の命を奪い一八人にけがを負わせ、テムズ川を渡ってロンドン南部に入ると、急カーブを描いてもう一度川を渡り北上した。そして、コベントガーデンのあたりで、立て続けに四個の爆弾を投下した。一個はストランド街近くのオフィス街、サヴォイマンションを直撃し、フラワーマーケットの真ん中にも一個落ちた。三個目がオダムズに命中した。

印刷所の裏の歩道を突き破った三〇〇キロの巨大な爆弾は、地下室で爆発した。この爆発で、ガス管が切断され、四階建ての建物が炎に包まれた。何包もの新聞用紙が燃料となり、内部はまたたく間に炎上した。すぐに救助の者たちが現場に到着した。近くのボウストリートから警官隊が駆けつけ、消防隊もやってきて消火に当たった。だが、放心し負傷した避難者が通りによろめき出てきたとき、後壁が崩壊し、まだ中にいた者たちの上に、数階分の床が崩れ落ちた。消火ホースから放出された水で地下室が水没したため、がれきの中に閉じ込められた者の中には溺死者もいたと思われる。

この猛火で、安全と思われた地下室に人々を導き入れた地元の教会区牧師を含め、三八人が亡くなり、八五人が負傷した。大戦を通じ、一個の爆弾による国内最多の犠牲者数である。死者の多くは、女性と子どもだった。友人二人と避難していたある少年は、大型機械と地面のあいだにはさまれて動けなくなった。そして、女性や子どもが「血を流して燃え」、ドレスに火のついた女性が一人、自分のからだをまたいで走るのを目にした。二人の友人は行方不明のままとなった。数分のうちに、二〇〇メートルと離れていないエンデルストリート陸軍病院の門前に、負傷者が到着しはじめた。[2]

オーストラリア人外科医の一人、エリザベス・ハミルトン＝ブラウンは、その晩当直に当たっていた。彼女は、非番ということがまずないルイザ・ギャレット・アンダーソンとともに、朝の四時半まで、ひどい火傷を負ったり骨折したりショック状態におちいったりした負傷者の手当てをおこなった。多数の負傷者のベッドが急いで病室に用意された。フローラ・マレーはまだ病気が治りきらず、手を貸せないというので心を痛めていた。空襲のあいだは電話の使用が禁じられており、残りの医師を呼ぶことができなかった。そのため、もっとも近くに住む、フェーデ・マッケンジーという名の採用されて間もない医師が、手渡しの伝言で呼びだされ、病院に応援に駆けつけた。

翌朝出勤したヴェラ・スキャントルベリーは、自分が病院に呼ばれることなく惨事のあいだずっと眠っていたと知って、言葉を失った。「火傷し放心し打撲傷を負った人々が病院に連れてこられました」と彼女は家に報告している。「できるかぎりを受け入れ、民間病院にも引きとってもらいました」。夜のあいだじゅう、行方のわからない子どもの安否を確かめようと、母親が何人も門のところまでやってきた。ヴェラの報告では、マレー先生は、ベッドから出られず「まるで檻に入れられたライオンのよう」だった。一方、アンダーソン先生は、「この二、三カ月それでなくても一杯一杯だった仕事量にほぼ匹敵する量の仕事をこなされました」。エンデルストリート裏の崩壊した建物は、捜索隊が遺体を運びだすときもまだくすぶっており、「イープルの写真でも見るよう」だった。それだけではない。投下があと一秒遅ければ、病院そのものに爆弾が命中していたかもしれないということに、ヴェラは思い至った。その日は「悲しみに打ちひしがれた」一日となった。

オダムズの惨劇は、どん底の一年の悲劇的な幕開けだった。春にはアメリカから相当規模の援軍がフランスに到着すると知ったドイツ軍は、三月に西部戦線で大規模な攻撃をしかけてきた。[3] ボリシェビキ・ロシアとの講和条約締結ののちに東部戦線から回されてきた軍勢の補強を得、ドイツ軍は、消耗したイギリス軍をソンムの前線から広範囲にわたって押し戻した。ドイツ軍は、四月には今度はフランドルを攻撃した。これは、イギリス海峡の港湾都市を奪取し、一九一七年に連合軍が苦心の末に手に入れた土地を取り返そうとする、起死回生の試みだった。士気を喪失し数でも劣る自軍の兵をなんとか奮い立たせようと、イギリス陸軍の指揮官、ダグラス・ヘイグ元帥は、「背水の陣のつもりで」「最後の最後まで戦い抜く」以外に道はない、と厳粛な訓示をおこなった。

疲れきり意気阻喪したイギリス人は、もう敗戦の一歩手前でいつドイツ軍が侵攻してくるともわからない、とおびえた。「運命が決まるのも時間の問題としか思えない」とある日記作家は書いている。[4] 首相のロイド・ジョージでさえ、戦争に負けたと考えていた。[5] ドイツ軍のUボートに食料の供給をはばまれ、ロンドンでは、一月に砂糖に配給制が導入され、翌月には、バター、マーガリン、肉類も配給になった。この制度はのちに全土に拡大されたが、食料不足は続いた。恐怖と飢えは、外国人や反戦論者や良心的兵役拒否者、さらには、だれであれちがう暮らしをしているように見える者への疑念や不信感をあおった。

とんでもない事態に発展したこともあった。二月に、右派の下院議員ノエル・ペンバートン・ビリングが、自身の発行する新聞、ビジランテ紙に、モード・アランという名のアメリカ人ダンサーは、レズビアンとホモセクシュアルからなるイギリスの秘密集団《カルト》の一員である、という記事を発表した。ドイツ軍は「道徳的および性的な弱み」があり脅迫に屈しやすいイギリス人男女四万七〇〇〇人の名前の書かれた「要注意者リスト《ブラックブック》」を所有している、とビリングは主張した。[6] この根拠なき主張の引き金になったのは、アランがロンドンで私的な公演をおこない、上演禁止のオスカー・ワイルド劇のサロメ役を演じる、という広告だった。公演を企画したのは、演劇興行主のジャック・グラインだった。グラインと妻のアリックスはどちらもエンデルストリートの長年の支援者で、アリックスは、三年連続で、病院がクリスマスに上演するおとぎ芝居の台本を書いている。レズビアンだとほのめかされたことに抗議し、アランはビリングを名誉毀損で訴えたが、その訴えがしりぞけられると、法廷の内外で群衆が歓声をあげて喜んだ。要注意者リストは、言うまでもなくつくり話だったが、同性愛者への嫌悪はほんものだった。女性を見る目は以前より好意的になったかもしれないが、レズビアンの女性は明らかに許容範囲をこえる存在だった。

不安と非難が渦巻くこの空気の中にあって、エンデルストリートで働く者たちは疲労困憊のきわみにあり、ささいなことで感情が爆発しそうな状態だった。「事態はますます悪くなりはじめた」とニナ・ラストは回想している。[7]「食料不足と人員不足の影響が出はじめていた」。ニナは一週間に六日リネン室で働いていたが、単独勤務になることもざらで、ときどき、疲れすぎて知らぬ間に涙を流して泣いていることに気づくのだった。石けんが足りないので、新品のリネン類の病室への供給を制限しなければならず、十分な食事にありつけるかどうかもつねに悩みの種だった。「マーガリンがほしければ早めに朝食に下りていかなければならなかったし、マーマレードのびんは黄金さながらの扱いを受けた」と彼女は書いている。馬肉や「ヒラマメと乾燥させたエンドウのまずそうな料理」が食卓に並ぶことも珍しくなかった。めったにない休みは地元の店での主食さがしについやされた。レストラン——ライオンズ・コーナー・ハウスなど——でもわずかな量しか料理が提供されないため、「私たちはたいていとてもお腹をすかしていた」。だが、ニナは、不平不満を口にはしなかった。自分がどれほど疲れていると感じたとしても、妹のバーバラのように、多くは夜間に、それもしょっちゅう一人きりで長時間働いている看護担当者の方が、どうしたってひどい生活だとわかっていたからだ。

抑圧され気力もわかないでいるのは、ニナだけではなかった。その年の二月、輸送担当官のマーディ・ホジソンも、「とんでもなくひどい風邪」と「同じくらい重い気うつ」に悩まされた。[8] 彼女の従姉妹で、今も補給担当官の任に就いている従姉妹のオルガ・キャンベルは――少なくとも、塹壕で長期の勤務に就いている弟のケアに手紙を書くときは――ユーモアのセンスを失わなかった。三月に、マレーの姪で従姉妹にあたる、二四歳のエリザベス・マレーがエンデルストリートに滞在したときは、二人もいっとき元気づいた。[9] スコットランド女性医療部隊で救急車の篤志運転手として働いており、勤務地のフランスに戻る途中だった。彼女は、ロイヤル・アルバート・ホールでおこなわれた女性参政権の獲得を祝う会合に、叔母とともに出席し、フロー叔母さんは、「会合でとても熱くなり興奮しているだけ、というのでないかぎり」、ひと月前より「ずっと健康そうに見えます」と、嬉しげに家に報告した。

エリザベスがフランスに向けて出発すると、エンデルストリートの面々は、ドイツ軍の「大攻勢」が始まれば殺到することになるだろう負傷者を受け入れる準備にいそしんだ。ヴェラ・スキャントルベリーは、LSMWの解剖室で切開の技術を磨き、義肢に関する講義に出席した。だが、戦争が暗い影を落とし食料も足りていないということは、「みなの気分もどん底」ということでもあった。「空気がヒリヒリしていて、過労気味の人たちが本当にささいなことで爆発します」と、ヴェラは家への手紙に書いている。[10] 彼女自身も、自分がくだらないお役所的要求だと思っていることを、アンダーソン――「奥方様」――から求められて爆発し、イギリスの歴史を理解していないとマレーにほのめかされて怒りに震えた。[11] マレーからもう六カ月とどまるかどうか尋ねられ、承知はしたものの、突然「ティンブクトゥのような最果ての地」に行ってしまいかねないとアンダーソンに皮肉られ、ヴェラは傷ついた。決して簡単な決断ではなかったからだ。一年離れて過ごしたあと、婚約者のフランクからは、オーストラリアに戻るようせっつかれていた。結局、五月までに二人の関係は冷え、その後まもなく破局する。もっと傷つくこともあった。皇太后アレクサンドラ妃の訪問中に、笑っているとマレーにとがめられたのだ。患者の一人が王室一行と親しげにおしゃべりする様子について、ハミルトン＝ブラウンと冗談を言い合っていただけだと懸命に釈明したが、聞き入れられなかった。

だが、三月の終わりに、ドイツ軍の攻撃による負傷者が到着しはじめると、笑い声も消えた。イギリス軍も連合軍も後退を余儀なくされ、応急手当所が占領され、後方拠点病院も攻撃を受けた。マレーの姪のエリザベスは、ヴィレル・コトレにあったスコットランド女性医療部隊の負傷者治療所が、五月にドイツ軍によって占領されたさい、患者を避難させるのに尽力したとして、のちにフランスの戦功章である戦功十字章を授与される。[12] エンデルストリートに到着する救急車隊は、接近戦で負傷した何千という兵士の他に、今回、長距離砲による前進基地への砲撃で負傷した数十人の女性を運んできた。新たに軍務に就いた者たちだった。五月にはエタプルの後方拠点病院への砲撃で看護婦三人が命を落とし、数日後には、アブビルへの空襲でWAAC隊員九人が亡くなった。

　年が明けてすぐのころ、フランスに送られたWAAC隊員は性的に奔放だといううわさが国じゅうに広まった。娼婦をしているといううわさもあった。二〇〇人の隊員が妊娠して帰国したという話もあれば、隊員たちは陸軍省が認可した娼館に雇われたのだとにおわせるような話もあった。こうした主張は、三月の公式の調査によって完全に否定されていた。当然ながら一部に未婚での妊娠はあったが、その割合は一般市民よりも低かったのである。[13] だが、無実が証明されても、性的な揶揄や下品な冗談はなくならなかった。マイケル・マクドナは、「頭を殴《ワック》られるのと、WAAC《ワーク》にひざまずかれるのと」どちらがいいかと尋ねられ、爆笑している。[14] しかし、エンデルストリートに女性の負傷者が運ばれてくるようになると、大衆の反応は一変した。

一気に状況が変わり、WAACの隊員は、勇敢な英雄で我慢強い患者として、今や称賛の的になった[15]。タイムズ紙は、「エンデルストリートで治療を受けているこの献身的な女性たちの姿に、今さらのように戦争の恐ろしさを痛感させられる。まさに一目瞭然だ」と、一一人のWAAC隊員を乗せた救急車隊が到着したときの様子を報じている。榴散弾で重傷を負ったある女性は、自分は「不運」だっただけだと言い張り、それよりけがの程度の軽い別の女性も「同様に快活で辛抱強」かった。外傷こそないものの、砲弾ショックに苦しむ者もいた。同じ救急車隊の到着を取材したサンデーピクトリアル紙は、患者の一人は、意識を失い爆発した砲弾の残骸の中に埋もれていた――「兵卒《トミー》と同じですよ」と彼女は言った――と報じた。別の新聞は、ベッドの上で笑顔を見せるWAAC隊員の写真を複数用い、女性たちは「カーキを着用するより入院患者の青服でいる方が誇らしげだ」と断言した。女性たちのもとを訪れたメアリー王妃は、容態がそう悪くない者九人を、ロンドン南西部の回復期療養施設に移すよう取りはからった。だが、一部はそこにたどり着けずに終わる。マンチェスターでWAACに入隊したアイルランド生まれのキャスリーン・キャロルは、七月に傷がもとでエンデルストリートで亡くなった。二七歳だった[16]。

新たな負傷者の急増に直面し、マレーとアンダーソンは、以前にも増して、自分たちが楽をするよりスタッフが健全な生活を送れるよう心がけた。ある日の午前中、ひと晩じゅう寝ずに五〇人の新規入院患者を受け入れたヴェラが遅れて出勤すると、すぐ帰宅して休むよう指示するアンダーソンからのメモがあった[17]。春がきても息つく暇はほとんどなかった。四月後半になっても、雪が厚く積もっていたが、そのあいだもまだ、負傷者が続々と運ばれてきていた。ヴェラは、「元気でいようと努力していますが、戦況、天気、新規の負傷兵と、気の滅入ることばかりが目立ち、克服するのは困難です」と、手紙日記《レター・ダイアリー》に書いている。[18] 二、三週間後のある晩も、彼女は、あたり一面に爆弾や榴散弾が降り注ぐ空襲のあいだ金切り声をあげつづける「重態の若者」をなだめようとつとめながら、ひと晩じゅう起きていた。その直後に救急車隊が四三人の患者を運んできた。[19] それは最後の空襲だったが、救急車隊の方はそれが最後ではなかった。五月になるとやっと暖かくなり、一年前の親切を忘れずにいた患者から感謝をこめて春の花の花束を贈られ、ヴェラはつかの間心が浮き立った。[20] それでも彼女はまだ自身の能力を不安視し、自分がいかに不器用かを手紙でフランクに打ち明けた。この手紙には、三人の患者の症例メモが同封されている。[21] 三人ともBIPP法で治療されており、その方法が「ここではとても成果をあげています」とヴェラは書いている。

数日後は三年目の病院開設記念日で、マレーとアンダーソンは、開設以来ずっと働いてきた四〇人をこえるスタッフに敬意を表してパーティーを開き、できるかぎりの士気向上につとめた。春の風に旗がはためく中、全スタッフと多数の患者が中庭につどい、それまで歩みを止めなかった少数の勇敢な者たちに、マレーが一〇シリング紙幣を添えて病院の写真を贈呈するのを見守った。つねに無名の働き手の貢献に感謝したいと考えているマレーは、病院の成功には、コックや清掃係や洗濯係の存在が欠かせないことを強調した。感動的なスピーチの中で、「仕事の内容ではなく」「それをおこなうにさいしての気概」が重要なのだと彼らに伝えている。[22] この気概はますます維持が困難になっていた。

三年が過ぎ、精神的な緊張はほとんど耐えられないほどになりつつあった。エンデルストリートの中庭に、男女を問わず負傷者が到着するのは相変わらずだったが、結婚したり新たな女性の奉仕活動に加わったりして去る者もいれば、病気で仕事を辞めざるを得なくなった者や、まれだが亡くなる者もいるという具合で、働き手の数は減る一方だった。オーストラリア人の外科医、エレノア・ボーンは、イングランド北部のWAACの医療管理官になるべく、一九一八年のはじめに病院を去った。四月末には、同胞のエリザベス・ハミルトン＝ブラウンがこれに続いた。ハミルトン＝ブラウンは、アレキサンドリアの陸軍病院に軍医の職を得て、スコットランド人の外科医、ジェシー・スコット＝リードとともにエジプトに向かった。スコット＝リードは、前年の一一月にエンデルストリートを去っていたが、ハミルトン＝ブラウンとの交友は続いており、二人ともよりいっそうの冒険を求めていたのである。「エジプトでの募集は彼女に教えてもらいました」とハミルトン＝ブラウンは回想している。「それで私が「エジプトに行きたい」と言うと、彼女が「いいじゃない」と言うのでそうしたんです」[23]。エンデルストリートでも第一級の外科医の一人とみなされていたハミルトン＝ブラウンの離脱は、たいそう惜しまれることになる。ことにヴェラ・スキャントルベリーは残念がった。今では病院に残る唯一のオーストラリア人医師となったヴェラは、「とても味気なく」感じていた[24]。数日後には、カナダ人の麻酔科医、イブリン・ウィンザーも病院を去り、ヴェラは、自治領を代表するただ一人の医師になってしまった。

二人の指揮官は明らかに結婚に不賛成であったが、ウィンザー——彼女は旧姓を用いていた——は、結婚後二、三カ月で妊娠したにもかかわらず、エンデルストリートで仕事を続けた[25]。妊娠初期には、胎児が十分なビタミンを得られるよう、同僚たちが自分の分のオレンジジュースを分け与えた。一九一八年の春になると、体重が増えエーテルやクロロホルムの不快な臭いに吐き気をもよおすようになったため、ウィンザーは、長時間いくつも手術に立ち会うあいだ、スツールにかけて麻酔をおこなった。妊娠後期になっても持ち場についていたあるとき、突然アレクサンドラ妃が手術室をのぞきに来られ、ウィンザーはあわてた。他のスタッフとともに立ち上がろうともがく彼女を、皇太后は座ったままでいるようたしなめた。四月末に胸膜炎で体調を崩し、ウィンザーはついに仕事を続けるのをあきらめた。その六週間後、息子のピーターが生まれた。陸軍には妊娠した軍医についての規則はなく(イギリス陸軍に服務した軍医で妊娠したのは、ウィンザーがはじめてだったと思われる)、彼女は公式には「体調不良」で除隊した。

医師が去った分は、すみやかに補充がおこなわれ、新たに多くの医師が採用された。[26] 医師免許を取得したばかりの、アバディーン出身の若い元気なスコットランド人、二四歳のウィニフレッド・カインドネスもその一人である。二九歳の外科医、ドロシー・デインツリーは、前年に免許を取得し、宣教医になるつもりだった。四四歳の経験豊富な医師、メアリー・フィリップスは、二室のWAAC隊員用病室をまかされた。ヴエラの大家であるオクタビア・レウィンも、耳・鼻・喉の疾患を専門とする外科医として加わった。

春の陽光がエンデルストリートにいくぶん待望の華やぎをもたらしはしたが、長時間労働と粗末な食事と病原菌だらけの環境が重なり、スタッフは新旧を問わず気力と体力を奪われた。一九一八年には、彼女たちの多くが体調不良の徴候を示した。指や鼻や喉や歯肉への細菌感染は日常茶飯事で、まだ抗生剤のない時代には、治癒まで何週間もかかることもまれではなかった。どんな小さな切り傷やただれであっても、塹壕から持ち込まれた強毒性の病原菌に感染しかねなかった。ニナ・ラストは、何度も「鼻の化膿」に悩まされたし、妹のバーバラも、腕の化膿が引いたと思うと、今度は「歯槽が化膿」した。[27] フローラ・マレーは、前の病気は癒えたものの、指が化膿し、中ほどから先を切断してもらわねばならなかった。こうした致死性の細菌を打ち負かせるだけの体力がない者もいた。用務員の一人、エバ・グレアム・プライアーは、一般に「塹壕口内炎」として知られる、ワンサンアンギナという喉と歯肉の危険な細菌感染症に感染し、四八時間経たないうちに亡くなった。[28]「気立てのよさ」でだれからも好かれる活発な女性で、まだ二一歳だった。その後事態はさらに悪化する。

六月、アンダーソンが留守を守り、マレーは二週間のハイキング休暇——完全な休息とは言えないまでも切実に必要とされていた気分転換である——に出かけた。エンデルストリートで指揮を執りはじめて以来の長い休暇で、これほど長くアンダーソンと離れるのも、フランスで働きはじめて以来これがはじめてだった。そして戻ってみれば、病院の問題が一挙にふくれあがっていたのである。

六月末になると、それまでと異なる気がかりな新たな症状を呈する患者が、前線から到着しはじめた。[29]「とてもおかしな病気で、腸チフスでもインフルエンザでも髄膜炎でもないのですが、そのそれぞれの症状があります」とヴェラは書いている。病院の救護部門には、同じ症状を示す休暇中の兵士があふれはじめ、いくらも経たないうちに、この奇妙な疾患はスタッフのあいだにも広がった。インフルエンザということになったが、症状の重さと悪化の速度は前例のないものだった。発生源は不明だが、疾患はあっという間にフランスの戦線の両側で兵士のあいだに広まり、イギリス海峡をこえてやってきた。

ヴェラも休暇でロンドンを訪れていた弟のクリフも、初期にこの病に倒れた。クリフは坂を転げ落ちるように急激に悪化したので、観劇中だったのを、姉ともども幕間に退出しなければならず、翌日にはミルバンクの陸軍病院に入院した。彼も姉もすぐに回復したが、それほど幸運ではない者もいた。「こちらでは悲惨な事態になっています」と、ヴェラは一週間後に家に報告した。「「インフルエンザ」はもちろん病院にも広まりました。用務員が一人肺炎で亡くなり、もう一人が危機を脱したところです」。亡くなったのは、三四歳になるグラディス・モリソンで、開院時から働いてきた用務員だった。病室で感染者の世話をしながら、ヴェラは、二人の指揮官が「とても具合が悪く」見えるのを心配し、一方で、自分も「正真正銘のインフルエンザ後の気うつ」に襲われた。ヨーロッパ全土に猛威をふるっている「顕微鏡でしか見えない小さな桿《かん》状の細菌《バシラス》」が、「国々の運命」を変えてしまうかもしれない、と彼女は書いている。病原菌についてはまちがっている——ほぼ球状のウイルスで、桿状の細菌ではない——ものの、彼女の予想は不気味なほど正確に未来を言い当てている。しかし、インフルエンザの波は、現れたときと同じく、こつ然と消えた——あるいは、そう思われた。

夏季のインフルエンザ流行は、すでに山積みの問題にかこまれ消耗しきったエンデルストリートのスタッフに、新たな負担を課すものとなった。政府は徴兵対象年齢を五一歳まで引き上げ、一九一八年に前線で死傷した兵士の穴を埋めようとしたが、同様に、マレーとアンダーソンも、あらゆる人脈を利用してスタッフを補充する必要に迫られた。前年の一九一七年に、二人は、女学校や女子カレッジに対し、病院の用務員が休みをとれるよう、休暇のうち二、三週間を無償奉仕に当ててほしいと、呼びかけをおこなっていた。[30] その年の夏には、ローディーン、チェルトナム・レディース・カレッジ、セントレナーズなど一流の寄宿学校から、何十人もの少女がエンデルストリートにはせ参じ、翌一九一八年にも同じようにした。LSMWの医学生も、休暇を返上して、病室や検査室や手術室に応援に入った。

LSMWの二年生で一九歳のダルシー・ステーブリーも、休暇を返上した勤労奉仕者の一人で、一九一八年にX線撮影室で二週間を過ごした。[31] すでに兄二人が陸軍に入隊しており、ダルシーは、自分もなんらかのかたちで戦争遂行に貢献したいと考えていた。のちに彼女は、エンデルストリートを運営していた二人の「畏れ多い」女性、マレーとアンダーソンの思い出話を語っている。彼女の記憶では、X線撮影室の設備は、当時のX線撮影部門に一般的な「とても旧式」なものだった。彼女は、別の医学生から大急ぎで装置の使い方の手ほどきを受け、感電しないようゴム製のマットの上に立つようにと注意された。あるとき、逮捕をまぬがれようと――おそらく無届けで外出していたのだろう――ストランド街で四階の窓から飛び降りて股関節を脱臼したカナダ人兵士が、X線撮影に連れてこられた。スタッフの一人が、うっかりマットから出ため、患者も含め、部屋にいた全員が電気ショックを受けた。期間こそ短かったが、病院での奉仕は彼女の心にいつまでも強く刻まれることになる。ダルシーはひきつづき学業にはげみ、ロイヤルフリー病院初の女性放射線科医となる。

一九一八年夏に新たに志願してきた一人に、王室のはからいでやってきた若い黒人女性がいた。ヴェラが「小柄な浅黒い肌の少女」と形容するこの女性は、戦時活動を手伝いたいとアレクサンドラ妃に手紙で直訴し、看護助手としてエンデルストリートによこされたのだった。彼女に会うため八月に皇太后が特別に病院を訪れた。「ここはとても国際色豊かです」とヴェラは書いている。[32]

女子生徒も女子学生も王室の保護を受ける者も――高齢の徴集兵が少しは前線の穴埋めとなったのと同じく――エンデルストリートの貴重な戦力になったが、それでも十分ではなかった。連合軍は、おびただしい数の犠牲を払って、七月までにやっとドイツ軍の進攻を止めることに成功したが、増援部隊を待ちながら必死で持ちこたえている状態だった。彼らがフランスでアメリカ軍の最初の大攻勢を待ちわびていたとき、フローラ・マレーもアメリカに救いを求めていた。

マレーは、ニューヨーク州シラキュースに住む、慈善家で女性参政権運動家の友人、ドーラ・セジウィック・ハザードに、エンデルストリートで用務員として働ける若い女性を一〇人から一二人見つけられないかと尋ねる手紙を送った。[33] ハザード夫人が手紙を受けとった二、三日後には、イギリス国内ではなかなかスタッフが見つからないので、できるだけ早く女性を二〇人よこしてほしいと催促する電報が届いた。年齢は一九歳から三二歳まで、健康で丈夫、明るい性格の美人がよいという。なぜなら——とマレーは白状した——「器量よし」が好みだからだ。あるインタビューで、彼女は「アメリカ兵のみなさんはもうじき来てくださるでしょう……女性のみなさん、ご立派で活発な若いアメリカ女性のみなさんにも来ていただきたいのです。私たちは疲れきっています」と語っている。

ドーラ・ハザードは、みごとにこの難題に対処した。電報を受けとってから二日と経たないうちに、三〇人の志願者が集まり、厳しい面接を経て、最終的に二〇人にしぼられた。みなニューヨーク州北部の裕福な家庭の出身で、膝をついて病院の床を磨くより、おしゃれなパンプスを履いて磨きあげられた舞踏室の床を滑るように横切っていくのに慣れていた。この慈善救援活動を報じたシラキュース・ヘラルド紙は、採用者は「アフタヌーンドレスやイブニングドレス」を病院用務員のくすんだ色の制服に着替えることになるだろう、と述べた。そして、「単調な骨折り仕事以外のなにものでもないが、だれかがそれをしなければならないのだ」とつけ加えた。

危機対処部隊《ハザードユニット》と名づけられた若い女性たちの一団は、前線に向かうアメリカ軍を運ぶ一三隻からなる船団に同乗して大西洋を渡った。戦争に参加したアメリカ人部隊のうち、唯一女性だけで構成された部隊である。七月二八日にロンドンに着き、二階建てのバスでエンデルストリートに連れていかれ、病院の門をくぐると、そこは花と旗——巨大な星条旗も一本あった——で飾られた中庭で、スタッフや患者がひしめき合っていた。一行が入っていくと、ピアノの演奏が始まり、合唱隊がアメリカ国歌を歌いはじめた。「みな泣いてしまいそうでした」と女性の一人は語っている。「実際泣いた者もいました」。女性たちは紅茶とケーキをふるまわれ、それぞれの部屋に案内され、一日三時間働くよう求められた。疲れ果てたイギリス人の同僚たちよりずっと好条件である。制服——「なかなかお目にかかれないとても素敵な制服です」と評した者もいた——の寸法をとってもらうと、彼女たちは、仕事を始める前に観光ができるよう、数日の休暇を与えられた。

アメリカ人は、イギリス国内でも国外でもたいへん歓迎された。五月以降、頑健で自信にあふれたアメリカ兵が大挙して西部戦線に到着する光景は、連合軍を元気づけ、その後の戦局を変えてしまう。今はエタプルで看護助手として働くヴェラ・ブリテンは、「なにものも恐れぬ様子で闊歩する」アメリカ軍の兵士を見て、畏怖の念をいだいた。彼らは「とても神々しく、堂々としていて、疲れて神経のまいっているイギリス兵とちがってそれこそ傷ひとつない」ように見えた。[34] アメリカ軍は、最初の大きな戦闘、五月二八日のカンティニーの戦いに大勝し、その後も勝利を重ねる。だが、一九一八年の夏のあいだ、長く過酷な戦いはなおも終わらず、さらに死傷者が増えることになる。


エンデルストリートの仕事も苛酷だった。アメリカ人の新入りの一人、マリオン・ディッカーマンは、ニューヨーク州ウエストフィールド出身の二八歳の教師で、親友のナンシー・クックと二人で志願していた。[35] シラキュース大学で学生として出会った二人は、友情を育むのみならず終生のパートナーとなり、マレーとアンダーソンのようにたがいに相手に尽くした。長身でほっそりしたマリオンは聡明な野心家、一方、七歳年長で一〇センチほど背の低いナンシーはもっと芸術家肌で、縮れ毛を短髪にし、「つねにひどくピリピリして」いてそれが消えないしかめ面に表れているのだった。二人とも熱心な女性参政権運動家で反戦論者でもあり、なにか軽い家事を手伝うのだろうと考えて勤労奉仕を志願していた。

エンデルストリートに着いたとき、マリオンとナンシーは、どちらも看護のことはなにも知らないとはっきり言っておいた。実際、ナンシーはこれまで病院に足を踏みいれたこともなかった。だが、二人は即座に重症患者のいる二つの病室をあてがわれた。哀れなナンシーは、四肢を切断された患者を見て震えあがってしまい、一週間患者とまったく接触せずに過ごしたあと、義足づくりに回された。そして、優秀な職人として松葉杖や義足の考案や患者へのその使い方の指導に手腕を発揮し、それで名をはせた。一方、マリオンは精いっぱい仕事をこなした。

初出勤の日、聖テレサ病室に出向いたマリオンは、一列分の患者に傷の包帯替えの準備をするよう指示された。なにをすればよいか見当もつかず、マリオンは、患者の一人、両足を切断した兵士に教えを請うた。親切な患者——ブルックという名の花屋——の指導で、彼女はすぐに手順を身につけた。最初のうちこそ身の毛もよだつくたくたに疲れる仕事に思えたが、しばらくすると、気づけば、担架を運び、しびんを替え、ほとんどためらいもせず注射を打ちさえしているのだった。エンデルストリートではおなじみの克己心でもって、「しなければなりませんでしたから。全力を尽くしたまでです」と仕事に対処したのである。

基本的な仕事を覚えてしまうと、マリオンは夜勤を命じられた。最初のうち、彼女は、救急車隊が到着すると恐くてたまらなかった。兵士の多くが毒ガス攻撃を受けて苦しんでいるというのがなによりの理由だった。「みな激しく咳き込んでいるのに、ほとんどなにもしてやれないのです」とのちに彼女は語っている。下肢を切断したにもかかわらずつま先が痛むと訴える者——幻肢症候群と呼ばれる状態だ——をなだめようとつとめたり、褥瘡《じょくそう》ができないよう、石けん水で患者の背中をこすってやったりもした。ときには、患者に代わって家族や恋人に手紙を書いてやった。妻に手紙を書かない患者を何度かたしなめたあと、本人から字が書けないのだと耳打ちされたこともあった。最終的に、マリオンは記録保管室に移動し、そこで、新規入院患者を記録し、近親者に連絡し、毎日の空きベッド数を陸軍省に報告する仕事をまかされた。病室で働くより不快度ははるかに低かったものの、新しい仕事への責任感から、マリオンは悪夢に苦しんだ。夢では、空きベッド数を多めに見積もってしまい、担架に乗せられた男たちが廊下にあふれてしまうのだった。

エンデルストリートの慣例に従って「ディッキー」と「クッキー」というニックネームをもらったマリオンとナンシーは、病院の要求に慣れたばかりでなく、病院そのものもその独特な文化も大好きになった。二人は一九カ月間とどまり、貴重な戦力となるとともに、オルガ・キャンベルらの親しい友人となる。総看護婦長のグレイス・ヘールは「すてきな方」だったと、マリオンは述べている。だが、スタッフの居住施設と規律を取り仕切る舎監《ホームシスター》のグラディス・ルゲイトは、とても恐ろしく、「やかまし屋」だった。ルゲイトを恐れていたのはマリオンだけではない。ニナ・ラストも、彼女を「冷酷非情な女性」と評している[36]。他の者と同じく、マリオンとナンシーも、二人の指揮官の、なんとしても最高レベルの看護をとの強いこだわりに、畏敬の念をいだいた。「二人ともすばらしい勇気の持ち主でした」とマリオンは回想している。「あそこは、とても人間味あふれる病院でした」。休日やたまさかのもう少し長い休暇では、マリオンとナンシーは、映画を鑑賞したり田園地帯を旅行したりして楽しんだ。ペン村やスコットランドのオルガの家を訪ねたこともあった。マリオンがアルバムにまとめた写真は、エンデルストリートでの最高に楽しく最高につらい日々が深く刻まれた思い出の品の一つとなる。

だが、アメリカ人女性は全員に歓迎されたわけではなかった。危機対処部隊員の一人、クララ・グロスは、エンデルストリートの看護婦は「不愉快」で、他の者も多くが「私たちを邪険に扱い悪く言います」と語った[37]。「イギリスの女性《ひと》たちは、さすがにそれはというくらい私たちに意地悪するのを楽しんでいるようです」とも述べている。ある者は、アメリカ人と同じテーブルにつくことさえ拒否した。二国が別格な関係にあることで許可された特別待遇が原因で、反感が強まったのはまちがいない。

ニナ・ラストも、アメリカ人の応援に明らかに感銘を受けなかった嫌米論者の一人だった[38]。「到着を心待ちにし、温かくむかえる準備をした。それが、とんでもない期待外れだとわかったのだ」と彼女は書いている。一〇時間勤務し八人で共有する寝室で眠ることが当たり前になっていたニナは、アメリカの女性は「まったく身勝手」で、疲れれば仕事をせず病院の規則を無視する、と非難した。彼女は、妹バーバラの健康を案じており、アメリカ人が一人夜勤に加わると聞いて喜んだ。だが、そのアメリカ人は、初日に指を切って「ビクトリア朝初期の若い令嬢のように」失神しそうになり、勤務を外れたのだった。実のところ、この措置は重大な感染に至るのを防ぐための病院の規定だったが、当然ながら、ニナは妹の肩をもった。彼女の言によれば、ある晩は、WAACの隊員を乗せた救急車隊が到着しても、夜勤のはずのアメリカ人が現れず、寝ていると見せかけるためベッドに服の束を残し姿を消した、という。しかし、明らかに緊張はあったが、アメリカ人女性のほとんどが六カ月間、一部はもっと長く病院にとどまった。

ニナがどう感じたにせよ、アメリカ人がぎりぎりのタイミングで到着したのはまちがいない。オーストラリア軍とカナダ軍が先陣を切った八月八日のアミアンからの攻撃を皮切りに、連合軍は連続して勝利をおさめ、ドイツ軍は後退を余儀なくされた。一〇〇万をこえるアメリカ軍の後押しを得て、百日攻勢が——実際は九五日だが——戦争の行方を決めるだろう。だが、さらに何万もの死傷者が、劇的な勝利のかずかずと引き替えになる。

八月に入り、スタッフがこの最後の大攻勢の開始を待つあいだ、エンデルストリートには、どうにも落ち着かない静かなときが訪れた。病院は「とても暇です」と、ヴェラは書いている。[39] 息苦しい暑さがときおり激しい嵐で途切れる中で働きながら、彼女は、長期入院患者の中に回復しない者がいることを案じ、ベッドを空けるために、まだ治りきらない者を回復期療養施設に送ることを嘆いた。比較的静かなのを利用して、サウス・ロンドン・ホスピタル・フォー・ウィメンで、乳児健診クリニックを運営——戦傷の手術からのありがたい息抜きになった——したり、劇場の昼公演に出て、ハローロードの小児病院のための寄付をつのったりもした。この催しは、フローラ・マレーが「空き」時間に準備したものだった。連合軍が初戦に勝利したというニュースが漏れ聞こえてくると、ヴェラは、おそるおそるながら未来に希望をいだいた。また、オーストラリア軍の勇気を報じる記事に、祖国への誇りをかき立てられた。みな「士気が高まっています」と彼女は書いた。雨は一段落し、ヴェラは、めったにないイギリスの酷暑を喜び、月夜の晩は徒歩で帰宅した。そんなときは、サーチライトに照らされたイギリス軍機が、夜空を背景に「銀色のかぶと虫」のように輝いたりした。だが、彼女には、「最後のひと押し」が、遠からずエンデルストリートの限界を試す規模の負傷者を連れてくることがわかっていた。

日照りが唐突に終わって豪雨となるのと時を同じくして、救急車隊が殺到しはじめた。病室はあっという間に「重態の患者でいっぱいになりつつ」あると、八月中旬にヴェラは家族に報告した。[40]負傷者を乗せた大規模な救急車隊の受け入れを終え、真夜中にベッドに崩れ落ち、眠りに落ちようとしていたちょうどそのとき、救急車がやってくるガラガラという音が聞こえた。三〇人の兵士を乗せた別の救急車隊の急な到着を告げる音だった。「仕事が始まりました。幸運を祈ってください」とヴェラは家族宛ての手紙に書いた。

何日も経たないうちに、病院は重傷の患者で埋まり、外科医たちは、六時間も七時間も、休憩もとらず手術にかかりきりになった。ヴェラは、ある日の午後、アンダーソンを補助して一八件の手術をこなし、自分でも四件手術をおこなったが、そのうち数件は切断手術だった。自分の病室には新たに九人の患者を受け入れた。[41]ほとんどが胸を負傷した男性で、全員が重傷だった。「こんな争い、もうやめたらいいのに」と彼女は嘆いた。だが、争いはやまなかった。九月に入るころには、彼女は、「休憩もとらず働き」、午前中だけで一二三人の患者を診察し、「山ほどの手術」の補助をつとめていた。[42]

アメリカ人用務員のクララ・グロスによれば、フランスからの負傷者の到着が一週間に一〇回あり、その全員が重傷を負っていた。「生まれてこの方、昨日ほど働いたことも、そんなふうに働くと思ったこともありませんでした」と、九月に彼女は家に報告している。[43]「勤務時間が終わると、自分の寝室に行って眠るか服を脱いで休むかのどちらかです」。受けもち患者の一人は若いカナダ兵で、「まったく学はないけれど、他の受けもち患者の多くと同じく立派」だった。両足首から先を失った上、他にも「ひどいけがを負って」いた。包帯替えは激しい痛みをともなったが、彼は勇敢に耐えた。ブルックリン出身の患者もいて、「ひどい痛み」に苦しんだが、「やはりガッツがある」ところを見せた。クララは、野球のニュースが読めるよう、彼にアメリカの新聞を持ってきてやり、通りで見かけたアメリカ軍の水兵たちに声をかけ、キャメルのタバコをもらってやった。家には、長い手紙を送るよう頼んだ。「これ以上はないというほどの重傷者の中で二時間も三時間も過ごし、包帯のところが痛いと、大柄でたくましい男性が顔をゆがめたりむせび泣いたりするのを見たあとでは、家からの手紙というだけで安らぎなのです」

救急車隊が休みなく到着するため、もっとベッドを提供できるよう、緊急用の簡易ベッドが設置された。ふだんは四〇床の病室に五二人の患者が収容され、その一方、新たな入院患者を受け入れるため、毎日患者が退院させられた。「ここはまさに地獄です」と、ニナ・ラストは九月に家に報告している。「ぞっとするような状態の患者で、それこそ立錐の余地もありません。それなのに、毎晩途切れることなく救急車隊がやってくるのです」。病室にはもう「アメリカから来た人たちと医学生しか」いないというので、看護婦は髪をかきむしっていた。リネン室でもたいへんさは似たり寄ったりで、ニナは、五〇〇枚以上の汚れたシーツを毎日処理しなければならなかった。ほとんどが泥で汚れ、シラミがわいていた。「私の考える地獄はしょっちゅう変わります。今は汚れた洗濯ものがそうです。言葉にできないくらい不快だし、臭くて汚れていて、ほとんど全部の包みが害虫だらけ。そんなのが山ほどあるので、苦痛の声をあげずにはいられません」[44]。ニナのくるぶしは、害虫にかまれて腫れあがった。彼女の慰めは、妹が目の回る忙しさをまぬがれたことだった。バーバラは、体調を崩して家に帰されていたのである。それでも、自分のお気に入りの患者の回復具合をしきりと姉に尋ねてくるのだった。ニナも、妹のお気に入りの一人、シモンズは、「叫ぶのにもか細い声しかでない」が「まだ生きている」と、きちんと報告を返した。それではたいした気休めにならなかったにちがいない。だれもかれも「あらゆる場所でたいへんな思いをして」いる、とニナは書いた。「でも、今が「夜明け前のいちばん暗いとき」なのだと考えましょう」

九月にエンデルストリートに収容された患者の中に、カナダ陸軍の二等兵、ラリー・タラントがいた[45]。一九一六年に一八歳で入隊し、のちに「カナダの百日」と呼ばれるアラスからの進攻開始時に、頭、腕、肩、両足を撃たれた。後方拠点病院まで戻され、そこで傷口を洗ってもらうと、ラリーは、トーマス副子で腕を固定されて、九月一一日にエンデルストリートに到着した。その晩の当直はドロシー・デインツリーだった。X線撮影をおこなってみると、肘が粉砕され、骨が一〇センチ分、粉々になっていることがわかった。腕を残せない可能性は高かったが、デインツリーは決してあきらめなかった。一六日に傷の汚れを除去して縫合する手術をおこない、いつもの軟膏でBIPPしておくと、患者が回復したのはもちろん、腕もなくさずに済んだのだった。ラリーは、一二月末までエンデルストリートに入院してマッサージと物理療法を受けると、回復期療養病院に転院した。腕は曲がったままになったが、翌年カナダに戻ると、製紙工場に就職し、結婚して四児をもうけた。晩年には、子どもや孫たちに、「イギリスの若い女の先生」が腕を残してくれたと語ることになる。

九月にカンブレーで足に重傷を負ったニュージーランドの料理人、アーネスト・ベグリーも、重い障害が残らないようにしてくれたと、エンデルストリートの医師に感謝することになる。二三歳のアーネストは、死んだふりをしてドイツ軍の手をのがれ、担架兵に助けだされた。まずエタプルの後方拠点病院で治療を受け、一〇月にエンデルストリートに送られたが、そこでは医師が切らずに足を治してくれた。家族写真の一枚は、エンデルストリートで療養中のもので、青いスーツを着て赤いネクタイを締め、ニュージーランド陸軍の「レモンしぼり器」と呼ばれる山形帽をかぶったアーネストが写っている。彼は翌年ニュージーランドに戻り、結婚して四児をもうけた。

ついに戦争にも終わりが見えてきたように思われた。少なくとも前線ではそうだった。九月になると、ドイツ軍がヒンデンブルク・ラインまで押し戻されたというニュースがもたらされ、和平交渉がおこなわれているといううわささえ聞こえてきた。勝利の報道を聞くと、マレーは喜色満面で手術室に駆け込み、アンダーソンと残りの手術チームの面々にニュースを伝えた。指揮官二人は、大急ぎで祝賀用に甘パンを買いに走った。[46] 今なお仕事の量の多さにあえぐニナは、「今の状態がもう長く続きませんように」と願った。[47] 男たちも、罠かもしれないと心配しつつ、このニュースに「とても興奮して」いた、と彼女は書いている。「いずれにせよ、とても嬉しいことです。みんながこんな顔をするのをはじめて見ました。だれもかれも満面の笑みです」。一方、ヴェラは、平和の訪れが近いということがまだ信じられずにいたが、それでも、オーストラリアの未開地の小屋でヤギを飼い魚を釣って質素な生活を営む未来を、おそるおそる夢に描いた。[48]

彼女がアイルランドで二週間の休暇を過ごし、一〇月中旬にエンデルストリートに戻ると、和平が実現するとのうわさがあるにもかかわらず、病院は「あふれんばかりの状態」になっていた。[49] 病室はどこも重態の患者で「とんでもなく忙しく」、手術の予定は相変わらずぎっしりだった。加えて、フランスからの送還者にも国内の患者にもインフルエンザの症例が増えていた。数時間の空き時間を利用し、スウェーデン商工会議所の資金援助で運営される、ロンドン西部のスウェーデン陸軍病院を訪問したヴェラは、そこでは、外科医一人に、助手一人と看護婦二人、そしてVAD隊員が三人ついて手術を補助しているのを知り、仰天した。[50]自分はと言えばわきに用務員が二人いるだけの孤軍奮闘なのだ。二人の指揮官は「疲れ果てている」ように見えると彼女は思った。それでも「勇気と忍耐」をもって戦いつづける姿勢には驚嘆するばかりだった。[51]

戦傷者とインフルエンザ罹患者をベッドに送りつづける狂騒の中にあっても、マレーとアンダーソンは、娯楽をたっぷり提供しつづけ、政治がらみの活動を継続するだけの時間をひねりだした。一〇月には娯楽室は人で埋まり、回復期の兵士たちが、『ヘンリー八世』の上演や、スコットランド少年音楽隊の演奏——少年四人がスコットランド高地のダンス《ハイランド・フリング》を披露した——や、バイオリン伴奏による即席合唱会を楽しんだ。兵士たちがいつものようにお気に入りの歌の合唱に加わり、「曲がりくねって続く長い長い道のり」と歌うのを聞いたヴェラは、「その道はもううんざりです——私の希望からすると長すぎて」と正直なところを口にした。[52]それでも、ヴェラは、女性医師を男性と平等に扱うよう求める二人の指揮官の運動を——そのサフラジェット的なものの見方に無条件に賛成はできないとしても——心から支持した。

マレーとアンダーソンは、陸軍の女性医師も、男性の軍医と同じく階級を与えられ所得税を免除されるよう、一九一八年のあいだずっと、辛抱強く政府に働きかけをおこなった。[53]女性の陸軍軍医は、六月に——サー・アルフレッド・キーオのおかげで——軍服を着用する権利を勝ちとっていたが、女性医師連盟が声高に権利を求めたにもかかわらず、陸軍省はなお女性たちを公式に将校に任命するのを拒んだ。フローラ・マレーは、七月に中佐に相当する給与等級に昇進し、事実上、陸軍最高位の女性となっていたが、依然として、厳密にはエンデルストリートの最年少の兵卒より階級が低いのだった。アンダーソンは、一〇月にタイムズ紙に投書し、軍医としてエンデルストリートその他の場所で働く女性医師は、男性の医師とまったく同じ仕事をしているというのに、患者が権威のしるしとして認識できる階級章をつけることを認められていない、と強い語調で訴えた。[54]もっと腹立たしいのは、エンデルストリートその他の場所で女性医師のやっている仕事は「軍務ではない」という理由で、税に関する優遇措置を求める自分たちの訴えを、所得税委員会が拒否したことだ、とも書いている。

マーガレット・サックラーの夫のレナードは、この愕然とするような訴えを読んで激怒し、アンダーソンへの支持を表明して、政府と所得税委員両者の「なんとも薄情な愚行」を非難した。[55]「第一級の陸軍病院」を立派に運営している完全な免許取得医でありながら、「愚かな」政府命令によって、彼女たちは階級を剝奪されたのだと主張し、陸軍省から直接給与の支払いを受けており「患者は負傷兵ばかり」であるにもかかわらず、その仕事は軍務ではないとされていると抗議したのである。ヴェラも、男性医師が納税しなくてよいのに女性医師が課税されるのは「不公平もはなはだしい」と思ったし、おそらく陸軍省からであろう、エンデルストリートの女性は陸軍の階級を示す飾り「星」を肩章から外すようにと命じられたときは激怒した。[56]

どこからどう見ても軍務にちがいない仕事は多大な負担を強いたが、マレーとアンダーソンは、関心を向ける対象を、女性医師だけに、さらに言えば陸軍の女性にさえ限定しようとしなかった。一九一八年には、性感染症の抑制をめざす政府の試みが女性全体に及ぼす有害な影響を阻止すべく、働きかけもおこなっている。ドイツはフランスにいる自国の兵士のために政府公認の娼館を用意し、フランス政府は免許制で娼館を認可したのみならず、戦線の自国側の兵士にコンドームを支給した。それにひきかえ、イギリス政府は、少なくともはじめのうちは、兵士に「ワインと女性」を避けるようにとだけ忠告し、あとは本人まかせだった。

この忠告はあまねく無視され、イギリス兵は、フランスの娼館の外に長い列をつくり、フランスでも休暇で帰国した本国でも、生業とする者であれしろうとであれ、さかんにそうした女性を利用した。みな、当然ながら、詩人のロバート・グレーヴズの言うとおり、「女を知らずに死」にたくなかったのである。最終的に、一九一八年までに四〇万人をこえるイギリス兵が性感染症で入院しており、イギリス軍の約五パーセントが性感染症に罹患したと推定される。この流行を引き起こしたのは男性ではなく女性だと真っ向から女性を非難し、政府は、国土防衛法（DORA）にもとづき、一九一六年に、性感染症の女性が軍服着用者を誘ったとわかった場合は罰せられるという規則を定めた。一九一八年八月までに七六人の女性が有罪となり、政府は、この「感染中心」（女性たちはこう呼ばれた）の除去によって一部地域で性感染症が減少したと主張した。[57]

女性医師連盟は、一九一八年の第一回年次総会で、露骨な差別であるのみならず、もっと正確に言えば医学的効果がないという理由でDORAに反対する、と満場一致で決議し、同法を廃止するよう政府に働きかけた。マレーとアンダーソンは、戦争開始前から、性感染症患者を届け出ることと、だれであれ——男女を問わず——無料で治療することを義務づけるよう、政府に求めていた。彼女たちの要求は、大敵同士であるエメリン・パンクハーストとミリセント・フォーセットを団結させたばかりでなく、首相の妻、マーガレット・ロイド・ジョージや、多数の高名な医師からも支持を得た。法律廃止の要求は一〇月に却下されたが、政府の対策を調査する委員会の設置は認められた。重要なのは、フローラ・マレーが委員の一人に任命されたことである。[58]

一一月に入ると、平和がくるとささやく声が次第に大きくなり、女性が二流の扱いを受けていることは、一時的に忘れ去られた。新聞はドイツの敗北やドイツの降伏やカイゼルの退位についての記事で埋め尽くされたが、本当に戦争が終わるとは、だれも本気で信じていなかった。一九一八年一一月一一日、ついに休戦が宣言されたとき、そんなことはあるはずがないと思われた。

フランスでは、徐々に砲声が間遠になり、やがて静寂が訪れた。四年間ではじめて、兵士たちは、塹壕の中で立ち上がり、狙撃を恐れることなく胸壁ごしに敵の前線の方を見た。そして、信じられないという顔で見つめ合った。笑うべきか泣くべきかわからなかった。ロンドンでは、六カ月ぶりに警報花火の音が轟き、空襲がくるのかと市民は一瞬パニックになった。[59] そこに教会の鐘が鳴りだし、車の警笛が響き、人々はぞろぞろと通りにでた。学校から子どもが駆けだしてきた。店や事務所からは勤め人が姿を現した。兵士も市民もなにかしら音が出せるものを――茶器用のトレーや笛やおもちゃのラッパや、果ては食事を知らせる銅鑼《どら》まで――引っつかみ、できるかぎり大きな音をたてようと躍起になった。陸軍省の女性事務員は、公式書類の束を窓から投げ捨てた。見知らぬ者同士が、歓声をあげたりむせび泣いたりしながら、ともに踊りキスし合った。突然旗売りが現れ、小型のイギリス国旗を売りはじめた。

ヴェラ・スキャントルベリーは、和平交渉の記事や休戦のうわさを信じないようにしていた。一一月一〇日は夜勤で、未明に救急車隊を受け入れると、明け方の三時にベッドに倒れ込んだ。その数時間後には、手術室で、困難な手術をおこなうアンダーソンの助手をつとめていた。手術を終えようと、傷を縫合し患者を覚醒させるばかりになったとき、三回警報花火の音が聞こえた。眠っている患者の上に身をかがめていた外科医と看護婦と用務員は、信じられないという顔で見つめ合った。やがて、用務員の一人が「戦争よ！　終わったんだわ！」と叫んだ。「戦争が終わったんだわ――信じられない！」女性たちは、代わる代わるその言葉を繰り返した。下の中庭で歓声があがった。フローラ・マレーが、集まった用務員を相手に弁舌をふるっていたのだ。ギャレットとウィリアムの二匹の犬も、興奮して吠え、祝賀の騒ぎに加わった。

マリオン・ディッカーマンは、記録保管室にいて、いつものように用紙に記入をしていたが、窓の外に目をやると、RAMCの男性用務員、ハバードソン伍長が中庭を横切って走っていくのが見えた。外の通りでは教会の鐘が鳴りだした。マリオンは仕事を放りだし、四カ月前にはじめて世話をした患者、両下肢を切断したブルックをさがしに走った。そして、「ブルック、バッキンガム宮殿に行かない？」と誘った。車いすを見つけると、マリオンは、青いスーツと赤いネクタイ姿のブルックを乗せ、人でごった返す通りに出ていった。二人が群衆のあいだを縫って進んでいると、何十人という人々が手を貸してくれた。女性たちも駆け寄ってきて、患者にキスしタバコと花の雨を降らせた。二人が宮殿の門前に到着すると、音楽隊が連合国の国歌を片っ端から演奏しており、そこへ国王夫妻がバルコニーに姿を見せ熱狂的な歓呼の声にこたえた。

手術室で仕事を続け、さらに一件の手術を手伝ってから、ヴェラが中庭に下りていくと、そこはもう旗で飾りつけされていた。ベッドから出られるだけの元気がある患者は街頭でのお祭り騒ぎに加わってよいと、マレーから許可がでていたので、病院はみるみるうちに人気《ひとけ》がなくなりつつあった。休戦宣言の一時間半後にヴェラが人であふれる通りに出ると、バスのてっぺんから手を振る者や、危なっかしいかっこうでタクシーの屋根の上に立つ者たちが目に入った。昼食の約束がある友人と落ち合うべく、小走りで急いでいると、若者に背中をどやされ「看護婦さん、万歳！」と声をかけられた。別のだれかに腕をつかまれ、「戦争も終わったし、これからどうするつもり？」と尋ねられたりもした。大混乱の中で友人を見つけられず、ヴェラは一人で昼食をとった。夜勤で疲れ果て感情の波にほんろうされ、わめき立てる声々に気分も滅入り、彼女は教会に逃げ込んだ。そこでは信者が聖歌を歌っていた。

マリオンが患者のブルックとともに病院に戻ると、オルガ・キャンベルが、地元の店に食べものを求めに行く志願者をつのっているのに出くわした。病室に残った者たちのお茶会用だ。マリオンとナンシーは、コベントガーデン周辺の店々をまわり、ごちそうを山ほどかかえて戻った。目をしばたたかせて暗い教会から出てきたときには気持ちも落ち着いていたヴェラも、同じことを考えた。ライオンズ・ティー・ショップの前を通りかかったので特大のケーキを六個買い、両腕いっぱいにかかえてなんとか病院まで戻った。そして二つの担当病室を訪ねると、ケーキとチョコレートとはちみつを塗ったパンを分け合いながら、八〇人の受けもち患者全員と言葉をかわした。患者の中にはすでに外出して、ストランド街のお祭りに参加している者もいた。マレーとアンダーソンはトラックの調達までしており、それで通りをひと巡りした。トラックからは用務員の一団が群衆に向かって手を振った。彼女たちはその特徴ある制服でおなじみで、大はしゃぎする通行人から荒っぽい喝采を浴びた。

全員が歓声をあげて喜んだわけではない。ヴェラ・ブリテンのように、婚約者、兄弟、あるいは複数の友人を殺戮で失った多くの者は、いっしょに祝える相手がいないと感じた。[60] エンデルストリートでも、ほぼ全員が、家族や親しい友人を亡くしたか亡くした者を知っている、という状態だった。両下肢切断者として未来に立ち向かう、マリオンの友人のブルックや、腕に一生障害が残ったカナダ兵のラリー・タラントなど、人生を変えるようなけがを負うという犠牲を払って生き延びた者たちも、手放しで喜ぶ気持ちにはなれなかった。四年間の戦争で、七四万五〇〇〇人のイギリス兵が亡くなり、負傷者も一七〇万人を数えた。世界全体で、戦争は、九〇〇〇万人以上の兵士と七〇〇〇万人の民間人の命を奪い、二一〇〇万人を負傷させた。[61]

ニュースを聞いてぼうっとなり、戦争のない世界が想像できず、未来への不安でいっぱいになってしまった者もいた。記者のマイケル・マクドナは、命を落とした何百万もの人々を思い、あとに残されたさらに何百万もの遺族を思って悲しんだが、自分自身のためにも悲しく思った。「私の人生の唯一無二のすばらしいできごとは過去のものとなった」ことがわかっていたからだ。戦争が「目の前で展開されているような生々しさで激しさを増していった」その同じときを生きている、という感覚は消えかけており、「明日は単調と退屈の中に戻る」のだ。ロワイヨモンのスコットランド女性医療部隊の外科医、エリザベス・コートールドにとっては、戦争の終わりは、女性の医師が男性と対等であるこの「華やかな日々」も間もなく終わるということを意味した。[62] ヴェラ・スキャントルベリーも、戦争が終わったという思いに感情が「ほとんど麻痺して」しまい、まるでひとごとのように感じていた。ほんの数カ月前に空襲があったと考えると、「あの忌まわしい悪夢と平和という夢」のどちらが非現実的かわからない気がした。[63] 彼女は、離れて二年近くになる祖国に戻ることを考えはじめたが、そこでどうするか――結婚か仕事か未開地での質素な生活という夢の実現か――はまだ決めかねていた。ニナ・ラストは、何年もの沈黙を破り時計が夜にときを打つ音や、長い灯火管制が終わり街路や店のウィンドーが明るく輝く光景に、「とても元気づけられ」た。[64] だが、彼女には、戦争のもたらす苦痛や混乱が本当に終わったとはなかなか信じられなかった。

戦争はまだ終わっていなかった――少なくとも、エンデルストリートにとっては。休戦直後も、前線からの患者を乗せた救急車隊の到着はやまず、病院には患者があふれ大忙しの日々が続いた。「まさかと思うでしょうが、病院はいつもどおりで、これまで以上に忙しいのです」とヴェラは書いている。一一月一三日には二〇件の手術があり、翌日も一八件あった。ニナも、休戦宣言の週はずっと、リネン室で一二時間交替で「かつてなく忙しく」働いた。その週の終わりに、エンデルストリートがあと一年閉院しないと聞き、そのニュースに「みなひどく気落ち」した。

祝賀の宴《うたげ》をと意気込み、マレーとアンダーソンは、過去の努力のさらに上をいく仮装パーティーを催した。[65] ふたたびダグアウト大佐とその夫人に扮するというので、マレーは、アンダーソンの弟のアランから借りたキルトを着用し、赤毛の口ひげをつけた。そして、国王の健康を祝して乾杯したあと、戦《いくさ》慣れした古参兵よろしくテーブルを叩いて熱弁をふるい、やんやの喝采を浴びた。レースの帽子をかぶり長手袋をしたアンダーソンも、女性に公務はつとまらないと控えめに主張する、間の抜けた笑顔の妻を演じ、一同を爆笑させた。だが、その晩の招待客サー・アランが、マレーに「病院の寄留の民」と呼ばれ、「テーブルの一方の端には姉がいて、もう片方の端に自分のキルトがある」のだから異邦人にはあたらないと抗議したときには、その日一番の笑いの渦が巻き起こった。そのあと、一同は「おおいに踊り」、冷やした舌肉、ポテトサラダ、ゼリーのごちそうに舌鼓を打った。

他の陸軍病院が閉院を命じられる中、あと一年業務を続けるよう要請され、エンデルストリートの女性たちは、最後のひと踏ん張りにそなえた。

第10章　亡霊の棲《す》まう場所

ロンドン、エンデルストリート　一九一八年一一月

休戦を祝ってあれほど騒々しく鳴り響いた教会の鐘が、今度は葬儀のために打ち鳴らされていた。喜び浮かれる気持ちとわけのわからない悲嘆を同時にかかえて前線から戻った男たちは、何の前触れもなく、突然床についた。仲間の多くを死に追いやった戦いを生きぬいた、詩人のロバート・グレーヴズは、ホーブの自宅に戻ると病に倒れ、往診した医師にもう助からないと言われた。[1] エンデルストリートでも、患者とスタッフが、かつて経験したことのないペースで、熱と痛みと咳に倒れていった。インフルエンザが戻ってきたのだ。夏の終わりに姿を消したウイルスは、もっと危険で大きな災厄をもたらす株に変異していた。

ロバート・グレーヴズは運がよかった。ソンムの戦いのさい助からないと見捨てられたグレーヴスは、「インフルエンザで死ぬのを拒み」、一週間のうちに回復に向かった。それほど幸運ではない者の方が多かった。「スペイン風邪」[2]（というのは不正確な呼称だが）は、ケープタウンからアラスカ、デリーからリオにも及

ぶ広い地域で大流行し、五〇〇〇万人から一億人の命を奪うことになる。これは大戦全体の死亡者数を上回る数字である。次の大戦の死亡者数も上回っていると思われる。出どころは不明で、今日もなお謎のままだ。一九一八年三月にカンザス州の陸軍訓練場に出現したウイルスが、アメリカ兵によってヨーロッパにもち込まれたものかもしれない。この敵軍よりも危険な敵を、戦争の終結に手を貸しながら、兵士が播種してまわったのだ。マスタードガスがからだに害を及ぼしたことも引き金となり、もっと早く、一九一六年一二月に、エタプルのイギリス陸軍訓練場に姿を現わしたという可能性もある。あるいは、一九一七年の冬の中国かもしれないし、ひょっとすると、どこかまったく別の場所かもしれない。確かに言えるのは、一九一八年五月にはじめて患者が報告されたスペインから始まったのではない、ということだ。戦時の検閲がなかった中立国スペインの新聞が、国内の驚くべき死傷者数の多さを包み隠さず報じたために、その名がついてしまったに過ぎない。

比較的軽い第一波の収束後、八月になると、新たな恐ろしいタイプのインフルエンザが、アメリカのボストン、シエラレオネのフリータウン、フランスのブレストの三カ所で、同時に流行《はや》りだし、すさまじい速さと勢いで全世界に広まった。被害が及ばなかった場所はほとんどない。完全に難をのがれたのは、南極大陸と大西洋のセントヘレナ島だけだった。さらに、インフルエンザはふつう幼児と高齢者にもっとも害をもたらすのだが、この新たな強毒株は、おもに若年層――二〇代、三〇代の男女――を襲い、その中には何千何万という兵士が含まれた。塹壕で長い苦難に耐えたというのに、帰宅していく日も経たないうちに、肉眼では見えないウイルスのために命を落としたのである。

この時期に流行が起きたのは、決して偶然ではない。休戦前の数カ月間とそれに続く解隊の時期に、混み合う船や列車で兵士が大挙して移動したのに加え、休戦を祝して喜び浮かれ、見ず知らずの者同士が思うままに抱き合いキスし合った結果、過去に例を見ない疾患の流行に絶好の条件ができあがったのである。急に発症し、恐ろしい症状を呈し、あっという間に結末をむかえるインフルエンザは、黒死病になぞらえられた。一九一九年前半の第三波は、第一波より強毒株だったが第二波ほど致死的ではなく、さらに数百万が病に倒れた。全体では、一九一八年から一九一九年に、世界人口の約三パーセントから六パーセントが、スペイン風邪で亡くなることになる。もっとも、この比率には、戦争で三倍の人数が亡くなったイギリスの〇・五パーセントから、西サモアの二五パーセントまで、大きなばらつきがある。[3]

命取りになりかねないインフルエンザの第二波は、イギリスでは一〇月に流行りはじめ、一一月初旬の休戦を祝うお祭り騒ぎのさなかにピークに達し、一週間に三万人近くの命を奪った。ロンドンでもこのパターンが再現され、九月から一二月にかけて約一万六〇〇〇人が亡くなったが、そのほとんどが一〇月と一一月に集中した。[4] 何千もの人々が戦争の終結を祝って通りで踊っていたそのときにも、葬列が曲がりくねった道を市営墓地に向かって進んでいた。男も女も歓呼の声をあげている写真が新聞の一面を飾ったが、死亡告知欄は、インフルエンザで亡くなったという告知記事であふれた。病気の広がりようもその威力もあまりにすさまじく、一家全員がまたたく間に病に倒れた。葬儀場では棺が底をつき、霊安室に遺体が積み上げられた。バスや路面電車《トラム》の運行は職員不足で取り消され、警官や消防士や救命救急士の体調不良で救急業務は危険なほど逼迫した。医師や看護婦も患者と並んで病に倒れ、病院の業務にも支障がでた。エンデルストリートでは、泥やガスや壊疽の臭いのする負傷し外見の損なわれた兵士を、夜間に救急車隊が運んでくることはなくなった。今では、インフルエンザで死の淵に立つ熱のある呼吸困難の男女がベッドにあふれていた。

エンデルストリートへのスペイン風邪再来の最初の兆候は、勝利に向けて最後の攻撃がおこなわれる中でほとんど見過ごされた。一〇月中旬に救急車隊が運んできたフランスからの患者は、男女ともインフルエンザの症状を呈していた。同じころ休暇から戻ったヴェラ・スキャントルベリーは、「「スペイン風邪」が病室から病室に広まって」いるのに気づいた。[5] 和平も時間の問題となった一〇月末までには、インフルエンザの患者が「どんどん増えて」おり、スタッフにも病気が広がっていた。一一人の用務員が病に倒れ、ヴェラの言葉を借りれば、「勝敗の行方を気にするどころではない」状態で、ふだんはWAACの隊員を看護する「H」病室に収容された。[6] 戦争の勝敗が決した今、病院はインフルエンザ一色となった。病気にかかった地元の人々が咳やくしゃみをしながら救急治療室に押し寄せ、容態の悪い者は救急車で運ばれてきた。一一月中旬までには、「地元の病人が多数」入院していた。つねに五〇人から六〇人が肺炎で重態――多くはインフルエンザの末期の段階――だった。ふたたび病室に臨時ベッドが用意され、たちまちのうちにいっぱいになった。病気になった看護婦の穴を埋める者を雇わねばならず、医者も休む暇などなかった。[7]

長い陰うつな戦争が終わり、休息し元気を取り戻せるはずのちょうどそのとき、スタッフはそれまで以上に懸命に働いたが、それまでより悪い――それもずっと悪い――ことに、ほとんど成果が得られないのだった。戦時中、エンデルストリートの女性たちは、外科の専門知識、先駆的な感染対策、看護技術、献身的な物理療法、そして専売特許のやる気を総動員し、多数の兵士の命を救い、からだに障害が残らないようにしてやった。だが、その彼らもインフルエンザには太刀打ちできなかった。病気と戦う抗ウイルス剤も、続いて起こりしばしば死の原因となる肺炎を治療する抗生剤もない状態では、患者を助けるすべはなかった。してやれることといえば、アスピリン、モルヒネ、キニーネを与えて症状を抑えること、水分と栄養を与えて患者の体力を維持すること、そして安静にさせ患者が自力で病気に勝てるよう祈ることだけだった。だが、多数が負け戦となった。

死亡率は医師にとっても看護婦にとっても衝撃だった。[8] 戦時中、ぞっとするような傷や猛威をふるう感染症に直面しても、エンデルストリートにおける死亡率は、治療を受けた患者一〇〇〇人当たりせいぜい八人程度だった。全体でも二〇〇人ほどである。だが、一九一八年の一一月と一二月には、合計二四人の男女がインフルエンザで亡くなった。一日に三人亡くなったこともあった。病院には藁にもすがる思いの親族が詰めかけ、中庭を行きつ戻りつし、廊下に立ち、ベッドのわきに背中を丸めて座り、最愛の身内が助かるかどうかはっきりするのを待った。はるばるスコットランドやアイルランドから高齢の両親がやってきて、ベッドのかたわらで夜どおし看病した。男たちの中には「母親にすがりついて離れない」者もいた、とマレーは書いている。病状が一進一退を続ける甥を訪ねて田舎から高齢の伯父と伯母がでてきたことがあった。医師の一人から若者が峠を越したと伝えられると、二人とも泣きだし、そうしながら伯母がひたすら伯父の感傷を詫びた。そうしたよいニュースが聞けない家族もいた。

デイジー・ワドリングは一九一七年三月にWAACに入隊し、イングランド南部で陸軍輜重《しちょう》部隊の運転手をつとめていたが、一一月に入るとすぐ、クロイドンの宿舎からケント州チャタムの兵舎に車で向かっているときに「風邪」をひいた。[9] 医師も明らかにインフルエンザと気づく症状を呈しどんどん病状が悪化したため、三二歳のデイジーは、高熱のある状態でエンデルストリートに救急搬送された。最初は回復したかに見えたが、一一月五日に突然肺炎を発症し、看護していたスタッフから即座に家族に連絡がいった。電報を受けた両親、ジョンとアリスが、サリー州ドーキングの自宅から到着すると、デイジーは「まったく正気で元気もあった」ため、夫妻は安心し宵のうちに病院をあとにした。だが、インフルエンザへの典型的な反応なのだが、デイジーの病状は数時間のうちに悪化し、ワドリング夫妻宛てに戻るようにとの電報が送られた。夫妻が駆けつけると、娘は意識不明だった。そして、真夜中に亡くなった。デイジー・ワドリングは、六日後、休戦宣言がなされた日に埋葬された。完全な軍葬で、葬列はドーキングの町を通り墓地に向かった。棺はイギリス国旗で覆われ、その上に彼女のカーキの帽子が誇らしげに置かれていた。男性の同僚が担ぎ手をつとめ、後ろには同じ隊の女性運転手が列をつくった。平和を祝い教会の鐘が鳴り響くまさにそのとき、デイジーの墓の横では葬送ラッパが吹き鳴らされた。

デイジーの例のように患者がインフルエンザの餌食となる速さも、病気のあいだに見られる症状も、エンデルストリートのスタッフには完全に未知のものだった。「男たちがハエのように亡くなった。ある日道を歩いていた者が、三日後には死んでいるのだ」とニナ・ラストは回想している。「インフルエンザというよりペストのようだった」。ベテランの医師も同じ意見だった。患者は、まず咽頭痛、頭痛、全身痛を訴えるが、すぐに床に就かざるを得なくなる。起き上がることができず、多くに、唇や指が青みを帯びたり顔にプラム色の斑点がでたりと、まちがえようのない特徴的な症状が現れた。肺に血が溜まり酸素を取り込むのに苦労するようになるのだ。歯や爪が抜け落ちる者もいれば、せん妄を起こしたり、どうかすると暴力や自殺行為に及んだりする者もいた。回復しなかった者は、ウイルスそのものに屈する場合もあったが、それよりも、免疫が低下し肺に細菌を侵入させてしまい、肺炎で、それもたいていは最初に症状が現れてから三日以内に亡くなった。肺に血の混じった水が溜まると、患者は喀血し鼻や耳からも血を流しながら、まさに溺れて亡くなるのだった。この猛攻を防ぐすべはなく、医師の多くは、細菌が疾患の原因だと考えた。発見されて間もないパイフェル桿菌（インフルエンザ菌）が病理標本に認められることがあり、この細菌が最有力候補だった。ウイルス——小さすぎて二〇世紀初頭の顕微鏡では検出できなかった——が真の原因だと科学者たちが知るのは、一九三三年になってからである。

ヴェラやその弟のクリフなど、夏にインフルエンザの第一波で罹患した者は、のちの災厄に対する免疫ができており、したがってヴェラは、命取りのウイルスに感染することなく、いそいそとオーストラリアに戻る計画を立てつつ、苦もなくエンデルストリートでの残りの日々を乗りきった。他のスタッフは、そうはいかず無防備だった。ニナ・ラストは、年末に罹患して憂うべき症状を呈し、「H」病室に収容された。同僚に看護され、重篤な状態となったが一週間後に回復した。妹のバーバラも罹患し、回復はしたものの、仕事に戻ることはなかった。もともと病弱だったのが、病気と何年にもわたる重労働で健康を害してしまったのである。[10]

アメリカ人用務員のマリオン・ディッカーマンも、インフルエンザにかかり「H」病室で看護された一人だった。[11] 熱に浮かされた——よくある副次的作用だ——マリオンは、食べものや飲みものについて取り留めもなくしゃべりはじめた。ベッドのわきに友人のオルガがいるのに気づくと、わっと泣きだし、与えられた光沢のない黒いスプーンではなにも食べられないと訴えた。オルガは急いで外出し、近くの質屋で鳥の彫られた銀のスプーンを買い求めた。二、三日経ってマリオンが目覚めると、ベッドのまわりに隔離用のついたてが置かれているのが目に入り、「そうしたら、がっくりする代わりに、可笑しくなってしまいました」。九死に一生を得た体験の記念の品である、その「ディッキーバード」スプーンを、彼女は生涯手放さなかった。

患者もスタッフもインフルエンザに倒れるなか病院の運営を続けるべく戦いながら、マレーは、女性たちに、衛生に細心の注意を払うよう言いつづけた。[12] 中庭に消毒用の小屋が設けられ、スタッフは日に二度そこに蒸気を吸いに行かされた。さらにマレーは、インフルエンザの患者を専用の病室に隔離し、マリオン・ディッカーマンの場合のように、各ベッドのまわりについたてを立てることと、医師にも看護婦にもつねにマスクをつけさせることを徹底した。おそらく、こちらの方が有益であったろう。エンデルストリートや他の二、三の陸軍病院で試験的に実施されたこうした措置は、のちに陸軍省に標準的な手法として採用される。

働き手は不足しインフルエンザによってさらに負担も増えていたが、マレーは、一二月はじめになんとか数日エンデルストリートを離れる時間をつくり、兄のウィリアムの議席獲得への三度目の挑戦を支援すべくスコットランドに向かった。[13] 休戦成立後すぐ、一二月一四日にロイド・ジョージがおこなった抜き打ち総選挙は、不動産に関する最低条件を満たした三〇歳以上の女性と二一歳以上（兵士の場合は一九歳以上）の男性が、はじめて投票を認められた選挙だった。人生の大半を実現に向けてまい進してきたその絶頂の行事で自分の役割を果たそうとの決意に燃え、ウィリアムへの支持を得ようと、マレーは集会で女性の投票者を代表して意見を述べた。マレー少佐（として彼は知られていた）は、その後、ロイド・ジョージの連立内閣が圧倒的な勝利を得るなか、ダンフリースシャーの保守党下院議員に選出された。

この選挙は、エンデルストリートの女性医師が投票資格を得たはじめての選挙だった。[14] もっとも、病院スタッフのほとんど——看護婦や用務員や他の働き手たち——は、年齢制限や不動産による制限のために選挙権がないままだった。そして、兄の応援はしたが、フローラには、保守党や上下両院に割ける時間はほとんどなかった。のちに（WSPUが改組された）女性党から立候補したクリスタベル・パンクハーストを支援しているが、[15] このときは、下院は「変な臭いがする」と言ってはばからなかった。それはほこりの臭いだった。「革張りのベンチを見下ろせば、半分は空席で、もう半分では紳士方が熟睡中なのが目に入るだろう」

五〇年をこえる運動の集大成を祝う時間はほとんどなく、そんな雰囲気でもなかった。インフルエンザがまだ猛威をふるっていたのだ。投票をおこなうと、マレーはすぐ自分の持ち場に戻った。だが、多忙ではあっても、それまでと変わらず、スタッフが安心して過ごせるようひとかたならず骨を折った。ヴェラ・スキャントルベリーに対しては、寛大にも、故郷のオーストラリアに戻れるようにと、契約の解除を予定より早める提案をおこない、ほとんどの船が復員兵の予約でいっぱいだったため、アンダーソンの弟アランの伝手で、船に乗れるよう手配までしてやった。ヴェラは迷わなかった。

家族や小児科の仕事から離れて二年、ヴェラは出発が待ち遠しくてたまらなかったが、別れを告げるのは悲しくもあった。一二月中旬のインフルエンザ危機のさなか、医師たちは、ストランド街のサヴォイホテルで、彼女のために豪華な送別会を開いた。一五人の女性医師が、全員エンデルストリートの制服を着て、テムズ川を見下ろすホテルの食堂で、カンガルーが印刷されたメニューカードの置かれたテーブルをかこんだ。二人の指揮官から主導権を奪い、年配の陸軍大佐が片眼鏡《モノクル》ごしに検分するようにこちらをじろじろ見ているのを無視し、女性たちは、クラッカーを鳴らしパーティー用の帽子をかぶって、盛大にヴェラの門出を祝った。最後の勤務を指折り数えて待ちながら、ヴェラは、それを「いろんな意味で懐かしく思いだすことでしょう」と認めた。[16]

二日後、ヴェラは、マレーとアンダーソンの居間に最後の晩餐に招かれ、そこでマレーからはなむけにと年代ものの金鎖を贈られた。泣かんばかりに感動したヴェラは、そのはなむけの品を宝そのものとしてずっと大切にする。そのとき、下の中庭からクリスマスの祝歌が聞こえてきた。クリスマスを目前に控え、病院の合唱隊が数人の男性患者とともに練習をしていたのだった。深みのある男性の声が混じった女性用務員の甘い歌声が、もの悲しいバイオリンの音色にのって流れてきた。アンダーソンがさっと窓を開け放つと、小さな部屋を音楽が満たした。

あらゆる努力の甲斐もなく、クリスマスは活気に欠けるものになった。[17] エンデルストリート最後のクリスマスになることがわかっていた――四年の長きにわたる戦争後はじめての平時のクリスマスでもあった――ので、有償のスタッフも無償で働く者たちも、過去最高のクリスマスとして記憶してもらえるものにするつもりだった。だが、病院はインフルエンザに罹患した者と戦傷から回復途上の者であふれており、祝賀の行事は妙に控えめなものとなった。病室には例年どおり独創的な飾りつけがなされ、例年と同数のコンサートや催しが開かれた。二人の指揮官は、クリスマスの日に病室をまわり、恒例の審査をおこなったが、民主主義拡張という新たな風潮にのっとって全病室に賞を与え、男たちの健康を祈って乾杯すると次の病室に向かった（ヴェラには危なっかしい足どりに思えた）。ボクシングデーには、スタッフが、巨大なクリスマスツリー――ドイツを想起させるというので〔クリスマスツリー飾りつけの習慣はドイツが起源とされる〕、その年めったに目にしないものだった――に紙切れや豆電球を飾りつけた。ドロシー・デインツリーは、白いひげをつけ赤い上下の服を着てサンタクロースに扮し、特別なお茶会に招待された病院清掃係の子どもたちに贈りものを手渡した。

　だが、きらびやかでにぎやかではあったが、仕事と悲嘆で疲れ果てたスタッフは、そうふるまっているだけのように見えた。慣例となったおとぎ芝居、『シンデレラ』の再演も魅力を失った、とヴェラは思った。彼女は担当病室の一つに飾られたルリツグミ《ブルーバード》を見て元気づけられ、幸せの青い鳥にちがいないと男たちに話した。だが、年末が近づいても、幸せに思えることはたいしてなかった。

　もっとも致死的であったスペイン風邪の第二波は、クリスマスまでにほぼ自然消滅していたが、すぐあとに第三波が控えていた。病室の飾りつけが外されるが早いか、新たなインフルエンザ患者がどっと押し寄せてきた。ヴェラが一二月三〇日の勤務最終日に最後の夜勤に就いていると、具合の悪い患者が――軍人も民間人も――「次から次にどんどんやって」きた。[18] マレーが患者をどこか他の回復期病床に移そうと必死の努力をしているそばから、そのベッドを埋める患者を何十人と、ヴェラが無造作に入院させていった。「滑稽な面もありました」とヴェラは書いている。「執務机に座って、ご存じのかぎり迅速な方法でベッドを空けていたマレー先生がふと目を上げると、そこには私の入院させた患者が列をつくっているんですから」。ヴェラはこの状況を至極簡単に喜劇ととらえることができた。一九一九年一月一一日、動員解除証明書を手に、愛する家族や祖国をふたたびその目で見られると天にも昇る気持ちで、ヴェラはオーストラリアに向けて出発した。だが、エンデルストリートでは、インフルエンザの最後の流行が、それまでで最悪の結果をもたらすことになる。

一月はどんよりした雨がちの強い風の吹く幕開けで、気温が零度を下回り雪が降るにつれ、厳しさはいや増した。インフルエンザの死亡率が三度目に容赦ない上昇の兆しを見せており、平和という目新しい状況も、陰うつさを払拭できなかった。その月の末には、タイムズ紙が、イギリスは「かなり毒性の強い」インフルエンザの新たな波に襲われた、と警告した。[19] ロンドンでは、二月に、一週間に六五〇〇人を上回るところまで死亡者数が上昇した。五月にやっと第三波がおさまるまでに、首都では合計六〇〇〇人が命を落とすことになる。エンデルストリートのスタッフは、新たな入院患者の激増に対処すべく奮闘しながら、一月のあいだ死亡者数が増加の一途をたどり、二月に最多の三〇人を記録するのを見守った。過去最高の月間死亡者数だった。そして、その一番の被害者はスタッフたちだったのである。

インフルエンザとの戦いに勝利し一月はじめにリネン室に戻ったニナ・ラストは、同僚が一人また一人と病を得、ときには命を落とすのを目の当たりにした。「とても元気だった若い愛らしい女性たちが、三日も経たないうちに、レンサ球菌やインフルエンザで亡くなった」と彼女は回想している。[20] それは「戦争に疲れた女性たち」で、「いとも簡単に病気の餌食になった」。一九一九年のはじめに真っ先に病に倒れた者の中に、看護助手のメアリー・グレアムがいた。「H」病室勤務で、インフルエンザ患者の世話をしていたが、体調を崩しすぐに亡くなった。彼女の死に続き、ダンロップとしか名前の記載のない、同じ病室で働いていた看護助手も亡くなった。ニナによれば、彼女は「とても体調が悪く」、二日休みをとった。その後も断りなく欠勤が続き、同僚たちは彼女を「罵って」いた。その数日後、亡くなったという話が聞こえてきた。[21] 続いて、細菌検査室で一八カ月間助手として働いていた愛くるしい一八歳、ヘレン・ウィルクスが重態になった。[22]

ヘレンは、サフラジェットを通じたアンダーソンの友人、エリザベス・ウィルクス医師とその夫マークの養女だった。夫婦ともに婦人納税拒否連盟の助力者である。アンダーソンは、ホロウェイ刑務所時代にエリザベスに手紙を送っている。ウィルクス夫妻は、ヘレンに学業を――母親のような医師になりたがっていた――続けさせたかったが、娘本人はなんらかの形で戦時活動に貢献しようと決心しており、一九一七年にフローラ・マレーに受け入れを認められたときは大喜びだった。ヘレンは、一月一五日に虫垂炎の手術後に亡くなったが、インフルエンザも一因となったかもしれない。マレーはひどく動揺し、「まだ一八歳で将来は希望に満ちていたのに」と嘆いた。ウィルクス医師からは、娘は仕事ができて「まったく幸せ」で、自分も夫も病院に行かせたことを少しも後悔していない、と指揮官たちを力づける、胸を打つ内容の手紙が届いた。手紙には「エンデルストリートでの時間は娘にとってすばらしい体験でした」と書かれていた。だが、だからといってヘレンを早世させたつらさがやわらぐわけではなかった。

二月に入り気温が氷点下となりさらに雪が降ると、ますます多くのスタッフが、おぞましいインフルエンザの症状を示し床に就いた。そのうちの一人、ジョーン・パームスは、人気者の看護助手で、開院時からエンデルストリートで働いていた。[23] ヨークシャーの由緒ある貴族の家の生まれで、第一次世界大戦前に陸軍を退役した職業軍人のガイ・セント・モール・パームス少佐と、地元のイギリス赤十字社の熱心な支持者である妻ジョージナの末娘である。エンデルストリートに来る前は、ヨークにほど近い赤十字社の病院でVAD隊員として働いていた。戦争前は、上流社会の結婚式に花を添えたり地元の狩りで名をなしたりと、特権階級の生活を送っていたものの、ジョーン——通称「パーミィ」——は、エンデルストリートでの仕事に献身的に打ち込み、その献身でだれからも好かれた。彼女がインフルエンザに倒れ肺炎に屈すると、その死に病院じゅうが暗い影に包まれた。彼女はまだ二七歳だった。

「先週は、この病院にとってこれまでで一番悲しい週になりました」とニナは家に報告した。「なぜかわかりませんが、私たちはみな、他のだれの死より哀れなパーミィの死が堪えました。彼女はもう病院と切り離せない存在となっていたこと、指揮官お二人もその死にたいそう衝撃を受け取り乱しておられることも、その理由ではないかと思います」。ニナは、戦争のあいだじゅうつねに執拗とも言えるほど快活だったマレーが完全に打ちのめされているのを見て、ショックを受けた。体温が四〇・五度まで上昇した別の用務員が快方に向かったと教えられ、マレーはむせび泣いた。何年も禁欲的な忍耐強さを発揮してきた末に、揺るぎないはずの指揮官が涙にくれている光景は、スタッフにはとうてい耐えがたいものだった。

　こうして同僚が亡くなるたび、スタッフはその棺について、病院に隣接する小さな教会に向かった。そこで合唱隊の面々が『シメオンの賛歌《ヌンク・ディミッティス》』を歌って死者の安らかな眠りを祈る。そのあと中庭に運びだされた棺をかこみ、女性たちは最後の別れを告げた。「棺が中庭から出ていくのを見るのは、身が切られるようにつらい瞬間だった」とニナはのちに回想している。二月二六日のジョーン・パームスの葬儀のさいは、教会が出席者で埋まり、そこでマレーが「みごとな」聖書朗読をおこなった。それは「立派な葬儀」だった、とニナは書いている。「勇敢で指揮官たちに思いやり深く接した」ジョーンの母親を、みなが称賛した。

　こうした若い女性たちの死、何年も病院に献身的に尽くしたあげく彼女らの命が突然それも無駄に絶たれてしまったことは、指揮官たちにとって大きな打撃となった。当然ながら、二人は責任を感じた。マレーはのちに、一九一八年から一九一九年にかけて、全部で一八四人のスタッフのうち二二人しかインフルエンザで寝込まなかったという事実によって、みずからを慰めている。爆発的流行のあいだに、病に倒れた者のうち――ヘレン・ウィルクスも含め――五人が命を落とした。毎日ウイルスにさらされていたことや、労働条件が過酷であったことを考えれば、インフルエンザによる死者がその程度で済んだのは、むしろ奇跡に近い。のちにマレーは、流行中は「院内のいつもの陽気さが雲の下に隠れてしまった」と認めている。実際、士気は過去最低のレベルまで落ちており、二人の指揮官も、これをふたたび高めようという気力を失ったように見えた。救急車隊が続々と到着し榴散弾で空襲されくる夜もくる夜もスタッフが働いた、戦時中のもっとも暗い時期には、熱狂的な愛国心とエンデルストリートの精神が絶妙に混じり合い、それで女性たちも頑張れた。それが今は、目に見えない無慈悲な敵を相手に戦って、明らかになんの成果も得られていないとわかり、彼女たちの忍耐も限界に達したのだった。ジョーン・パームスの死がとどめの一撃になった。病院を続けようという気持ちがなくなり、マレーは陸軍省に、できるだけ早くエンデルストリートを閉院したいと伝えた。「それまでやる気をなくしたことなどなかったマレー先生が、完全に気力を失ってしまったのです」とニナは母親に書いている。「そして、以来ずっと、病院を閉めてもらおうと、できるかぎりの手を尽くしておられます」[24]。しかし、試練の終わりが早まりそうな気配はなかった。

世界的流行の第三波で亡くなった患者も、大半が若者だった。たとえば、WAAC隊員で二五歳のキャサリン・ナトリーがそうだ。軍曹のウィリアム・ミラードも、やはり二五歳だった。二等兵のアーサー・フィップスは一九歳、ニュージーランド人のヘンリー・パーキンスは三一歳だった[25]。故郷を遠く離れて亡くなった者が多数を占めたが、親族や友人がはるばる枕もとまでやってくることも少なくなかった。その一人、オーストラリア人の若者、フレデリック・ウェリング伍長は、四月にインフルエンザと両側性肺炎で入院した[26]。片方の肺のうっ血をとる手術を受けたあと、しばらくは快方に向かったが、やがて病状が悪化した。彼が亡くなったときは、家族ぐるみの友人であるオーストラリア赤十字社の来訪者が、枕もとに付き添った。そして、母親に手紙を送り、伍長は病院のチャプレンによって心の安寧を得ており、労を惜しまず世話にあたった看護婦たちから最善の看護を受けた、と伝えた。もっとも、スタッフの看護のおかげと、少なからず運にもめぐまれ、回復した者はもっと多かった。

オーストラリア陸軍の二等兵、ヴィック・ジョーンズもその一人だ。[27] 一九一七年にイープルの近くで負傷しイギリスで治療を受けたがフランスに戻り、一九一九年になってもまだ運転手として兵役に就いていたのだが、四月に典型的なインフルエンザの症状でブローニュの病院に入院し、そこからエンデルストリートに送られてきた。病院には四月一六日に到着した。三一歳になるニューサウスウェールズのサトウキビ農場主の息子、ヴィックは、家族には決して戦争体験を語らなかった。だが、彼は日記をつけていた。

ヴィックは三週間以上エンデルストリートに入院したが、到着して一週間後には、明らかに回復に向かっていた。なぜなら、残りの入院期間は、次から次へと目が回るほどの観光と遠足が中心の日々になるからだ。入院時には、「女のお医者や歯医者の先生」から「最高の治療」を受けた、と日記に書いている。一週間後には、彼は嵐のような一日に耐えられるほど元気になっていた。その日は、まずロンドン市中を行くANZACの勝利の行進を見物しに車で出かけ、続いて映画館を訪れ、そのあとロンドン北部の裕福な後援者の家で食事をした。四日後には、今度はウィンザー城まで出かけ、そこでヴィックは、国王の競走馬についてジョージ五世と言葉をかわした。その二、三日後には、ふたたび王族と話をする機会が訪れた。バッキンガム宮殿の「立派ないすで」の豪華な晩さんに招待されたのである。ヴィックの入院は、俳優所有の車――四五〇〇ポンドもする「優美な車」――でのドライブと、それに続く食事、コンサート、そして社交クラブ訪問で締めくくられた。地球の裏側からきた農場主の息子には、なにもかもが刺激的だった。ヴィックの担当医は、エレン・ピカード医師だった。[28] ヴェラ・スキャントルベリーの離脱後、インフルエンザ危機への対処の応援として新たに医療チームにむかえられた、三六歳の医師である。五月に退院し二カ月後に故郷に戻るさい、ヴィックは、エンデルストリートとそのスタッフの写真が配された一九二〇年のカレンダーとともに日記も持参し、一九四五年に亡くなるまで手放さなかった。

一九一九年の晩春になってようやく、エンデルストリートではスペイン風邪による忙しさが一段落した。だが、まだ息つく暇はなかった。陸軍省が大急ぎで国内外の陸軍病院を閉院し、医師その他の働き手の動員を解除して民間の仕事に戻すあいだも、エンデルストリートは業務を続けた。訴えもむなしく、マレーは、四月に、さらに六カ月業務を継続するよう求められた。[29] 主要な鉄道駅に近いというのが一番の理由ではあろうが、その人気や手際がよいという評判も影響したにちがいない。男性医師が本来の仕事に戻りたがっているところへ、女性医師は使い捨ててよかろうくらいに思われたというのも、理由としてあったかもしれない。それまでと同じく道義心のあるところをみせ、マレーは承諾した。

今や、エンデルストリートは、ロンドンでまだ開院している数少ない陸軍病院の一つとなり、そのベッドは、今度は、閉院となった市内の他の病院から送られてくる患者や、世界各地と言ってもよいほどさまざまな場所から到着する病気や療養中の兵士で占められた。インド、アフリカ、ロシア、サロニカ、トルコ、エジプト、パレスチナ、メソポタミアに駐留していた兵士が、病院船で送り返され、エンデルストリートに連れてこられた。まだ戦傷が治りきっていない者もいれば、熱帯病や、たとえば虫垂炎などその他多種多様な疾患にかかっている者もいた。ドイツから解放されたイギリス人捕虜もおり、捕虜収容所でのひどい虐待の話をスタッフに語って聞かせた。[30] 捕虜の中には、医師が診察にくると聞いて、恐怖に悲鳴をあげていたのが、くだんの医師が「やさしく触れてくれるほっそりした女性」であると知って仰天した者もいた、とニナ・ラストは述べている。今では手術が必要とされることは減っていたが、仕事がきついのは同じだった。救急治療室の方は、除隊休暇中に体調を崩した者や、除隊のために健康診断や障害の評価を必要とする者であふれ返っていた。病院の空気にも、わずかだが不穏な変化が生じていた。

夏が近づくと、男たちは、以前の生活を取り戻し戦争という恐ろしい経験を忘れようと躍起になった。療養するあいだ、あるいは除隊を待つあいだ、彼らは、家に、家族のもとに、仕事に戻りたくてうずうずしていた――少なくとも、五体満足で働き口のある者はそうだった。[31] 民間人として完全な権利を与えられた今、男たちは、それまで従順で忠実であることを自分たちに強いてきた軍紀も戦時の仲間意識も、もうたくさんだと考えた。「はじめて、規律を保つのが困難になった」とマレーは書いている。他院のゆるい規則に慣れた男たちの中には無礼で反抗的な者がいたし、マレーの言葉を借りるなら「ぼんやりとしか理解できない欲求や説明できない不満でいっぱいの」者もいた。多くは、明らかに、この欲求を十分に理解していた。彼らは、単純に、上品なアクセントの中流階級の中年女性に――それをいうなら男性も同じことだが――指図されたくはなく、もう軍紀に従いたくなかったのだ。マレーによれば、ときには、八〇人から一〇〇人もの男たちが一団となり、「面倒を起こす」気満々で到着した。もっと悪いことにならなかったのは、まったく驚くばかりだ。一九一九年のあいだ、国内外の陸軍野営地やその他の場所で、除隊のペースの遅さや失業不安を巡って、暴動やストライキが起きていた。カーディフでは、故郷に向かう途中のオーストラリア人が、黒人労働者を標的とし三人の死者をだした一週間の暴行騒ぎに加わった。

夏になると、アメリカ兵が一五〇人やってきた。ロシア北部で連合軍の軍事行動に加わって反ボリシェビキ運動を支援していたのだが、そこからの帰国途中に、エンデルストリートに宿舎を割り当てられたのだ。

病気ではなかったので、二日目に、ストレス発散のため二、三時間の外出が許可された。兵士らは、街を赤色に染めたのち、何時間も経ってから「酔っ払い後悔しながら」三々五々帰還した。[32] 出発命令が出ないまま日が過ぎると、男たちは「落ち着かず反抗的に」なっていった、とマレーは書いている。中には許可なく病院を出ようとする者もいたが、「言葉巧みな女性らしい弁舌」によって押しとどめられた。彼女らしいと言えばそうだが、マレーは問題を軽視していた。実際は、アメリカ兵が数人、軍に逮捕されていた――将校に向かって発砲した者が一人、自分の足指を撃った者も一人いた――し、苦難を経験して精神的に不安定になった者もいた。あるとき、そうした男たちを監視する任に当たるイギリス兵の一人が、シカゴから来ているうつ状態の若者を訪ねてやってほしいとマリオン・ディッカーマンに頼む、という名案を思いついた。[33] 親しみのこもったアメリカ人の声を聞けば、気も晴れるかもしれないと考えたのだ。若者は、しばらくにこやかに話していたが、突然マリオンに襲いかかると、殴って気絶させた。マリオンはすぐに意識を回復したが、彼女が男性の部屋に入室できたと知って、マレーは激怒した。もっともそれも道理である。やっとアメリカ兵に出発命令が下ったときには、数名が姿をくらまし、往来でリボルバーを発砲したかどで、二人が警察に身柄を拘束されていた。

その夏は、もっと奇妙な訪問者もあった。[34] 救急車隊が、かなり複雑な経路でやはりロシアから帰国途中のフランス兵の一団を連れてきたことがあったが、彼らは、ロシア貴族に人気の娯楽である熊狩り用に訓練された大型犬を手に入れていた。人間に対してはおとなしかったが、トテナム・コート・ロードでブルドッグに襲いかかったときは、丈夫な縄で男性二人がやっと取り押さえたという獰猛さだった。襲ったのがギャレットとウィリアムでなかったのは、猟犬にとって幸いであった。極東やインドの派遣先から戻った兵士たちは、もっと珍奇な野生動物を連れ帰った。マレーによれば、「二、三日のあいだ病室に隠れ棲むサルやオウムや変わった爬虫類に出くわすこと」は珍しくなかった。

スタッフにも変化があった。男たちが以前の生活に戻っていくのと同じで、今は用務員も多くが動員解除となっていた。しぶしぶながら、マレーは若い女性スタッフの大半を離職させた。その中には、開院当初からエンデルストリートで働いていた者もいた。悲しい毎日だった。多くは疲れきっており、中には、バーバラ・ラストのように、戦時労働とインフルエンザでやつれきった者もいた。それでも、離れたくないという者がほとんどだった。居心地のよい自宅に、お決まりの行事に合わせてどのドレスを着るかを決める退屈な日々に戻れば、ぞくぞくするような生活は二度と訪れないことを、彼女たちは知っていたのだ。みな以前には想像もできなかったような技術を身につけ経験を積んだ。ある若い女性は、一六歳のときに使い走りとなり、四年後に会計係主任として離職した。[35] 彼女たちは、今ではいくらでも都合のつくRAMCの男性用務員に置きかえられた。病院初期の日々への逆戻りである。エンデルストリートのやり方に不慣れで、その精神のかけらもない男たちは、「お粗末な代用品」だとマレーは書いている。[36] それは「解体への第一歩」だった。

最初に離脱した者の中には、アメリカ人女性たちもいた。[37] 当初からの危機対処部隊員《ハザードユニット》のうち一三人は、三月はじめに船でシラキュースに戻り、残った者のうち五人は、戦後の任務を志願してフランスに渡った。実質的に医療部隊の名誉隊員として受け入れられていたマリオン・ディッカーマンとナンシー・クックは、八月までとどまった。ちょうど同じころ、開院以来エンデルストリートの総看護婦長をつとめてきたグレイス・ヘールは、忙しさがいくぶんおさまったのを利用して、リール市長に招待された二〇人の女性の一行とともに、五月にベルギーとフランス北部の戦場を訪ねた。[38] 木の一本、生命のしるし一つなく単調な黒こげの土地を、列車でリールに向かいながら、何巻きもの有刺鉄線や待避壕や砲弾穴やうち捨てられた戦車や小さな木の十字架で埋まった数えきれないほどの共同墓地を、ヘールは車窓から呆然と見つめた。その後八日間、彼女はかつての患者たちとの会話で名前をよく知る戦跡を巡った。アルマンティエール、ベテューヌ、ランス、アラス、ビミー丘陵、イープル——と、はじめてその目で見た激戦地を延々と書き連ねながら、ヘールは、どの患者もいったいどうやって生きてこの場から出たのだろうと思った。そして、「エンデルストリートの患者たちが、これこれの場所でけがをしたという日の話をするのを耳にしなかった日が、いったいどれだけあったろう」と書いている。「想像の中でぼんやりと輪郭が形づくられ、心からの同情とともに話を聞いていた」そういう場所が、今は「現実の映像」となっていた。マレーとアンダーソンも、二度目のリール行きの一行に加わって、同じ荒涼とした風景の中を二人で旅し、自分たちが治療した男たちの口からしか聞いたことがなかった戦場をじっくりと見た。[39]

フローラ・マレーも、部分的にではあるが平常の状態に戻ろうとしていた。五月には、フラム陸軍病院の公衆衛生担当官補の職に就くことを承諾し、妊婦と小児の福祉——彼女の能力にはまったく値しない仕事——を担当することになったが、[40]数週間後、「健康状態の悪化」により、やむを得ず職を辞した。体調はよくなかったが、彼女は、エンデルストリートを縮小するという憂うつな仕事を——そして、平等を求める不断の運動を——続けた。

平和になったからといって、旧来の戦いが延期になるわけではなかった。開戦とともに不平不満を胸の奥にしまい込み、どの分野の仕事でも男性と同等であることを示した女性たちは今、三〇歳以上の資産家の女性に参政権を与えるというご機嫌とり以上の評価と報酬を欲していた。マレーとアンダーソンは、女性軍医のために、所得税率と階級の平等を求める運動を続けた。新政府は、権利の平等を認める法案を提出すると約束した。この性別による職業資格剝奪廃止法（最終的に一一月に可決される）は、女性に、弁護士、陪審員、治安判事となる権利を与えたものの、変更といえばそれくらいだった。英国医師会とサー・アルフレッド・キーオのあと押しを得て、運動のために下院を回って歩くうちに、女性医師たちは、戦時中はとうとう支持の言葉をまくし立てていた下院議員らが、今はあいまいに言葉を濁していることに気づいた。女性たちは、所得税率に関する要求では、一九一五年までさかのぼっての平等を勝ちとったが、階級の平等の要求では敗北を喫した。陸軍大臣に昇進したばかりのウィンストン・チャーチルは、強い言葉ではっきりと政府の反対理由を説明した。

チャーチルは、明らかに、サフラジェットから受けた屈辱を忘れてはいなかった。女性医師連盟への辛らつな返答の中で、彼は、その逆の証拠が山ほどあるにもかかわらず、女性は戦時に男性と同じ任務を果たすことなどとてもできないのだから、男性と同じ階級を得るべきではない、と主張した。女性は、塹壕内で働けないし、性感染症の男性を治療できないし、十分な秩序を保って医療部隊を率いることもできない。マルタやエジプトの交戦地帯では男性と同等だと証明できなかった。それに、兵士も女性に診察を受けたがらないだろう、とチャーチルは断じた――エンデルストリートでも他院でも、そうではなかったという十分な証拠があるにもかかわらず、だ。こんなふうに慣習にそむけば、世間から抗議の声があがるだろうとも述べた――エンデルストリートへの世間の反応は好意的なものばかりだったのに、である。そして、遠慮会釈なく「女医には、現在軍医がおこなっている仕事がすべてできるわけでないのは、議論をまたない」と言い放った。それだけではない。動員が解除されつつあるということは、つまり、もはや陸軍に女性の医師は必要なく、「現在の緊急事態が終われば、その奉仕は不要になる」ということだ[41]。彼の発言の意図ははっきりしていた。女性医師は目的を果たした。その才能はもう必要ないのだ。

チャーチルから軽く扱われはしたが、マレーとアンダーソンは、他の者たちについてもその状況の改善に尽力した。マレーは、女性のための社会組織組合の呼びかけに賛意を表明した。この組合は、労働者階級の女性が手ごろな価格の食事をとれ課外活動ができ教育を受けられるクラブに資金を提供する慈善団体で、ロンドンに一六歳から二〇歳の働く女性が利用できる宿舎をつくるための寄付をつのっていた。[42] 戦争によって、多数の若い女性が、はじめてまともな食事ができるだけの賃金を得た、とマレーは指摘した。今、こうした女性たちには、ロンドンの中心に、「規律の保たれた自由」の得られる宿舎と「強い連帯感」——言い換えるならエンデルストリートの再現——が必要なのだ。

男性も忘れられてはいなかった。アンダーソンは、旧友のキーオやサー・アーサー・スロゲットとともに、若い男女を対象とする健康増進運動の必要を訴えた。国民の体格向上をはかり、「古い世界から新しい世界への過渡期」に、酒その他の害悪の誘惑に負けない健全な気晴らしを提供するのが目的だ。[43] 彼らは、新たに創設された保健省に、特に工業地域で、スポーツを促進する体制を整えるよう求めた。アンダーソンはまた、戦争の終わった今、すべての良心的兵役拒否者を刑務所から釈放するよう求める、ロイド・ジョージ宛ての嘆願書に、各界の著名人に交じって署名をおこないもした。[44] 戦時中こそ断固として当時の政府を支持したものの、マレーとアンダーソンが、今一度自分たちに力があるところを示そうとしているのは明らかだった。

七月に戦勝記念日の祝典が催されたとき、少なくとも一紙が、エンデルストリートのスタッフがパレードの「女性分遣隊」の列から除外されたのはなぜか、と疑問を呈した。[45] 政府によって外されたのか、もう政府の言いなりになりたくないと病院側から辞退したのかは不明である。だが、チャーチルがはっきり述べたとおり、エンデルストリートの女性たちがもうその役目を終えたのは確かだった。

一九一九年九月、ついに、陸軍省から、一〇月末までにエンデルストリートを閉院するようにとの命令がくだった。[46]ずっと予想されていた命令ではあったが、それでも「みなショックを」受けた、とアンダーソンは書いている。それは「安堵と悲しみの混じった複雑な気持ちで」むかえられた。最後まで残っていた患者は、退院して家に戻るか、もっと遠方の病院に送られるかした。病室が空《から》になるにつれて、残りの看護婦や用務員も少しずつ動員を解かれ、一〇月中旬までには、二人の指揮官と中核となる一ダースばかりのスタッフを残すのみとなった。

足音の響く廊下を歩き、かつては患者やスタッフであふれ、コンサートやショーで騒々しく、花や色とりどりのキルトで華やいでいた、がらんとした病室を訪れると、マレーはどうしようもなく悲しい気持ちになった。病室は「わびしく」、「人気《ひとけ》もなくさむざむとして」いた、と彼女は書いている。残った少数の女性たちは、台所用品、家具、寝具、医療器具から各種ピアノに至るまで、いつでも軍のもとに返却できるよう、項目別に明細書をつくって最後の週を過ごした。典型的な軍隊の流儀で、紛失や破損はすべて説明が必要だった。リネン室では、ニナ・ラストが何千ものシーツと枕を数え、選別した。一九一九年のはじめに三人の部下をもつ軍曹に昇進していたが、今はふたたび一人で働いていた。「男性がだれもいないと、とても陰気です」と彼女は家に報告した。「人の気配はほとんどなく、過去の亡霊であふれているのですから、住むには最悪の場所です[47]」。「一〇〇〇枚のシーツを三〇〇〇枚にする」方法に悩み、枕を羽毛、綿くず、毛と詰めもので分別しながらも、ニナは、エンデルストリートを通り過ぎていった何千何万という男たち、そこで亡くなった数百人の男たち、そこで働いた何百人ものスタッフ、そうする中で命を犠牲にした者たちを、思いださずにはいられなかった。一〇月末までに、病院は「薄気味悪い」場所になり、残り少なくなったスタッフの「怖がり方は病的なほど」だった。[48]「だれも一人で病室に行こうとしませんし、実をいえば、どこであっても一人でいるのは不安なのです」とニナは母親に打ち明けている。

図書室の本を売り払うため箱詰めに忙しいベアトリス・ハラデンだけは、気落ちしていないようだった。旧友のエリザベス・ロビンズへの手紙には「恐ろしく忙しい」が、少なくとも仕事は「元気のでる楽しいものだ」と書いている。[49] 四年半のあいだ忠実に仕事に励んできて疲れ果て、「体調もたいしてよくない」ながら、ハラデンは、もとの執筆生活に戻るのが待ち遠しくてならなかった。本の売却によって、ハローロードの小児病院は六〇ポンドの収入を得た。

一一月になると、最後に残ったものを片づける作業者がやってきた。彼らにタバコを吸われつばを吐かれ、中庭でサッカーをされ、断りもなくずかずかと執務室に入ってこられて、それまで男性在職者から従順に敬意をもって遇されるのに慣れきっていたマレーは、耐えるのもやっとだった。執務室という以前からの避難所に身をひそめた彼女は、休憩中の部下を呼び集めるのに作業監督が中庭の鐘を鳴らす音――かつて夜ごと救急車隊の到着を予告した――が聞こえるたびに、身をすくませた。そして「生身の人間には耐えられないと言ってもよいほど」だったと書いている。一一月末には、最後の数名が別れを告げた。ニナ・ラストはバッキンガムシャーの両親の待つ家に帰り、オルガ・キャンベルとマーディ・ホジソンは、スコットランドの家族のもとに戻った。[50] グレイス・ヘールは、エリザベス・ギャレット・アンダーソン病院の総看護婦長という以前の持ち場に戻った。医師たちは最後に送別の卓をかこみ、そのあと憂うつな気分で近くの劇場に移動した。そして、一九二〇年一月八日、フローラ・マレーとルイザ・ギャレット・アンダーソンは、旧セント・ジャイルズ・アンド・セント・ジョージ救貧院の鍵を、造営省に返却した。

一九一五年五月の開院以来、エンデルストリート陸軍病院は、二万六〇〇〇人をこえる患者を治療した。[51] 大多数は男性だ。ほとんどはイギリス人兵卒だったが、患者の中には、カナダ兵が二〇〇〇人以上、オーストラリア兵とニュージーランド兵がやはり二〇〇〇人、アメリカ兵が二〇〇人含まれた。第一次世界大戦のあちこちの戦場から送られてきた者たちだ。この他さらに二万人の男女が、外来患者として病院の救急治療室を訪れた。外科医は手術室で七〇〇〇件以上の手術をおこなった（大部分はアンダーソン自身によるものである）。病室ではさらに多くの簡単な手術がおこなわれた。そして、陸軍省職員たちの陰うつな未来予想に反し、病院は生き永らえたのみならず、大衆からも同業者からも新聞雑誌からも称賛されたのである。

第一次世界大戦中、完全に女性ばかりで運営された陸軍病院として、エンデルストリートは、女性の医師もあらゆる点で男性と同じように戦傷の手術をおこなえるということを証明した。新聞記事でも、「ロンドンでもっとも人気の高い」病院であるのみならず、「今ある中でもっとも手際よく運営されている」病院でもあると評価された[52]。明るい雰囲気と活気で名をはせていた「サフラジェットの病院」であるが、規律ある専門職らしいやり方でも折り紙つきだった。その評判は広く遠くまで知れ渡っていた。オーストラリア、カナダ、アフリカ、アメリカからもスタッフがやってきた。前線で負傷した兵士はそこで治療を受けたいと懇願した。軍医や将校が見学にきてスタッフから学んだ。医師や看護婦は、何千という男性――そして女性――の命を救い、障害が残らないようにしてやったし、人生を変えてしまう身体障害をかかえた未来に適応できるよう、さらに何千という者たちの手助けをしてやった。

すべては大胆な賭けから始まった。キーオが、ロンドンの陸軍病院を一軒、女性に運営させるという計画を発表すると、思いとどまるよう強い圧力がかかった。一九一八年一月に退役するさい、キーオはマレーとアンダーソンに真情あふれる手紙を送り、国のためばかりでなく彼個人のためにもよい仕事をしてくれたと感謝した。そして「お二人のことを自分でもよく話題にし、お二人の仕事が言及されるのも耳にしました。お二人がどんなにうまくやっておられるか見聞きするたびに誇らしく思いました」と書いている。「もしお二人が失敗していたら、私は軽蔑され嘲笑されていたでしょうが、たとえ一瞬たりとも失敗するなどと考えたことはありませんでしたし、今は、これまでにない記録を打ち立てたことを喜びましょう」[53]。手紙には、エンデルストリートの成功は、「私の知るかぎり他のどんなことよりも」女性の大義のためになったと思う、とも書かれていた。

キーオは正しかった。エンデルストリートは、女性の能力を証明するには「言葉ではなく行動」が大切だという、これ以上はない実例となったのである。アンダーソンがウィニフレッド・バックリーに語ったとおり、この病院は、女性医師にとって「金字塔」であり、「それに関与したことを、私たちはみな喜び誇らしく思ってよいのです」。だが、エンデルストリートの最後の日々は、新聞雑誌にほとんど気づかれずに終わった。戦時中はその仕事ぶりをたたえるのに多くのページが割かれたというのに、平時の閉院は、グローブ紙が短い記事で、またサフラジストの雑誌であるヴォート誌が一段落を使って伝えたのみだった[54]。アンダーソンと二人、コベントガーデンから手ぶらで去りながら、エンデルストリート陸軍病院がもはや「うるわしい大切な記憶」に過ぎないことを、マレーは悟った。

第11章　今は安らかに眠れ

ロンドン、ベッドフォードガーデンズ六〇番地　一九二〇年三月三日

フローラ・マレーは激怒していた。女性医療部隊は、水晶宮《クリスタルパレス》に帝国戦争博物館（ＩＷＭ）が開館する六月に、勝利に貢献した何千何万という男女の仕事ぶりとあわせて、その功績をたたえられる予定だった。だが、エンデルストリートの女性医師の業績を祝う目玉となるはずの絵が、マレーの目には、茶番にしか見えなかったのである。一般公開の禁止を求めるのはもちろん、絵そのものを葬り去ってしまわねばならないと、彼女は固く決心した。[1]

その絵は、オースティン・スペアという名の戦争画家の手になるパステル画で、全員白衣を着て髪を白いスカーフで包んだ七人の女性が、エンデルストリートの手術室で、意識不明の兵士に手術をほどこすところを描いていた。開館予定の博物館の医療部門に画家として勤務するスペア曹長は、一九一七年の末にマレーがしぶしぶ撮影に応じた写真をもとに、すでにエンデルストリートのスタッフの肖像画を何枚か制作していた。いかにもはかなげな女性用務員を描いた二枚の絵や、いかめしい顔つきのマレーが、わきに「入院者の青服」の男を気をつけの姿勢で立たせて、机に向かって書きものをしているところをスケッチした木炭画などがそれだ。[2] 手術室の場面は、こうした小さな肖像画とは異なり、スペアがエンデルストリートを訪問して描いたスケッチをもとに制作したものだった。彼ほど二人の指揮官のお眼鏡にかないそうもない人物もいなかろう。

　ロンドンの警官の息子、オースティン・オスマン・スペアは、才能ある挿し絵画家で、一三歳で学校をやめたあと、奨学金を得てロイヤル・カレッジ・オブ・アートに進学した。[3] 四年後の一九〇四年には、その年のロイヤル・アカデミー夏季展覧会への最年少出品者となっている。その大胆なペン画による構図は、オーブリー・ビアズリー〔イギリスの詩人・小説家・挿し絵画家。白黒のペン画で知られる〕と比較されたが、スペアの神秘主義への傾倒からみると、幻視詩人で画家のウィリアム・ブレイクとの共通点の方が大きいのではないかと思われる。家族と疎遠になったあと、予言者を自称するアレイスター・クロウリーと短期間親交した。少年時代には「第二の母」となる魔女の影響を受けたとうそぶいてもいる。

　神話や魔術への執着が深まると、スペアは、角をもつ獣やエロティックな心象風景、「絶対的存在」を意味する神秘的な記号を特徴とする細密画を描くようになった。長身で人目をひく、もじゃもじゃの巻き毛とぎらぎらした目と小さな尖ったあごひげの持ち主で、「魔術」をおこない、不特定の薬物を使用しているとうわさされた。初期の作品は批評家に絶賛されたものの、戦争が始まるころには、日々の暮らしにも苦労するようになっていた。一児をなした相手に捨てられた女優と結婚していたが、戦争中に離婚した。スペアは、なんとか徴兵をのがれたいと願ったが、一九一七年に召集され、ＲＡＭＣの衛生兵として入隊したのち、ＩＷＭの医療セクションで挿し絵画家の仕事を与えられた。

スペアが、正確にいつスケッチのためにエンデルストリートを訪れたのかは不明だが、おそらく一九一八年のいつごろかであろう。訪問後に彼が制作した女性たちの絵に、スタッフのだれかに特に似ている者はいなかった。[4] 実際、描かれた七人は、驚くほど似かよっていた。つまり、みな美しい女らしい顔だちで、切なげな夢見るような表情をした、若いほっそりした女性だったのだ。手術台の一方の端では、フローラ・マレーにもイブリン・ウィンザーにも似ても似つかぬ麻酔科医が、患者の顔にマスクを当てており、もう一方の端では、二人の看護婦が――一人はひざまずいて――患者の足を押さえている。付属する解説でルイザ・ギャレット・アンダーソンとわかるものの、せいぜい似ているかもしれないくらいの外見の外科医が、力なくメスを持ち、さらに三人女性がいてぼんやりその様子を眺めている。血の跡はなく、傷はちらとも見えず、切迫したふうもない。医療器具や装置類は、まずまずうまく描かれていたが、人物は、医療を仕事にする者たちが大手術をおこなっているというより、女子生徒が病院が舞台の劇を演じているように見えた。だが、マレーを逆上させたのは、スペアのロマンチックな夢想ではなく、彼の常軌を逸した関心の対象や趣味でもなかった。もっとずっと深刻で大打撃となりかねない問題に対して、彼女は抗議したのである。

マレーが苦情を申し立てるまでには時間がかかった。問題があったにもかかわらず、スペアの描いた絵は、一年以上前の一九一八年一〇月と一一月に、ロンドン・イーストエンドのホワイトチャペル・アート・ギャラリーで催された女性の戦時活動をたたえる展示会で、すでに公開されていた。[5] 戦争の勝利という最高の瞬間とそれに続く休戦のお祝い騒ぎと時期が重なったため、ＩＷＭの女性の活動小委員会が企画したこの展示会には、八万二〇〇〇人という途方もない数の来場者があった。当時、マレーとアンダーソンは、戦争の最終段階と続いて起こったインフルエンザの大流行に対処するのに忙しく、美術館を見て回る時間などなかったにちがいない。このため、二人は、一年経つまでスペアの絵を見る機会がなかった。アンダーソンがはじめてその絵を見たのは、ＩＷＭがロイヤル・アカデミー・オブ・アーツで戦争画や戦争の遺物を仮設展示した一九一九年一二月になってからだった。[6]自分が目にしたものにひとかたならぬ危機感をいだいたアンダーソンは、マレーともども絵の始末を求めようと決心を固めた。水晶宮に設けられるＩＷＭの最初の常設展示場に、そのうちこの絵が展示されるかもしれないと考え、二人はただちに行動に移った。

マレーは、二月にはもう——アンダーソンとともにケンジントンの自宅に戻った直後に——博物館の医療部門の長をつとめるフレデリック・ブレアトン大佐に手紙を送り、女性の仕事を「戯画化している」として、絵を破棄するよう求めている。スペアをエンデルストリートに送ったのは、戦前は少年冒険小説の作者として知られたこのブレアトンだった。彼は、絵の運命を決めるのは自分ではないと逃げたが、マレーはめげなかった。三月三日、今度は、女性の活動小委員会の委員長をつとめるレディ・プリシラ・ノーマンに手紙を書き、スペアの絵には、専門知識のある者から「もの笑いの種」にされてしまう「大きな誤り」があると訴えた。[7]「ああいう絵が掛けられているのを見るのは、私たちエンデルストリートで働いた者全員にとって、大きな苦痛です」と、彼女は書いている。「私たちの仕事がまちがって記録されるくらいなら、記録が残らない方がましです。ですから、あの絵が破棄されるようできるかぎりの手を尽くしていただきたく、ギャレット・アンダーソン先生からも私からも切にお願いいたします」。マレーがスペアの創意に富む才能にはほとんど敬意を払っていなかったのは明らかだ。絵に「芸術的価値などいらないのです」と鼻であしらっている。もっとも、「できの悪い肖像画」が女性の仕事の価値を左右することはないと、エンデルストリートのスタッフを描いたスペアの他のスケッチの展示は認めている。けれど、手術の場面については「女性の外科医の名誉が危機にさらされているのです」と意志を曲げなかった。

平和裡に事態を収拾したい一心から、レディ・ノーマンは、マレーとアンダーソンを説得し、問題の部分を取り除く変更をおこなうという条件で、スペアの絵を一時的に水晶宮に展示してもよいという同意を取りつけた。そうしておいてから今度は、スペアに対し、自分たちの仕事が「その道の専門家の目に滑稽なものに映る」とマレーとアンダーソンが主張する「誤り」を修正するため、絵に大幅な変更をおこなうよう要請した。[8]それは、絵の下三分の一ほどの部分を切り取り、寝いすや、床に転がるトーマス副子や、片側に寄せて重ね置きされた殺菌用のドラム缶や、看護婦がひざまずいている姿の痕跡をすべてなくしてしまう、というとんでもない変更だった。アンダーソン先生の指摘によれば、これらは「ごく一般的な手術の専門性をいちじるしく損なう」ことを示すので、いずれも手術室にはないはずのものなのだ、とレディ・ノーマンはスペアに説明した。

当然ながら、スペアは怒り狂った。今は除隊してブルームズベリーの「みすぼらしい貸室」で一人暮らすスペアは、自分の作品の「切断」をにべもなく拒否した。マレーとアンダーソンは絵の制作中にいつでも懸念を表明できたはずだ、と彼は主張した。もっと重要なことは、スペアが自分の描写はまったく正確だと言って譲らず、「絵に描いたものはすべて、エンデルストリートで実際に目にしたものだと、はっきり申し上げたく思います」と言い張ったことだ。そして、十中八九、彼は真実を述べている。なぜなら、マレーとアンダーソンがなにを主張しようと、スペアがエンデルストリートの手術室で目撃した光景を忠実に再現したことは、まずまちがいないからだ。のちにマレーの著作に掲載された同時代の写真には、流しや棚やカートや棒状の蛍光灯など、スペアの絵に描かれたものが多数、彼の描写もそのままに写っており、したがって、彼が副子など問題の品々をでっちあげたとは考えにくい。実際、「白い手術着を着て髪を布で覆った女性が絶えず動き回り、担架があちらにやられこちらにやられし」というヴェラ・スキャントルベリーの描写から判断すると、手術室がもっと雑然としていることもあったのではないかと思われる。[9]

だが、マレーとアンダーソンの懸念も嘘いつわりのないものであった。戦時の手術という、あわただしく忙しく混乱した状況では、エンデルストリートの手術室に、スペアが描いたような、急いで外して捨てられた副子や、すみに押しやられた寝いすや、乱雑に積まれた殺菌用のドラム缶があっても不思議ではない。また、女性たちが、X線写真や器具や包帯を手に急ぎ足で行ったり来たりするときに、無菌の手術環境に本来あってはならない品々が紛れ込んでいたというのも、おおいにありそうなことである。だが、落ち着きの戻った戦後にあっては、完璧な医療基準からの逸脱はどんなものであれ、自分たちの評判を損なうのみならず、全女性医師の将来の生活を脅かす恐れがあることを、マレーとアンダーソンは理解していた。

スペアの主張は聞き入れられず、マレーとアンダーソンが勝利した。スペアが絵の変更を拒否したため、レディ・ノーマンは、五月に、もっとふさわしい代わりの作品の制作を、明らかにもっと適任の人物に依頼した。公式の戦争画家、フランシス・ドッドである。[10・11] ウェールズ・メソジストの牧師の息子で、生い立ちはスペアと似ているが、もっと一般的な人生を歩んだ。人好きのする聡明な人物であると同時に、才能豊かで働き者の画家でもあったドッドは、西部戦線や海軍基地を訪れ、イギリス陸海軍の大将たちの肖像画を一〇〇枚以上描いている。思慮深げできまじめな表情の人物を細やかに描いた絵が、腕のよい気配りのできる肖像画家として彼の名を知らしめる一方、イギリス軍将校がドイツ軍の捕虜を尋問する様子を描いたその大作『尋問』は、国家が好む戦争像の一つとなった。

マレーとアンダーソンは大喜びだった。だが、二つだけ難点があった。どれだけ急いで作業しようと、ドッドはあとひと月もない水晶宮での開館に間に合うよう絵を制作することはできないだろう。帝国戦争博物館の最初の所蔵品展示場は、予定どおり六月九日にジョージ五世の宣言で開館した。それから一二カ月のあいだに二五〇〇万人あまりが展示場を訪れ、戦車、野戦砲、飛行機、塩漬け牛肉の缶詰やコンデンスミルクの缶までそろった実物大の待避壕の模型など、一〇万点をこえる所蔵物に驚嘆しながら、シュロの鉢植えのあいだを歩き回った。「まったく目立たない片すみ」に押し込められた女性の仕事のセクションには、軍需工場の女性工員やWAAC隊員やVAD隊員を描いた絵とともに、セルビアの野戦病院で働く外科医エルシー・イングリスの像が展示されていた。[12] だが、エンデルストリートは、手術室も病院の他の側面も影も形もなかった。さらに問題なのは、エンデルストリート陸軍病院はもう存在しないため、実際に手術がおこなわれているところをドッドが写生するのはどう考えても不可能、ということだった。

ドッドは機転がきくのが取り柄だった。九月に制作を始めると、足音の響く廊下にまだ亡霊がいるかもしれないことなどまったく意に介さず、がらんとした救貧院の建物に入り、荒れ果てた手術室に座ってスケッチをした。そのあと、エリザベス・ギャレット・アンダーソン病院を訪ね、外科上級医のルイザ・オールドリッチ＝ブレイクと助手たちが女性患者に手術をおこなう様子をスケッチした。アトリエに戻ると、ドッドは、これらの人物にアンダーソン、マレー、ウィニフレッド・バックリーを当てはめた。患者の性別も女性から男性に変更した。その後も、自分の作品が全面的な賛同を得られるよう万全を期すための労を惜しまず、制作中の絵をマレーとアンダーソンに見せ、最後の調整をおこなって二人の懸念を払拭した。こうして、一九二一年四月までに、『陸軍病院エンデルストリートでの手術風景』と題された油絵が完成した。[13]

実際にはおこなわれていない手術を描いたドッドの絵は、エンデルストリートでの女性の仕事への最大の賛辞となると同時に、この戦争全体をもっともみごとに象徴するものの一つとなる。薄緑色と白色で詳細に描かれた彼の習作には、ぴったりくっつくように手術台をかこむ五人の女性が描かれている。頭上の照明のあわく神秘的な光に照らされ、フローラ・マレーは、安らかに眠る立派な口ひげの兵士の顔の上にクロロホルムのマスクをかざし、ルイザ・ギャレット・アンダーソンは、ウィニフレッド・バックリーと二人の看護婦を助手に腹部の手術をおこなっている。普通に手術室にある装置類がほとんど排された結果、酷評されたスペアの絵よりずっと理想的でロマンチックな場面となった。にもかかわらず、ドッドが、目下の手術——ドッドのデッサンによれば虫垂炎の手術である——に全神経を集中させている五人の女性の顔と、呼吸を合わせて複雑な作業をおこなっている手袋をはめた手とを強調したことで、外科チームの専門職者の矜持と人としての思いやりの両方が、スペアの無味乾燥な失敗作よりはるかによく伝わる作品となっている。開業中に病院を訪れたこともなければ、そこでおこなわれている手術を見たこともなかったが、それでもドッドは、エンデルストリートがもっとも本領を発揮した時期の、その真髄の精神をとらえていたのである。

その絵がマレーとアンダーソンのお眼鏡にかなったのはまちがいない。アンダーソンは、ドッドが「果てしなく手間ひまかけて」手術にたずさわる一団と手術の技術的な部分を細かいところまで描いてくれたと、感激した様子で書いている。[14]そして、ドッドの作品に「まったく異存はない」と、レディ・ノーマンに伝えた。実際、術中のアンダーソンを、敏捷なことで定評のある指や顔に浮かぶ満足げな集中の表情まで克明に描いた彼の木炭のデッサンは、正確さにこだわったことを十分に証明するものである。マレーとアンダーソンは、ドッドの技術にたいそう感銘を受け、自分たちの肖像を油絵にしてほしいと依頼したくらいだ。ぱりっとしたエンデルストリートの制服に身を包んだマレーと、もっと女性らしい紫色のドレス姿のアンダーソンを描いた、この一対の肖像画は、のちにロイヤルフリー病院医学校に並べて掛けられることになる。

ドッドも同様に自分の作品に満足していた。彼の要望をいれ、エンデルストリートの絵は、六月にロイヤル・アカデミーの進歩的なライバルであるニュー・イングリッシュ・アート・クラブの夏季展覧会で初公開された。[15]そして、そのひと月後、IWMの開館からまる一年後に水晶宮に到着し、女性部門に展示された。絵は翌年、ドッドの要請で、マンチェスター市立美術館とサウスポート・ギャラリーに貸し出され、一九二四年にサウスケンジントンのIWM二番目の常設展示場に移ったあと、一九三六年、ロンドン南部の現在の場所に落ち着いた。[16] 一九一七年にマレーが「絶対に女性部門には入れないでください！」と悲痛な本音を吐露したが、絵は女性部門――最終的に落ち着くころまでに博物館の三一の展示室の一つに縮小されていた――に置かれ、そこにとどまることになる。だが、彼女は少なくとも、申し立てた誤りを含むオースティン・スペアの絵が完全に忘れ去られるようにはできた。スペアのパステル画は、一九二二年に再度つかの間日の目を見たのち、あとかたもなく消え失せた。今では写真が一枚残るのみである。[17]

マレーとアンダーソンが、女性医師の評価を落とすと考えた絵を葬り去るためなら、どんなことでもする準備を整えていたのは明らかだ。エンデルストリートがもう「大事な思い出」でしかなくなってしまった今、二人は、その遺産を守ろうと固く決心していた。だが、彼女たちの不安はあながち見当外れというわけではなかった。戦争が終わったばかりというのに女性外科医の功績がもう危機にさらされていると二人は主張したが、まったくそのとおりだった。スペアの絵はごみ箱行きにできたかもしれない。だが、消えようとしているのは、ドッドの絵に描かれた――女性の外科医が男性の患者に手術をおこなっている――場面だった。一九二〇年までに、女性の戦時の活動が、恥ずべき逸脱であるかのごとく、こっそり水晶宮の「目立たない片すみ」に移されたのとまったく同じように、女性はあちらでもこちらでも戦前にいた場所に追い返されていたのである。

戦争によってなにもかも変わり、そしてなにも変わらなかった。[18] イギリスの女性は、男性と同じ仕事ができることを――農地でも工場でもバスでも病院でも、少なくとも同程度の技術と体力と献身でもって、その仕事ができることを証明していた。ざっと二〇〇万人の女性が、それまで男性がしていた仕事を――もっとずっと低賃金ではあったが——引き受け、彼らを戦場に送り出した。何千人もの女性がカーキを着てWAACやWRNSやWRAFの一員となり、さらに多くがフランスやイギリス国内で陸軍の看護婦やVAD隊員として奉仕した。一〇万人以上が婦人農耕部隊に加わり、農地や林地で肉体労働にいそしんだ。一九一七年の夏は天候にもめぐまれ、女性たちの育てた小麦は大豊作だった。さらに、一〇〇万人もの女性が、軍需工場で、勝利に貢献する砲弾や弾薬を製造した。その他にも、女性たちは、石炭運搬人や港湾労働者、街灯点灯者、庭師、葬儀屋、救急車運転手として、働き手の不足を補った。戦争のあいだ銀行や会社や役所を機能させ救急業務を維持したのも彼女たちだ。つまり、女性は、前線での戦闘を唯一の例外として、それまで男性が果たしてきた考え得るかぎりの役割をになったのである。戦争のために命を犠牲にした者もいた。事故死したり弾薬づくりで中毒死したりした四〇〇〇人もその中に含まれる。

女性の生活はもうもとには戻らないだろう。戦時中に賃金収入を得たことで、彼女たちは映画やダンスなど余暇活動の楽しみを知った。同時に、社会規範も寛容化し、服装やふるまいに対する固定観念も変化した。女性たちは短いスカートをはき、髪を短く切り、堂々とタバコを吸ったり化粧をしたりした。ズボンをはきたがる者も現れた。ミリセント・フォーセット——一九一九年に七二歳でやっとNUWSSの会長職を手放した——に言わせると、産業界における女性の地位が戦争で「一変」[19]したのだった。「開戦当初は奴隷のごとき存在だったのが、自由を与えられそのままになった」のである。

女性医師は、率先してその自由をわがものとした。愛国者としての義務を果たすばかりでなく自分たちの実力を示すよい機会だと戦争に飛びつき、病院を運営し、陸軍に加わり、あらゆる交戦地帯で働いた。エンデルストリートや他の病院の女性医師は、禁忌を破り男性を治療した。彼女たちは、女性も男性の同僚に負けず劣らず巧みに戦傷手術をおこない、重い外傷や緊急事態に対処し、陸軍病院で指揮を執れることを証明した。銃後では、男性と同じ勤勉さで、病院の診療部門を率い、開業医の仕事を引き継いで診療し、臨床研究をおこなった。それまでつねに反発されてきたにもかかわらず、女性医師は――陰部の病気の場合でも――男性患者に受け入れられた。中には、女性に治療してもらう方が望ましいことに気づき、普通の陸軍病院ではなくエンデルストリートや他の女性が率いる部隊で治療を受けたいと、わざわざ申し出る者もいた。男性優位の医療者集団が、女性には男性と同じ仕事をこなすだけの能力がないと主張するのは、もはや不可能だった。戦争によって女性医師の真価が証明されたのだ。だが、平和が訪れると、彼女たちの有用性は価値を失った。女性たちは議論には勝利したが、なんら得るものはなかったのである。

前線からぽつぽつと男性が復員しはじめ、工場や農場やバス、そして病院の仕事を自分たちに返すよう要求した。食料を供給し、軍隊を武装させ、国を機能させつづけた大勢の女性たちは、おとなしく家の仕事に戻るよう求められた。WAAC、WRNS、WRAFといった軍の女性部隊も、一九二一年までにすべて解散させられ、次の大戦まで復活しない。最新技能が身につきたいていは賃金も安い女性を使いつづけたいという雇用主もないではなかったが、製造業やその他の分野で男性の仕事を肩代わりしていた女性の大半は、離職せざるを得なかった。まれに女性がそのまま雇用されたり新しい職を得たりすると、男性の、特に戦争で障害を負った復員者の生活手段を奪ったとなじられた。女性の多くは戦争で夫を亡くし、家族を養おうと苦労している者たちであったにもかかわらず、「小遣い」をかせいでドレスを買おうと「若い女性が仕事を手放そうとしない」と非難するジャーナリストもいた。[20] 終戦までに、公職に就く者の半数以上が女性になっていたが、その後二、三年のあいだに男性の方が望ましいと女性の大多数が解雇された。[21]

もちろん、家庭と家族のもとに戻れて嬉しいという女性も多かったが、一部の女性、特に新しく手にした経済的自由を楽しんでいた若い未婚女性は、そうは考えなかった。女性技術者の草分け的存在のある女性は、男性には勤務時間の短縮や賃上げや余暇時間の増加が戦後広く認められたのに、女性は、経済的自立や生活水準の向上を望んでいようがいまいが「前の仕事に戻れと言われて終わりだった」、と述べている。[22] 別の女性は、自分は三〇年以上事務の仕事をしてきたが、戦後の世界に女性労働者は「実験」だったと決めつけられた、と不満をぶちまけた。[23] ヴェラ・ブリテンは、VADとして数年間奉仕したのち、一九二〇年にオックスフォードに復学したが、ロンドン主教が、あなたがたは「善良な男性」の妻になるよう定められている、と女子学生に向かって断言するのを聞いて、ばかばかしさに大笑いした。同じ年、オックスフォード大学は、ついに女性に学位を与えることに同意した――だが、ケンブリッジ大学では、この特権は一九四八年までお預けとなる。

もっと重要なことは、おそらく、女性に対する感情が変化したことだろう。[24] 異国の細長い帯状地帯での四年にわたる前例のない蛮行が、多数の人命を奪いながらどう見てもなんら得るものもないまま突然終了したため、帰国した男たちは、わきあがる怒りや荒れ狂う気持ちを制御できなかった。エンデルストリートでもなったと記している。一九一九年にこの不穏のきざしが現れはじめていて、マレーはふつうは従順な患者が敵意を示し扱いにくくなったと記している。この男性の怒りの大部分は、女性、特に働く女性に向けられ、ひどい愚弄や暴力、性的暴行までもが頻発した。女性は、男性の仕事を盗んだと責められたばかりか、その戦時の貢献さえ軽んじられ矮小化された。戦争の最悪の記憶をぬぐい去りたいという衝動から、男たちは女性を戦前のように家庭での役割に戻し従順にふるまわせようとしたのである。

完全に時間を逆戻りさせるのは不可能だった。七五万人もの女性が、終戦から一年以内に失職したり離職したりしたが、働く女性の総数はまだ戦前よりも多く、その数は一九三〇年代にかけて上昇を続ける。[25] だが、こうした女性たちは、まず例外なく、その後数十年にわたって、同じ立場の男性より安い賃金で働き悪い条件をのまされることになる。一九二〇年に水晶宮で帝国戦争博物館の開館を宣言したさい、ジョージ五世は、博物館の展示物が、戦争の恐怖は「過ぎ去った過去」のものだと来館者に気づかせるものになってほしいと述べた。[26]女性の働き手も、塩漬け牛肉の缶詰やねじれた榴散弾片と同様、過ぎ去った過去の一部とみなされたのである。

女性医師も、まったく同じ障害に直面した。[27]復員してくる男性医師は、当然の権利として、総合病院や大学医学部で、あるいは開業医としてもとの仕事に復帰するつもりだった。女性医師は、戦前と同じく女性の運営する病院で女性と子どもを治療する仕事におとなしく戻るよう求められた。彼女たちの戦時活動は無価値と判断されたのである。医師の募集が少ないため、競争は激しく、つねに男性が優先された。一九一六年には戦時活動に参加するよう女性医師に懇願した総合医師審議会の長、サー・ドナルド・マカリスターは、今度は女性の手は「あまり必要なくなった」と述べ、「失望」を覚悟しておくよう警告した。[28]戦時中、女性医師のおかげで業務を継続できた病院は、彼女たちを追い出し、雇用の継続を拒んだ。性感染症の女性を治療する病院が新たに開院したときも、二名の医師には男性が採用された。[29]病院勤務医の採用は、男性ばかり、あるいはほぼ全員が男性の医師選任委員会がおこなうため、女性の候補はあっさり無視された。それでも一部の女性は応募を止めなかった。

グラディス・ウォーコップという女性は、一九二二年にロンドン病院で下級医の職を得たが、仕事に就くことはなかった。男性医師たちが、そんなことになれば辞職すると脅したからである。また、アイダ・マンという女性は、解剖部門では沈黙を守り、建物の「男性の領分」には足を踏みいれないという条件で、セントメアリー病院の病理学研究所に特別研究員として採用された。[30]

戦前とまったく同じ敵意と偏見に直面し、女性医師はふたたび、産科や小児科医、校医や産業医、精神科病院や救貧院施療病院の嘱託医など、地位も賃金も低い仕事に押しやられた。同じ職位の男性より給料が安いことも少なくなかったし、雇用者は一般に既婚者を雇おうとしなかった。多くの地方自治体と同じく、ロンドン州議会も既婚女性が働くことを認めておらず、この制限は一九三〇年代になってようやく撤廃される。四年間スコットランド女性医療部隊で外科医として過ごし、戦時中フランスやサロニカの過酷な環境下で手術をおこなってきたイザベル・ハットンは、既婚者であるというただそれだけの理由で、主要病院で不採用となった。「同棲」を選択していれば、もっといい結果が得られただろう、と彼女は自嘲気味に述べている。[31] 戦時中外科医として働き戦後も外科に残った女性はごくわずかで、その女性たちも、手術対象は、主として女性と子どもだった。多くの女性医師が、人生で最良の時期だったと、戦時の奉仕を懐かしんだのも当然である。どう見ても勝ち目はなさそうだと、仕事を辞めたり冒険を求めて外国に出たりした者もいた。医学の道に進みたいという若い女性にとっては、未来はもっと寒々としていた。

戦時中は女子学生を歓迎していたロンドンの医学校は、ここにきて一校また一校とふたたび女性を締め出しはじめた。あくまで一時的な措置であるという条件で女子学生を受け入れていたセントジョージ病院は、一九一九年に真っ先に門戸を閉ざした。十分な数の男性を集められるようになった今、本校は女性を「収容」できるほど大きくはない、とある内部の人間は説明している。[32] 一九一八年に女性に門戸を開いていたロンドン病院は、一九二二年にはその扉をぴしゃりと閉じた。病院の内部委員会の長であるナッツフォード卿は、この方針転換の理由をこう説明している。戦時中エンデルストリートを訪問したが、自分の見るところロンドン最高の陸軍病院にも引けをとらないばかりか「もっとも評判のよい」病院でもあると思われたので、女子学生を認める気になった。[33] ところが、男子学生が男子だけの教室で授業を受けたいと望んだため、女性を閉めだす決定となったものである、と。二年後、戦時中は女子学生を入学させてやっと閉校をまぬがれていたセントメアリー病院は、男子学生が——一つには医学校のラグビーの記録が危機にさらされるという理由から——女性と並んで授業を受けたくはないと宣言する嘆願書を提出すると、女性の入学を禁じた。チャリングクロス病院やウェストミンスター病院、キングスカレッジ病院の医学校も追随した。

女性医師の抗議には耳を貸さず、指導的地位にある男性医師たちは、卒業すれば約半数が結婚するだろうから、女子学生の教育は資源の浪費だと主張した。[34] ある医師は、女性医師は「申し分ない妻」となるので、目の肥えた男性に「あっという間にとられてしまう」と説明している。実際は、既婚者は女性医師全体の三分の一にも満たず、多くは——ハットンのように——就職を制限され働けずにいた。[35] 著名な医師、サー・ジェームス・パーヴス＝スチュアートは、魅力的な若い男女がなんの制限もなく活動をともにすれば、「どうしても気が散って集中できない」ので、共学は望ましくないとの見解を示した。共学という実験を試みたが、「満足のいくものではないとわかった」と言うのである。

国内の他の場所の医学校は、数を限定することが多かったとはいえ、女子学生の募集を続けたが、ロンドンでは、一九二八年までに、女子が進学できるのは、ロイヤルフリー病院付属のLSMWと、ユニバーシティカレッジ病院（UCH）の一二カ所の医学校だけになった。ちなみに、UCHは、一二カ所を黒人学生の進学先にも指定している。[36] 主要病院は卒後研修医にも男性を優先的に採用したため、若い女性医師はここでも、臨床経験を積む研修先に女性の運営する病院を選ばざるを得なかった。一九一九年にLSMWの卒業生から嘆願書が提出され、ロイヤルフリー病院は、二人の候補が甲乙付けがたい成績の場合、LSMWの卒業生を優先的に下級医に採用することに同意した——とはいえ、ロイヤルフリーはなお、六つの採用枠のうち二つは、成績にかかわらずそれまでどおり男性に与えると、そこは譲らなかった。[37] 戦時中、聡明な若い女性にとって将来有望な職種と思われはじめていた医学は、今や候補として考慮するよう勧める親のほとんどいない、将来性の危ぶまれる職業となっていた。

こうして状況が急変した結果、エンデルストリートで長時間厳しい労働に従事した女性たちを待っていたのは、暗い味気ない未来だった。[38] 戦時の功績が称賛されはしたものの、女性医療部隊としてフランスやロンドンで奉仕した医師のうち、引き続き仕事でなにかしら成功をおさめたのは、ほんのひと握りに過ぎなかった。一番の出世頭は、BIPP法の導入に貢献した謙虚で内気な病理医、ヘレン・チェンバーズで、戦後の経歴は傑出したものとなった。[39] ロンドンのミドルセックス病院で戦前おこなっていたがんの研究に戻ると、女性のがんの放射線治療の草分け的存在となり、ハムステッドのマリー・キュリー病院の創設にも尽力し、広く尊敬される腫瘍学者となったのである。女性職員によって運営されたこの病院は、イギリスにおける女性のがん治療の中心になった。チェンバーズは、がんの研究、特に当時女性の死因の第一位であった子宮頸がんの治療の研究に生涯をささげ、生存率で世界一の成績を達成した。悲しいかな、彼女自身は、おそらくは仕事で使用したラジウムへの曝露が原因で、一九三五年に乳がんで短い生涯を終えている。まだ五六歳だった。二年後マリー・キュリー病院に新設された病理学研究室には、彼女に敬意を表し、その名が冠された。

他にもごく少数が一定の成功をおさめた。クラリッジとシャトー・モーリシャスで働いた若い志願医、ヘーゼル・カスバートは、ロイヤルフリー病院初の女性上級医となり、のちに小児部門の部門長となった。[40] パリで部隊に加わり、ブローニュの砂糖倉庫病院とウィムルーで働いたマージョリー・ブランディは、当初、カスバートについてロイヤルフリーにおもむいたが、一九一七年にグレート・オーモンド・ストリート小児病院に移った。[41] 小児病院が——抗議書を書いた上級医は無念がったが——女性医師の就業を禁じる戦前の方針を復活させると、ブランディは解雇されたが、ロンドンのクイーンスクエアにある国立病院の最初の女性専門医となった。

もう少しありきたりなところでは、一九一五年にエンデルストリートで働きはじめたガートルード・ダーンリーは産婦人科で長く立派な職業人生活を送った[42]。ロイヤルフリー病院で婦人科外科の上級医として働いたあと、一九三七年にロンドン初の不妊治療診療所を開設している。耳の専門医として一九一八年にエンデルストリートで勤務しはじめたオクタビア・レウィンは、セントラルロンドン耳鼻咽喉科病院の医師となった[43]。小児の呼吸訓練を支持したレウィンは、ロンドン州議会の鼻科医として学校を回った。

一九一五年から一九一六年までエンデルストリートで働いたモーナ・ローリンズは、あまり一般的とは言えない道を選び、エリザベス・ギャレット・アンダーソン病院と――めったにないことだが――ガイ病院で、女性の性感染症の専門医になった[44]。ローリンズ（結婚後はヴォーン）はまた、思いも寄らぬ趣味をもつようになる。一九二四年に運転を覚えると、一九三〇年代から一九五〇年代にかけて、ラリー・モンテカルロに七回出場したのである。特に一九三二年のレースは特筆すべきもので、このとき、ヴォーンと副運転手をつとめた医学生シャーロット・ナッシュは、クーペ・デ・ダムを授与された。もっとも成績のよかった女性に贈られる賞である。スウェーデン北部のウーメオを出発し、凍結した道路をうまく乗りきり四五〇〇キロ以上を走行して、ゴールラインまでもう一六〇キロもないというところまで来たとき、二人は、三台のラリー出場車が絡む事故の現場に遭遇した。先頭を走っていたにもかかわらず、二人の女性は車を停めて負傷者を救護し、雨の中、ほぼ夜通しで骨折した骨を接いでやってから、レースを再開した。ここで時間をとられ遅れてゴールすることになったが、二人は女性の優勝杯を授与された。一九五二年には、六九歳で最後のラリーに出場したが、このときは車が衝突し炎上した。ヴォーンは、放心状態ながら無傷で車から姿を現した。

医師の仕事を引退したのち一九七〇年まで生き、八八歳で亡くなった。

フランスとエンデルストリートで医療部隊として働いた三九人の女性医師の大多数は、もっと刺激に乏しい人生を歩んだ。女性と子どもを治療する地位の低い仕事に戻るか、外国に行くか、完全に医師の仕事を辞めるかした者がほとんどである。外科の本流で仕事を続けた者も、男性を治療した者も皆無だった。ウィニフレッド・バックリーはその典型例であろう。[45] 開院初日から閉院するその日までエンデルストリートに外科助手として勤務し、アンダーソンが何千件という複雑な手術をおこなうのを助けて働いたものの、外科はきっぱり辞めている。ブライトンで開業医として地歩を築こうと試みたのちロンドンに戻るが、学校や乳児福祉施設でも非公式に仕事をして収入を補わねばならなかった。だが第二次世界大戦が始まるとふたたび出番が巡ってきた。このとき彼女は開業医の助手としてバークシャーに移ったのだが、入隊した男性医師の後任となったのにちがいない。バックリーは、エンデルストリートの多くの医師と同じく未婚のまま、一九五九年に亡くなった。一九一八年にカナダ人ラリー・タラントの腕を切らずに残してやった外科医、ドロシー・デインツリーは、その技術とともに海外に渡った。[46] 宣教医になるという大望を実現すべく、一九二〇年に船でインドに向かい、その後二〇年バプテスト伝道会の医師として働いた。ときには電気や水道水もないような原始的な環境で、十字軍のような使命感に燃えて、コレラやペストの流行との戦いに加わった。

エンデルストリートで勤務するために海を渡った女性医師たちも、故郷に戻ると、まったく同じ偏見に直面した。一九一九年にオーストラリアに戻ったヴェラ・スキャントルベリーは、復員してくる男性医師を優先するという理由で、メルボルン小児病院での以前の仕事に戻ることを拒まれた。[47] ヴェラは「すっかり気落ち」し、小児や女性相手の種々雑多な非常勤の仕事に就いていたが、一九二六年に、ビクトリア州に新たに創設された乳児福祉部門の初代部門長に任命された。二週間後にエドワード・バイアム・ブラウンという名の電気工学の講師との結婚を控えていたため、既婚女性は常勤を認めないという規定に違反しないよう、非常勤として扱われた。実際の仕事は、非常勤とはほど遠いものだった。その後二〇年のあいだに、結婚してスキャントルベリー・ブラウンとなったヴェラは、州内の子どもの健康を大きく向上させる、乳児診療所と幼稚園の理想的なネットワークをつくりあげた。それまでと変わらず現実的で人当たりがよく、その辛抱強い働きによって心から慕われ深く愛された。エドワードとキャサリンの二児をもうけたが、彼女も五六歳という若さで、一九四六年にがんで亡くなった。

エリザベス・ハミルトン゠ブラウンがオーストラリアに戻るまでには、ずいぶん長い時間がかかった。[48] 一九一八年にエンデルストリートを辞し、冒険を求めてエジプトに渡ったハミルトン゠ブラウンは、終戦のころ短期間イングランドに戻ると、今度はインドに向かった。そこで一年過ごすつもりが、「その地に恋をし」二〇年以上滞在することになる。あちこち移動しながら、インド女性を対象とする医療提供事業――もともと、インドの女性が女性医師にかかれるよう、ビクトリア女王の時代に始められた事業である――のために働き、デリーの女子医科大学で外科を教えていたが、最後は、女性医療の担当とはいえ、パンジャブ州の病院監察長官補に昇進した。一九四四年に退職すると、ようやくオーストラリアに戻り、そこで四一年後に一〇三歳で亡くなった。

負けず劣らず怖いもの知らずのイブリン・ウィンザーは、一九一八年に夫と幼い息子とともにカナダに戻り、カルガリーで医師の仕事に復帰しようと奮闘した。[49] その地で彼女は、男女一人ずつ、さらに二児をもうける。一九二八年には、年長の子ども二人の面倒を夫にまかせて別居すると、カルガリーから八〇キロ離れた特別保留地に暮らすブラックフット族（シクシカ先住民）の医療管理者となり、二〇年間そこにとどまった。賃金も評価も低い仕事ではあったが、定収入が得られ住居も提供された。末の息子とそこに暮らし、急患がでれば、冬は猛吹雪、夏は砂嵐をついて、保留地の孤立した集落まで車で出かけることもまれではなかった。シクシカの慣習を尊重しつつ、イブリンは、乳児診療所を開設し、保留地の病院に結核専用病棟をつくるための募金活動をした。その献身への敬意のしるしとして、彼女は名誉部族民にむかえられた。一九四八年に引退し、その一八年後に七八歳で亡くなった。

長い者では人生のうちの五年をエンデルストリートやフランスでの戦時の奉仕についやした用務員や他の女性たちのその後も、同様に決して明るいものではなかった。大多数は、単調で甘やかされ放題の中流階級の暮らしに戻って結婚するまでぶらぶらして過ごすか、奉仕活動に身をささげるかしか、選択肢がなかった。少数ながら、予想をくつがえすべく最善を尽くした者もいた。

エンデルストリートの補給担当官としての五年にわたる熱心な奉仕に対して大英帝国勲章第五位《MBE》を授与されたオルガ・キャンベルは、スコットランドの一家の地所に戻り、健康を害した父アーサーの世話をしつつ、州の社交界での立場を回復した。[50] アメリカの友人、マリオン・ディッカーマンには、仕事の合間なら「遊びの時間」はいつも楽しかったが、「それしかないとなると、もううんざり」と白状している。ルイザの弟のサー・アラン・アンダーソンが解決策を考えついた。船の入港から出港までの時間《ターンアラウンド・タイム》が長すぎると愚痴をこぼす彼に、オルガが、その仕事には女性が必要ねとやり返し、その場でオリエント汽船の——乗組員の健全な生活の維持を担当する——「家政婦長」に任命されたのである。オルガは陸軍時代とまったく同じようにこの難局に対処し、マリオンには「エンデルストリートで五年間過ごしたあとで、男ばかりの中に投げ込まれるとは、とんでもない変わりようだけど、楽しそうだし、うまくやっていけると思います」と知らせた。ロンドンで、従姉妹のマーディともう一人別の女性の友人と同居し、エセックスのティルバリー埠頭にある

「船室みたいでまさにおあつらえ向きの」事務室に毎日通勤した。たった一人の女性従業員として、彼女は即座に受けいれられた。あるときは、社の重役を説得して居心地の悪い寝棚を取り替えさせようと、試しに自分たちも寝てみるよう彼らに提案した。寝棚はすぐに取り替えられた。

　自活には成功したが、オルガは結婚生活にあこがれていた。戦争が始まる前、彼女は、一六歳年上で植民地担当の外交官、ホーレス・バイアットに恋をした。一九一三年にセイロンから帰国する船上で出会ったのである。オルガの父親は二人の結婚に反対したようだ。そのため、ホーレスは、戦争中をマルタ、ついでアフリカで過ごして、その功績により勲爵士に叙せられた。一九一九年に二人は再会したが、ホーレスからの求婚はなく、オルガはひどく落胆した。彼がアフリカで新たな四年の任務に就くために出発しようとしているのを知り、オルガはマリオンに、「なにも感じないのに心が疼《うず》くよう」だと訴えた。五年後、トリニダード・トバゴの総督に任命されたホーレスがついに勇気を奮い起こし、一九二四年に二人は結婚した。それから四年間カリブ地方で結婚生活を送ったが、健康を害したホーレスは一九二九年に職を辞した。

　一九三三年に夫が亡くなると、オルガは、幼い三人の息子を連れて、スコットランドのエルギンに移った。そこに新設された進歩的なゴードンストウン・スクールで、弟のケアが教えていたのである。ドイツ人の学校創設者、クルト・ハーンと親しくなったため、第二次世界大戦が始まると、地元ではオルガがスパイではないかといううわさが流れた。彼女は、疑いが誤りであることを証明し、ついでに持ち前の組織管理能力を発揮すると、疎開させられた学童の宿舎を割り当てる仕事に就いた。彼女も一九四三年に五二歳で早世し、息子たちはケアと暮らした。

　フランスとエンデルストリートで輸送担当官として働いた度胸ある娘、オルガの従姉妹のマーディ・ホジソンは、スコットランドで一家の地所を相続し、そこで純血種の乳牛を管理した。[51]大戦中に潜水艦の事故で恋人を亡くしており、一九二四年に、もと陸軍のチャプレン、レジナルド・ケンブル・ウェルズ師と結婚すると、夫と二人、いつもどこかしらの男子校を管理する生活を送った。三人の子どもの一人目を産んだあと、髪がごっそり抜けてしまい、二度と生えてこなかったのだが、それでもマーディは人生を謳歌することを忘れなかった。八五歳になってもなお、自宅のプールで裸のまま泳いだ。

一九一九年にアメリカに帰国しても、マリオン・ディッカーマンとナンシー・クックは、エンデルストリートでの経験もそこでできた友人のことも、決して忘れなかった。[52] ニューヨークに到着したマリオンは、自分がニューヨーク州議会下院の民主党候補に推薦されていると知り――州議会に立候補する最初の女性となった。選挙には敗北したものの、ナンシーを選挙参謀に、マリオンは女性の権利と福祉改革を声高に主張した。生涯にわたり積極的に政治活動をおこなう中で、二人は、フランクリン・D・ローズヴェルト夫妻、とりわけ妻のエレノアと親しくなった。夫妻が別居すると、三人の女性はニュヨーク州ハイドパークのローズヴェルト家の地所にある家で同居し、そこで家具製造業を営んだ。一九三二年にローズヴェルトが大統領選挙に勝利すると、マリオンとナンシーは、エレノアとのいさかいから友情にひびが入るまで、しばしばホワイトハウスに招かれた。二人はコネチカットに落ち着き、一九六二年にナンシーが亡くなるまで、終生をパートナー同士として過ごした。八〇歳になってもなお、マリオンはエンデルストリートでの日々を懐かしんだ。彼女は一九八五年に九三歳で亡くなった。

一九一九年末に、「頭がぼうっとして落ち着かない」状態でバッキンガムシャーの両親のもとに戻ったニナ・ラストは、もっと典型的な例と言えよう。[53] ロンドンでの最後の数カ月は、エンデルストリートでの業務が少ないところに陸軍からはたっぷり給与が支給されたため、映画に観劇にダンスにと、目も回るあわただしさのうちに過ぎた。「おしゃれで魅力的な制服を着ていると、自分が有名人になったような気がした」と彼女は述懐している。だが家に戻り、なんの当てもなく退屈していると、「そのへんの名もない女の子」にしか思えなかった。戦争中、ニナは心を鬼にしてだれとも恋仲にならないようにしていた。今は二四歳で、「売れ残り」の未婚女性の一人だ。もう結婚することはないだろう、と彼女は思っていた。それが、一九二〇年に友人たちと田園地帯を旅行していて、復員したばかりのロナルド・カレッジという青年と出会った。二人はその年の一一月――休戦記念日――に結婚した。

ニナは「ひと目でこの人と」わかったと確信していたが、娘を二人もうけたにもかかわらず、夫が暴力をふるい愛人をつくりと結婚生活は不幸をきわめ、何度も離婚を試みたのち、一九四〇年代にやっと夫と離婚した。その後ニナは、生涯二人の女性の友人――子ども時代の養育係《ナニー》のネッタと家政婦のエラ――と暮らし、治安判事となって「まさかり婦人」というあだ名を進呈され、意欲的な生活を維持した。テニスの強烈なサーブの腕も乗馬熱も衰えることはなかった。そうした生活のあいだ、彼女のエンデルストリート時代の制服は、孫たちのごっこ遊び用の箱にしまわれていた。ニナは一九七二年に七八歳で亡くなり、ネッタのそばに葬られた。

姉より静かで考え深かったバーバラ・ラストは、エンデルストリートを離れてから完全に健康を取り戻すことはなかった。[54] 一九二四年に、戦時中の毒ガス攻撃で受けたひどい傷痕の残る陸軍のチャプレン、チャールズ・ライト師と結婚し、娘のナンシーをもうけた。カーライル近くの教会区の担当となったあと、チャールズは一九三三年に交通事故死し、同じ事故でバーバラも六週間こん睡状態となった。回復後は娘とともに、弟でやはり牧師のチャールズのもとに行き、その担当区の世話を手伝った。エンデルストリートの名を口にすることはめったになかったが、一九一六年の全スタッフの集合写真を大切にしており、亡くなるまで化粧室の壁に掛けていた。

フローラ・マレーとルイザ・ギャレット・アンダーソンにとっては、戦後の人生が、エンデルストリートの刺激に満ちた波瀾万丈の日々に比肩するものになるなど、望むべくもないことだった。一九一四年に、戦傷外科の経験もないままパリに向かうと、二人は、フランスで陸軍病院を二つ開設して切り盛りしたのみならず、ロンドンでもエンデルストリート陸軍病院とその三つの分院を創設・運営し、二〇〇人近い数のスタッフを指揮下においた。そして、数知れぬ者の命を救い、傷ついた者を回復させ、もっと驚くべきことに、陸軍からも医師からも大衆からも称賛された。だが戦争中こそ称賛の雨が降ったが、平和が戻れば彼女たちの経験や才能はもうお呼びではなかった。戦後の大多数の女性と同じく、彼女たちはもう必要な頭数には入っていなかった。エンデルストリートは、歴史上の興味の対象、「過ぎ去った過去」の遺物の一つでしかなくなってしまったのである。

戦時の活動の緊張と重圧で疲れ果て気力も萎えていたが、一九一九年に五〇歳となったマレーと四六歳になるアンダーソンは、以前の仕事に戻ろうと努力した。ケンジントンに戻ると、最初二人は戦前のように、午前中はメイフェアの診察室で診療をおこない、午後は戦没者記念小児病院と改称されたハローロード小児病院を引き続き運営した。同時に、アンダーソンは、エリザベス・ギャレット・アンダーソン病院の上級医の職に復帰した。一九二〇年にメイフェアの診察室を訪れマレーにインタビューしたある女性記者は、「その専門職の最高位まで上り詰めた」二人の女性の名が刻まれたドアの横の一対の真ちゅうの表札――「フローラ・マレー医師、大英帝国《C》勲章《B》第三位《E》」と「ギャレット・アンダーソン医師」――を見て、「子どものような畏怖の念」を覚えた、と正直に書いている。[55] 医学部が次々と門戸を閉ざしつつある中での女性医師の未来について尋ねられたマレーは、見通しは「上々」だと断言した。とはいえ、それは主として公衆衛生と海外についてであることも認めている。マレーもよくわかっていたが、現実は、「その専門職の最高位」にある女性にとっても、見通しからはほど遠いものだった。メイフェアの診察室まで足を運んでくる個人患者はごくわずかだったし、小児病院は存続の危機に瀕していた。

一二床まで増床したものの、近隣の貧困家庭の患者が詰めかけ、小さな病院はもうにっちもさっちもいかない状態だった。外来部門は毎月一〇〇〇人からの新規患者でぎゅうぎゅう詰めになり、一九一九年には診察件数は八万七〇〇〇件というとんでもない数字になった。場所が足りないため、結核や心臓病で、あるいは他の理由で重態の、多くは栄養失調でやせ細った赤ん坊や子どもを、スタッフは何度も玄関払いしなければならなかった。

マレーとアンダーソンは、もっと大きな病院を建設するための呼びかけを一九二〇年に開始し、エンデルストリートのかつてのスタッフや患者に寄付を求める手紙を書いた[56]。はるかオーストラリアやニュージーランド、南アフリカ、アメリカからも、寄付金が殺到した。もと患者の中には、治療に感謝する殴り書きの礼状とともに、三ペンス硬貨や六ペンス硬貨で雀の涙ほどの金額を送ってよこした者もいれば、友人や同僚から集めたお金を同封してきた者もいた。職場でカンパをつのって集めた五〇シリングを送ってきた者もいれば、村でダンスを企画して五ポンド集めた者もいた。別の患者は、自分はそちらの病院を退院してから二回負傷したが、「エンデルストリートほど親切に世話をしてくれたところはなかった」と書いてよこした。

お金は、あとに残された身内からも届いた。ある女性は、亡き夫をしのんでと、一ポンド——一人残された女性にはかなりの額である——を送ってよこした。エンデルストリートでけがを治してもらったが、復員からわずか三週間後に、スペイン風邪で亡くなったという。夫はよくスタッフの話をした、と彼女は書いていた。「エンデルストリートほどすばらしい病院はない……みなさんのことはいつまでも忘れない」と強く言っていたとも。こうした惜しみない応援、そして一九二〇年に病院の委員に名を連ねたサー・アルフレッド・キーオの支持があったにもかかわらず、資金不足により、小児病院は一九二一年に閉院を強いられた。そこで五〇万人をこえる子どもが治療を受けた。

そうこうするあいだに、マレーは『女性として軍医として』と題された本を書いた。女性医療部隊の歩んだ道とフランスとエンデルストリートでのその仕事ぶりをくわしく綴ったもの——少なくとも、彼女が世に知らしめたい内容を綴ったものである。エンデルストリートという遺産をしっかり手の内におさめておこうと固く決意し、絵画で表現されたものに手を加えようと躍起になったときのように、マレーは、勇敢な女性たちが陸軍省の男たちの敵意と愚かさをものともせず祖国に奉仕する、というばら色の絵を描いてみせた。彼女は、成果をあげるために女性たちが乗りこえた試練や障害は記録したが、スタッフのあいだで定期的に表面化した緊張状態についてはまったく言及せず、職業看護婦や海外からやってきた女性医師の貢献にもほとんど関心を向けなかった。ともかくエリザベス・ハミルトン＝ブラウンは、オーストラリア人の医師が一人も名前をあげられていないと腹をたてた。[57] 彼女は——のちにアンダーソンからの手紙の山とマレーの「うるわしい写真」を燃やして——報復する。ベアトリス・ハラデンもまだ恨みを忘れていなかった。部隊の先駆的な活動を激賞する、美辞麗句に満ちた序文を書きはしたものの、エリザベス・ロビンズには、それが「たやすい仕事ではなかった」と告白している。[58]

マレーの心情がうそ偽りのないものであったのはまちがいない。かつてのスタッフへの献辞には、「称賛の言葉はほとんどありませんが、行間を読めば、あなた方一人ひとりを心から大切に思い、その勇気と忍耐に感服し誇らしく思っていることが、おわかりいただけるでしょう」と書いている。部隊の仕事のために命を落とした女性を追悼し、詩人、アルジャーノン・チャールズ・スウィンバーンの詩の一節を引用してもいる。[59]

時がみなを安息の地にともなう、名声とともに、
安らかな眠りへと、広く甘やかな死の胸へと

マレーは、「大胆、慎重、誠実、そして愛情深き戦友」という言葉とともに、自著をアンダーソンに献呈した。ウォルト・ホイットマンの詩からとられた、戦死した友人のために兵士が書き残した言葉で、明らかに、サフラジェットの大義と大戦の両方におけるマレーとアンダーソン自身の戦いについて言及したものだ。たがいへの揺るぎない愛情を高らかに宣言する言葉でもあった。

マレーの著作は、「まぎれもなく貴重な仕事」の重要な記録であると、ランセット誌から称賛された。[60] スコッツマン紙も、同書は「軍務は男の仕事といういつまでも消えぬ偏見に直面する者全員に高く評価される」だろうと断言した。[61] だが、戦時の女性の活動が露骨に無視され酷評されている今、マレーの意気軒昂な書きぶりは目ざわりであり、話の内容は不都合なものだった。英雄として戦争にむかえ入れられた二人だが、今は戦後生じた女性を敵視する空気にそぐわない存在となっていた。

マレーとアンダーソンは、サフラジェットの大義からほこりを払い落とし、男女同権を求める政治活動に一時的に復帰した。だが、戦前は、たとえ戦術を巡って意見が対立しても、参政権を求めて一致団結していた女性運動も、今では、異なる目標に専念する派閥に分裂していた。[62] 女性全員に参政権を拡大することと男女同権の実現をめざすことに注力したいという女性たちがいる一方、反戦主義や社会改革の方に関心を寄せる者たちもいた。今では三〇歳以上の女性のほとんどに参政権があり、二一歳以上であれば下院に立候補で

きた――一九一九年に初の女性議員が誕生している――ため、支持政党のちがいからさらに分裂が進んだ。

最初、マレーとアンダーソンは、エメリン・パンクハーストを説得し、意気揚々と復活させ、もう一度女性の進歩に向かって突き進む先導役をまかせられるのではないかと期待した。マレーは、一九一九年に、すでに老境に入ったパンクハースト夫人を支援する基金の創設を、かつてのWSPUのメンバーに呼びかけた。[63] この要請で、予想よりずいぶん少額ではあったが、デボンにコテージを一軒購入するには十分な三〇〇〇ポンドの資金が集まった。だが、六〇代になったパンクハースト夫人は、カナダにとどまる方を望み、めったに訪ねては来ず、若い活動家たちに運動をまかせた。マレーとアンダーソンは、昔からのサフラジェットの同志とともに断固として主義を曲げず、ミリセント叔母のNUWSS――今は平等市民権協会全国連合（NUSEC）と改称され、女性、特に母親に特別な権利を求める運動に専念していた――とはかかわりをもたなかった。代わりに、彼女たちはシックス・ポイント・グループの創設会員となった。男女同権運動をおこなう者たちの団結のよりどころにと、かつてのWSPU支持者たちが立ち上げた組織である。

一九二一年に設立されたシックス・ポイント・グループの先頭に立ったのは、ロンダ子爵、マーガレット・マックワースだった。[64] マーガレットは、自由党の政治家でもあったウェールズの実業家の一人娘で、一九一八年に父親が亡くなると、その事業帝国と称号とともに財産を相続していた。サフラジェットの大義のために服役も経験し、戦時中は女性労働者の採用に向けた政府の取り組みを指揮した。その方針も今では反転してしまったため、レディ・ロンダは、改革を推進する新聞、タイム・アンド・タイド紙の創刊に財産の使い道を変更し、男女同権を求める運動にその精力を振り向けた。NUSECより急進的なシックス・ポイント・グループは、法律を変更して女性にも男性と同等の権利、賃金、機会を保証するよう求めた。マレーとアンダーソンは、新聞への投書に律儀に署名し、上流階級の昼食会にも臨席してグループを支援したが、二人の気力はもう尽きかけていた。[65] 戦時活動で疲れ果て、もはや運動に関心がもてなくなっていたのである。

一九二二年に小児病院を閉院すると、マレーとアンダーソンはロンドンの居宅を売り払い、ペン村のコテージに引っ込んだ。そして、開戦以来はじめて、気ままに庭を手入れし、犬を散歩させ、二人で楽しく過ごした。ひょっとすると、まったくはじめてのことだったかもしれない。政治的な行事や社交的催しのためにときおりロンドンに出かけるときは別として、二人は、戦後世界の寒々しい張りつめた空気をのがれ、家族や友人たちとのんびりした。いっとき、マレーは下院への立候補を考えた。[66] 一九二二年九月に、兄のウィリアムから、体調不良で議員を辞職するので、一一月の総選挙で自分の後がまに立候補してはどうかと提案されたのだ。なんと自称すべきか迷うところ――保守党主導の連合と共闘する「穏健的進歩派」あたりだろうか、と彼女は考えた――ではあったが、マレーは、請われれば「喜んで」受け入れると兄に伝えた。だが、一〇日後、ウィリアムが妹の立候補に地元の支持を取りつけられなかったらしいとわかると、計画倒れに終わって安堵したことを認めた。責務から解放されたマレーは、八年前サーチライトの下で散歩して歩いたロマンチックな街並みを再訪する好機と、アンダーソンとともに――飛行機で――パリに出かけた。

穏やかな田園生活は長くは続かない。一九二三年が明けるころには、マレーの兄ウィリアムはがんで明日をも知れぬ命となっており、なんとか健康を取り戻したいと最後の望みをかけてフランス南部に旅立ったが、三月五日にそこで客死した。[67] 知らせを聞いて、マレーは、従姉妹のマーディ・ホジソンとともに遺体を引きとりに出向いたが、そのときにはもう、彼女自身ひどく具合が悪くなっていた。直腸がんと診断され、ハムステッドの療養施設で手術を受けたが、六日後、一九二三年七月二八日に息を引きとった。[68] その日はアンダーソンの誕生日だった。マレーはまだ五四歳だった。

フローラ・マレーは、四日後、よく晴れた風の強い日に、ペン村の教会墓地の静かなひとすみに埋葬された。教会での葬儀には、年老いたサフラジェットの同志やかつての医師の友人、エンデルストリート時代の同僚らが詰めかけた。葬儀のあいだじゅう、マレーの棺の足の側に、エンデルストリート時代の看護婦が一人立った。棺はイギリス国旗で覆われ、エンデルストリートの元チャプレンが弔辞を読んだ。彼女の戦時活動に敬意を表し、また中佐という名目上の階級も考慮し、陸軍省は、キーオの後任として陸軍医療部を統括するサー・ウィリアム・リーシュマンを葬儀に参列させた。棺が地中に下ろされると、ラッパ手が葬送ラッパを吹いた。そのとき、アンダーソンが進み出て、ローズマリーの小枝——思い出の象徴である——を墓穴に投げ入れた。

マレーの遺言は、短く的を射たものだった。生涯の友で同志でパートナーであるアンダーソンに、「彼女が一番よいと思う方法で」処理するようにと、すべてを託した。友人知人はみな一様に、その早すぎる死に言葉を失った。意見の衝突があったとはいえ、ベアトリス・ハラデンは、知らせを聞いて「これ以上の悲しみはない」と述べた。彼女は戦時の活動に一生をささげたと、多くが考えた。ニナ・ラストはのちに、マレーは「文字どおり負傷者のために命を犠牲にした」と書いている。[69]

故郷のダンフリースシャーからニュージーランドまで、国内外の新聞や雑誌が、フローラ・マレーの死を報じた。死亡記事は、サフラジェットの医師の中心人物として国賊とそしられたところから、イギリス陸軍で女性最高位に就くまで、その尋常ならざる足跡をたどった。[70] エンデルストリートを運営することでマレーは「まったく新しい領域」を開拓した、とマンチェスター・ガーディアン紙は書いた。ベアトリス・ハラデンは、サフラジストの機関誌、ヴォート誌に寄稿し、女性解放運動への貢献によってフローラ・マレーの名は「ひときわ」目立つものになるだろうと述べた。そして、「闘士で改革者」であると同時に「子どもっぽい」ユーモアのセンスをもつやさしい医師でもあった、と回想している。オブザーバー紙では、エリザベス・ロビンズがエンデルストリートの図書室での日々を振り返り、マレーは「彼女ほど勇敢でなければ気力もくじけてしまったであろう」困難にも屈せず病院を運営したと断言した。しかし、もっとも完璧で胸を打たれる人物描写をおこなったのは、フローラ・マレーを一番よく知る、友人でパートナーのルイザ・ギャレット・アンダーソンだった。フローラは優美で同時に奥ゆかしく「理想的な医師」だった、と彼女は述べた。医学という科学を愛しつつ「患者その人のことを決して忘れない」医師であった、と。

アンダーソンは、ペン村で生活し、一人で未来に立ち向かった。[71] 性格的に悲しみに沈むことをよしとせず、治安判事をつとめたり地元の保守党のために資金集めをしたりと、公務と郡の政治に打ち込んだ。同時に、医学界の女性や重要と思える他の運動への支援も怠らなかった。シックス・ポイント・グループのために、子どもへの暴力についての調査で議長をつとめることもしている。[72] この調査の結果、一九二五年に、法廷では子どもの名前をださない、児童養護施設の視察をおこなうなど、先見の明のある勧告がなされた。彼女は母親の先駆的な仕事にも忠実で、引き続きLSMWとエリザベス・ギャレット・アンダーソン病院を支援し、弟のアランとともに、ちょくちょく行事に参加した。いとこの一人が母エリザベスの伝記を書こうとしているのを知ると、ルイザは自分も伝記を書き、そのあと両親のラブレターを燃やした。[73] ふたたび旅行にも出はじめ、一九二八年のはじめに、今は八〇代となった二人の叔母、ミリセントとアグネスとともに、パレスチナを訪れた。[74] 大胆にも山岳地帯まで出かけたさい、一行の乗った車が脱輪し、雪の吹きだまりに突っ込んだ。夕闇が迫るなか救助を待ちながら、アンダーソンは最悪の事態を恐れたが、二人の叔母は平然としていた。同じ年の後半には、アンダーソンは思いきってオーストラリアまで足を延ばし、一一月にメルボルンに到着すると、ヴェラ・スキャントルベリー、レイチェル・チャンピオンの二人と嬉しい再会を果たした。[75]

一〇年のときを経てかつての指揮官を出むかえたヴェラは感無量だった。翌日から二日間、ヴェラとレイチェルは、ピクニックに観劇に地元の女性専門病院の見学にと予定を詰め込み、アンダーソンをメルボルンの名所に案内しその社交界に紹介して回った。アンダーソンは世界的な名士と言ってよいほどに遇され、船を降りた瞬間に記者にとりかこまれ、滞在中ずっと「メルボルンの女性の大群」からの招待が引きもきらなかった。予定はびっしり埋まっていたが、それでも、つかの間ヴェラとレイチェル――と彼らの新しい家族――と静かに過ごせる時間もあった。アンダーソンは明らかに結婚に対する意見を軟化させており、ヴェラの夫のエディを認め、三カ月になる二人の息子のエドワードに青い小さな上着を贈った。アンダーソンが去ると、ヴェラは「完全に気が抜けて」しまった。数日後、アンダーソンから、訪問は「一分一秒まで楽しかった」と二人に感謝し、続けて「ご存じのとおり、一番楽しみにしていたのは、あなた方二人に会い、お相手の方にもご挨拶し……そして家を拝見し、お子さんに会うことでした。全部実現できて、これ以上幸せなことはありません」と書かれた手紙が届き、ヴェラは感激した。

シドニーに向かったアンダーソンは、昼食会に招かれ賓客としてもてなされた[76]。エンデルストリートで何千人ものオーストラリア兵とニュージーランド兵を治療したことに感謝するためもあって開かれたものだ。熱のこもったスピーチの中で、彼女は、女性参政権の獲得運動は戦時活動のよい訓練になっていたとし、この経験のおかげで「女性は女性の指揮ができるし、女性は当然他の女性を信用するのだということを、男性にもわかってもらえた」と語った。「戦争が始まって、私たちの武器が赤十字の包帯になると……自分たちの受けた訓練が大きな助けになることがわかりました」。帰りはセイロンを経由し、ミリセント叔母とアグネス叔母と落ち合って――ミリセント最後の冒険旅行で、彼女は翌年亡くなる――帰国した[77]。

ふたたび戦争が始まったとき、ルイザ・ギャレット・アンダーソンは、もう一度奉仕活動をおこなう気満々だった。第二次世界大戦が目前に迫った一九三九年八月にロンドンに戻ると、彼女は、エリザベス・ギャレット・アンダーソン病院で空襲の負傷者の治療を手伝うと申し出た。[78] 六六歳になっていたが、二〇年以上前、ツェッペリンによる空襲時にエンデルストリートでおこなったように、ロンドン大空襲のさなかに手術をおこなった。とはいえ、仕事の負荷は軽く、アンダーソンは、ナショナルギャラリーで講演を聴いたり毎週アランと会って昼食をとったりして時間をつぶした。[79] 彼女は、当時飼っていた犬、ロディという名のアバディーン・テリアを、空襲時におびえてはいけないと、地方に住む甥のコリンとその幼い子どもたちに預けていた。[80] 相変わらずたいそうな可愛がりようで、愛犬のためにと自分の肉類配給カードをコリンに渡し（配給物は子どもたちの皿にのることになった）、再会時には腕の中に抱いてドアマットの上をぐるぐる回る歓迎ぶりだった。

ロンドンにふたたび空襲があったため、病院で負傷者の手当てをしながら、アンダーソンは、若いころの友人の一人、イブリン・シャープに思いをはせた。[81] ジャーナリストでサフラジェットの同志でもあったが、先の大戦が始まってからはほとんど会っていなかった。イブリンは結局、生涯の愛人であったヘンリー・ネビンソンと結婚したが、八年後の一九四一年に夫と死に別れた。アンダーソンは、ネビンソンの男気とやさしさを偲ぶ心のこもった手紙をイブリンに送り、ためらいがちに再会を提案した。だが、二人が友情をよみがえらせる機会がほとんどないまま、一九四三年に入るとすぐ、アンダーソンは体調を崩した。数カ月間背中の痛みに苦しんだ末に、希少がんの後腹膜肉腫と診断され、[82] 最後まで女性医師を信頼してエリザベス・ギャレット・アンダーソン病院で治療を受け、そこで手術を受けたが、不首尾に終わった。

ブライトンの療養施設に移ったあと、一〇月に、アンダーソンは、もう長くないことを手紙でイブリンに知らせた。[83] 手紙では、「晩年を孤独に」過ごさずに済んでおおいに感謝していると述べ、「本当に幸せ」だったと人生を振り返った。モルヒネでまどろみながら、ベッドの上から海を眺め、若いころイブリンと共有した「とても楽しい思い出」を反すうしている。WSPUも服役もスコットランドでいっしょに過ごした日々も「なにものにも代えがたい」。もう面会はできないだろう——そう彼女は書いていた。

この知らせに驚きと悲しみを禁じ得ず、イブリンは、「私のルイザが床に伏し恐ろしい死をむかえようとしている」ということしか考えられなくなった。[84] 彼女は、日記の中で「ずっと昔F・Mがあいだに割り込んできて」二人の友情がどんなふうに破綻したかを回想し、アンダーソンのことはずっと「愛して」おり、マレーが亡くなったときはたいそう同情したことを認めた。そして「私よりも愛した相手のもとへ帰っていけると」彼女は死を歓迎しているのだろうか、とぼんやりと考えた。それでも、結局は自分の方をもっと愛してくれていたのではなかろうかと、イブリンはつい考えてしまうのだった。数日後の一一月一五日に、アンダーソンは亡くなった。最後にひと目姉に会うべく急いでアメリカから帰国したアランが到着する、ほんの数時間前のことだった。七〇歳だった。

ルイザ・ギャレット・アンダーソンの遺体は荼毘に付され、サウスダウンズに遺灰がまかれた。数日後、友人や家族、同僚——その中には、ロイヤルフリー病院、エリザベス・ギャレット・アンダーソン病院、そしてエンデルストリート陸軍病院の数十名からの女性医師と「ひしめき合って立つ」大勢の看護婦も含まれた——が、追悼式のために、ロンドンのセントパンクラス教会につどった。[85] 教区牧師は、第一次世界大戦中のアンダーソンの業績を回顧したが、サフラジェットの活動には言及せず、イブリン・シャープを悔やしがらせた。新聞の死亡記事は、主としてイギリス初の女性医師の娘としてアンダーソンを追悼した。第二次世界大戦のさなかにあって、先の大戦での彼女自身の先駆的な業績は、世に忘れ去られていた。ルイザが愛したパートナーで人生の伴侶の存在についても、言及はなかった。イブリン・シャープがどんなにうぬぼれていようと、アンダーソンが最後までマレーを愛しつづけていたのはまちがいない。彼女は、遺言の中で、コテージや美術品や宝石を家族や友人に分配したが、ダイヤモンドの指輪を「愛する人の姪」――マレーの三人の姪、エリザベスとビビアンとエレノア――に遺している。[86] そして、ペン村のマレーの墓碑には、その名前の下に、「私たちはただただ幸せだった」という言葉とともに、アンダーソンの名前が追加された。

フローラ・マレーとルイザ・ギャレット・アンダーソンは、手をたずさえて二つの大きな戦いを戦い抜いた。女性の戦いではその名声と自由に危険が及ぶのを承知で、女性参政権を求めるサフラジェットの運動に加わって、肩を並べて障害に立ち向かった。一九一四年にイギリスがドイツとの戦争に突入すると、二人はプラカードを下ろし、兵士の救命に尽くす医師として国に奉仕しようとした。パリで、ウィムルーで、そしてロンドンで、二人は国内さらには世界中から集まった女性たちを導き鼓舞して、戦時活動に励ませた。批判する者たちがまちがっていることも証明してみせた。彼らがエンデルストリートに開設した病院は、イギリス陸軍の中でもっとも手際よく運営され、もっとも人気があり、なおかつもっともうまく機能していた。指揮官として、二人は、ときに気むずかしく、たいてい威圧的で、つねに妥協を許さなかった――そうあらねばならなかったのだ。だが、女性への信頼が揺らぐことはなかった。二人とも安らかな眠りについた今、世界には新たな戦いの嵐が吹き荒れ、二人の貢献はあらかた忘れ去られてしまった。だが、彼らが遺したものは生きつづけた。

エリザベス・ギャレット・アンダーソンが、一八六五年にイギリスで女性としてははじめて医師免許を取得して以来、本国はもとよりそれ以外の地の女性たちも、男性と同等に医学の道に進み医師として働くために戦ってきた。[87] 第一次世界大戦中に、何百人もの女性医師が男性と同等に仕事ができることを証明したものの、平時の反動によって、女性たちは固めた地歩をあらかた失った。第二次世界大戦が始まると、陸軍省は、入隊する女性医師に男性と同一の賃金と条件を保証したが、依然として将校への任官は認めなかった。ルイザ・ギャレット・アンダーソンの死から一年後の一九四四年には、女性の医療職者（免許取得医）はまだ全体の二〇パーセントに過ぎず、一九六〇年代までこの比率にはほとんど変化がなかった。

第二次世界大戦後の一九四七年、医学部は、女性に門戸を開かなければ国庫の補助を得られなくなった。もっとも、多くはその後何十年も、二〇パーセントという割り当ての下限に固執した。一九七五年に性差別禁止法が可決されてやっと、医学部も病院も、ついに男性と対等に女性を受け入れないわけにいかなくなる。その後すぐに女性の医学生の比率は五〇パーセントに達し、その後も上昇を続けると、今世紀に入ってすぐ六二パーセントという最高値を記録し、今日《こんにち》では五五パーセント前後で安定している。少し遅れて、イギリスにおける女性の免許取得医の比率も、二〇一八年に四八パーセントに達し、そのまま上昇が続けば、二〇二二年には数の上で男性医師を上回ると予測されている。だが、こうした進歩にもかかわらず、最上級職や外科のような専門領域では、女性はまだ少数派である。全世界では状況は実にさまざまで、東欧の一部の国では女性医師が全体の七〇パーセントをこえる一方、オーストラリアではまだ三九パーセント、アメリカでも三四パーセント、日本は二〇パーセントに過ぎない。

わずかに残る品々、思い出、亡霊以外、エンデルストリート陸軍病院の名残をとどめるものはない。かつて救貧院だった建物は、一九八〇年代に取り壊され、公営アパートに生まれ変わった。今では、中庭だけがそこに残っている。かつて鐘の音が救急車隊の到着を知らせ、夏の陽光の下で青いスーツ姿の患者がしま模様のパラソルの下に座り、病院の合唱隊がクリスマスの聖歌を歌った小さな広場だ。そこに病院が存在したことを思い出させてくれるものは、二〇〇八年にお披露目された、「言葉ではなく行動を」というモットーの書かれたスレートの銘板だけだ。しかし、エンデルストリート陸軍病院の物語は、今も医学界の女性を——さらには全女性を——触発しつづけている。その病院の創設者たち、そしてそこで働いた先駆者の女性たちは、今なお、女性が言葉と行動でなにをなし得るかの証《あかし》なのである。エリザベス・ロビンズの言葉ではないが、「女性の能力の正当な評価へと続く道にある道標の一つには「エンデルストリート」と刻まれている」のだ。[88]

謝　辞

エンデルストリート陸軍病院で働いた女性とそこで治療を受けた男女について執筆するのは、名誉なことであり喜びでもあった。彼らの生涯を知りその話を披露する機会がもてて、私は幸運だった。その栄誉に浴することができたのは、情報や助言や資料を提供して助けてくださった、数えきれないほど多くの人々と団体のおかげである。中でも、ジェニアン・ゲデス博士にはひとかたならぬお世話になった。博士は、この執筆の旅を通じて、私の案内役であり、相談相手であり、友人であった。長年にわたりエンデルストリートの女性たちについて研究し執筆してきた博士は、その知識と資料と時間を、惜しみなく私に分け与えてくれた。彼女がいなければ、この本は書けなかったろう。

作家協会の後援によりアントニア・フレーザー奨励金の初回受給者となれたことをたいへん光栄に思うとともに、大英帝国二等勲爵士レディ・アントニア・フレーザーに深く感謝したい。これで研究資金をまかなうことができた。

第一次世界大戦その他の重要テーマのさまざまな側面について、多くの方から助言をもらった。ミック・

クランプリン、ピート・スターリング、ジョン・エリスには特に感謝したい。それぞれ草稿を読み、軍事問題について助言してくれた。同様に、エンデルストリートで働いたオーストラリアの女性たちについて相談にのり情報を提供してくれたヘザー・シェアード、オルガ・キャンベルの生涯について助言をくれたルーシー・バイアットにも感謝する。サラ・ハスラムにも感謝したい。エリザベス・ロビンズとベアトリス・ハラデンの難解な悪筆をいっしょに読み解く中で、時宜を得た助言がもらえたし、最高に面白い話ができたし、親しいつきあいができた。また、デジタルドラマのアリソン・ラムジーも、気前よく援助の手を差し伸べてくれた。

多数の人々や家族が、惜しみなく思い出を語り資料を提供して、エンデルストリート陸軍病院のスタッフや患者の人生をたどる調査を助けてくれた。アンソニーとキャロラインのマレー夫妻とそのご家族のご厚情にはことのほか感謝している。マレースウェイトの自宅に招き、フローラ・マレーの情報を得るために私的な文書を読むのを許可してくださった。フローラについてのスー・バーンの鋭い指摘もありがたかった。ロビンとローズのカーバー夫妻、カトリオーナ・ウィリアムズ、ジェニー・ローニスが許可してくださったおかげで、ギャレット・アンダーソン一族の文書にも目を通すことができた。アンドリュー・ウェルズには、マーディ・ホジソンの私文書を読ませてくださったことにもそのご親切にも感謝したい。同じく、ロビンとジリーのバイアット夫妻、フィオーナ・バイアット、ルーシー・バイアット、ディアミド・キャンベルからは、オルガ・キャンベルの私文書を見せていただいた。関心をもち親切にもてなしてくださったことにも感謝する。アニー・フォックスは、ニナ・ラストの私文書と思い出を共有してくださった。バーバラ・ラストについても、ナンシー・プレンティスとアン・プレンティスがそうした情報を提供してくださった。心より感謝する。

さらに多くの方々が、かつてエンデルストリートで働いた縁者についての情報を提供してくれた。イブリン・クレモーについてはクリストファー・ハビランドから、アーネスティン・ド・ロンゲールについてはマイケル・グラント博士から、イブリン・ウィンザーについてはマイケル・フェローズとそのご家族から、エリザベス・エクセルについてはエリザベス・シンプソンから、ダルシー・ステーブリーについてはケイト・ステーブリー・ダウンからそうした情報をいただいた。エンデルストリートで治療された患者についても、たくさんの縁者の方が情報をご提供くださった。ジョン・ジョセフ・オドナヒューについてはケイト・ケンダル、ジョン・ボウドについてはジョナサン・ボウド、ラリー・タラントについてはバーブ・アンガス、ヴィック・ジョーンズについてはマイルス・キングとミセス・リース・キングのみなさんにお世話になった。

多くの方からさまざまな分野の専門知識や助言をいただいた。これらの方々にも感謝しなければならない。ルイーズ・ベル、ローズ・ブラウン、イアン・キャッスル、サラ・チェイニー、エリザベス・クロフォード、アラン・カミング、ロス・デイビス、パトリシア・ファラ、チャーリー・フォーマン、ジュリオ・グラウ博士、ピーター・ヒギンボザム、マーク・ホニグスバウム、ポール・ジゲンズ、アンジェラ・ジョン、ジョン・ラングトン、ルース・リチャードソン、アン・トムソンのみなさんだ。フランスでは、現在の所有者であるジェロームとサンドリーヌのラノワ夫妻に招かれウィムルーのシャトー・モーリシャスを訪ねることができ、喜びにぞくぞくした。二人は、その知識と研究内容を披露してくださった。パリのホテル・クラリッジのスタッフにも、時間をさいてホテルをくまなく案内してくれたことに感謝したい。そして、キット・ベヴァンにも、ダドリーコートの中庭を案内してくれたことを感謝する――エンデルストリート陸軍病院で唯一今も残る場所だ。

私の著作はいつもそうなのだが、本書も、国内外の図書館や博物館や文書館の数えきれないほど多くのスタッフの献身と努力がなければ存在しなかった。とりわけ、次の施設のスタッフには感謝しなければならない――LSEロンドン・スクール・オブ・エコノミクスの女性図書館（特にジリアン・マーフィー）、帝国戦争博物館、ウェルカム図書館、国立公文書館、大英図書館、ロンドン・メトロポリタン・アーカイブズ、ロンドン博物館、オックスフォード大学ボドリアン図書館、イギリス赤十字社、王立看護師協会、ケンブリッジ大学ニューナム・カレッジ、国立陸軍博物館の各施設である。次の施設のスタッフにも感謝したい――英国医師会、王立医師会、総合医師審議会、フローレンス・ナイチンゲール博物館、王立産婦人科医協会、ロイヤルフリー病院医学校、ロイヤル・ロンドン・ホスピタル博物館、軍事医学博物館、サフォーク文書館イプスウィッチ分館、ケンブリッジ大学チャーチル・アーカイブズ・センター、リーズ大学ブラザートン図書館、ロンドン大学クイーンメアリー校、バーミンガム大学、キャドバリー・リサーチ図書館、スコットランド国立図書館、クイーンズ大学ベルファスト、マクレイ図書館、セントトレナーズ校、チェルトナム・レディース・カレッジ、ベダレススクール、ドーキング・ミュージアム・アンド・ヘリテージ・センター、ダンフリース・アンド・ギャロウェーのデビルズ・ポリッジ・ミュージアム、国立自動車博物館、サリー歴史センター、スタッフォードシャー・アーカイブズ・アンド・ヘリテージのスタッフのみなさんだ。アメリカでは、国立公園局、ハイドパーク（特にタラ・マギル）、ニューヨーク大学フェイルズ図書館（特にニコラス・マーティン）、テキサス大学ハリー・ランサム・センターの各施設の文書係のみなさんにたいへんお世話になった。また、オーストラリアのシドニー大学、メルボルン大学、クイーンズランド州立図書館、メルボルンのジェフリー・ケイ・ミュージアムの文書係のみなさんにも感謝したい。

そして、いつものように、出版界の専門家のみなさんから最大限のサポートと助言を得ることができ、私はとてつもなく幸運だった。イギリスでは、アトランティックブックスのカレン・ダフィーとクレア・ドライズデールの、アメリカではベーシックブックスのクレア・ポッターの尽きせぬ熱意と的確な助言と思慮深い校閲に心から感謝する。また、慎重に原稿の整理編集をおこなってくれたタムシン・シェルトンにも感謝したい。そして、いつもと同じく、本書にも執筆にもつねに熱心に向き合ってくれたエージェントのパトリック・ウォルシュには、ことのほか感謝している。最後に、この執筆の旅を通じて心の支えとなってくれた家族や友人すべてに感謝したい。特に、ピーター、サム、スージー、いつもそこにいてくれてありがとう。

訳者あとがき

原著は二〇二〇年にイギリスとアメリカで出版された。本書はイギリス版である *Endell Street: The Women Who Ran Britain's Trailblazing Military Hospital* の全訳である。

重傷を負ってフランスの戦場からイギリスに送還された負傷兵が、収容先の病院に女性しかいないと知って仰天する場面から、本書は始まる。第一次世界大戦が始まってほぼ一年。男性の出征によって生じた人手不足をおぎなうために女性の就労が進んでいたとはいえ、働く女性、特に男性に伍して働く女性はまだまだ珍しかった時代だ。それが、看護婦（女性の職業が制限されていた物語の時代背景に鑑み、凡例にもあるとおり、本書では「看護師」ではなく「看護婦」の語を使用した）や用務員はもとより、医師もみな女性だったのだ。だが、兵士たちの驚きは、あっという間に絶賛に変わる。この病院こそが、「ロンドン最高の病院」と謳われ、原題にもなったエンデルストリート陸軍病院（以下エンデルストリート）である。

だが、エンデルストリートは、病院を運営指揮した二人の女性医師、フローラ・マレーとルイザ・ギャレット・アンダーソンの名前とともに、歴史の中に埋もれ、世間から忘れ去られた。著者のウェンディ・ムーアは、エンデルストリートの手術風景を描いたフランシス・ドッドの絵をたまたま目にし、そこに描かれた人物が女性ばかりであることに驚いて調査をはじめたのが、本書執筆のきっかけだったと述べている（王立医師会YouTubeチャンネルの著書紹介回より)。

ウェンディ・ムーアは、四〇年以上ジャーナリズムの世界に身をおき、ガーディアン紙やタイムズ紙などの全国紙や医学雑誌に寄稿するかたわら、イギリスの社会史や医学史に名を残す人物の伝記を中心とした著作を発表しつづけている。*The Knife Man* (2005;『解剖医ジョン・ハンターの数奇な生涯』矢野真千子訳、河出書房新社、二〇〇七年)では、後年「近代外科学の父」と呼ばれるようになるハンターの奇人ぶりを描いて英国医学ジャーナリスト協会のConsumer Book Awardを受賞。二作目の *Wedlock: How Georgian Britain's Worst Husband Met His Match* (2009)では、エリザベス二世の祖先に当たる伯爵夫人の最悪の再婚と離婚の顛末を、三作目の *How to Create the Perfect Wife* (2013;『理想の花嫁と結婚する方法——児童文学作家トマス・デイの奇妙な実験』鈴木涼子訳、原書房、二〇一四年)では、デイによる理想の花嫁追求の一部始終を描いている。続く *The Mesmerist: The Society Doctor Who Held Victorian London Spellbound* (2017)では、催眠療法の提唱者ジョン・エリオットソンの生涯を追った。五作目に当たるのが本書である。二〇二四年には、第一次世界大戦下、スコットランド女性医療部隊としてセルビアに渡った二人の女性を描いた最新作、*Jack and Eve: Two Women in Love and at War* が出版された。ムーアがいかにバラエティーに富んだ題材を扱っているかがわかるだろう。

新聞・雑誌記事から手紙や日記まで、関連する文献を丹念に調べ、関係者に話を聞いて、引用を多用しながら登場人物の人生を生き生きと語るのが、ムーアの執筆スタイルだ。主軸はあくまで主人公だが、まわりの人物も丁寧に描かれるため、群像劇のような重厚さがある。そのやり方は本書でも踏襲されている。

フローラ・マレーとルイザ・ギャレット・アンダーソンが医師資格を取得した一九〇〇年前後、医師という職業はまだまだ男性の手のうちにあり、女性が働ける場所はかぎられていた。その現実に直面し、二人が参政権における男女平等を求めるサフラジェット運動に傾倒していくのは、当然の流れと言えるかもしれない。運動を通じて出会った二人は、やがておたがいを生涯にわたるパートナーとみなすようになる。そこに第一次世界大戦が勃発した。二人は、他の活動家たちと同じく参政権運動を一時棚上げし、女性医療部隊を組織すると、フランス赤十字社の救護部隊として戦地に向かうのである。この行動は愛国心からのものではあろうが、同時に二人は、それが女性の優秀さを証明するまたとない機会であると見抜く賢明さと、母国の政府には提案を一蹴されるだろうからと、最初からフランス赤十字社に話を持ちかける抜け目のなさも持ち合わせていた。この賢明さと狡猾さが、サフラジェット時代に培った行動力や指導力と並んで、のちの病院運営の成功に寄与したのは確かだ。フランスでの仕事ぶりと評判が本国にも伝わり、開戦翌年の一九一五年、二人は、陸軍省に請われる形でエンデルストリート陸軍病院を開院すると、そこで多くの兵士を治療しその命を救った。確かな医療技術に裏打ちされ女性らしい配慮が行き届いた病院は、兵士のあいだで大きな評判となり、大衆からも新聞雑誌からも称賛を勝ち得、ついには「ロンドン最高の病院」と呼ばれるまでになるのである。

そのエンデルストリートの日常を、ムーアは、マレーの回顧録、アンダーソンをはじめとする病院スタッフの日記や手紙、新聞雑誌記事の引用を駆使して、臨場感たっぷりに描きだす。それは、スタッフ同士あつれきもある中で、重いけがや感染症との戦いに明け暮れる日々だった。そうした中にあって、若い用務員たち――「召使いが服を洗濯し、食事をつくり、靴を磨いてくれ」るような生活を送ってきた中・上流階級の子女が大半を占める――が、凄惨な光景と重労働に耐え、最後まで任務を全うしようとした姿には驚かされる。忍耐の根底に愛国心や慈善を是とする上層階級の文化があったのはまちがいないが、決してそれだけではなかろう。彼女たちにとって、エンデルストリートでの生活は、良家の子女という枠にはめられた、選択肢のほとんどない退屈な日々からの解放でもあった。女性医師たちも、のちに、思う存分仕事ができた「人生最良の時期だった」と当時を回想している。エンデルストリートは、単にスタッフが女性ばかりだったというだけではない。女性が男性と同等に能力を発揮でき一人前の人間として扱われる、当時としては稀有な場所だったのである。

医療の面でも、見るべきものは少なくない。新たな消毒用軟膏を用いて創傷治療をおこなうBIPP法の効果を証明し、論文発表という形で広く世に知らしめたのも、スペイン風邪の流行時にいち早くマスクの着用と患者の隔離を徹底したのもエンデルストリートだった。また、アンダーソンがおこなった早朝検討会は、現代の外科のカンファレンスや症例報告会をほうふつさせる。外科治療の技術でも、女性の医師たちは、男性医師に決して引けをとらなかった。

こうして、陸軍の同僚にも世間にも女性の能力を証明し、「大衆からも同業者からも新聞雑誌からも称賛された」エンデルストリートであったが、その輝かしい日々も戦争終結とともに終わりを告げる。かつて声をそろえてその働きを称賛した新聞雑誌のほとんどからひと言も言及されることなく、エンデルストリートは業務を終えるのである。閉院後も専門職者として成功した女性医師はほんのひと握りだった。戦争が終わると、それまで銃後を支え社会を機能させてきた女性たちは、復員した男性の仕事を奪う都合の悪い存在とみなされるようになった。「七五万人もの女性が、終戦から一年以内に失職したり離職したりした」と、ムーアも書いている。それにしても、エンデルストリートの存在が近年までほとんど顧みられなかったのは、少々奇異なことにも思える。多くの篤志看護婦を送りだした救急看護奉仕隊（VAD）や、おもに補助的な仕事に従事した女性陸軍補助部隊（WAAC）の活動については、書籍や文献に少なくない記述があるのだ。これはあくまで推測だが、男性（この時代の男性、ということだが）には、心のどこかに、自分たちが独占に近い形で手中にしてきた専門職に――たとえ戦争という緊急事態ではあっても――女性が手を出し、自分たちと同等以上の能力を発揮して成功をおさめたのが我慢ならないという気持ちがあり、無意識のうちに、いまわしい戦争の記憶とともに過去のものにしてしまおうとしたのではないか。当時女性の職業とされていた看護婦や男性の〝補助〟をした女性たちの活動が称賛されるのは許せても、女性医師の活躍が世間の耳目を集めるのは許せなかったのだ。その結果、エンデルストリートが歴史の奥深くにしまい込まれてしまったということはないだろうか。

だが、時代は変わりつつある。女性の社会進出は進んだ。医療職ももはや男性だけのものではない。二〇一八年に四八パーセントに達した女性の免許取得医比率は、その後四九パーセントで安定している。開戦から一〇〇周年を期に、第一次世界大戦に対する言及も増えた。二〇一四年には、BBCが、エンデルストリートの活動を紹介する短い動画を公開している。その少し前、二〇〇六年と二〇〇七年には、ムーアが謝辞で真っ先に感謝したジェニアン・ゲデスが、エンデルストリートの医療活動についての詳細な研究論文を発表した。ムーアは、ドッドの絵に興味をもったのは執筆の一〇年ほど前だったと語っているので、機が熟したタイミングでエンデルストリートの女性たちと出会ったと言えるかもしれない。ちなみに、二〇一六年には、スコットランド銀行がフローラ・マレーを一〇〇ポンド紙幣の肖像に採用した（スコットランドでは、英国紙幣以外に民間銀行三行がそれぞれ発行する紙幣も流通している）。これも、第一次世界大戦時の女性医師の活動が見直されたことと無関係ではないかもしれない。

本書の中で、アンダーソンは「女性は特別扱いを望んでいるのではなく、ただ「同じ機会を与えひいきをなくして」ほしいだけ」だと述べた。現実の社会において、その悲願は達成されたろうか。時代は確実にその方向に向かってはいるが、まだ十分ではないと思える部分も少なくない。だれもが特別扱いされず、一人の人間として正当に評価され尊重される、そんな世の中が実現してほしいと心から思う。

さて、前の部分で、引用を多用して生き生きと語るのが、ムーアの執筆スタイルだと書いた。彼女の文章にはもう一つ特徴がある。章の書き出しと締めくくりが秀逸なのだ。ページを繰りたくなる一文で章が締められ、その先が気になる次章の導入部に続く。あとがきから読まれた方は、内容と合わせて、ぜひその書きぶりも楽しんでいただけたらと思う。

最後に、担当編集の田所俊介さまをはじめ、本書の刊行の実現に力を尽くしてくださったすべての関係者のみなさまに感謝いたします。

勝田さよ

参考文献

・二〇一二年から二〇二二年までの資格取得医の男女別比率の変化（報告書二〇ページ）：The state of medical education and practice in the UK: Workforce report 2023.

・ジェニアン・ゲデスの二本の論文：Geddes, Jennian F (1 May 2006). “The Women’s Hospital Corps: Forgotten Surgeons of the First World War”. *Journal of Medical Biography.* ; Geddes, Jennian F (January 2007). “Deeds and words in the Suffrage Military Hospital in Endell Street”. *Medical History.*

・ＢＢＣの動画：BBC Broadcast: World War One: Endell Street hospital’s suffragette surgeon (2/28, 2024). https://www.bbc.com/news/av/uk-england-london-26393776

索　引

ルイザ・ギャレット・アンダーソン（Louisa Garrett Anderson）および
フローラ・マレー（Flora Murray）の名は全篇にわたり多出するため，
索引には含んでいない．

ア

アスキス，アーサー Asquith, Arthur　220
アスキス，シンシア Asquith, Cynthia　130, 180
アスキス，ハーバート・ヘンリー Asquith, Herbert Henry　21–2, 27, 113, 150, 180, 183, 194, 202, 241, 273
アーチャー，ウィリアム Archer, William　125
アッシャー，キャス Ussher, Kath　236
アラン，モード Allan, Maud　281
アンダーソン，アイビー Anderson, Ivy　48, 60, 86, 88–9, 102–3, 117, 167, 171
アンダーソン，アラン Anderson, Alan　11, 18, 24, 48, 53, 67, 78, 83, 85, 88, 91, 237, 241, 273, 307–8, 316, 354, 365, 367–8
アンダーソン，アンガス Anderson, Angus　93–4
アンダーソン，エリザベス・ギャレット Anderson, Elizabeth Garrett　10, 12–4, 20–2, 37, 207, 237–8, 272–3, 369
アンダーソン，コリン Anderson, Colin　85, 170–1, 192, 367
アンダーソン，ジェームズ・スケルトン Anderson, James Skelton　10, 14
アンダーソン，ドナルド Anderson, Donald　85, 170
イーシャー卿（レジナルド・バリオール・ブレット）Esher, Lord（Reginald Baliol Brett）　66–8, 97, 111, 179
イニス，ハロルド・アダムズ Innis, Harold Adams　265–6
イプセン，ヘンリック Ibsen, Henrik　125
イングリス，エルシー Inglis, Elsie　34, 38, 60, 82, 139, 341
インスキップ婦長 Inskip, Sister　268
ウィルクス，ヘレン Wilks, Helen　320, 322
ウィルソン，ウッドロー Wilson, Woodrow　173
ウィルバーフォース，オクタビア Wilberforce, Octavia　125, 142, 145, 156, 191, 235
ウィルビー，ジョセフ Wilby, Joseph　158
ウェッブ，ビアトリス Webb, Beatrice　118
ウェリング，フレデリック Waring, Frederick　322
ウェルズ，H. G.（ハーバート・ジョージ）Wells, H. G.（Herbert George）　150
ウォーコップ，グラディス Wauchope, Gladys　347
ウォルドグレイブ，リリアス Waldegrave, Lilias　170
エクセル，エリザベス Exell, Elizabeth　94
エルミー，ウォルター Elmy, Walter　167
オースティン，ジェーン Austen, Jane　168, 186
オスラー，ウィリアム Osler, William　18, 152
オドナヒュー，ジョン・ジョセフ O'Donoghue, John Joseph　217
オールドリッチ＝ブレイク，ルイザ Aldrich-Blake, Louisa　341

カ

カー，ハワード Carr, Howard　171
カインドネス，ウィニフレッド Kindness, Winifred　288
ガズダール，ガートルード Gazdar, Gertrude　35, 48, 54, 58, 75–6, 81, 86, 118, 205
カスバート，ガランサ Cuthbert, Galantha　36, 99
カスバート，ヘーゼル Cuthbert, Hazel　35–6, 48, 58, 64, 79, 86, 99, 105, 350
カレル，アレクシス Carrel, Alexis　226
キーオ，アルフレッド Keogh, Alfred　44, 97, 110–3, 115–6, 120, 137, 140, 157, 200, 203, 205, 229, 238, 301, 329–30, 333–4,

360, 364
キッチナー，ホレイショ・ハーバート Kitchener, Horatio Herbert　8–9, 66, 68, 106, 115, 129–30
ギャスケル，メイ Gaskell, May　126–7
キャナム，ジャック Canham, Jack　92
キャロル，キャスリーン Carroll, Kathleen 285
キャンベル，アーサー Campbell, Arthur 80, 95, 122, 151, 225, 354
キャンベル，オルガ Campbell, Olga　36, 40–1, 44, 47, 57, 79–80, 83, 86, 95–6, 101, 103, 107, 116, 122, 131, 151, 156, 221, 225, 256, 283, 295, 305, 315, 332, 354–5
キャンベル，ケア Campbell, Keir　95, 156, 283, 355
キャンベル，ブルース Campbell, Bruce　156
ギリス，ハロルド Gillies, Harold　219
グウィン＝ヴォーン，ヘレン Gwynne-Vaughan, Helen　240
クック，ナンシー Cook, Nancy　293, 327, 356
グッドウィン，アニー Goodwin, Annie　80
グライン，アリックス・アウグスタ Grein, Alix Augusta　169
グライン，ジャック Grein, Jack　169, 282
クラウチ二等兵 Crouch, Private　158–9
グラッドストン，ウィリアム Gladstone, William　199
グラント，ロナルド，ロンゲール男爵 Grant, Ronald, Baron de Longueuil　59
グールド，ナット Gould, Nat　143, 216
グレアム，メアリー Graham, Mary　319
グレイ，エドワード Grey, Edward　125
グレイ，ヘンリー Gray, Henry　88, 223
クレイトン，エドウィ Clayton, Edwy　29
グレーヴズ，ロバート Graves, Robert　220, 303, 309
クレモー，イブリン Clemow, Evelyn　120
グレン，ウィリアム Glen, William　154
クロウリー，アレイスター Crowley, Aleister 336
グロス，クララ Gross, Clara　295, 298
クロスフィールド，アーサー Crosfield, Arthur　198
クロスフィールド，ドミニ Crosfield, Domini 198
ケニー，アニー Kenney, Annie　29
コートールド，エリザベス Courtauld, Elizabeth　307
コンウェイ，アグネス Conway, Agnes　274
コンウェイ，マーティン Conway, Martin 274

サ

サックラー，マーガレット Thackrah, Margaret　247, 302
サックラー，レナード Thackrah, Leonard 302
シェイクスピア，ウィリアム Shakespeare, William　143
ジェイムズ，ヘンリー James, Henry　31, 125
ジェックス＝ブレーク，ソフィア Jex-Blake, Sophia　14
シェパード，エイミー Sheppard, Amy　119, 123, 134, 251
ジャッジ，グレイス Judge, Grace　35–6, 57–8, 72, 77
シャープ，イブリン Sharp, Evelyn　32, 106–7, 125, 367–8
シャーリーブ，メアリー Scharlieb, Mary 17
シュライナー，オリーブ Schreiner, Olive 183
シュライナー，フランセス・リンドル Schreiner, Frances Lyndall 'Dot'　183
ショー，ジョージ・バーナード Shaw, George Bernard　125
ショー，チャールズ・ゴードン Shaw, Charles Gordon　207, 214, 269
ジョージ五世 George V　66, 166, 323, 340, 347
ジョブソン，ロザリー Jobson, Rosalie　59, 75–7, 81, 94–5, 118
ジョーンズ，ヴィック Jones, Vic　323
ジョーンズ，ロバート Jones, Robert　219, 223
シング，リチャード・ミリントン Sing, Richard Millington　269
スキャントルベリー，ヴェラ Scantlebury, Vera　243–64, 268, 270–2, 276, 278, 280, 283, 285–9, 291, 296–7, 300–7, 312, 314, 316–9, 324, 339, 352–3, 365–6
スキャントルベリー，クリフ Scantlebury, Cliff　243–4, 246, 259, 289, 314
スコット，アーネスティン Scott, Ernestine 59
スコット＝リード，ジェシー Scott-Reid,

Jessie 251, 257, 287
スタンリー，ベネシア Stanley, Venetia 180
ステーブリー，ダルシー Staveley, Dulcie 290
ストーニー，フローレンス Stoney, Florence 34, 38, 50, 139
ストバート，メイベル・セントクレア Stobart, Mabel St Clair 82, 139
スペア，オースティン・オスマン Spare, Austin Osman 335–40, 342–3
スミス，エセル Smyth, Ethel 24
スロゲット，アーサー Sloggett, Arthur 69, 81–3, 111–2, 330
セン，ニコラス Senn, Nicholas 18

タ

タラント，ラリー Tarrant, Larry 299, 306, 352
ダーンリー，ガートルード Dearnley, Gertrude 118, 205, 351
チェンバーズ，ヘレン Chambers, Helen 119, 157, 227, 229, 257, 350
チザム，マイリ Chisholm, Mairi 82
チャーチル，ウィンストン Churchill, Winston 121, 150, 329–30
チャルマーズ＝ワトソン，モナ Chalmers-Watson, Mona 240
チャンピオン，レイチェル Champion, Rachel 205–7, 214, 243–5, 251–2, 254–5, 257, 260, 263–4, 269–70, 365–6
ディキンソン，ジョン Dickinson, John 166
ディケンズ，チャールズ Dickens, Charles 114
ディッカーマン，マリオン Dickerman, Marion 293, 305, 315, 326–7, 354, 356
デインツリー，ドロシー Daintree, Dorothy 288, 299, 318, 352
デーキン，ヘンリー Dakin, Henry 226
デービス，ヒューバート・ヘンリー Davies, Hubert Henry 80
デュマ，アレクサンドル Dumas, Alexandre 143
トウェイン，マーク Twain, Mark 199
ドッド，フランシス Dodd, Francis 340–3
トーマス，ヒュー・オーエン Thomas, Hugh Owen 223
トリーヴズ，フレドリック Treves, Frederick 225

ナ

ナイチンゲール，フローレンス Nightingale, Florence 12, 20
ナッツフォード卿 Knutsford, Lord 348
ナトリー，キャサリン Nutley, Catherine 322
ニューマン，ジョージ Newman, George 239
ネビンソン，ヘンリー Nevinson, Henry 32, 37, 96–7, 106–7, 125, 156, 367
ネルソン，ホレイショ Nelson, Horatio 154
ノッカー，エルシー Knocker, Elsie 82
ノーマン，プリシラ Norman, Priscilla 274, 338–40, 342
ノリス，フランク・キングズレー Norris, Frank Kingsley 244

ハ

パイン，キャサリン Pine, Catherine 28
ハウス，エドワード House, Edward 173
パーヴス＝スチュアート，ジェームズ Purves-Stewart, James 349
パーキンス，ヘンリー Perkins, Henry 322
バグノルド，イーニッド Bagnold, Enid 186
ハザード，ドーラ・セジウィック Hazard, Dora Sedgewick 291–2
ハースト，ヘレナ・コブデン Hirst, Helena Cobden 165
バセット＝ポプキン，メアリー Bassett-Popkin, Mary 199
バーター，ハリー Barter, Harry 203–4
バーチャエル，チャールズ Burtchaell, Charles 81
バックリー，ウィニフレッド Buckley, Winifred 118, 140, 149, 204, 241, 251, 253, 256–8, 334, 341, 352
ハットン，イザベル Hutton, Isabel 348
ハットン，ベシー Hatton, Bessie 144–5, 147, 163, 169–70, 172, 242
ハバードソン伍長 Hubbardson, Corporal 305
ハミルトン，イアン Hamilton, Ian 142, 156–7
ハミルトン，ジーン Hamilton, Jean 142, 156, 165
ハミルトン＝ブラウン，エリザベス Hamilton-Browne, Elizabeth 205, 207,

251, 260, 272, 280, 284, 287, 353, 360
パームス，ジョーン Palmes, Joan　320–2
ハラデン，ベアトリス Harraden, Beatrice　125–8, 132, 141, 143–8, 155, 159, 167, 169–73, 183, 215–6, 234–5, 257, 266, 332, 360, 364
ハリス准尉 Harris, Sergeant-Major　197, 263
パンクハースト，エメリン Pankhurst, Emmeline　9, 21–2, 24–5, 27–9, 59, 106, 145, 166–7, 303, 362
パンクハースト，クリスタベル Pankhurst, Christabel　21, 27, 316
パンクハースト，シルビア Pankhurst, Sylvia　105–6, 145
ハンドリー＝リード，エドワード Handley-Read, Edward　119
ハンドリー＝リード，エバ Handley-Read, Eva　119, 134
ビアズリー，オーブリー Beardsley, Aubrey　336
ピカード，エレン Pickard, Ellen　324
ビショップ二等兵 Bishop, Private　122, 196
ピット＝ルイス，ジョージ Pitt-Lewis, George　144
ピット＝ルイス，メアリー Pitt-Lewis, Mary　144
ピニングトン，ジョン・ノエル Pinnington, John Noel　154
ビルトン，ウィリアム Bilton, William　209–12, 214, 217
ファース，キャサリン Furse, Katharine　179–81, 193
フィップス，アーサー Phipps, Arthur　322
フィリップス，J. S. R. Phillips, J. S. R.　203
フィリップス，メアリー Phillips, Mary　288
フィンジ，ケイト・ジョン Finzi, Kate John　76, 87
フィンドン，ベンジャミン・ウィリアム Findon, Benjamin William　197–8
フェン，エリザ Fenn, Eliza　80, 85, 91, 97
フェントレス，チェスター Fentress, Chester　80
フォーセット，ミリセント・ギャレット Fawcett, Millicent Garrett　9, 20–1, 23, 27, 202, 303, 344
フォーブス，ディー Forbes, Di　146–7, 172
プライアー，エバ・グレアム Prior, Eva Graham　288
プライス二等兵 Price, Private　122, 196
ブラックウェル，エリザベス Blackwell, Elizabeth　13
フランクリン，ステラ・マイルズ Franklin, Stella Miles　236
ブランディ，マージョリー Blandy, Majorie　59, 75–7, 81, 94, 350–1
ブランド＝サットン，ジョン Bland-Sutton, John　225
ブリセンデン，フランク Brissenden, Frank　266
ブリット，ジミー Britt, Jimmy　164
ブリテン，ヴェラ Brittain, Vera　99, 181, 186, 214, 220, 293, 306, 346
ブリテン，エドワード Brittain, Edward　214
ブレアトン，フレデリック Brereton, Frederick　338
ブレイク，アリス・ビクトリア Blake, Alice Victoria　183
ブレイク，ウィリアム Blake, William　336
フレミング，アレクサンダー Fleming, Alexander　227, 230
ブレンキンソップ，アーサー Blenkinsop, Arthur　239
フレンチ，ジョン French, John　66
ヘイグ，ダグラス Haig, Douglas　281
ヘイデン・ゲスト，レスリー Haden Guest, Leslie　47
ベグリー，アーネスト Beguely, Ernest　300
ヘッジズ二等兵 Hedges, Private　122, 196
ヘール，グレイス Hale, Grace　120, 137, 174, 207, 295, 327–8, 332
ペルーズ夫人 Perouse, Madame　67
ヘンリー八世 Henry VIII　301
ホイットマン，ウォルト Whitman, Walt　238, 361
ボウド，ジョン Bowd, John　264
ホジソン，マーガレット“マーディ” Hodgson, Margaret ‘Mardie’　36, 40–3, 47–8, 52, 54–63, 68–9, 72, 79–80, 83–4, 86, 91–2, 99–101, 103–4, 107–8, 122, 165, 203, 207, 256, 283, 332, 354–6, 363
ボストック，エドウィン Bostock, Edwin　204
ボーズ＝ライアン，エリザベス Bowes-Lyon, Elizabeth　59
ホブハウス，チャールズ・ヘンリー Hobhouse, Charles Henry　23
ホール，アイリーン Hall, Eileen　269
ホワイト，エバ White, Eva　119, 151, 205
ボーン，エレノア Bourne, Eleanor　205–7, 231, 233–4, 241, 263, 287

ボーン，ジョージ Bourne, George　206

マ

マイルズ，ハリー Miles, Hallie　168, 236
マカリスター，ドナルド MacAlister, Donald　113, 237, 347
マギル，エセル Magill, Ethel　205, 225
マクドナ，マイケル MacDonagh, Michael　189, 278, 284, 306
マーシュ，フレデリック・ハワード Marsh, Frederick Howard　113
マッケナ，レジナルド McKenna, Reginald　24
マッケンジー，フェーデ Mackenzie, Fede　280
マナーズ，ベティ Manners, Betty　183, 220
マリオン，キティ Marion, Kitty　27, 29
マレー，イブリン Murray, Evelyn　41
マレー，ウィリアム Murray, William　25
マレー，エリザベス Murray, Elizabeth　283
マレー，グレース Murray, Grace　25
マレー，ジョン Murray, John　25
マレー，ファーガス Murray, Fergus　25
マン，アイダ Mann, Ida　347
マンリー，トマス Manley, Thomas　266
ミラー，トマス Miller, Thomas　154
ミラード，ウィリアム Millard, William　322
ミルバンク，ジョン Milbanke, John　156
ムンロ，ヘクター Munro, Hector　82
メイ，エセル May, Ethel　267–8
メイスフィールド，ジョン Masefield, John　125
メリック，ジョセフ Merrick, Joseph　67
モーガン・ホームズ，ゴードン Morgan Holmes, Gordon　94
モクソン，フランク Moxon, Frank　29
モートン，ロザリー・スローター Morton, Rosalie Slaughter　195–6
モリソン，グラディス Morrison, Gladys　289
モリソン，ジェームズ・ラザフォード Morison, James Rutherford　227

ラ・ワ

ライアン，ジェームズ Lyon, James　217–8
ライト，アルムロス Wright, Almroth　227
ラスト，ニナ Last, Nina　175–8, 182–8, 190–2, 197, 231, 236, 282–3, 288, 295–6, 298–300, 307, 314–5, 319–22, 325, 331–2, 356–7, 364
ラスト，バーバラ Last, Barbara　175–7, 182–3, 186, 190, 192, 207, 215, 230–3, 268
ラスト，マイケル Last, Michael　190
リーコック，エドワード Leacock, Edward　260
リーコック，ロザモンド Leacock, Rosamond　235, 260
リチャードソン，ジェルシャ Richardson, Jerusha　199
リットン，パメラ Lytton, Pamela　180
リトルトン，エディス・バルフォー Lyttelton, Edith Balfour　165
ルイザ，ウッドコック Woodcock, Louisa　118, 153, 247
ルゲイト，グラディス Le Geyt, Gladys　295
レイトン，ローランド Leighton, Roland　182
レイノルズ，フランク Reynolds, Frank　93
レウィン，オクタビア Lewin, Octavia　246, 255, 288, 351
ロイド・ジョージ，デイビッド Lloyd George, David　29, 167, 241, 316, 330
ロイド・ジョージ，マーガレット Lloyd George, Margaret　303
ロイド，フランシス Lloyd, Francis　272
ロウ，イザベル Lowe, Isabel　61, 99–100, 122, 172
ロウ，ヘンリー Lowe, Henry　61, 99
ローズ，セシル Rhodes, Cecil　80
ロバーツ，エバ・ケアンズ Roberts, Eva Cairns　251
ロビンズ，エリザベス Robins, Elizabeth　124–8, 140–9, 154, 156–9, 161–2, 165–7, 169, 171–4, 191, 216, 234–5, 332, 360, 364–5, 371
ローリンズ，モーナ Rawlins, Morna　205, 351
ワイルド，オスカー Wilde, Oscar　282
ワット，デイビッド Watt, David　92
ワドリング，デイジー Wadling, Daisy　313

図版出典一覧

1 LSE Women's Library
2–5 Anderson family
6 Imperial War Museum
7 *Punch*, 4 Aug 1915
8 Cook-Dickerman Collection
9 Imperial War Museum, Art.IWM ART 2759
10 Anderson family
11 Cook-Dickerman Collection
12 *Daily Sketch*, 6 July 1916
13–14 Cook-Dickerman Collection
15–16 Anderson family
17 Cook-Dickerman Collection
18 Anderson family
19 Andrew Wells
20 Anderson family
21–22 Annie Fox
23 Cook-Dickerman Collection
24 Diana Kim MacMillan
25 Cook-Dickerman Collection
26 University of Melbourne Archives, Papers and Memorabilia of Vera Scantlebury Brown, 2013.0058.00001
27 Cook-Dickerman Collection
28 Hulton Archive
29 Courtesy of Staffordshire County Council archives and heritage department / Beguely family
30 Anderson family
31 Cook-Dickerman Collection
32 Imperial War Museum, Photographs 7704–47
33 Imperial War Museum, Art.IWM ART 4084
34–35 Francis Dodd (the artist's estate)

＊The Cook-Dickerman Collection はエレノア・ローズヴェルト国立史跡（ニューヨーク州，国立公園局）所蔵.
＊アンダーソン一族およびアニー・フォックスが所有する写真は LSE Women's Library に保管されている.

おもな参考文献

一次資料

Bodleian Library, Oxford – Papers of Evelyn Sharp; Papers of H. W. Nevinson

British Red Cross Society – VAD records; Joint War Committee Summaries of Work

Churchill Archive Centre, Cambridge – Lord Esher's War Journals

Imperial War Museum, London – Private Papers of Sir Henry and Lady Norman; Papers of Women's Work Sub-Committee; Women's Work Collection; Department of Art Collection

Leeds University, Brotherton Library – Liddle Collection, interview with Kath Ussher

London Metropolitan Archives – Women's Hospital for Children (Harrow Road) annual reports, King Edward's Fund Collection, annual reports from London hospitals and charities; Elizabeth Garrett Anderson Hospital (New Hospital for Women) annual reports and other records; Royal Free London NHS Foundation Trust collection; London School of Medicine for Women and related collections; South London Hospital for Women and Children and related hospitals records

Museum of London Library – Suffragette Fellowship Collection, Frances Bartlett Papers

National Army Museum, London – Papers of Helen Gwynne-Vaughan

National Park Service, Hyde Park, New York – Marion Dickerman Papers

National Records of Scotland – Will of John Murray

Newnham College Cambridge – College archives

New York University, Fales Library – Papers of Elizabeth Robins

Royal College of Nursing archives, Edinburgh – Papers of Evelyn Clemow

Royal London Hospital Archives and Museum – Papers of Ethel May

State Library of Queensland – Eleanor Elizabeth Bourne Papers; George Herbert Bourne Papers

Suffolk Record Office, Ipswich – Papers of Elizabeth Garrett Anderson; Papers of Louisa Garrett Anderson

The National Archives, London – Armed forces service records; British Army medal index cards 1914–1920; British Army war diaries 1914–1922

University of Birmingham, Cadbury Research Library – Edith Barling album; Papers of Cynthia Mosley

University of Melbourne archives – Papers of Vera Scantlebury Brown

University of Sydney archives – Papers of Dr Elizabeth Hamilton-Browne

University of Texas, Harry Ransom Center – Elizabeth Robins Collection

Wellcome Library – Medical Women's Federation archives; Iconographic collection

Women's Library – Papers of Elizabeth Garrett Anderson; Papers of Louisa Garrett Anderson; Papers of Millicent Garrett Fawcett; Records of Women's Tax Resistance League; Papers of Nina Courage (neé Last); Papers of Katie Gliddon; Papers of Kitty Marion; Papers of Gertrude Lind Setchfield; Papers of Ellen Isabel Jones

個人所有の文書

Letters of Mardie Hodgson, by kind permission of Andrew Wells
Letters of Olga, Keir and Arthur Campbell, by kind permission of Diarmid Campbell
Memoir of Sir Colin Skelton Anderson, courtesy of Robin and Rose Carver
Murray family papers, Murraythwaite, by kind permission of Anthony and Caroline Murray

出版物

Abel-Smith, Brian, *A History of the Nursing Profession* (London, 1960)

Alberti, Johanna, *Beyond Suffrage: Feminists in War and Peace, 1914–1928* (Basingstoke, 1989)

Anderson, Louisa Garrett, *Elizabeth Garrett Anderson, 1836–1917* (London, 1939)

Atkinson, Diane, *Elsie & Mairi Go to War: Two Extraordinary Women on the Western Front* (London, 2010)

—— *Rise Up Women! The Remarkable Lives of the Suffragettes* (London, New York, 2018)

Balfour, Frances, *Dr Elsie Inglis* (London, 1918)

Bell, Enid Moberly, *Storming the Citadel: The Rise of the Woman Doctor* (London, 1953)

Bennett, A. H., *English Medical Women: Glimpses of their Work in Peace and War* (London, 1915)

Blake, Catriona, *The Charge of the Parasols: Women's Entry to the Medical Profession* (London, 1990)

Bland-Sutton, Sir John, *The Story of a Surgeon* (London, 1930)

Bourke, Joanna, *Dismembering the Male: Men's Bodies, Britain and the Great War* (London, 1996)

Brereton, Frederick Sadleir, *The Great War and the R.A.M.C.* (London, 1919)

Brett, Maurice V. (ed.), *Journals and Letters of Reginald, Viscount Esher*, 4 vols. (London, 1934–38)

Brittain, Vera, *Testament of Youth* (London, 1933; 2014)

Brock, Claire, *British Women Surgeons and their Patients, 1860–1918* (Cambridge, 2017)

Castle, Ian, *London 1914–17: The Zeppelin Menace* (Oxford, 2008)

—— *The First Blitz: Bombing London in the First World War* (Oxford, 2015)

Cohen, Susan, *Medical Services in the First World War* (Oxford, 2014)

Crawford, Elizabeth, *The Women's Suffrage Movement: A Reference Guide 1866–1928* (London, 1999)

—— *Enterprising Women: The Garretts and their Circle* (London, 2002)

Davis, Kenneth S., *Invincible Summer: An Intimate Portrait of the Roosevelts, based on the Recollections of Marion Dickerman* (New York, 1974)

Faderman, Lillian, *Surpassing the Love of Men: Romantic Friendship and Love Between Women from the Renaissance to the Present* (New York, 1981)

Fara, Patricia, *A Lab of One's Own: Science and Suffrage in the First World War* (Oxford, 2018)

Finzi, Kate John, *Eighteen Months in the War Zone: The Record of a Woman's Work on the Western Front* (London, 1916)

Furse, Dame Katharine, *Hearts and Pomegranates: The Story of Forty-five Years, 1875–1920* (London, 1940)

Geddes, Jennian, 'Women as Army Surgeons': the Women's Hospital Corps, MA dissertation (2005)

—— 'Louisa Garrett Anderson (1873–1943), surgeon and suffragette' in *Journal of Medical*

Biography (2008) 16, pp. 205–14
—— *'Knowledge and practice of needlework a great asset': British Women in Surgery, 1873 to 1939* (London, 2011)
Gilbert, Martin, *First World War* (London, 1994)
Glynn, Jennifer, *The Pioneering Garretts: Breaking the Barriers for Women* (London, 2008)
Graves, Robert, *Goodbye to All That* (London, 1929; 2000)〔ロバート・グレーヴズ，工藤政司訳『さらば古きものよ 上／下』岩波文庫，1999〕
Hacker, Carlotta, *The Indomitable Lady Doctors* (Toronto, 1974)
Hale, Grace, 'The Women's Hospital Corps' in *League News* (magazine of St Bartholomew's Hospital), vol. 4, (1917), pp. 755–8
Hallett, Christine E., *Containing Trauma: Nursing Work in the First World War* (Manchester, 2009)
—— '"Emotional Nursing": Involvement, engagement and detachment in the writings of First World War nurses and VADs' in Hallett and Alison S. Fell (eds.), *First World War Nursing: New Perspectives* (New York, London, 2013), pp. 87–102
Hamer, Emily, *Britannia's Glory: A History of Twentieth Century Lesbians* (London, 1996)
—— 'Keeping their fingers on the pulse: lesbian doctors in Britain, 1890–1950' in Franz X. Eder et al. (eds.), *Sexual Cultures in Europe: Themes in Sexuality* (Manchester, 1999)
Harraden, Beatrice, 'Women doctors in the war', *Windsor Magazine* (1915), pp. 179–93
Harrison, Mark, *The Medical War* (Oxford, 2010)
Hart, Peter, *The Great War 1914–1918* (London, 2014)
Haslam, Sara, 'Reading, trauma and literary caregiving 1914–1918: Helen Mary Gaskell and the War Library', *Journal of Medical Humanities*, 28 March 2018
Hastings, Max, *Catastrophe: Europe Goes to War 1914* (London, 2013)
Hoare, Philip, *Spike Island: The Memory of a Military Hospital* (London, 2002)
John, Angela V., *War, Journalism and the Shaping of the Twentieth Century: The Life and Times of Henry W. Nevinson* (London, New York, 2006)
—— *Evelyn Sharp: Rebel Woman 1869–1955* (Manchester, 2009)
—— *Elizabeth Robins: Staging a Life, 1862–1952* (London, 1995)
Koch, Theodore Wesley, *Books in Camp, Trench and Hospital* (London, 1917)
Leneman, Leah, 'Medical Women at War, 1914–1918' in *Medical History*, 1994, 38, pp. 160–77
—— *Elsie Inglis: Founder of Battlefront Hospitals Run Entirely by Women* (Edinburgh, 1998)
MacDonagh, Michael, *In London During the Great War* (London, 1935)
MacLaren, Barbara, *Women of the War* (London, 1917)
MacPherson, W. G. (ed.), *History of the Great War Based on Official Documents: Medical Services*, 4 vols. (London, 1921–24)
Manton, Jo, *Elizabeth Garrett Anderson* (London, 1965)
Marwick, Arthur, *Women at War 1914–1918* (London, 1977)
Mayhew, Emily, *Wounded: From Battlefield to Blighty, 1914–1918* (London, 2013)
Miles, Hallie, *Untold Tales of War-time London* (London, 1930)
Mitchell, Ann M., *Medical Women and the Medical Services of the First World War* (Melbourne, 1978)
Mitchell, T. J. and Smith, G. M., *History of the Great War, Medical Services, Casualties and Medical Statistics of the Great War* (London, 1931)
Murray, Flora, *Women as Army Surgeons* (London, 1920)

Pankhurst, Christabel, *Unshackled: The Story of How We Won the Vote* (London, 1959)

Pankhurst, E. Sylvia, *The Home Front: A Mirror to Life in England during the First World War* (London, 1932, 1987)

Pankhurst, Emmeline, *My Own Story* (London, 1914)〔エメリン・パンカースト，平井栄子訳『わたしの記録――婦人参政権運動の闘士パンカースト夫人自伝』現代史出版会，1975〕

Philo-Gill, Samantha, *The Women's Army Auxiliary Corps in France, 1917–1921: Women Urgently Wanted* (Barnsley, 2017)

Pratt, Edwin, *British Railways and the Great War*, 2 vols. (London, 1921)

Raeburn, Antonia, *Militant Suffragettes* (London, 1973)

—— *The Suffragette View* (Newton Abbot, 1976)

Reznick, Jeffrey S., *Healing the Nation: Soldiers and the Culture of Caregiving in Britain During the Great War* (Manchester, 2004)

—— 'Work-Therapy and the Disabled British Soldier in Great Britain in the First World War: the Case of Shepherd's Bush Military Hospital, London' in David A. Gerber (ed.), *Disabled Veterans in History* (Ann Arbor, 2000), pp. 185–203

Robins, Elizabeth, *Ancilla's Share: An Indictment of Sex Antagonism* (London, 1924)

Scotland, Thomas and Heys, Steven (eds.), *War Surgery 1914–18* (Solihull, 2012)

Scott, Jean, 'Women and the GMC', *British Medical Journal*, 289 (1984), pp. 1764–7

Sheard, Heather, '"They will both go to heaven and have crowns and golden harps": Dr Vera Scantlebury Brown and Female Leadership in a First World War Military Hospital' in Davis, Fiona et al. (eds.), *Founders, Firsts and Feminists: Women Leaders in Twentieth Century Australia* (Melbourne, 2011), pp. 90–104

—— *A Heart Undivided: The Life of Dr Vera Scantlebury Brown* (Melbourne, 2016)

—— and Lee, Ruth, *Women to the Front: The Extraordinary Australian Women Doctors in the Great War* (Sydney, 2019)

Shipton, Elisabeth, *Female Tommies: The Frontline Women of the First World War* (Stroud, 2017)

Stephen, Guy, 'Notes on the History of Boulogne as a Military Medical Base' in *Royal United Services Institution Journal*, 63 (1919), 454, pp. 271–87, published online 2009

Vivian, E. Charles, *With the Royal Army Medical Corps (R.A.M.C.) at the Front* (London, New York, 1914)

White, Jerry, *Zeppelin Nights: London in the First World War* (London, 2015)

原　注

一度しか引用しないものの出典は略さず全情報を記載する．
その他の出典は「おもな参考文献」中に完全な形で記載する．

略語一覧
BJN　ブリティッシュ・ジャーナル・オブ・ナーシング誌
BMJ　ブリティッシュ・メディカル・ジャーナル誌
BRCS　イギリス赤十字社
EGA　エリザベス・ギャレット・アンダーソン
FL　ニューヨーク大学フェイルズ図書館
FM　フローラ・マレー
IWM　帝国戦争博物館
LGA　ルイザ・ギャレット・アンダーソン
LMA　ロンドン・メトロポリタン・アーカイブズ
LSMW　ロンドン女子医学校
MWF　女性医師連盟
TNA　国立公文書館
WL　女性図書館

第１章　旅立ち

1　Murray, pp. 13–14; マレーは日付を９月 14 日火曜日としているが，ルイザの母親宛ての手紙その他の記述から，９月 15 日火曜日なのは明らかである．

2　Adrian Gregory, ‘Railway stations: gateways and termini’ in Winter and Robert, *Capital Cities at War* (Cambridge, 1997), vol. 2, pp. 23–56.

3　Elsie Knocker. 引用は Atkinson (2010) p. 4.

4　Pratt, vol. 1, p. 197. 負傷者の最初の一団は８月 30 日に到着した．

5　Alberti, pp. 38–9; Raeburn (1973), p. 256; David Mitchell, *Women on the Warpath* (London, 1966), p. 34.

6　Jane Robinson, *Hearts and Minds: Suffragists, Suffragettes and How Women Won the Vote* (London, 2018), p. 245, フォーセットの言葉の引用元は *Common Cause,* 7 Aug 1914.

7　Atkinson (2010), p. 3; E. Sylvia Pankhurst, p. 38.

8　Anon, ‘Women’s Hospital Corps in Paris’, in *Magazine of the RFHLSMW*, vol. 9, no. 59 (Nov 1914), pp. 139–40. これはルイザによって書かれたものと思われる．

9　Jo Manton, *Elizabeth Garrett Anderson* (1965), 特に pp. 234–95; Geddes (2008); Anderson (1939). ルイザは 1873 年７月 28 日生まれである．

10　Manton, p. 276.

11　1881 年から 1887 年にかけてルイザから両親に宛てて書かれた手紙．Ipswich RO, HA436/1/3/2. もっとも古い手紙の日付は 1881 年７月 28 日で，８歳の誕生日である．

12　Julia Grant et al., *St Leonard’s School,* 1877–1927 (Oxford, 1927). 学校の登録簿によれば，ル

イザは1888年5月4日に入学している．入学申込書の日付は1887年10月4日である．申込書には，彼女がそれまでロンドンのベーカーストリートにある英国国教会女子高等学校に在籍していたと記載されている．

13　1891年3月7日付け，ルイザから母親への手紙．Ipswich RO, HA436/1/3/2.

14　Anderson (1939), p. 22.

15　Anderson (1939); Manton; Crawford (2002); Glynn.

16　Blake, pp. 42–3. 彼女の名前は1859年1月1日に医師登録簿に追加された．エリザベス・ギャレット・アンダーソンはその年の後半に彼女と会っている．

17　Blake; Bell.

18　Blake, pp. 125–6. 入学した7人の女性の中には，スケルトンの姉でルイザの伯母に当たるメアリー・アンダーソンがいた．1870年11月18日の事件は外科棟での「暴動」として知られるようになる．ジェックス＝ブレークやエディンバラの女性たちの戦いについての詳細はBlakeやCrawford (2002) を参照．

19　Bell, pp. 97–8.

20　Sir William Jenner, 引用はBell, p. 103.

21　*BMJ* および *The Lancet* から Blake が引用 pp. 66, 75.

22　Crawford (2002), p. 85. この法案はガーニーの授権法案として知られる．

23　Scott.

24　Geddes (2011). 次の文献も参照：Mary Ann Elston, '"Run by women (mainly) for women": medical women's hospitals in Britain 1866–1948', in Anne Hardy and Lawrence Conrad (eds.), *Women and Modern Medicine* (Amsterdam, Atlanta GA, 2001), pp. 73–107.

25　Manton, p. 296, ルイザの母親から父親への言葉を引用．

26　ルイザは1898年にプレイストー産科慈善病院に，1899年から1900年にかけてカンバーウェル救貧院施療病院に勤務している．1901年には，ロイヤルフリー病院の外科の研修医に指名され，ジェイムズ・バリーの下で働いた．*Magazine of the RFHLSMW*, 1898 to 1901.

27　Anderson (1939), p. 245. シャーリーブや他の女性外科医についての詳細はBrockを参照．

28　1899年から1901年にかけてルイザから母親に宛てて書かれた手紙．Ipswich RO, HA436/1/3/6. 手紙には日付の記載がない．

29　ルイザは1902年の1月と5月に，*Magazine of the RFHLSMW* にこのときの経験を書いている．それぞれ，pp. 887–900と26–37.

30　Bell, p. 145.

31　Annual reports of the New Hospital for Women, 1902–1907 and 1908–1913, LMA, H13/EGA/06/1-6. ルイザは1902年に外科助手に，1903年に外来部門の上級外科助手に任命され，1904年からは外来部門の外科医（外科次長）をつとめた．ニュー・ホスピタル・フォー・ウィメンは，1917年にエリザベス・ギャレット・アンダーソン病院と改称された．施設と患者データはBennett, pp. 57–63.

32　1892年にニュー・ホスピタル・フォー・ウィメンに勤務していたエルシー・イングリスによる形容．引用はBalfour, p. 67.

33　LGA and Kate Platt, 'Malignant disease of the uterus: a digest of 265 cases treated in the New Hospital for Women', in *Journal of Obstetrics and Gynaecology of the British Empire*, vol. XIV, no. 6 (Dec 1908), pp. 381–92, 引用はBrock, p. 191.

34　1906年のジェームズ・スケルトン・アンダーソンの遺言書．WL, 7EGA/12. 父親は，少し前にハーレーストリート114a番地の家を購入し家具をそなえ付けたと述べている．ルイザはまた年800ポンド（現在の価値で88,000ポンド）の年金を贈られた．

35　John M. T. Ford, 'Medical Memorials: Florence Nightingale, OM (1820–1910)', *Journal of*

Medical Biography (May 2004), vol. 12, no. 2, p. 120; フローレンス・ナイチンゲールの死亡診断書の日付は 1910 年 8 月 16 日.

36　ゲデスは著作の中でこの点を強調している．Geddes (2005).

37　Atkinson (2018), p. 6. 女性参政権運動のさらにくわしい背景は Atkinson (2018) や Raeburn (1973) を参照した.

38　Ada Flatman. 引用は Atkinson (2018) p. 117.

39　Crawford (1999), pp. 13–14; Geddes (2005), p. 19.

40　1908 年 6 月 22 日，25 日，27 日付け，ルイザからミリセント・フォーセットへの手紙．WL, microfilm M50/2/1/246-8. 原本は Papers of Millicent Garrett Fawcett at Manchester Archives and Local Studies.

41　Cheryl R. Jorgensen-Earp (ed.), *Speeches and Trials of the Militant Suffragettes: The Women's Social and Political Union,* 1903–1918 (Madison NJ, 1999), pp. 58–9.

42　Margaret Kineton Parkes, 'The Tax Resistance Movement in Great Britain' (c.1910–11), WL, Records of the Women's Tax Resistance League, 2WTR/4/9.

43　1910 年 11 月 14 日付け，ルイザから A・ゴードン・ポラックへの手紙. LMA H13/ EGA/228/1-22. ルイザは代表の派遣は翌日と聞いていたが，結局 11 月 18 日まで延期された.

44　Hertha Ayrton. 引用は Raeburn (1973) p. 170.

45　*Daily Telegraph,* 6 Mar 1912.

46　*Morning Leader,* 6 Mar 1912.

47　*The Times,* 6 Mar 1912.

48　1912 年 5 月 6 日から 29 日にかけて，ルイザからエリザベス・ギャレット・アンダーソンに送られた 8 通の手紙．WL, Papers of LGA, 7LGA/1/2/1-8.

49　Winifred Rix. 引用は Atkinson (2018) p. 307.

50　Papers of Katie Gliddon, WL, 7KGG/1/1.

51　1912 年 4 月 1 日付け，アラン・アンダーソンから刑務所管理官への手紙および内務省からの通知書．WL, 7LGA/1.

52　Crawford (1999), pp. 13–14.

53　*Burke's Landed Gentry Scotland* (2001) p. 620; Anon, 'Sons of the South' (re her brother) in *The Gallovidian Annual,* Dec 1921, pp. 1–8; 'Murray, Flora (1869–1923), physician and suffragette', by Jennian Geddes, ODNB online. 2016 年 7 月 27 日アクセス.；ジョン・マレーの遺言書．1872, National Records of Scotland; 州の舞踏会についての言及は *The Scotsman,* 14 Mar 1888.

54　Murray, 'Ethyl chloride as an anaesthetic for infants', *The Lancet,* 25 Nov 1905, pp. 1542–3; *The Times,* 15 July 1908.

55　LGA, *Medical Women's Federation Newsletter,* 1923, pp. 42–3.

56　FM, 'The position of women in medicine and surgery', *New Statesman,* 1 Nov 1913. フローラかルイザのどちらかがロンドンの病院の医師職への任命を拒否されたとしている文献もある：*Morning Advertiser,* 3 June 1915, LMA H24/SLW/Y6/1.

57　Crawford (1999), p. 432; ペンブリッジ・ガーデンズで，看護婦のキャサリン・パインとともに施設を運営していた.

58　ガートルード・セッチフィールドの日記．WL, 7GLS.

59　Christabel Pankhurst, p. 251.

60　FM, 'Torture in the Twentieth Century', WL, pamphlets 7EIJ.

61　キティ・マリオンの回顧録．WL, 7KMA.

62　Frances Bartlett, 'My suffrage work', Museum of London MS 57.113/5, pp. 37–43. 1914 年,

フローラとルイザは共同でメアリー・リチャードソンを看護し健康を回復させた．ホロウェイからの仮釈放後のことで，健康を回復したリチャードソンは，ナショナルギャラリーで「鏡のヴィーナス」を切り裂いた．Mary Richardson, *Laugh a Defiance* (London, 1953), p. 154.

63　*The Suffragette*, 27 June 1913, 小冊子として出版もされた．'"Cat & Mouse" Act', WL, pamphlets 7EIJ.

64　たとえば，1913 年にはパンクハースト夫人が，1914 年にはオリーブ・ウォーリーが，フローラの手にゆだねられている．前者の引用は Christabel Pankhurst, p. 251. 後者の引用は Crawford (1999), p. 707.

65　Raeburn (1976), pp. 66–7.

66　Emmeline Pankhurst, p. 328.

67　Emmeline Pankhurst, p. 240.

68　Annie Kenney, *Memories of a Militant* (London, 1924), pp. 243–4.

69　キティ・マリオンの回顧録．WL, 7KMA.

70　*The Times*, 2 Apr 1914; Crawford (1999), pp. 115–16.

71　Jennian Geddes, 'Culpable Complicity: the medical profession and the forcible feeding of suffragettes, 1909–1914', *Women's History Review*, vol. 17, no. 1 (Feb 2008), pp. 79–94.

72　E. Sylvia Pankhurst, p. 119.

73　未発表のサー・コリン・スケルトン・アンダーソンの回顧録（私記）．

74　ヘンリー・ネビンソンの日記．Oxford, Bodleian Library, MSS.Eng.misc.e.618/3, 1 Sept 1914.

75　匿名の以下の記事．*The Workers' Dreadnought*, 4 Aug 1923, p. 5.

76　Vera Scantlebury, 'Women as army surgeons: a record of splendid service' in I. Frances Taylor (ed.), *The Woman's World*, vol. 1, no. 6 (1922), pp. 11–12.

77　The Women's Hospital for Children, Harrow Road, Annual Reports 1913 and 1914, LMA, King Edward's Fund Collection, SC/PPS/093/080; Bennett, pp. 66–73; *The Hospital*, 31 Jan 1914, pp. 481–2. この病院はもとはケンサルライズに近いハローロード 688 番地の 3 軒続きのコテージであった．ブロックによればホスピタル誌も LSMW には批判的だった．Brock, p. 243.

78　WL, 7LGA/6/13.

79　Land Registry 11 Jan 1913; Electoral Register 1914. フローラはキャンプデン・ヒル・ロードの部屋を借り続け，ルイザもハーレーストリートの診察室を手放さずにおいた．

80　ルイザは，1910 年ごろイブリン・シャープにコテージの話をしている．シャープへの手紙（1910 年から 1911 年ごろ，日付不明）に言及がある．Oxford, Bodleian Library, MSS.Eng.lett.d.277.113/4. ルイザとフローラの二人は，1912 年にコテージ「ポールエンド」の建設用地を共同購入する前に，すでにペン村の未開地にストーンロッジを購入していた．

81　Background in Hamer (1999) and (1996); and Faderman.

82　Blake, p. 160. Hamer (1999) は，フローラがスコットランド出身の外科医，エルシー・イングリスとのあいだに「はじめて真剣な同性愛の関係」をもったとしているが，出典を記しておらず，裏づけとなる証拠はなさそうである．

83　Isabel Hutton: *Memories of a Doctor in War and Peace* (London, 1960), pp. 131–2.

84　Murray における献辞．

85　1914 年 11 月 17 日付け，ルイザからアイビー・アンダーソンへの手紙．WL, 7LGA/2/1/22.

86　イブリン・シャープの日記．Oxford, Bodleian Library, MSS. Eng.misc.e.635, vol. 3, 1 Nov 1943.

87　1910年から1911年ごろの日付不明のルイザからシャープへの手紙．Oxford, Bodleian Library, MSS.Eng.lett.d.277.113/4.

88　ヘンリー・ネビンソンの日記．Oxford, Bodleian Library, MSS.Eng.misc.e.618/2, 22 Jan 1914. シャープもその回顧録でスコットランドの休暇に触れている：*Unfinished Adventure* (1933), pp.

123–5. シャープとネビンソンは生涯を通じて愛し合っていたが，1933 年に結婚するまで性的関係はなかったと思われる．

89 White, pp. 1–25.

90 Emmeline Pethick-Lawrence, *My Part in a Changing World* (London, 1938), p. 305.

91 Margot Lawrence: *Shadow of the Swords: A Biography of Elsie Inglis* (London, 1971), pp. 97–8. この発言については，表現の異なるものがいくつもあるが，ローレンスのものは，イングリスの姪によって確認されているようである．

92 Murray, p. 5. 部隊の編成の詳細はMurray, pp. 5–12, and Hale. マレーは同書のp. 10で制服にも触れている．

93 3人はマレーの著作中に名前をあげられている．経歴の詳細は次のとおり：the LSMW student register 1911 and annual report of Harrow Road 1913. 看護婦は*BJN*, 19 Sept 1914, p. 223に紹介がある：ミス・ウィックス，ミス・ロベラ，ミス・ブライアン，ミス・クリーブリング，ミス・ブラウン，ミス・プラット，ミス・ピアソン，ミセス・ローレンス．

94 Murray, p. 10. エンデルストリートの用務員ニナ・ラストの上着が現存している：WL, 7NLA.

95 日付不明のルイザからエリザベス・ギャレット・アンダーソンへの手紙（1914年9月）．WL, 7LGA/2/1.

96 ヘンリー・ネビンソンの日記. Oxford, Bodleian Library, MSS.Eng.misc.e.618/2, 15 Sept 1914.

97 1914年9月15日および16日付け，ルイザからエリザベス・ギャレット・アンダーソンへの手紙．WL, 7LGA/2/1.

98 ルイザからニュー・ホスピタル・フォー・ウィメンの管理委員長A・ゴードン・ポラックへの手紙．*St Leonard's School Gazette,* Mar 1915 に所収．

99 Murray, p. 4.

第2章　まるで休暇のよう

1 WHC のパリでの活動については，おもに次の資料から情報を得た．Murray; 1914 年 9 月 16 日から 1915 年 1 月 9 日にかけて，フランスから母親のアリス・メートランド＝ヘリオットに送られたマーディ・ホジソンの手紙．アンドリュー・ウェルズのご厚意により引用；フランスから送られた家族宛てのルイザの手紙．WL, 7LGA/2/1/1-29; Hale; Harraden; 同時代の新聞の切り抜き記事.

2 Patrice de Moncan, *Les Belles Heures du Claridge* (Paris, 2000). ロンドンのクラリッジズホテルとは無関係のようである．フランスの所有者は，単にぜいたくの象徴としてこの名を用いたに過ぎないようだ．

3 Hale.

4 アンドリュー・ウェルズ（彼女の孫）からの情報；家族のアルバム；母親宛ての手紙.

5 日付不明のマーディ・ホジソンから母親のアリス・メートランド＝ヘリオットへの手紙（1914 年 9 月 16 日）.

6 1914年9月17日付け，マーディ・ホジソンから母親のアリス・メートランド＝ヘリオットへの手紙.

7 ベアトリス・ハラデンは，マレーが日記をつけていたと述べているが，日記は残っていない：Harraden.

8 1914 年 9 月 17 日付け，ルイザからエリザベス・ギャレット・アンダーソンへの手紙．WL, 7LGA/2/1/6.

9 1914年9月17日付け，マーディ・ホジソンから母親のアリス・メートランド＝ヘリオットへの手紙.

10　1914年9月17日付け，ルイザからエリザベス・ギャレット・アンダーソンへの手紙．WL, 7LGA/2/1/6.

11　Captain Eugene Ginchereau, 'The American Ambulance in Paris, 1914–1917', *Military Medicine*, vol. 180 (2015), pp. 1201–2. 医療活動全体の意味で 'ambulance' の語が使われている．

12　Murray, p. 27.

13　医療についてはおもに次の資料から情報を得た：Harrison; Scotland and Heys (eds.); Cohen; Mayhew. 当時の出典は Brereton; Vivian; MacPherson; H. S. Souttar, *A Surgeon in Belgium* (London, 1915).

14　Mitchell and Smith, p. 8.

15　MacPherson, vol. 2, p. 195.

16　Brereton, p. 99.

17　Vivian, pp. 138–9.

18　Brett (ed.), vol. 3, p. 189.

19　Brett, ibid.

20　1914年9月17日付け，ルイザからエリザベス・ギャレット・アンダーソンへの手紙．WL, 7LGA/2/1/6.

21　1914年9月17日付け，ルイザからアイビー・アンダーソンへの手紙．WL, 7LGA/2/1/7.

22　Murray, p. 27.

23　Geddes (2005) でくわしく考察されている．ブロックは，ニュー・ホスピタル・フォー・ウィメンの外科医は婦人科その他の診療で子宮切除術などの腹部手術をおこなった経験があり，マレーとアンダーソンは小児病院で週に一度整形外科クリニックを開いていたと指摘している：Brock, p. 191. それだけでは戦傷外科の準備にはまだ不十分だった．

24　Mayhew; Scotland and Heys (eds.); Cohen; Vivian.

25　H. M. W. Gray: *The Early Treatment of War Wounds* (London, 1919), p. 1.

26　Bland-Sutton, p. 87. 彼は1914年にワンズワースの第三ロンドン総合病院に勤務していた．のちにエンデルストリートを訪問している．

27　1914年9月22日付け，ルイザからエリザベス・ギャレット・アンダーソンへの手紙．WL, 7LGA/2/1/8.

28　1914年9月22日付け，マーディ・ホジソンから母親のアリス・メートランド＝ヘリオットへの手紙．

29　Murray, pp. 45–8; 1914年9月28日付け，ルイザからエリザベス・ギャレット・アンダーソンへの手紙．WL, 7LGA/2/1/10; 1914年9月27日付け，ルイザからアラン・アンダーソンへの手紙．WL, 7LGA/2/1/17; 1914年9月28日および30日付け，マーディ・ホジソンから母親のアリス・メートランド＝ヘリオットへの手紙．

30　Anon, 'Women's Hospital Corps in Paris', *Magazine of the RFHLSMW*, vol. 9, no. 59 (Nov 1914), pp. 139–40.

31　1914年10月4日付け，ルイザからエリザベス・ギャレット・アンダーソンへの手紙．WL, 7LGA/2/1/12. ルイザ・アンダーソンはエリス夫人とその兄が救急車とトラックを持参したと述べており，救急車が1台なのか複数台なのか出典からははっきりしない．マレーは「裕福な」女性がパリで救急車を1台購入してくれたと書いているが，この女性が同一人物であった可能性はある．これはおそらくクリストベル・エリスであろう．熟練ドライバーで，1914年9月にフランス赤十字社に奉仕を申し出ており，パリではイギリス赤十字社のためにも働いた．1914年末にセルビアにおもむき，のちにWAAC自動車部隊の隊長になっている：MacLaren, p. 136. マレーは「パリの友人」ブロック夫人とグレイ夫人が2台の救急車を提供してくれたと書いている．ヘーゼル・カスバートも，医療部隊には「自前の救急車が2台」あると述べている：

BMJ, 20 Feb 1915, p. 354. 異なる時期に複数人が複数台の救急車を運転していたようである.
32　1914年9月28日および30日付けのマーディ・ホジソンから母親のアリス・メートランド＝ヘリオットへの手紙と，日付不明の‘ランスへの遠足’と題された手紙.
33　1914年9月22日および27日付け，ルイザからエリザベス・ギャレット・アンダーソンへの手紙．WL, 7LGA/2/1/8 and 9.
34　1914年9月22日付け，および日付不明の1914年9月ごろのマーディ・ホジソンから母親のアリス・メートランド＝ヘリオットへの手紙.
35　日付不明のルイザからエリザベス・ギャレット・アンダーソンへの手紙（1914年10月）．WL, 7LGA/2/1/15.
36　Murray, pp. 38–9.
37　日付不明のマーディ・ホジソンから母親のアリス・メートランド＝ヘリオットへの手紙（1914年9月ごろ）.
38　Murray, p. 41.
39　1914年9月28日および30日付け，マーディ・ホジソンから母親のアリス・メートランド＝ヘリオットへの手紙.
40　日付不明のマーディ・ホジソンから母親のアリス・メートランド＝ヘリオットへの手紙（1914年9月ごろ）.
41　1915年にイギリスの病院の「VAD」となった，作家のヴェラ・ブリテンは，「若い女性戦時労働者が伸び伸びと行動できるようになり，慣習が崩れはじめた」と書いている：Brittain, p. 154.
42　1914年9月22日付け，マーディ・ホジソンから母親のアリス・メートランド＝ヘリオットへの手紙.
43　1914年9月28日および30日付け，マーディ・ホジソンから母親のアリス・メートランド＝ヘリオットへの手紙.
44　1914年9月22日付け，マーディ・ホジソンから母親のアリス・メートランド＝ヘリオットへの手紙.
45　1914年9月28日および30日付け，マーディ・ホジソンから母親のアリス・メートランド＝ヘリオットへの手紙.
46　日付不明のマーディ・ホジソンから母親のアリス・メートランド＝ヘリオットへの手紙（1914年9月ごろ）.
47　Anon, ‘Women's Hospital Corps in Paris’, *Magazine of the RFHLSMW*, vol. 9, no. 59 (Nov 1914), pp. 139–40. ブランディの経歴は以下を参照：Sarah Lefanu, ‘Majorie Blandy (1887–1937)’ in Biddy Passmore (ed.), *Breaking Bounds: Six Newnham Lives* (Cambridge, 2014), pp. 53–65.
48　*The Queen*, 24 Oct 1914. 看護婦は *BJN*, 12 Sept 1914 に紹介されている.
49　孫であるロンゲール男爵マイケル・グラント12世からの個人的な情報提供；*Burke's Peerage* (2003), pp. 3782–3. アーネスティンは1918年に夫と離婚し，同じ年にロナルドと再婚した.
50　1914年9月26日，ガートルード・セッチフィールドの日記，ガートルード・リンド・セッチフィールドの文書．WL, 7GLS. 1914年9月24日にロンドンで集会が開かれた.
51　Balfour, pp. 147–51.
52　Murray, p. 31.
53　Murray, p. 11.
54　1914年9月17日付け，ルイザからアイビー・アンダーソンへの手紙．WL, 7LGA/2/1/7.
55　Murray, p. 74.
56　1914年9月22日付け，マーディ・ホジソンから母親のアリス・メートランド＝ヘリオット

への手紙；1914年9月27日付け，ルイザからエリザベス・ギャレット・アンダーソンへの手紙．WL, 7LGA/2/1/9. アメリカンホスピタルの死亡率は，初年度は1000人あたり4.5人と記録されている：Annual report American Hospital 1915, http://www.ourstory.info/library/2-ww1/AmHosp15/ahp1915.html. 2018年5月13日アクセス．

57　1914年9月28日および30日付け，マーディ・ホジソンから母親のアリス・メートランド＝ヘリオットへの手紙．

58　Murray, p. 41; 1914年10月24日付け，マーディ・ホジソンから母親のアリス・メートランド＝ヘリオットへの手紙．

59　*St Andrew's Citizen*, 26 Sept 1914.

60　日付不明のルイザからエリザベス・ギャレット・アンダーソンへの手紙（1914年10月）．WL, 7LGA/2/1/15.

61　1914年10月4日付け，ルイザからエリザベス・ギャレット・アンダーソンへの手紙．WL, 7LGA/2/1/12.

62　*Magazine of the RFHLSMW*, July 1919, pp. 115–16.

63　'Letter from the doctors at the front', Harrow Road children's hospital annual report, 1914; Murray, pp. 74–5.

64　1914年10月4日付け，ルイザからエリザベス・ギャレット・アンダーソンへの手紙．WL, 7LGA/2/1/12.

65　ルイザからA・ゴードン・ポロックへの手紙．*St Leonard's School Gazette*, Mar 1915所収．

66　1914年10月10日付け，マーディ・ホジソンから母親のアリス・メートランド＝ヘリオットへの手紙．

67　'Letter from the doctors at the front', op.cit.

68　1914年9月27日付け，ルイザからエリザベス・ギャレット・アンダーソンへの手紙．WL, 7LGA/2/1/9.

69　'Letter from the doctors at the front', op.cit.

70　1914年9月22日付け，ルイザからエリザベス・ギャレット・アンダーソンへの手紙．WL, 7LGA/2/1/8.

71　日付不明のマーディ・ホジソンから母親のアリス・メートランド＝ヘリオットへの手紙（1914年10月ごろ）．

72　1914年9月22日付け，ルイザからエリザベス・ギャレット・アンダーソンへの手紙．WL, 7LGA/2/1/8.

73　1914年9月27日付け，ルイザからエリザベス・ギャレット・アンダーソンへの手紙．WL, 7LGA/2/1/9.

74　1914年9月27日付け，ルイザからアラン・アンダーソンへの手紙．WL, 7LGA/2/1/17.

75　Murray, p. 39.

76　1914年10月4日付け，ルイザからエリザベス・ギャレット・アンダーソンへの手紙．WL, 7LGA/2/1/12.

77　Murray, p. 40.

78　ルイザからA・ゴードン・ポロックへの手紙．ibid.

79　Murray, pp. 58–9.

80　*Daily Sketch*, 17 Oct 1914; マーディ・ホジソンのアルバムにあった見出しのない切り抜き記事，日付不明．アンドリュー・ウェルズのご厚意により引用；日付不明の見出しのない切り抜き記事，ミリセント・フォーセットの記事スクラップ．WL, 7MGF/E/5; *Sheffield Weekly Telegraph*, 6 Feb 1915; *The Globe*, 23 Oct 1914; *Daily Mail*, 16 Oct 1914; *BMJ*, 31 Oct 1914, p. 767.

81 Bennett, pp. 118–22.

82 1914年9月27日付け，ルイザからエリザベス・ギャレット・アンダーソンへの手紙．WL, 7LGA/2/1/9.

83 Murray, pp. 48–51; 1914年9月27日付け，ルイザからエリザベス・ギャレット・アンダーソンへの手紙．WL, 7LGA/2/1/9，同日のアラン・アンダーソンへの手紙．WL, 7LGA/2/1/17; 1914年9月30日付け，マーディ・ホジソンから母親のアリス・メートランド＝ヘリオットへの手紙．

84 J. A. Spender, *Men and Things* (London, 1937), p. 39.

85 Brett (ed.), vol. 3, p. 190.

86 イーシャー卿の戦争日誌，キッチナー卿へのメモ，日付不明．Churchill Archive Centre, Cambridge.

87 Murray, pp. 52–3.

88 1914年10月4日付け，ルイザからエリザベス・ギャレット・アンダーソンへの手紙．WL, 7LGA/2/1/12.

89 1914年9月27日付け，ルイザからエリザベス・ギャレット・アンダーソンへの手紙．WL, 7LGA/2/1/9.

90 1914年9月28日および30日付け，マーディ・ホジソンから母親のアリス・メートランド＝ヘリオットへの手紙．

91 Murray, pp. 34–6.

92 Murray, pp. 81–5.

93 1914年10月11日付け，ルイザからアラン・アンダーソンへの手紙．WL, 7LGA/2/1/14.

94 1914年10月24日付け，マーディ・ホジソンから母親のアリス・メートランド＝ヘリオットへの手紙．

95 マーディ・ホジソンのアルバムにあった見出しのない切り抜き記事，日付不明．アンドリュー・ウェルズのご厚意により引用；1914年10月10日付け，マーディ・ホジソンから母親のアリス・メートランド＝ヘリオットへの手紙．

第3章　陽光あふれる甘美な場所――その現実

1 ブローニュにおける部隊の活動の詳細はおもに次の資料から得たものである：Murray; 1914年9月16日から1915年1月9日にかけてフランスから母親のアリス・メートランド＝ヘリオットに送られたマーディ・ホジソンの手紙．アンドリュー・ウェルズのご厚意により引用；フランスから送られた家族宛てのルイザの手紙．WL, 7LGA/2/1/1-29; Hale; Harraden; 同時代の新聞の切り抜き記事．ブローニュに関する背景情報の出典は次のとおり：Finzi; Stephen; A. L. Walker [Adelaide Louisiana Walker], 'Experiences at a Base Hospital in France, 1914–1915, from Scarletfinders, http://www.scarletfinders.co.uk/156.htmh. 2018年3月27日アクセス．マレーは，自分とアンダーソンは11月1日に到着したと書いているが，アンダーソンとマーディ・ホジソンの手紙から，到着が10月31日なのは明らかである．

2 Walker, op.cit.

3 Finzi, p. 47.

4 1914年秋のフランドル戦線の背景情報の出典は次のとおり：Hastings; MacPherson (ed.), vol. 2; Gilbert. フランス兵の負傷者はほとんどダンケルクに送られたものの，フランス兵の一部，ベルギー兵，ドイツ兵の負傷者もブローニュに送られてきた．

5 Murray, pp. 86–87. 以下にも同様の記述がある．Finzi and Walker, op.cit.

6 Finzi, p. 40.

7　Murray, pp. 90–91; Anon, 'The Women's Hospital Corps', *The Ladies' Field,* 13 Feb 1915, p. 513. この邸宅はもともと，モーリシャス生まれでロンドンに定住した銀行家で貿易商，モーリス・ウルコックのために建てられたものである．この情報が得られたのは，現在の所有者であるジェローム・ラノワとサンドリーヌ・ラノワ，そしてジェロームの研究のおかげである．彼の研究は自費出版された：*Château Mauricien* (2016).

8　Finzi, p. 21. スティーブンの説明では，ホテル・スプレンディッドとそのカジノに第 14 総合病院が開設されている．彼によると，第14国定病院は海岸に面したホテルに置かれていた．マレーはこれをホテル・グランドとしている：Murray, p. 93. どちらのホテルも遊歩道に面していた．更衣小屋：Stephen. バカラルーム：英国赤十字社執行委員会の委員長を務めたアーサー・スタンレー下院議員が新聞記事中で引用している．'Red Cross Work in France', *The Times,* 18 Jan 1915.

9　Murray, p. 91. 市長はウジェーヌ・ルロワという名の地元の建築業者だった．

10　1914 年 10 月 30 日付け，ルイザからアラン・アンダーソンへの手紙．WL, 7LGA/2/1/20.

11　Murray, p. 91.

12　Murray, p. 91.

13　土曜日の記載のあるマーディ・ホジソンから母親のアリス・メートランド＝ヘリオットへの手紙（1914 年 10 月 31 日）と，1914 年 10 月 30 日付けのルイザからアラン・アンダーソンへの手紙．WL, 7LGA/2/1/20.

14　マーディ・ホジソンの 1914 年 11 月初旬の日付不明のメモ；1914 年 11 月 7 日土曜日の手紙，1914 年 10 月 31 日土曜日の手紙．

15　看護婦は *Nursing Times,* 4 Jan 1915 に紹介がある：ブリーン，クレモー，クリーブリー，ダーシー，ワトキン，プラット，スティーブンズ，ロバートソン，コリンズ，コマー，ファウラーの 11 人．

16　Murray, p. 94.

17　1914 年 11 月 15 日と思われる，日付不明のルイザからアラン・アンダーソンへの手紙．WL, 7LGA/2/1/21.

18　1914 年 11 月 12 日付け，ジェームズ・アーサー・キャンベルからケア・キャンベルへの手紙．ディアミッド・キャンベル（オルガの甥）のご厚意により引用；アーサー・キャンベルの背景情報の出典は Ian M. Campbell, *Some Notes on the Campbells of Inverawe* (1951), *expanded by Diarmid Campbell with help from Niall Campbell* (privately published 1988).

19　Murray, pp. 63–4; 1914 年 9 月 28 日および 30 日付け，マーディ・ホジソンから母親のアリス・メートランド＝ヘリオットへの手紙．

20　Murray, p. 96. この顔合わせについての記述は pp. 96–7. 行方不明のマレーの日記の引用と思われる別の記述では，顔合わせは「月曜日」，すなわち 1914年11月2日とされている：Harraden.

21　MacPherson (ed.), vol. 2 and Stephen. スロゲットは 1914 年 10 月 28 日に副官のバーチャエルとともに到着し，ホテル・デルヴォーを本部とした．

22　Harrison, p. 37.

23　さらにくわしい背景は次の文献を参照：Leneman (1994) and (1998); Atkinson (2010).

24　1914 年 11 月 15 日付け，ルイザからアラン・アンダーソンへの手紙．WL, 7LGA/2/1/21.

25　Murray, p. 96.

26　木曜日および日曜日の記載のある，マーディ・ホジソンから母親のアリス・メートランド＝ヘリオットへの手紙（それぞれ 1914 年 11 月 5 日，8 日）．

27　Ibid. マレーは最初の患者が 11 月 6 日に到着したと述べている．列車はたいてい深夜か早朝に到着したので，11 月 6 日の朝方まで負傷者が送られてこなかった可能性もある：Murray, p. 98.

28 Stephen. MacPherson (ed.) によれば，1914年10月15日から11月23日のあいだに，合計37,798人の傷病兵が病院列車で前線からブローニュや他の後方拠点病院に送られた．引用は vol. 2, p. 331.

29 勤労奉仕していた女性はプリシラ・ノーマン夫人である．Lady Norman, 'Our hospital in France'（タイプ原稿），サー・ヘンリーとノーマン夫人の手記，IWM, 01/15/1. ノーマン夫妻は，1914年11月12日に，かつてのホテル・ベルビューに，自分たちの病院（イギリス病院と呼ばれた）を開設した．病院は外科医4人を含む80人のスタッフをかかえ，7台の救急車を所有した．また，更衣小屋を接収して倉庫とし，車庫に「たいへんけっこうな霊安室」を設けた．

30 1914年11月15日付け，ルイザからアラン・アンダーソンへの手紙．WL, 7LGA/2/1/21.

31 1914年10月30日付け，ルイザからアラン・アンダーソンへの手紙．WL, 7LGA/2/1/20.

32 1914年11月17日付け，ルイザからアイビー・アンダーソンへの手紙．WL, 7LGA/2/1/22.

33 1914年11月と思われる，日付不明のマーディ・ホジソンから母親のアリス・メートランド＝ヘリオットへのハガキ．ハガキに写るホテルの「宿泊客」は，もとの持ち主のモーリス・ウルコックである可能性が高い：ジェローム・ラノワからの個人的な情報提供．

34 Hale.

35 Finzi, p. 30.

36 Ibid. p. 50.

37 Stephen.

38 Harrison, p. 24.

39 Stephen. 病院列車はフランスの鉄道車両を改造したものであった．最初の専用列車がフランスに到着したのは1915年4月になってからである．

40 Stephen.

41 1914年11月15日付け，ルイザからアラン・アンダーソンへの手紙．WL, 7LGA/2/1/21.

42 1914年11月17日付け，ルイザからアイビー・アンダーソンへの手紙．WL, 7LGA/2/1/22.

43 患者の言葉の引用元は *The Vote* 12 Feb 1915.

44 Murray, pp. 98–9.

45 1914年11月17日付け，ルイザからアイビー・アンダーソンへの手紙．WL, 7LGA/2/1/22.

46 Anon, 'The Women's Hospital Corps', *The Ladies' Field*, 13 Feb 1915, p. 513.

47 ルイザからアラン・アンダーソンへの手紙，1914年12月12日付け，WL, 7LGA/2/1/25; 1915年1月17日付け．WL, 7LGA/2/1/28.

48 1914年12月6日付け，マーディ・ホジソンから母親のアリス・メートランド＝ヘリオットへの手紙．

49 Murray, p. 100.

50 Murray, p. 99.

51 1914年11月28日と思われる，日付不明のルイザからアラン・アンダーソンへの手紙．WL, 7LGA/2/1/23. マンチェスターのジャック・キャナムからの日付不明の手紙を同封．

52 *Todmorden and District News*, 20 Nov 1914.

53 *Banbury Advertiser*, 31 Dec 1914, also *Sunday Post*, 20 Dec 1914.

54 Murray, p. 100. マレーは「サフラジェットの友人」が警官に会ったと書いているが，その友人はルイザであるという話が代々家族に伝わっている：ジェニアン・ゲデスとの私信．風刺漫画の掲載は *Punch*, 4 Aug 1915.

55 1915年1月17日付け，ルイザからアラン・アンダーソンへの手紙．WL, 7LGA/2/1/28. エクルズのE・トムズ夫人からルイザへの日付不明の手紙を同封．

56 Sir Henry Norman, 'A voluntary hospital'（タイプ原稿），サー・ヘンリーとノーマン夫人の手記，Norman, IWM, 01/15/1.

57　1914年11月28日と思われる，日付不明のルイザからアラン・アンダーソンへの手紙．WL, 7LGA/2/1/23.

58　エクセルはバース・ロイヤル・ユナイテッド病院で訓練を受けた看護婦で，1914年9月20日に部隊に加わった：1914 Star Medal Roll, WO329/2504. 弟のエドワードはサンチーヴで戦死した：'The Exell war heroes', Thornbury Roots, http://www.thornburyroots.co.uk/familief/exell-war-heroes/. 2018年4月12日アクセス．

59　Wilder Penfield, 'Sir Gordon Morgan Holmes (1876–1965)', rev. ODNB online, May 2006. 2017年5月23日アクセス．この病院は現在は国立神経・脳神経外科病院と呼ばれている．

60　1914年11月28日と思われる，日付不明のルイザからアラン・アンダーソンへの手紙．WL, 7LGA/2/1/23.

61　1914年11月27日付け，オルガ・キャンベルからケア・キャンベルへの手紙．

62　1914年11月28日と思われる，日付不明のルイザからアラン・アンダーソンへの手紙．WL, 7LGA/2/1/23.

63　ヘンリー・ネビンソンの日記．Oxford, Bodleian Library, MSS.Eng.misc.e.618/3, 23 Oct 1914. ネビンソンの背景情報の出典は John (2006).

64　Henry Nevinson, ibid., 27 Nov 1914.

65　Henry Nevinson, ibid., 8 Dec 1914.

66　1914年11月28日と思われる，日付不明のルイザからアラン・アンダーソンへの手紙．WL, 7LGA/2/1/23.

67　1915年1月14日付けのイーシャー卿からルイザへの手紙．1914年1月17日付けのルイザからアラン・アンダーソンへの手紙に同封されていた．WL, 7LGA/2/1/28.

68　1914年12月16日付け，ルイザからアラン・アンダーソンへの手紙．WL, 7LGA/2/1/26.

69　Sir Frederick Treves, 'Red Cross Work in the North of France', in Joint War Committee Summaries of Work, summary of work for week ending 14 Dec 1914, appx 1, London Joint War Committee of the British Red Cross Society and the Order of St John of Jerusalem in England, 1914.

70　1914年11月21日付け，マーディ・ホジソンから母親のアリス・メートランド＝ヘリオットへのパリからの手紙．

71　1914年12月6日付け，マーディ・ホジソンから母親のアリス・メートランド＝ヘリオットへのパリからの手紙；Murray, p. 102.

72　1914年12月2日と思われる，日付不明のマーディ・ホジソンから母親のアリス・メートランド＝ヘリオットへのパリからの日付不明の手紙．

73　1914年11月21日付け，マーディ・ホジソンから母親のアリス・メートランド＝ヘリオットへの手紙．

74　1914年11月28日付け，マーディ・ホジソンから母親のアリス・メートランド＝ヘリオットへの手紙．

75　家族からの情報 Ancestry.com. 2017年6月8日アクセス．

76　1914年12月2日付け，マーディ・ホジソンから母親のアリス・メートランド＝ヘリオットへの手紙．

77　1914年12月初旬と思われる，日付不明のマーディ・ホジソンから母親のアリス・メートランド＝ヘリオットへの日付不明の手紙．

78　1914年11月21日付け，マーディ・ホジソンから母親のアリス・メートランド＝ヘリオットへの手紙．

79　1914年11月28日付け，マーディ・ホジソンから母親のアリス・メートランド＝ヘリオットへの手紙．

80 1914年12月6日付け，マーディ・ホジソンから母親のアリス・メートランド＝ヘリオットへの手紙.
81 1914年11月24日付け，マーディ・ホジソンから継父のサー・ウィリアム・メートランド＝ヘリオットへの手紙.
82 1914年12月9日付け，マレーからアリス・メートランド＝ヘリオットへの手紙．Mardie Hodgson correspondence.
83 1914年11月23日付け，ルイザからアリス・メートランド＝ヘリオットへの手紙．Mardie Hodgson correspondence.
84 1914年11月17日付け，ルイザからアイビー・アンダーソンへの手紙．WL, 7LGA/2/1/22.
85 1914年12月ごろの，日付不明のルイザからアイビー・アンダーソンへの手紙．WL, 7LGA/2/1/29.
86 1914年12月16日付け，ルイザからアイビー・アンダーソンへの手紙．WL, 7LGA/2/1/26.
87 1914年12月12日付け，ルイザからアラン・アンダーソンへの手紙．WL, 7LGA/2/1/25.
88 1914年12月16日付け，ルイザからアイビー・アンダーソンへの手紙．WL, 7LGA/2/1/26; Anon, 'The Women's Hospital Corps', *The Ladies' Field*, 13 Feb 1915, p. 513.
89 1914年12月19日と思われる，日付不明のマーディ・ホジソンから母親のアリス・メートランド＝ヘリオットへの手紙.
90 1914年12月12日付け，ルイザからアラン・アンダーソンへの手紙．WL, 7LGA/2/1/25.
91 1914年12月16日付け，ルイザからアイビー・アンダーソンへの手紙．WL, 7LGA/2/1/26.
92 1914年12月9日付け，マレーからアリス・メートランド＝ヘリオットへの手紙．Mardie Hodgson correspondence.
93 Murray, pp. 103–8; Harraden. ハラデンは，クリスマスの詳細はマレーの（行方不明の）日記から引いたと述べている.
94 E Sylvia Pankhurst, pp. 119–22.
95 Evelyn Sharp, op.cit., p. 160; John, p. 82.
96 ヘンリー・ネビンソンの日記．Oxford, Bodleian Library, MSS.Eng.misc.e.618/3, 3 Jan 1915.
97 Murray, pp. 110–11.
98 Murray, ibid.
99 金曜日と記載のある（1915年12月1日と思われる），マーディ・ホジソンから母親のアリス・メートランド＝ヘリオットへの手紙.
100 1915年1月9日付け，マーディ・ホジソンから母親のアリス・メートランド＝ヘリオットへの手紙.
101 1915年1月17日付け，ルイザからアラン・アンダーソンへの手紙．WL, 7LGA/2/1/28. マレーは1915年1月18日にクラリッジを閉院したと書いているが，マーディ・ホジソンの手紙から，1月8日であったことは明らかである：Murray, p. 111.
102 イブリン・クレモーに授与されたもの（RCN archives）やオルガ・キャンベルに授与されたもの（一族が所有）など，数個が現存する.

第4章　冗談じゃない，女じゃないか！

1 エンデルストリートの開院間もない時期の記述については，おもに次の資料から情報を得た：Murray; the Endell Street Scrapbook, WL, 7LGA/3（スクラップブックとして所蔵されている）.
2 Murray, p. 114.
3 1915年はじめごろのロンドンに関する背景情報の出典は次のとおり：MacDonagh; MacLaren et al.

4　Anon, *The Old War Office Building: A History* (London, 2001).
5　Mark Harrison, 'Keogh, Sir Alfred (1857–1936)', ODNB online. 2016年11月14日アクセス．スロゲットに代わってキーオがDGMS（陸軍医療部の統括責任者）となり，スロゲットはフランスのみの医療統括者となっていた．
6　Anon, 'Women's work in the war (I)', *The Times History of the War,* vol. 4 (July 1915), p. 251.
7　ルイザからA・ゴードン・ポロックへの手紙．*St Leonard's School Gazette,* Mar 1915 所収．
8　Murray, pp. 116–17.
9　*The Times,* 19 Feb 1915.
10　1915年5月2日付け，キーオからの受取人不明の手紙．イーディス・バーリンのアルバムより．University of Birmingham special collections, EB/37. 手紙の宛名は'My dear Master'であるが，以前は'Marsh (?)'宛てに分類されていた．これはおそらく，ケンブリッジ大学の外科の教授でダウニング・カレッジの学長もつとめたフレドリック・ハワード・マーシュであろう．マーシュは雑誌に好意的な記事を書いている：*Cambridge Review,* 24 Feb 1915.
11　*BMJ,* 9 Feb 1918, p. 179. この数字には，RAMC の医師と戦闘で亡くなった者の両方が含まれる．1915年の医療関連の人員に関する背景情報の出典は次のとおり：Cohen, p. 11; Mitchell (1978), p. 2; MacPherson (ed.), vol. 1, pp. 145–6.
12　Vivian, p. 172.
13　*The Lancet,* 27 Feb 1915, p. 451.
14　Letter Frederick Howard Marsh, 'Women doctors and the war', *The Times,* 8 Dec 1914.
15　*Times* Editorial: *The Times,* 5 Dec 1914.
16　Letter Asquith, 15 July 1915, *Daily Telegraph,* reprinted in *Magazine of the RFHLSMW,* Nov 1915.
17　Murray, p. 119.
18　Murray, pp. 123–6.
19　Murray, p. 124. つくり話と思われるが，複数のスタッフが同じ主張をおこなっている．ルース・リチャードソンとピーター・ヒギンボザムから助言をいただき感謝している．
20　MacLaren, pp. 1–4.
21　Murray, 'A woman's hospital in war', *The Common Cause,* 23 Jan 1920.
22　Murray, p. 129.
23　Hale.
24　Murray, p. 128.
25　2匹の名前はマレーの著作に登場する：Murray, p. 227. ルイザの甥のコリン・アンダーソンは，黒いアバディーンと白いウエストハイランドと形容している：刺繍入り靴袋に関するコリン・アンダーソンのメモ．WL, 7LGA/2/3. ギャレットが黒犬であった．
26　マリオン・ディッカーマンへのインタビュー．Marion Dickerman Papers, National Park Service, Hyde Park, New York.
27　Murray, pp. 137–8.
28　Hale. 医師，看護婦，他のスタッフの一部はマレーの著作中でさまざまに名前をあげられている：Murray, pp. 134–6; Murray, 'A woman's hospital in war', *The Common Cause,* 23 Jan 1920; 'Recent appointments', *Magazine of the RFHLSMW* (July 1915), p. 99; *BJN,* 12 June 1915, and Buckley, SA/MWF/ C168. Amy Sheppard: 訃報記事は以下．*British Journal of Ophthalmology,* 10 Nov 1936. Helen Chambers: Peter D. Mohr, 'Chambers, Helen (1879–1935)', ODNB online. 2017年2月1日アクセス．開院当初の医師の名前（と総数）は記述がまちまちである．次の医師が含まれているのはまずまちがいない：マレー，アンダーソン，ウッドコッ

ク（医師），シェパード（眼科医），エバ・ホワイト（放射線科医），ヘレン・チェンバーズ（病理医），エバ・ハンドリー＝リード（歯科医），ガズダール，ジョブソン，モーナ・ローリンズ，ガートルード・ダーンリー，ウィニフレッド・バックリー，マーガレット・フレイザー（外科助手）．マレーとバックリーの手記はあとになって書かれたものなので，正確性に欠ける可能性がある．エンデルストリートで働いた医師の経歴に関する最初の調査の大部分はジェニアン・ゲデスの手になるものである．開設当初の29人の看護婦は *BJN*, 12 June 1915に名前が紹介されている．

29 訃報記事は以下．*Journal of the MWF*, vol. 42, no. 3 (July 1959), pp. 170–71. マレーの著書の中で彼女の写真が公表されている：Murray, p. 128. 生たまご入りの飲みものについては，次のインタビュー中に言及がある：1978年9月27日，エリザベス・ハミルトン＝ブラウン医師へのインタビュー．University of Sydney, university archives, A14.

30 第一次世界大戦で看護婦がになった不可欠な仕事に関してはHallett (2009) に記載がある．

31 Evelyn Clemow's reference written by LGA, 27 Jan 1915, Papers of Evelyn Clemow, RCN archives, C716. 大甥のクリストファー・ハビランドからの情報提供．

32 *BJN*, Nov 1926; 1915年2月1日，R・コックス＝デイビーズからシドニー・ブラウン夫人への手紙．TNA, WO/399/11745.

33 Abel-Smith, pp. 82–99; Hallett (2013).

34 *BJN*, 12 June 1915.

35 'The 'What Ho' Corps', *Sydney Daily Telegraph*, 19 Nov 1915, Scrapbook, WL, 7LGA/3. 当時チャーチルには該当する年齢の直系の姪はおらず，事実だとしても，遠い親戚だったのではないかと思われる．しかし，バーバラ・ラストは，チャーチルという名の同僚用務員に言及している．

36 Murray, pp. 198–9.

37 1915年4月20日付け，エセル・キャンベル（オルガの母親）からブルース・キャンベル（オルガの兄弟）への手紙．個人所有．

38 Ibid.

39 マリオン・ディッカーマンへのインタビュー．Marion Dickerman Papers, Photograph Collection, National Park Service, Hyde Park, New York; ジョン・ウェルズ（マーディの息子）の回顧録，アンドリュー・ウェルズとの私信．

40 *New Zealand Herald*, 3 Nov 1916.

41 *Illustrated London News*, 21 Mar 1915.

42 John (1995).

43 エリザベス・ロビンズの日記．FL, 10 May 1915.

44 Elizabeth Robins, 'Dr. Flora Murray: reminiscences of her war work', *Observer*, 5 Aug 1923.

45 Haslam (2018). この戦時図書館はヘレン・メアリー・ギャスケルが創設したものである．読書が治療になることはReznick (2004) でも論じられている．引用はp. 68.

46 Koch, p. 19.

47 Murray, pp. 193–7.

48 1916年末の日付不明の切り抜き記事．Scrapbook, WL, 7LGA/3.

49 Robins, *Observer*, 5 Aug 1923.

50 Murray, p. 143.

51 Ibid.

52 エリザベス・ロビンズの日記．FL, 14 May 1915.

53 エリザベス・ロビンズの日記．FL, 15 May 1915.

54 Hew Strachan, *The Illustrated History of the First World War*; Hart.

55　Hallett, p. 59.
56　シンシア・アスキス，引用は White, p. 121.
57　Ethel M. Bilbrough, *My War Diary 1914–1918* (London, 2014), p. 159. この記述は 1915 年 5 月.
58　MacPherson (ed.), vol. 1, p. 372.
59　White, pp. 122, 301n.
60　数字は以下に基づく．Anon, *List of the various hospitals treating military cases in the United Kingdom*, HMSO, 1917, チャーリー・フォーマンとピート・スターリングの助言に感謝する.
61　Nina Last, War Memories, Papers of Nina Courage (née Last), WL, 7NLA/1/1b and 2b［以降 Nina Last, WL, 7NLA/1/1b and 2b と記載する］; Murray, p. 145. この他の救急車隊の様子は次の資料からくわしい情報を得た：“Manned' exclusively by women', *New Zealand Press*, 3 Jan 1918.
62　Nurse Claire Tisdall with the London Ambulance Column, 引用元は Mayhew, pp. 198–208.
63　1917年5月4日, ヴェラ・スキャントルベリーのレター・ダイアリー, vol A2, Vera Scantlebury Brown Papers, University of Melbourne Archives, Melbourne（以降 VSB Papers）. マレーは女性奉仕組織委員会に対する証言の中で，担架の扱い方を説明している．証言は次の委員会でおこなわれた：Board of Education, Whitehall, 8 Dec 1916, IWM Women's Work Collection MUN 18.6.
64　Beatrice Harraden, *Where Your Treasure Is* (1918), pp. 157–9. ハラデンはイブリン・クレモーを小説中の看護婦一人のモデルにしたと言われており，クレモーにサイン入りの本を贈っている．'In memory of The Military Hospital, Endell St': Papers of Evelyn Clemow, RCN archives, C716.
65　Pratt, vol. 1, p. 211.
66　Buckley, Wellcome, SA/MWF/C168.
67　Murray, pp. 146–7.
68　Murray, pp. 168–9.
69　'Soldiers as patients', *Daily Telegraph*, 18 May 1915.
70　*Daily Chronicle*: 25 Apr 1916; *Daily Sketch*, 12 July 1916 [いずれも Scrapbook, WL, 7LGA/3]; *Pall Mall Gazette*, 30 June 1915; *The Suffragette*, 16 April 1915, p. 13; *BJN*, 12 June 1915, pp. 501–2.
71　*Observer*, 4 July 1915; 投書の主は，女性を動員せよとのクリスタベル・パンクハーストの要求を引き合いに出している.
72　次の記事でハラデンが引用：'Women doctors in the war', *Windsor Magazine* (1915), pp. 179–93.
73　*The Times History of the War* Vol. 4 (July 1915), pp. 250–56.
74　*Magazine of the RFHLSMW*, Mar 1915, p. 62. 複数の新聞記事に，1915 年 3 月には *BMJ* に募集広告の出ている 42 の職に女性医師も応募できたとの記述がある：*Common Cause*, 12 Mar 1915. 別の記事は，1915 年 3 月の 82 件の医師募集広告のうち，7 件は女性のみ，9 件は男性のみを募集し，31 件は性別を問わず，35 件はどちらとも明記していないと述べている：'Woman Doctor's Day', *Evening News*, 1 Sept 1915. Articles from LSMW press cuttings, LMA.
75　1915 年 5 月．[Scrapbook, WL, 7LGA/3].
76　*Manchester Courier*, 1 July 1915 [Scrapbook, L, 7LGA/3]; *The Hospital*, 29 May 1915.
77　'Women and War', *The Lancet*, 17 July 1915, pp. 134–6.
78　Leneman (1994).
79　1915 年 5 月 10 日，エリザベス・ロビンズの日記より．ロビンズは 5 月 10 日のエンデルスト

リートでの初顔合わせのさい，アンダーソンがこう言ったと書いている.
80 Murray, pp. 143–4.
81 Murray, p. 127.
82 Murray, p. 156.
83 Murray, p. 217; Buckley: Wellcome, SA/MWF/C168.
84 1918年1月19日付け，キーオからアンダーソンへの手紙. Murray, pp. 166–7 所収.
85 1915年5月17日，エリザベス・ロビンズの日記.
86 Robins, *Observer*, 1923 and Robins, 'Soldiers Two', *Reveille*, Feb 1919, pp. 378–82.
87 ハラデンによる序文. Murray, p. viii.

第5章 ただの奴隷かなにか

1 エンデルストリート図書室とエンデルストリートでのロビンズの日々については，おもに次の資料からくわしい情報を得た：ロビンズの日記，ベアトリス・ハラデンからロビンズへの手紙，いずれも Fales Library (FL); and Koch pp. 19–22. コッホの著作はまるまる一章をエンデルストリートについやしている. サラ・ハスラムからも，第一次世界大戦時の病院図書室について助言をもらい情報もご提供いただいた. さらにくわしい情報は Haslam (2018) を参照.
2 *Bristol Times*, 5 Jan 1916. ハラデンは，1916年1月4日に図書室の運営についてナショナル・ホーム・リーディング・ユニオン向けに講演をおこなっており，この講演は全国紙や地方紙で広く報道された.
3 *Manchester Guardian*, 5 Jan 1916.
4 1915年8月22日付け，ハラデンからロビンズへの手紙. FL.
5 ハラデンの言葉の引用元は 'Hospital Libraries', *Yorkshire Post*, 30 Nov 1923.
6 1915年5月26日および6月24日付け，エリザベス・ロビンズの日記.
7 Fred Hunter, 'Harraden, Beatrice (1864–1936)', ODNB online. 2017年8月3日アクセス；Crawford (1999), pp. 276–7.
8 Eleanor Bourne, 'Twenty eight years ago', Bourne Papers, State Library of Queensland.
9 Ethel Hill in *The Vote*, 11 Nov 1909. リス・ホワイトローが著書の中で引用：*The Life and Rebellious Times of Cicely Hamilton* (1990), p. 82.
10 1916年4月19日付け，オクタビア・ウィルバーフォースからロビンズへの手紙. FL.
11 1915年6月21日，6月25日，7月1日，エリザベス・ロビンズの日記. FL.
12 1915年7月22日，エリザベス・ロビンズの日記. FL.
13 1915年8月30日付け，ハラデンからロビンズへの手紙. FL.
14 マリオン・ディッカーマンへのインタビュー. Marion Dickerman Papers, National Park Service, Hyde Park, New York.
15 1918年4月18日，ヴェラ・スキャントルベリーのレター・ダイアリー, vol. A10, VSB Papers.
16 Eleanor Bourne, 'Twenty eight years ago' in Bourne Papers, State Library of Queensland.
17 Nina Last, WL, 7NLA/1/1b and 2b.
18 Brock, p. 186.
19 Robins, p. 254.
20 H. G. Wells, *Mr Britling Sees It Through* (1916), pp. 377–80. 私にこの本を紹介してくれたサラ・ハスラムに感謝する.
21 Murray, pp. 160–63.
22 Murray, p. 148. ミック・クランプリンの助言に感謝する.
23 あるカナダ人将校は，夕食前に執事が注文をききにやってきたし，リクエストすれば酒を飲

むこともできたと報告している：Reznick (2004), p. 55.

24　*Newcastle Journal,* 13 July 1915［以下を含む他の新聞でも報道された．*New Zealand Herald,* 28 Aug 1915].

25　*The Scotsman,* 7 Aug 1915.

26　1915 年 6 月 2 日，エリザベス・ロビンズの日記．FL.

27　*The Scotsman,* 16 June 1915.

28　*The Scotsman,* 19 July 1915 and army service records, TNA.

29　*Newcastle Daily Journal,* 9 June 1915.

30　Robins (ed.), *Theatre and Friendship: Some Henry James Letters with a Commentary by Elizabeth Robins* (1932), p. 301.

31　Robins, 'Soldiers Two', *Reveille,* Feb 1919, pp. 378–82.

32　1915 年 8 月 14 日．FL.

33　1915 年 8 月 22 日付け，ハラデンからロビンズへの手紙．FL.

34　Murray, pp. 150–53; FM, 'A woman's hospital in war', *The Common Cause,* 23 Jan 1920.

35　Hart, pp. 167–86; Mitchell and Smith (1931), pp. 198–207.

36　Max Arthur, *Forgotten Voices of the Great War* (2003), p. 118.

37　Ibid. p. 119.

38　John (2006), p. 150.

39　Ian M. Campbell, *Some Notes on the Campbells of Inverawe (1951), expanded by Diarmid Campbell with help from Niall Campbell* (privately published 1988); Diarmid Campbell, *Keir Arthur Campbell DSO FRGS (1892–1955) sometime at Rhu in Caol Slate & his family, some biographical notes* (privately published 2009). オルガの予知の話はねつ造の可能性もある．話の出どころのマリオン・ディッカーマンは 1915 年にはエンデルストリートにいなかったからだ．彼女の話はまた，ケアがブルースを救出したのではなく，ブルースの方がケアを救出したように読める．

40　*Manchester Guardian,* 5 Jan 1916.

41　1915 年 8 月 6 日，7 日，8 日，エリザベス・ロビンズの日記．FL.

42　1915 年 11 月 25 日，エリザベス・ロビンズの日記．FL.

43　父親への手紙．'The 'What Ho' Corps', *Sydney Daily Telegraph,* 19 Nov 1915, Scrapbook, WL, 7LGA/3.

44　Murray, pp. 151–2.

45　ハラデンからロビンズへの手紙．日付不明だが，1915 年 12 月 17 日の消印がある．FL.

46　Murray, p. 157.

47　*Tatler,* July 1916, p. 96.

48　*New Zealand Star,* 14 Apr 1916, accessed via Papers Past, National Library of New Zealand.

49　1915 年 8 月 27 日，28 日，エリザベス・ロビンズの日記．FL; 彼女は 1915 年 10 月 8 日になってスコッツマン紙にも語っている．

50　Miles, p. 71; 彼女は飛行船を見ながら夫のユースタスに説明してやっていた．ツェッペリン空襲の背景情報の出典は Castle (2008).

51　キティ・マリオンの回顧録．WL, 7KMA.

52　1915 年 9 月 8 日，エリザベス・ロビンズの日記．FL.

53　*Sun,* 9 Sept 1915, Papers Past. エンデルストリートの娯楽企画の内容はマレーの著書に描かれている：Murray, pp. 159, 188–92. 他の陸軍病院の娯楽と心のケアへの取り組みについては Reznick (2004) を参照．

54　1916 年 1 月の新聞の見出しのない切り抜き記事．Scrapbook, WL, 7LGA/3.

55 *Daily Graphic*, 5 Jan 1916, Scrapbook, WL, 7LGA/3.
56 *New Zealand Star*, 14 Oct 1915, Papers Past.
57 Murray, p. 158. 1880年日本生まれで，11歳で孤児となり，名づけ親から莫大な財産を相続している．
58 1916年6月3日付け，負傷兵からレディ・キャスリン・リトルトンへの手紙. QMUL, NL/30/11.
59 1915年6月22日，11月4日，エリザベス・ロビンズの日記．FL.
60 Murray, p. 185.
61 *The Times*, nd [February 1916], Scrapbook, WL, 7LGA/3; Murray, p. 179.
62 Murray, p. 181.
63 1915年11月19日，エリザベス・ロビンズの日記．FL.
64 Murray, pp. 192–3.
65 WL, 7LGA/2/3.
66 War service records, Ancestry.com. エルミーは1917年4月14日に負傷し，6月に刺繍絵を作成している．この絵はジェニアン・ゲデスが所有している．裏面には「この作品は砲手のW・T・エルミーが片手で描いた」とメモされている．
67 *Mataura Ensign* [New Zealand], 23 Jan 1918, Papers Past.
68 William Pett-Ridge, *A Story Teller, Forty Years in London* (1923), p. 215. 他院の患者の不満の声の引用元は Reznick (2004), pp. 71–86.
69 Miles, pp. 79–80. コンサートは1915年10月14日に開かれた．
70 Murray, pp. 189–90; 1915年12月に書かれたハラデンからロビンズへの何通かの手紙．FL; 1915年12月から1916年1月のエリザベス・ロビンズの日記．FL; コリン・アンダーソン：日本風に装飾された病室の写真裏面のメモ，WL, 7LGA/6.
71 J・T・グライン夫人と書かれているが，ふだんは筆名のマイケル・オームでとおっていた．夫婦二人とも熱心なサフラジストである．
72 1915年12月14日，16日，29日，30日付け，ハラデンからロビンズへの手紙．FL.
73 日本風に装飾された病室の写真裏面のコリン・アンダーソンのメモ，WL, 7LGA/6.
74 *The Times*, 29 Dec 1915; *The Queen*, 8 Jan 1916; *The Lady*, 8 Jan 1916; *Lady's Pictorial*, 8 Jan 1916; すべて Endell Street Scrapbook, WL, 7LGA/3.
75 *The Times*, 1 Jan 1916.
76 1915年12月29日付け，ハラデンからロビンズへの手紙．FL.
77 1916年1月25日，26日，エリザベス・ロビンズの日記．FL; 1916年1月26日および29日付け，ハラデンからロビンズへの手紙．FL.
78 Robins, op.cit. (1932), pp. 301–11. 1916年3月11日号のニューヨークタイムズ紙の記事が彼女の著作に付録として収載されている．ロビンズは，アメリカに向かう数日前，友人の外相サー・エドワード・グレイと昼食をとった．グレイはハウスがイギリスを訪問したさい，数回会ってアメリカの方針について話し合っている．このため，人をその気にさせる弁舌の才を航海中にハウス相手に使うよう，ロビンズに入れ知恵したのではないかと考えたくなる．ロビンズはニュー・アムステルダム号で航海したと書いているが，ハウスの伝記からロッテルダム号であるのは明らかである．同船は1916年2月24日に出航した．ハウスの背景情報の出典は次のとおり：Charles E. Neu, *Colonel House: A Biography of Woodrow Wilson's Silent Partner* (New York, 2015); Godfrey Hodgson, *Woodrow Wilson's Right Hand: The Life of Colonel Edward M. House* (New Haven, 2006).
79 Hale.

第6章　女ばかりで男がいない

1　ニナ・ラストの体験については，おもに次の資料から情報を得た：Nina Last, 'War memories', two autobiographical accounts and a biography by her granddaughter Annie Fox, Papers of Nina Last, WL, 7NLA/1/1b and 2b［以降 Nina Last, WL, 7NLA/1/1b and 2b と記載する］; アニー・フォックスからの個人的な情報提供．ニナは 1895 年 9 月 1 日の生まれで，彼女の話が書かれたのはおそらく 1950 年である：ニナの制服は WL に保存されている．バーバラ・ラストについては次のとおり：娘のナンシー・プレンティスからの個人的な情報提供．1897 年 5 月 21 日生まれで，メアリー・バーバラ・ラストと名づけられた．二人の弟のマイケルとチャールズ・エドワードは，それぞれ，1899 年 10 月 1 日，1903 年 3 月 27 日の生まれである．ニナが正確にはいつエンデルストリートで働きはじめたかは不明だが，1914年のクリスマス後1年間アシュリッジハウスで過ごしているので，1916 年 2 月の可能性がもっとも高そうである．

2　MacDonagh, p. 93.

3　Abel-Smith, pp. 81–99; 英国赤十字社と英国エルサレム聖ヨハネ修道会が合同で組織した戦時合同委員会および戦時合同財政委員会による，国内外の傷病者に対する自発的救護活動に関する報告書；Abroad (1921).

4　Furse, p. 292.

5　Ibid. p. 300.

6　Ibid. pp. 310–19.

7　Ibid. p. 332.

8　H. H. Asquith, *Letters to Venetia Stanley*, eds. Michael and Eleanor Brock (Oxford, 1985), p. 376.

9　Lady Cynthia Asquith, *Diaries 1915–18* (London, 1968), pp. 281–5. 首相の息子（同じくハーバートという名前）と結婚している．

10　Abel-Smith, pp. 86–7.

11　Yvonne McEwen が引用：*'It's a long way to Tipperary': British and Irish Nurses in the Great War* (Dunfermline, 2006), p. 116.

12　Furse, p. 355.

13　Brittain (1933, 2014), pp. 186–7. ローランド・レイトンは 1915 年 12 月に戦死した．

14　Hallett (2013), pp. 87–102.

15　Thekla Bowser, *The Story of British V.A.D. Work in the Great War* (London, 1917).

16　大元になった詳細情報はジェニアン・ゲデスが収集；追加情報はセント・レナーズ・スクールの同窓会幹事，ジェーン・クレイドンより．

17　BRCS, General index of personnel for the First World War, 0060A/1; family details from 'Welwyn in World War 1', Welwyn and District Historical Society, http://www.welwynww1.co.uk/m_blake.html. ポール・ジゲンズからの個人的な情報提供．ブレイクは 1917 年 7 月から終戦までエンデルストリートで働いた．

18　VAD records at BRCS. カルーは 1917 年 6 月から 1918 年 12 月までエンデルストリートで働いた．

19　マナーズは 1916 年 2 月ごろから 8 月までエンデルストリートで働いた．次の資料に彼女が働いていたことへの言及がある：*Hartland & West Country Chronicle*, 12 May 1916, また，1916 年 7 月 22 日付けのクリスティーナ・ゴズリング（ベティのおば）からの手紙も、ベティがエンデルストリートでの 6 カ月間のトレーニングを終えたことに言及している：University of Birmingham, Cadbury Research Library, Special Collections, OMN/A/2/7/31.

20　BRCS, General index of personnel for the First World War, 0060A/1.

21 'War Work 1914–1918', album at Newnham College Cambridge, compiled by Edith Margaret Sharpley and transcribed by Laura Archer-Hind (1922), p. 10; Newnham College Register, 1907, p. 202. シュライナーは1918年から1919年までエンデルストリートで働いた．1918年に，短編集 *Hospital Sketches* を出版している．1923年には南アフリカで最初の女性弁護士となった．

22 Nina Last, WL, 7NLA/1/1b and 2b.

23 Brittain, pp. 187, 341.

24 Enid Bagnold, *A Diary Without Dates* (London, 1918), p. 132. バグノルドはベストセラー小説 *National Velvet* を書いている．

25 MacDonagh, pp. 118–20.

26 Nina Last, WL, 7NLA/1/1b and 2b. 兵士の名前はウォリー・セント・ジョン＝マイルドメイ，アランデル・セント・ジョン＝マイルドメイ師とその妻アリーズのひとり息子である．1918年4月16日に戦死した：Du Ruvigny's Roll of Honour 1914–1924, via Ancestry.com. 2018年7月25日アクセス．

27 Annual report of New Hospital for Women, 1917, LMA, H13/EGA/08/4. 1916年に一時的に代わりの外科助手が任命されているが，1917年1月にアンダーソンは上級医の一員となっている．

28 1918年9月18日，ヴェラ・スキャントルベリーのレター・ダイアリー，vol. A13, VSB Papers.

29 1916年5月8日付け，オクタビア・ウィルバーフォースからエリザベス・ロビンズへの手紙．FL. オクタビアはアンダーソンを「赤い髪と赤い鼻」の持ち主と形容している．

30 *Manchester Guardian*, 12 Feb 1917, Scrapbook, WL, 7LGA/3.

31 Vera Scantlebury, 'Women as army surgeons, a record of splendid service' in *The Woman's World*, vol. 1, no. 6, May 1922, pp. 11–12.

32 Murray, pp. 227–9. マレーは，二匹の犬たちに職業看護婦よりも多くのページをさいている．ウィリアムはパディーとも呼ばれていた．

33 未発表のサー・コリン・スケルトン・アンダーソン卿の回想録（私記）．

34 Murray, pp. 204–6.

35 Furse, p. 320.

36 Murray, pp. 181–2.

37 Rosalie Slaughter Morton, *A Woman Surgeon: The Life and Work of Rosalie Slaughter Morton* (London, 1937), 特に pp. 200–201. Shipton, pp. 103–4 にも彼女の活動が描かれている．

38 Murray, pp. 217–20. ハリス准尉が向かい合っている写真，p. 217.

39 Findon, *The Play Pictorial*, Apr 1916, p. 65. この雑誌はフィンドンが編集者をつとめており，B・W・フィンドンの名で執筆していた．

40 Murray, pp. 176–7; County of London Branch Reports 1914–1919 and 1920, British Red Cross Society; *BJN*, 11 Mar 1916; *Tatler*, 12 Sept 1917; Byculla and Crosfield VAD Hospital: Lost Hospitals of London, https://ezitis.myzen.co.uk/byculla.html. 2018年7月31日アクセス．バイカラはもともとアルフレッド・スターンが所有していた．Holly Park: Lost Hospitals of London, https://ezitis.myzen.co.uk/hollypark.html. 2018年8月9日アクセス．

41 1916年7月24日，新聞（不特定）の切り抜き記事．Scrapbook, WL, 7LGA/3; Dollis Hill House Trust, http://www.dollishillhouse.org.uk/history.htm. 2018年7月31日アクセス；*Sunday Pictorial*, 24 June 1917; Rosemary Mitchell, 'Jerusha Davidson Richardson, known as Mrs Aubrey Richardson (1864–1938)', ODNB online. 2018年7月31日アクセス．

42 Buckley, Wellcome, SA/MWF/C168.

43 Murray, pp. 230–31; *Daily News and Leader*, 24 July 2016; *Manchester Guardian*, 8 Nov 2016, いずれも Scrapbook, WL, 7LGA/3.

44 Letitia Fairfield, ‘Medical Women in the Forces’ from *Journal of the MWF* (1967), Wellcome, SA/MWF/C168.
45 1916年11月8日，見出しのない切り抜き記事．Scrapbook, WL, 7LGA/3.
46 *Northern Daily Telegraph*, 17 June 1916, LMA, South London Hospital. 切り抜き記事．H24/SLW/Y6/1.
47 1916年7月と思われる日付不明の見出しのない記事の切り抜き．Scrapbook, WL, 7LGA/3.
48 *Official Journal of the British Red Cross Society*, Jan 1916.
49 1916年5月4日付けのフォーセットからアスキスへの手紙と，1916年5月6日付けの彼の返信．Millicent Fawcett, *What I Remember* (London, 1924), pp. 232–3 所収．
50 *Daily News and Leader*, 24 July 1916, Scrapbook, WL, 7LGA/3.
51 *Daily Telegraph*, 1 Jan 1916, 引用は Brock, p. 256.
52 1916年1月の一連の写真．Scrapbook, WL, 7LGA/3.
53 *Daily Chronicle*, 25 Apr 1916, Scrapbook, WL, 7LGA/3.
54 編集長への手紙と返信．*Yorkshire Post*, 25 May 1916, Scrapbook, WL, 7LGA/3.
55 *Daily Telegraph*, 12 Aug 1916, Scrapbook, WL, 7LGA/3.
56 Murray, p. 175.
57 *Daily Mail*, 11 Feb 1916, Scrapbook, WL, 7LGA/3; British Army WW1 Service Records, TNA; Tony Rea, *South Devon in the Great War* (2016), p. 38.
58 http://www.redherringsandwhitelies.co.uk/edwin_f_bostock.html. 2016年11月14日アクセス；British Army WW1 Service Records, TNA.
59 Murray, pp. 144–5, 221–3.
60 *Daily Telegraph*, 7 June 1916, Scrapbook, WL, 7LGA/3.
61 1916年6月のものと思われる日付不明の見出しのない切り抜き記事．Scrapbook, WL, 7LGA/3.
62 *Morning Post*, 6 June 1916, Scrapbook, WL, 7LGA/3.
63 バックリーが交替について書いている：Wellcome, SA/MWF/C168. エセル・メイ・マギルは1881年5月1日生まれで，1906年に LSMW を卒業した．
64 オーストラリアでは1891年にはじめて女性が医師の資格を得た．Newspaper notice: Sheard and Lee, pp. 1–2.
65 Jacqueline Bell, ‘Bourne, Eleanor Elizabeth (1878–1957)’, *Australian Dictionary of Biography*, vol. 7 (1979). 2018年8月11日にオンライン版にアクセス；Eleanor Bourne, ‘Reminiscence, 1916–1918’, Eleanor Elizabeth Bourne Papers, OM81-130/1, State Library of Queensland; 1915年10月30日付け，ジョージ・ボーンからエレノア・ボーンへの手紙．George Herbert Bourne Papers, ibid.
66 Dick Shaw, *Which Way Is Home*, privately published [*c.*2005]; Mary P. Shaw, *The Shaws of Tullyvallin* (privately published, 1976).
67 John Atherton Young, Ann Jervie Sefton and Nina Webb (eds.), *Centenary Book of the University of Sydney Faculty of Medicine* (Sydney, 1984), pp. 235–6; 1916年2月21日付け，エリザベス・ハミルトン＝ブラウンからサー・トーマス・ストリートへの手紙．University of Sydney archives. ヘザー・シェアードに助けていただき，ハミルトン＝ブラウンの到着時期を特定することができた．
68 Aug 1916: WL, 7NLA/2/0. ニナは，孫のアニー・フォックスによって，最上段の左から6番目と確認された．バーバラは2列目の左から2番目に座っている．エレノア・ボーンは，オーストラリア，メルボルンのジェフリー・ケイ・ミュージアムによって，2列目の右から10番目と確認された．また，エリザベス・ハミルトン＝ブラウンは，ヘザー・シェアードによって2

列目の左から13番目と確認された．その左どなりがレイチェル・チャンピオンである．

69 Brittain, p. 246.

第7章　おお，開拓者よ――道を切りひらく者たちよ

1 ソンムの戦いについては，おもに次の資料から情報を得た：Hart, pp. 209–41; Martin Middlebrook, *The First Day of the Somme* (London, 1971; 2003); Leo van Bergen, *'Before my helpless sight': Suffering, Dying and Military Medicine on the Western Front, 1914–1918* (London, 2009), pp. 77–81; MacPherson (ed.), vol. 3, pp. 11–51.

2 Major General C. R. Simpson (ed.), *The History of the Lincolnshire Regiment 1914–1918* (London, 1931), pp. 159–76. Unit war diary, 1st battalion, Lincolnshire Regt, TNA WO 95/2154/1, 1–3 July 1916. この連隊は，第二次世界大戦後，ロイヤル・リンカンシャー連隊となった．William Bilton：*Daily Sketch*, 6 July 1916, Scrapbook, WL, 7LGA/3; war service records via Ancestry.com. スケッチ紙はW・ビルトンと名前を記載し，身長5フィート6インチとしている．これはグリムスビーのウィリアム・ビルトンにまちがいないとは言いきれない．リンカンシャー連隊に所属したウィリアム・ビルトンという名の兵士二人の記録が現存しているが，一人は入隊時の身長が4フィート11.5インチ，もう一人の（可能性の高そうな）候補は5フィート7インチとなっている．

3 MacPherson, vol. 3, p. 41. この数字は1916年7月26日から8月11日までのサンプルに基づくものである．

4 White, pp. 166–8.

5 MacPherson, vol. 2, p. 375.

6 Hoare, pp. 230–31.

7 Brittain, pp. 247–58.

8 Mayhew, p. 66.

9 MacPherson, vol. 3, p. 50.

10 *Daily Mail*, 22 Aug 1916, Scrapbook, WL, 7LGA/3.

11 1916年9月24日付け，バーバラ・ラストから母親への手紙．WL, 7NLA/1/5.

12 1916年8月14日付け，ハラデンからロビンズへの手紙．FL.

13 1916年7月31日，8月26日，27日のさまざまな切り抜き記事．Scrapbook, WL, 7LGA/3.

14 第一次世界大戦下の生活．https://livesofthefirstworldwar.org/lifestory/3304497. 2018年8月24日アクセス．ジョン・ジョセフの話をしてくださった孫娘のケイト・ケンドールに感謝する．

15 *Fife Free Press*, 14 Oct 1916.

16 Mayhew, p. 8.

17 Murray, pp. 173–4.

18 Ana Carden-Coyne, 'Gendering the politics of war wounds since 1914' in Carden-Coyne (ed.), *Gender and Conflict Since 1914: Historical and Interdisciplinary Perspectives* (Basingstoke, 2012), pp. 83–97; Louise Bell, 'Physical disability and the First World War', talk at TNA 14 Dec 2016 and blog post, 'Diamond cutting for disabled servicemen', https://blog.nationalarchives.gov.uk/blog/diamond-cutting-disabled-servicemen/ 22 Nov 2017. 2018年9月5日アクセス．

19 Bell, ibid. (2017); Bourke (1996), pp. 33, 37; Mitchell and Smith, p. 320. スコットランドは，1930年までに160万人以上が，戦傷や病気のために年金や他の退職一時金を受けとっていたとしている：Thomas R. Scotland: 'Developments in orthopaedic surgery' in Scotland and Heys (eds.), pp. 149–77.

20 Bourke, p. 75.

21　Bourke, p. 66.

22　Reznick (2000).

23　Brittain, pp. 312–13, 324–6.

24　ベティ・マナーズに関する注，第 6 章の注 19 を参照．アーサー・アスキスは 1917 年 12 月に負傷し翌月片脚を切断した．二人は 1918 年 4 月 30 日に結婚した．

25　Graves, p. 188. 他の者は忘れたいと語っていた：Bourke, p. 22.

26　*Daily Mail,* 22 Aug 1916.

27　*Mitchell's Newspaper Press Directory,* 1916, 大英図書館のニュースルームのおかげで確認できた．デイリー・スケッチ紙はのちにデイリー・メール紙に吸収合併された．

28　*Tatler,* 19 July 1916; *Daily Star,* 22 July 1916; *Daily Mail,* 22 Aug 1916; *Daily Telegraph,* 12 Aug 1916, すべて Scrapbook, WL, 7LGA/3.

29　Harrison; Mayhew; Scotland and Heys (eds.).

30　MacPherson, vol. 1, pp. 115–16.

31　Murray, pp. 162–4.

32　Nina Last, WL, 7NLA/1/1b and 2b. 頭部の手術に関する背景情報の出典はDavid Currie, 'Wounds of the skull and brain' in Scotland and Heys (eds.), pp. 234–6.

33　Brock, p. 66.

34　*Common Cause,* 30 June 1916, p. 151. 彼女は電気治療に関する教科書も書いている：Magill, *Notes on Galvanism and Faradism,* 2nd ed. (London, 1919). 1915 年以前には電気治療はほとんどおこなわれていなかった．第一次世界大戦中の物理療法の増加については，次の文献を参照：Jean Barclay, *In Good Hands: The History of the Chartered Society of Physiotherapy 1894–1994* (Oxford, 1994).

35　Robin Reid, 'Pathology' in Scotland and Heys (eds.), pp. 116–33; Anon, 'The treatment of septic wounds: Carrel's sterilisation method', *The Lancet,* 4 Nov 1916; Jaclyn Gaydos, 'History of wound care: a solution to sepsis: the Carrel-Dakin Method', *Today's Wound Clinic,* vol. 11, issue 2, Feb 2017, https://www.todayswoundclinic.com/articles/history-wound-care-solution-sepsis-carrel-dakin-method. 2018 年 9 月 5 日アクセス．スコットランドは，デーキン液は死亡率を低下させたかもしれないが，壊死組織をすべて除去する効果的な手術に代わるものではなかった，と指摘している：Scotland and Heys (eds.), pp. 149–77.

36　Anderson, 'The treatment of infected suppurating war wounds', *The Lancet,* 2 Sep 1916, p. 447; Anderson and Chambers, 'The treatment of septic wounds with bismuth-iodoform-paraffin paste', *The Lancet,* 3 Mar 1917, pp. 331–4; Murray, pp. 164–6; James Rutherford Morison, *BIPP Treatment of War Wounds* (London, 1918).

37　'Bismuth and iodoform paste in gunshot wounds', *The Lancet,* 3 Mar 1917, p. 331.

38　Murray, pp. 165–6. マーディ・ホジソンのアルバムには，キーオの訪問時の写真が収められている．

39　James Rutherford Morison, 'Remarks on the treatment of infected, especially, war wounds', *Journal of the Royal Army Medical Corps,* Mar 1918, pp. 306–19. この論文を紹介してくれたこと，そして BIPP について全般的な助言をくれたことをミック・クランプリンに感謝する．

40　以下に各種記事あり．*BMJ* and *Lancet* including C. Gordon Watson, 'Treatment of Wounds with Bipp', *BMJ,* 8 Feb 1941, p. 211; J. A. Gunn, 'Lessons from war surgery', *Canadian Medical Association Journal,* 10 Apr 1920, pp. 354–61; editorial, 'Listerism and war wounds', *BMJ,* 27 Dec 1924, p. 1205; Col. A. G. Butler, *The Official History of the Australian Army Medical Services in the War of 1914–1918, vol. II, The Western Front* (Melbourne, 1940), pp. 323–4. BIPP today: G. J. Crosland and A. P. Bath, 'Bismuth iodoform paraffin paste: a review', *Journal*

of Laryngology & Otology (2011), 125, pp. 891–95. ミック・クランプリンとピート・スターリングの助言に感謝する.

41 1916年9月3日付け，バーバラ・ラストから母親への手紙．1916年9月に出された日付不明のニナ・ラストから母親への手紙．WL, 7NLA/1/5. ツェッペリン空襲の背景情報の出典は Castle (2008); White (2015), pp. 169–72.

42 Eleanor Bourne, 'Twenty eight years ago', Bourne Papers, State Library of Queensland.

43 1916年10月15日付け，バーバラ・ラストから父親への手紙．WL, 7NLA/1/5.

44 Eleanor Bourne, 'Twenty eight years ago', op.cit. 彼女は救急隊が連れてきた兵士の数が300人だったと述べているが，さすがに大げさに聞こえる.

45 1916年10月15日付け，バーバラ・ラストから父親への手紙．WL, 7NLA/1/5.

46 Eleanor Bourne, op.cit.

47 Eleanor Bourne, 'Cornwall', one of 6 essays, Bourne Papers, State Library of Queensland. エレノア・ボーンは訪問後20年以上経ってから雑誌に随筆を書いている.

48 1916年11月1日および12月6日付け，ハラデンからロビンズへの手紙．FL.

49 1916年4月19日付け，オクタビア・ウィルバーフォースからロビンズへの手紙．FL.

50 1916年12月16日付け，ハラデンからロビンズへの手紙．FL.

51 Hacker, pp. 184–91; 訃報記事は以下．*Canadian Medical Association Journal*, 26 Nov 1966, vol. 95, p. 1164; 孫のマイケル・フェローズをはじめとする家族からの個人的な情報提供．ウィンザーは，その名前から採用担当将校に男性と判断されて医師としてCMACに加わったが，乗船時にまちがいがわかりRAMCに移されたという話もある．だが，彼女の軍歴には，看護婦として入隊したとはっきり書かれている.

52 Ross Davies, *Three Brilliant Careers: Nell Malone, Miles Franklin, Kath Ussher* (2015); キャス・アッシャーへのインタビューの転記．Liddle Collection, Leeds University, Liddle/WW1/W0125; インタビューは，1975年にピーター・リドルによっておこなわれた．ロス・デイビスに感謝する.

53 Kath Ussher, *The Cities of Australia* (London, 1928), pp. 101, 19.

54 教育委員会の女性奉仕組織委員会にフローラ・マレーが出席した証拠は Whitehall, 8 Dec 1916, IWM Women's Work Collection MUN 18.6. 残った男性の数を，マレーは6人とも8人とも記している．大きい方の数字には臨時巡査とRAMC分遣隊のCOも含まれていると思われる.

55 'Women Doctors', *Daily Telegraph*, 3 Oct 1916, Scrapbook, WL, 7LGA/3.

56 '50 women doctors wanted for army', 1916年11月8日の日付のある見出しのない切り抜き記事．Scrapbook, WL, 7LGA/3.

57 *Daily Chronicle*, 24 Nov 1916, Scrapbook, WL, 7LGA/3.

58 *Common Cause*, 8 Dec 1916, Scrapbook, WL, 7LGA/3; Scott.

59 *Daily News*, 13 Dec 1916; *Daily Telegraph*, 16 Dec 1916; 'Women in Medicine. 1866–1916', *The Hospital*, 23 Dec 1916.

60 'Women Doctors', *Daily Telegraph*, 3 Oct 1916, Scrapbook, WL, 7LGA/3.

61 *Manchester Guardian*, 8 Nov 1916, Scrapbook, WL, 7LGA/3.

62 *Daily Chronicle*, 6 Oct 1916, Scrapbook, WL, 7LGA/3.

63 *The Hospital*, 23 Dec 1916.

64 フローラ・マレーが出席した証拠．op.cit.

65 Fara, pp. 195–213; Dame Helen Gwynne-Vaughan, *Service with the Army* (London, 1941); Murray, pp. 232–3.

66 1916年12月のさまざまな切り抜き記事と写真．Scrapbook, WL, 7LGA/3; Eleanor Bourne, 'Twenty eight years ago', op.cit. Dollis Hill: *The Field*, 23 Dec 1916; *The Times*, 27 Dec 1916

and other cuttings, Scrapbook, WL, 7LGA/3.
67　*Manchester Guardian*, 12 Feb 1917, Scrapbook, WL, 7LGA/3.

第８章　「女たちのマーチ」――彼女たちは歩みつづける

1　次の資料から経歴についてのくわしい情報を得た：Sheard (2016) and (2011). ヘザー・シェアードの協力と助言にはたいへん助けられた．ヴェラは，19巻の家族へのレター・ダイアリー，さらには友人のドロシー・スティーブンソンや婚約者のフランク・キングズリー・ノリス博士への手紙に，エンデルストリートでの経験を綴っている：VSB Papers, University of Melbourne archives. ヴェラは複写式の便せんにレター・ダイアリーを綴り，上の紙を家族に送り，下の紙を日記として残しておけるようにした．彼女の弟はジョージ・クリフォード・スキャントルベリーと名づけられたが，クリフと呼ばれた．
2　Letter Diaries, vol. A2, Apr–May 1917; 1917年4月付け，ドロシー・スティーブンソンへの手紙．VSB Papers.
3　この写真は1918年7月にクリフが再度休暇を得たさいに撮られたものである．ヴェラは，嫌いなエンデルストリートの制服ではなくRAMCの制服を着ている．
4　Murray, p. 207; 訃報記事は以下．*The Lancet*, 10 Mar 1917, pp. 390–91.
5　Hart, pp. 326–51; MacPherson, vol. 3, pp. 54–200. 第一次ロシア革命はロシア暦の２月に起こったが，グレゴリオ暦では３月である．
6　Sheard (2016), p. 59.
7　Sheard (2011); Sheard (2016), pp. 37–8; 1917年5月10日，ヴェラのレター・ダイアリー，vol. A2; 1917年5月5日付け，ヴェラからフランク・キングズリー・ノリスへの手紙．VSB Papers.
8　1917年５月２日，10日，ヴェラのレター・ダイアリー，vol. A2, VSB Papers.
9　1917年５月２日，ヴェラのレター・ダイアリー，vol. A2, VSB Papers.
10　Sheard (2016); 1917年５月13日，14日，ヴェラのレター・ダイアリー，VSB Papers.
11　1917年５月12日，ヴェラのレター・ダイアリー，vol. A8, VSB Papers.
12　1917年７月９日，ヴェラのレター・ダイアリー，vol. A3, VSB Papers.
13　Sheard (2016), pp. 40–41; 1917年５月13日，18日，ヴェラのレター・ダイアリー，vol. A2; 同，1917年５月19日，22日，28日，vol. A3, VSB Papers.
14　Sheard (2011).
15　1917年５月18日，ヴェラのレター・ダイアリー，vol. A2, VSB Papers.
16　1917年６月９日，21日，ヴェラのレター・ダイアリー，vol. A3, VSB Papers.
17　1917年５月15日，ヴェラのレター・ダイアリー，vol. A2, VSB Papers.
18　1917年７月７日，ヴェラのレター・ダイアリー，vol. A3, VSB Papers.
19　1917年５月11日，ヴェラのレター・ダイアリー，vol. A2, VSB Papers.
20　1917年５月24日，ヴェラのレター・ダイアリー，vol. A2; 1917年５月28日，vol. A3, VSB Papers.
21　Sheard (2016), p. 62; 1917年11月29日，ヴェラのレター・ダイアリー，vol. A7, VSB Papers. 用務員の名前はミス・ベルとミス・フェルナンドで，それぞれホワイトホールコート，ボンドストリートに住んでいた．
22　1917年７月20日，ヴェラのレター・ダイアリー，vol. A3, VSB Papers.
23　1917年６月21日，25日，ヴェラのレター・ダイアリー，vol. A3, VSB Papers.
24　1917年6月29日付け，ヴェラからフランク・ノリスへの手紙．VSB Papers, via Adam Matthew database, Gender: Identity and Social Change.
25　1917年６月26日，ヴェラのレター・ダイアリー，vol. A3, VSB Papers.

26　Ibid., 1917年6月13日.
27　Ibid., 1917年6月4日.
28　1917年5月24日，ヴェラのレター・ダイアリー，vol. A2, VSB Papers.
29　1917年8月15日，ヴェラのレター・ダイアリー，vol. A4, VSB Papers.
30　1917年6月6日，ヴェラのレター・ダイアリー，vol. A3, VSB Papers.
31　1918年1月14日，ヴェラのレター・ダイアリー，vol. A8, VSB Papers.
32　1917年6月12日，ヴェラのレター・ダイアリー，vol. A3, VSB Papers.
33　Ibid., 1917年6月26日.
34　1917年7月26日，ヴェラのレター・ダイアリー，vol. A4, VSB Papers.
35　1917年6月30日，ヴェラのレター・ダイアリー，vol. A3, VSB Papers; Hacker, p. 185; 孫のマイケル・フェローズを通じてイブリン・ウィンザーの家族から得た情報.
36　1917年にフランスからイギリスに海上輸送された負傷兵の数は700,562人で，1916年の523,153人よりも多い．8月には合計88,798人が送られてきた：MacPherson, vol. 1, p. 372.
37　Pratt, vol. 1, p. 211.
38　White, pp. 203–6; MacDonagh, p. 244.
39　1917年8月2日，ヴェラのレター・ダイアリー，vol. A4, VSB Papers.
40　White, pp. 212–15; Castle (2016), pp. 119–33.
41　1917年6月13日，7月7日，ヴェラのレター・ダイアリー，vol. A3, VSB Papers.
42　Eleanor Bourne, 'Twenty eight years ago', op.cit.
43　1917年9月27日，ヴェラのレター・ダイアリー，vol. A6, VSB Papers.
44　1917年8月15日，ヴェラのレター・ダイアリー，vol. A4, VSB Papers.
45　1917年8月27日，ヴェラのレター・ダイアリー，vol. A5, VSB Papers.
46　Ibid. 1917年7月12日.
47　ジョン・ボウドの私家文書．孫のジョナサン・ボウドのご厚意により引用．ボウドはクイーンズ・ロイヤル・ウエスト・サリー連隊の二等兵だった．兄弟二人，ウィリアムとジェームズも出征した．ジョンは負傷後いつまでもその影響に悩まされた．
48　Donald Creighton, *Harold Adams Innis: Portrait of a Scholar* (Toronto, 1957); William J. Buxton et al. (eds.), *Harold Innis Reflects: Memoir and WW1 Writings/Correspondence* (Lanham, Maryland, 2016).
49　Kent Fallen website: http://www.kentfallen.com/PDF%20REPORTS/HYTHE%20UNITED%20REFORM.pdf. 2018年11月5日アクセス；war service records, TNA.
50　The Wartime Memories Project, https://wartimememoriesproject.com/greatwar/view.php?uid=222979. 2018年11月5日アクセス．トマス・ヘンリー・マンリーと名づけられたが，ハリーと呼ばれていた．
51　Ancestry.comを調べると，1917年にエンデルストリートで亡くなった者が12人いることがわかった．くわしい情報は次の資料に記録されている：UK, Army Registers of Soldiers' Effects 1901–1929.
52　Murray, pp. 233–5. 1919年のはじめにアイズルワースにQMAAC病院ができるまで，エンデルストリートでもWAAC（1918年にクイーン・メアリー陸軍補助部隊と改称）の隊員にベッドを提供した．軍隊の女性に関する背景情報の出典はShipton, pp. 198–214.
53　1917年5月14日付けのルイザからエセル・メイへの手紙と，1917年9月24日付けのルイザからメイ博士への手紙．Papers of Ethel May, Royal London Hospital Archives and Museum, RLHPP/MAY/3 and 4. エセルは，1917年8月の叙勲者名簿でロイヤル・レッド・クロスを授与されている．
54　1917年10月24日付け，バーバラ・ラストから母親への手紙．WL, 7NLA/1/5.

55　1917年9月10日，ヴェラのレター・ダイアリー，vol. A5, VSB Papers.

56　さまざまな切り抜き記事（一部を記載）．*The Times,* 28 Sept, *Sphere,* 6 Oct, *Nursing Mirror,* 6 Oct, 写真は以下．*Sketch,* 3 Oct 1917; 1917年9月27日，ヴェラのレター・ダイアリー，vol. A6, VSB Papers; Eleanor Bourne, 'Twenty eight years ago', Bourne Papers, State Library of Queensland.

57　1917年5月のものと思われる日付不明の見出しのない切り抜き記事. Scrapbook, WL, 7LGA/3.

58　1917年10月3日，ヴェラのレター・ダイアリー，vol. A6, VSB Papers; Dick Shaw, *Which Way Is Home,* privately published [c.2005]. ディックは5歳の息子で，レイチェルの次男である.

59　1917年7月18日および10月24日付け，バーバラ・ラストから母親への手紙. WL, 7NLA/1/5.

60　1917年10月16日，ヴェラのレター・ダイアリー，vol. A6, VSB Papers.

61　Ibid., 1917年10月7日．ロシアの「十月」革命は，グレゴリオ暦では1917年11月7日に始まった．

62　1917年11月7日，11月13日，ヴェラのレター・ダイアリー，vol. A7, VSB Papers.

63　Ibid., 1917年11月15日.

64　1917年12月6日，ヴェラのレター・ダイアリー，vol. A8, VSB Papers.

65　Ibid., 1918年1月24日.

66　以下の訃報記事．*The Times,* 18 Dec 1917, *Pall Mall Gazette,* 22 Dec 1917; 1917年12月22日，ヴェラのレター・ダイアリー，vol. A8, VSB Papers.

67　1918年1月22日付け，ルイザからA・ゴードン・ポロックへの手紙．LMA, H13/EGA/228/4. アランは1917年8月の叙勲者名簿で勲爵士に叙せられており，同じときにルイザも大英帝国勲章を授与されている．アランは海軍本部管理官となっていた．

68　ルイザはボンベイの病院の運営を完全に女性にまかせるよう陸軍省に進言したが，働き手が女性であったにもかかわらず，運営は男性の手にゆだねられた．：Murray, pp. 236–7.

69　1919年10月1日ルイザのLSMWでの歓迎の辞．*Magazine of the RFHLSMW,* Nov 1917.

70　1917年12月7日，アグネス・コンウェイのタイプ原稿．IWM, BRCS 24.1/1. コンウェイの背景情報の出典はFara, pp. 147–9.

71　Murray, pp. 239–49.

72　1917年12月22日，29日，ヴェラのレター・ダイアリー，vol. A8, VSB Papers; Murray, 'A woman's hospital in war', *The Common Cause,* 23 Jan 1920.

73　1918年1月1日，ヴェラのレター・ダイアリー，vol. A8, VSB Papers.

74　Murray, pp. 206–7; 1918年1月11日，20日，ヴェラのレター・ダイアリー，vol. A8, VSB Papers.

第9章　夜明け前

1　Castle (2015), pp. 169–73; W. J. B. Odhams, *The Story of the Bomb, Dropped on the Premises of Messrs Odhams, Jan 29 1918* (London, 1919); MacDonagh, pp. 251–8; Frank Morison, *War on Great Cities* (London, 1937), pp. 158–61. ヴェラ・スキャントルベリーは200人が避難していたと見積もっているが，オダムズの小冊子には約600人とあり，この数字は別の場所でも確認できる．ヴェラもハリー・マイルズも数名が溺死したと述べている：Miles, p. 145. イアン・キャッスルの助言に感謝する．

2　1918年1月29日，ヴェラのレター・ダイアリー，vol. A8, VSB Papers. マリオン・ディッカーマンはその晩の話をまたちがったふうに語っている．救急隊が来ることになっていたため，エンデルストリートのスタッフは負傷者を追い返したというのだ．だが，彼女はこのとき実際にエンデルストリートで働いておらず，イギリスにもいなかった：マリオン・ディッカーマン

へのインタビュー．Marion Dickerman Papers, National Park Service, Hyde Park, New York.

3 Hart, pp. 410–40.

4 Miles, p. 147.

5 White (2015), p. 255.

6 White (2015), p. 258; Judith R. Walkowitz, *Nights Out: Life in Cosmopolitan London* (New Haven, 2012), pp. 64–91.

7 Nina Last, WL, 7NLA/1/1b and 2b.

8 1918年2月5日付け，ケア・キャンベルからオルガ・キャンベルへの手紙．以下に転記されている．Diarmid Campbell, *Keir Arthur Campbell DSO FRGS (1892–1955) sometime at Rhu in Caol Slate & his family, some biographical notes* (privately published 2009), pp. 140–41.

9 1918年5月17日付け，マーガレット・エリザベス・マレー（エリザベスと呼ばれた）から母親への手紙．私文書．Murraythwaite. ロイヤル・アルバート・ホールでの会合は1918年3月16日のパンクハーストが出席したものにちがいない．マレーには姪が3人いた．兄ウィリアムの娘のエリザベス，ビビアン，エレノアである．

10 1918年2月11日，ヴェラのレター・ダイアリー，vol. A9, VSB Papers.

11 1918年2月26日，3月6日，ヴェラのレター・ダイアリー，vol. A9; 同1918年3月21日. vol. 10, VSB Papers.

12 1918年1月19日付け，エリザベス・マレーから母親への手紙．op.cit.

13 Shipton, pp. 207–9; Philo-Gill; Papers of Helen Gwynne-Vaughan, National Army Museum, 9401-253-17 and 20. 妊娠がわかったのは21人で，割合は3：1000以下であり，うち2人は既婚女性であった．また12人に性感染症が見つかっている：Marwick, p. 128. WAACは1918年4月にクイーン・メアリー陸軍補助部隊（QMAAC）と改称されているが，混乱を避けるためWAACのままとした．

14 MacDonagh, p. 186.

15 負傷したWAAC隊員に関する報道：*The Times* and *Sunday Pictorial*: 'Wounded W.A.A.C.'S', *The Times*, 10 June 1918; 'Wounded WAACS', *Sunday Pictorial*, 9 June 1918; 'First women 'casualties' from France: Exclusive', 見出しのない切り抜き記事. IWM Endell Street Scrapbook, LBY 89/1782. タイムズ紙は「1ダースほどの」WAAC隊員としている；フィロ・ギルは11人と述べている；Philo-Gill, p. 114.

16 Ancestry.com. 2018年11月29日アクセス．ドニゴール州ターモンの生まれで1918年7月19日に亡くなった．次の資料に名前が記録されている：Ireland's Memorial Records 1914–1918 (Dublin, 1923) vol. 2, p. 4.

17 1918年5月30日，ヴェラのレター・ダイアリー，vol. A10, VSB Papers.

18 Ibid., 1918年4月18日.

19 1918年5月19日，ヴェラのレター・ダイアリー，vol. A11, VSB Papers.

20 1918年5月6日，ヴェラのレター・ダイアリー，vol. A10, VSB Papers.

21 1918年5月1日，ヴェラの症例メモ，VSB Papers via Adam Matthew database, Gender: Identity and Social Change.

22 1918年5月11日，ヴェラのレター・ダイアリー，vol. A11, VSB Papers.

23 1918年9月27日，エリザベス・ハミルトン＝ブラウン医師へのインタビュー．University of Sydney, university archives, A14.

24 1918年5月5日，ヴェラのレター・ダイアリー，vol. A10, VSB Papers.

25 イブリン・ウィンザーの孫マイケル・フェローズをはじめとする家族からの個人的な情報提供．ヴェラによれば，ウィンザーは4月27日に職を辞している．1918年6月17日に息子のピーター・ウィンザー・リーコックが誕生した．家族は，メアリー妃が手術室を訪れたことがあ

ると彼女が言うのを聞いているが，これはおそらく，1918年のはじめに二度エンデルストリートを訪問したアレクサンドラ妃であろう．メアリー妃の訪問は6月になってからである．

26　医師の着任については，ヴェラのレター・ダイアリー（VSB Papers）に記載がある；医師たちの詳細は医師人名録による．

27　Nina Last, WL, 7NLA/1/1b and 2b.

28　Murray, p. 208; BJN, 12 Jan 1918, p. 22.　1918年1月5日に亡くなった．

29　1918年6月25日，28日，7月15日，ヴェラのレター・ダイアリー，vol. A11, VSB Papers; Murray, pp. 208–9.

30　Murray, pp. 250–51.

31　1987年8月7日付け，ダルシー・ステーブリー医師からの手紙．*The Invisible Light, Journal of the Radiology History and Heritage Charitable Trust*, May 2000 (13), pp. 8–9 所収；Christopher M. Staveley, The Staveley Family, unpublished account, 1999. 個人的な情報をご提供くださった，ダルシー・ステーブリーのきょうだいの孫にあたるケイト・ステーブリー・ダウンに感謝する．

32　1918年7月30日，ヴェラのレター・ダイアリー，vol. A12, VSB Papers. 皇太后の訪問は1918年8月1日だった．

33　Murray, pp. 249–50; *Syracuse Herald*, 26 Apr, 26 May, 1 Jul, 25 Aug, 5 Sept, 15 Sept, 18 Oct 1918 and 9 Mar 1919.

34　Brittain, p. 384.

35　Kenneth S. Davis, *Invincible Summer* (1974); マリオン・ディッカーマンへのインタビュー．Marion Dickerman Papers, National Park Service, Hyde Park, New York.

36　Nina Last, WL, 7NLA/1/1b and 2b.

37　*Syracuse Herald*, 15 Sept 1918.

38　Nina Last, WL, 7NLA/1/1b and 2b; 1918年10月13日付け，ニナ・ラストから母親への手紙．WL, 7 NLA/1/5.

39　1918年8月8日，13日，ヴェラのレター・ダイアリー，vol. A12, VSB Papers.

40　1918年8月19日，ヴェラのレター・ダイアリー，vol. A12, VSB Papers.

41　Ibid., 1918年8月26日．

42　1918年9月2日，ヴェラのレター・ダイアリー，vol. A13, VSB Papers.

43　*Syracuse Herald*, 15 Sept 1918.

44　1918年9月8日付け，ニナ・ラストから母親への手紙．WL, 7NLA/1/5.

45　ラリーの孫の母であるバーブ・アンガスからの個人的な情報提供と兵役記録．

46　1918年9月3日，ヴェラのレター・ダイアリー，vol. A13, VSB Papers.

47　1918年10月13日付け，ニナ・ラストから母親への手紙．WL, 7NLA/1/5.

48　1918年10月27日，ヴェラのレター・ダイアリー，vol. A14, VSB Papers.

49　1918年10月17日，ヴェラのレター・ダイアリー，vol. A13, VSB Papers.

50　1918年10月24日，ヴェラのレター・ダイアリー，vol. A14, VSB Papers.

51　1918年9月2日，ヴェラのレター・ダイアリー，vol. A13, VSB Papers.

52　1918年10月25日，ヴェラのレター・ダイアリー，vol. A14, VSB Papers.

53　Leneman (1994).

54　ルイザからタイムズ紙の編集長への投書．‘Medical women and income tax’, 12 Oct 1918.

55　W. Leonard Thackrah to the editor of *The Times*, 15 Oct 1918.

56　1918年10月24日，ヴェラのレター・ダイアリー，vol. A14, VSB Papers.

57　Robin Reid, ‘Pathology’ in Scotland and Heys (eds.), pp. 116–33.

58　*The Scotsman*, 5 Oct 1918.

59 White, pp. 267-9; MacDonagh, pp. 327-31; 1918年11月11日，ヴェラのレター・ダイアリー，vol. A14, VSB Papers; マリオン・ディッカーマンへのインタビュー. Marion Dickerman Papers, National Park Service, Hyde Park, New York.
60 Brittain, pp. 428–30.
61 White, p. 271; Hart, p. 468.
62 引用は Brock (2017), p. 186.
63 1918年11月12日，ヴェラのレター・ダイアリー，vol. A14, VSB Papers.
64 1918年11月16日付け，ニナ・ラストから母親への手紙. WL, 7NLA/1/5.
65 1918年11月30日，ヴェラのレター・ダイアリー，vol. A14, VSB Papers; Murray, pp. 226–7.

第10章　亡霊の棲まう場所

1 Graves, pp. 234–5. グレーヴズは1919年2月に世界的流行の第3波に倒れた.
2 Laura Spinney, Pale Rider: *The Spanish Flu of 1918 and How It Changed the World* (London, 2018); John M. Barry, *The Great Influenza: The Story of the Deadliest Pandemic in History* (New York, 2005); Mark Honigsbaum, *Living with Enza: The Forgotten Story of Britain and the Great Flu Pandemic of 1918* (London, New York, 2009).
3 1918から19年にかけてのイングランドとウェールズのインフルエンザによる死亡率. 1920年, 人口登録局長官発表による. 'Spanish flu pandemic 1918 – could it happen again', BBC news で取り上げられた. https://www.bbc.co.uk/news/ukwales- 45798623. 2018年12月20日アクセス；Honigsbaum, p. 128; White, p. 265.
4 White, p. 264–6; Honigsbaum, passim.
5 1918年10月19日，ヴェラのレター・ダイアリー，vol. A13, VSB Papers.
6 1918年10月29日，ヴェラのレター・ダイアリー，vol. 14, VSB Papers.
7 Murray, pp. 172–3; 1918年11月18日，ヴェラのレター・ダイアリー，vol. 14, VSB Papers.
8 Murray, p. 172.
9 'The changing roles of women', Dorking Museum and Heritage Centre, https://dorkingmuseum.org.uk/changing-roles-women/. 2018年12月20日アクセス. キャシー・アサートンに感謝する.
10 Nina Last, WL, 7NLA/1/1b and 2b.
11 マリオン・ディッカーマンへのインタビュー. Marion Dickerman Papers, National Park Service, Hyde Park, New York.
12 Nina Last, WL, 7NLA/1/1b and 2b; *The Times*, 22 Feb 1919. タイムズ紙によれば，エンデルストリートは，率先して患者の隔離とマスクの着用をおこなった数少ないイギリス陸軍病院の一つである.
13 告知記事. *Annandale Observer*, Dec 1918. アリソン・ラムジーとダンフリース・アンド・ギャロウェイのデビルズ・ポリッジ・ミュージアムに感謝する.
14 ルイザ，マレー，グレイス・ヘール，ウィニフレッド・バックリーはみな1919年にエンデルストリートを居住地として選挙人名簿に登録された.
15 *Hartlepool Northern Daily Mail*, 17 Apr 1919. パンクハーストは1918年の総選挙で僅差で敗れ，次の選挙に再度立候補すると宣言していた.
16 1918年12月24日，ヴェラのレター・ダイアリー，vol. 15, VSB Papers.
17 Murray, pp. 252–3; 1918年12月24日，26日，ヴェラのレター・ダイアリー，vol. 15, VSB Papers; *The Globe*, 18 Dec 1918; *Daily Mirror*, 27 Dec 1918; *The Times*, 27 Dec 1918.
18 1918年12月30日，ヴェラのレター・ダイアリー，vol. 15, VSB Papers.

19　引用は Honigsbaum, p. 126.

20　Nina Last, WL, 7NLA/1/1b and 2b.

21　Murray, pp. 208–10; 1919 年 1 月 10 日および 3 月 2 日付け，ニナ・ラストから母親への手紙. WL, 7NLA/1/5; Nina Last, WL, 7NLA/1/1b and 2b. メアリー・グレアムについてこれ以上の背景情報はなく，ダンロップの名前は不明である.

22　Murray, p. 209. ヘレンは，1912 年から 1914 年まで，進歩的なベダレススクールの生徒であった．ベダレスによれば彼女の生年月日は 1901 年 7 月 13 日だが，1901 年の国勢調査では 1901 年 3 月に 9 カ月とあるため，1900 年 6 月ごろの生まれであろう．彼女が養子であったために混乱が生じたのかもしれない．その死はベダレスの記念図書館で追悼された．ベダレスのスタッフに感謝する.

23　Murray, p. 209; 1919 年 3 月 2 日付け，ニナ・ラストから母親への手紙．WL, 7NLA/1/5; P. Campion, *Honourable Women of the Great War and the Women's (War) Who's Who* (1919); *Yorkshire Post*, 30 July 1936.

24　1919 年 3 月 2 日付け，ニナ・ラストから母親への手紙．WL, 7NLA/1/5.

25　ナトリーとミラードの情報：Ancestry.com. 2018 年 12 月 20 日アクセス；Phipps: South Oxford Community Centre website. 2017 年 1 月 23 日アクセス；Perkins: *Otago Witness*, 26 Feb 1919, Papers Past. 2017 年 10 月 10 日アクセス.

26　Australian Red Cross Society, Wounded and Missing Enquiry Bureau files, 1914–18 War, 1DRL/0428. この訪問者はエセルダ・メイである.

27　1919 年の日記からの抜粋と 1920 年のカレンダーのコピーより．ご家族のご厚意により引用. 娘のリース・キング夫人（旧姓ジョーンズ），孫のマイルズ・キングに感謝する.

28　Murray, p. 171. ピカードは LSMW で研修を受け 1909 年に医師免許を取得した.

29　Murray, pp. 211, 252–6.

30　Nina Last, WL, 7NLA/1/1b and 2b.

31　'Demobilisation in Britain, 1918–20', TNA, http://www.nationalarchives.gov.uk/pathways/firstworldwar/spotlights/demobilisation.htm. 2019 年 1 月 15 日アクセス.

32　Murray, p. 155.

33　マリオン・ディッカーマンへのインタビュー．Marion Dickerman Papers, National Park Service, Hyde Park, New York.

34　Murray, pp. 154–5.

35　Ibid., pp. 203–4. この女性はジョイス・ウォードで，1919 年 11 月までとどまった.

36　Ibid., pp. 211–12.

37　*Syracuse Herald*, 9 Mar 1919.

38　Grace Hale, *BJN*, 24 May 1919, pp. 355–7.

39　*Daily Telegraph*, 25 May 1919.

40　Annual Report of the Medical Officer of Health, Fulham, 1919, p. 45.

41　Murray, pp. 242–5; ウィンストン・チャーチルから女性医師連盟の委員長ジェーン・ウォーカーへの手紙：MWF archives, SA/MWF/C/253.

42　*The Times*, 19 Mar 1919; *Feilding Star* (New Zealand), 29 May 1919, Papers Past.

43　*The Times*, 1 Nov 1919.

44　*Manchester Guardian*, 4 Jan 1919.

45　*Standard and St James's Gazette*, 18 July 1919, SB. 組織委員会はパレードに参加できる女性の上限を 1500 人とした：Louise Bell, *Armistice* (2018), pp. 86–8.

46　マレーは 10 月に命令がくだったと述べているが，アンダーソンは 1919 年 9 月 17 日にこの命令に言及している．Murray, pp. 256–7 and 261–3; 1919 年 9 月 17 日付け，ルイザからウィニ

フレッド・バックリーへの手紙．引用は Buckley, SA/MWF/C168. ニナはエンデルストリートがロンドン最後の戦時病院であったと述べている：Nina Last, WL, 7NLA/1/1b and 2b.

47 1919年10月26日付け，ニナ・ラストから母親への手紙．WL, 7NLA/1/5.

48 Ibid.

49 1919年9月26日，10月1日，7日付け，ハラデンからロビンズへの手紙．Elizabeth Robins Collection 1897–1938, box 1.9, Harry Ransom Center, University of Texas.

50 グレイス・ヘールの動員解除証明書と手紙．WO/399/3437.

51 Murray, p. 146, and Buckley, Wellcome, SA/MWF/ C168. バックリーは32,000人の患者が「病院を通りすぎた」と述べている．

52 *Daily Sketch*, 6 July 1916, Scrapbook, WL, 7LGA/3; *The Times*, 30 July 1923.

53 キーオの手紙は Murray, pp. 166–7 所収．

54 *The Globe*, 12 Nov 1919; *The Vote*, 7 Nov 1919.

第11章　今は安らかに眠れ

1 Jennian Geddes, 'Artistic integrity and feminist spin: a spat at the Endell Street Military Hospital' in *Burlington Magazine* (2005), vol. 147, pp. 617–18; Geddes, 'Women as Army Surgeons': the Women's Hospital Corps, MA dissertation (2005); IWM archives.

2 スケッチは IWM 所蔵，Art. IWM 2767; 元になった写真は WL が所有．他の2点の肖像画は，エンデルストリートの用務員2人（Art.IWM 2853 and IWM 2854）と病院の調剤師（Art.IWM 2765）を描いたものである．

3 略歴は次のとおり．Phil Baker, *Austin Osman Spare: The Life and Legend of London's Lost Artist* (London, 2011); William Wallace, *The Later Work of Austin Osman Spare* (Stroud, 1989); Meirion and Susan Harries, *The War Artists: British Official War Art of the Twentieth Century* (London, 1983), p. 128; Spare's service record, WO 363, via Ancestry.com. 2019年1月18日アクセス．

4 手術室を描いたスペアの絵は，IWM の絵のリストに 'The Operating Theatre, Endell St Hospital – Dr Garratt-Anderson [sic] operating' と記されている：IWM EN1/3/COR/007.

5 ホワイトチャペル・アート・ギャラリーの壁にかかるスペアの絵を写した写真がある：IWM Q31112. 下のテーブルのサイズから考えて，3フィート×4フィートほどの大きさであろう．展示会の会期は6週間であった．

6 カタログは 'Imperial War Museum, The Nation's War Paintings and other Records'. The Royal Academy exhibition took place 12 Dec 1919–7 Feb 1920. 女性の活動小委員会からスペア宛ての1919年12月29日付けの手紙では，一般人一人のためにこの絵の写真を撮る許可を求めている：IWM Department of Art bound volume 'First World War Artists, 29-2'. この写真は IWM が所有する：Photographs 7704-47.

7 1920年2月22日，マレーからブレアトン大佐への手紙；1920年3月3日付け，マレーからレディ・ノーマンへの手紙．Papers of the IWM women's work sub-committee, EN1/3/HOSP/005; 1919年4月から1920年7月までの小委員会の議事録．IWM EN1/3/GEN/011.

8 1920年5月22日付け，レディ・ノーマンからスペアへの手紙．IWM ART/ WA1/033/163; 1920年5月29日付け，スペアからノーマンへの手紙．IWM ART/WA1/033/165.

9 1918年1月14日，ヴェラのレター・ダイアリー，A8, VSB Papers.

10 1920年5月22日付け，レディ・ノーマンからマレーへの手紙．IWM EN1/3/ HOSP/005; 1920年5月28日付けのレディ・ノーマンからフランシス・ドッドへの手紙とドッドとのその他のやりとり．IWM ART/WA1/107.

11　Brian Reade, revised by Ian Lowe, 'Dodd, Francis Edgar (1874–1949)', ODNB online. 2019年1月16日アクセス；Harries, op.cit., pp. 14–19.

12　Claire Buck, *Conceiving Strangeness in British First World War Writing* (2015), p. 189, アグネス・コンウェイの言葉を引用；展示品の詳細は次の資料から得た：*Guide to IWM and Great Victory Exhibition* (1920), IWM archives, EN1/1/MUS/041/4. IWM とその女性の活動部門がどのようにして生まれたかは，次の文献から背景情報を得た：Buck and Gaynor Kavanagh, *Museums of the First World War* (London, New York, 1994).

13　この絵は IWM に保管されている：Art.IWM 4084; 7人の女性を描いた，絵の準備段階のチョーク画が，ウェルカム・ライブラリーに残っている：Wellcome Library no. 45014i; アンダーソンが手術しているところを描いた木炭画のスケッチも，ユニバーシティ・カレッジ病院NHS財団トラスト傘下のエリザベス・ギャレット・アンダーソン病院のアーカイブ中に存在する．ドッドは1921年3月29日にレディ・ノーマンに，修正に「思ったよりずっと時間が」かかったが，ようやく額におさめ引き渡す準備が整ったと伝えている：IWM ART/ WA1/107.

14　1921年1月25日付け，ルイザからレディ・ノーマンへの手紙．IWM EN1/3/ HOSP/005.

15　1921年5月29日付け，フランシス・ドッドからレディ・ノーマンへの手紙．IWM ART/WA1/107. ドッドはクラブの幹事だった．

16　1938年の IWM のガイドブックには，ドッドの絵と彼の描いたマレーの肖像画への言及がある：'A short guide to the Imperial War Museum', サー・ヘンリーとノーマン夫人の手記．IWM 01/15/1.

17　Geddes, *Burlington Magazine* (2005). 絵はウリッジのロイヤル・ハーバート病院に引きとられたようだが，1969年までに行方不明になっている．

18　Leonore Davidoff and Belinda Westover, *Our Work, Our Lives, Our Words: Women's History and Women's Work* (Basingstoke, 1986); Arthur Marwick, *Women at War 1914–1918* (London, 1977).

19　Millicent Fawcett, *The Women's Victory – and After: Personal Reminiscences, 1911–1918* (London, 1920), p. 106.

20　Philip Gibbs, 引用は Susan Kingsley Kent, *Making Peace: The Reconstruction of Gender in Interwar Britain* (Princeton, 1993), p. 100.

21　Johanna Alberti, *Beyond Suffrage: Feminists in War and Peace, 1914–1928* (1989), pp. 148–9. 数字は56パーセント．

22　Katharine Parson, 引用はKate Adie, *Corsets to Camouflage: Women and War* (London, 2003), p. 135.

23　タイムズ紙への投書．引用は Robins, pp. 233–4.

24　Kingsley Kent, op.cit., 特に第5章を参照した．

25　Alberti (1989), p. 99; report of speech by Ray Strachey in *Magazine of the RFHLSMW*, vol. 10 (Jul 1919), pp. 100–102. 戦前は450万人だった総数が，戦後は600万人に増加したと推定される．

26　引用はDavid Reynolds, *The Long Shadow: The Great War and the Twentieth Century* (London, 2013), p. 209.

27　Geddes (2005); Bell, pp. 168–89; Leneman; Lesley A. Hall, 'A Century of Struggle: women advancing in the medical profession', 2017年5月12日，MWF100周年記念会議で発表された論文．

28　Scott.

29　*Time and Tide*, 28 May 1920.

30　Carol Dyhouse: 'Driving ambitions: women in pursuit of a medical education, 1890–1939' in

Women's History Review, vol. 7, no. 3 (1998), pp. 321–41.

31 引用は Hall, op.cit.

32 'Women medics and the First World War', St George's Library blog, https://stglibrary.wordpress.com/2014/11/24/women-medicsand-the-first-world-war/. 2017 年 1 月 9 日アクセス.

33 1922 年 3 月 10 日，タイムズ紙への投書.

34 Elsie M. Lang, *British Women in the Twentieth Century* (London, 1929), pp. 71–3.

35 Louisa Martindale, *The Woman Doctor and Her Future* (London, 1922), p. 129.

36 フローラ・マレーによる言及は以下．*Yorkshire Post*, 17 Sep 1920.

37 *Magazine of the RFHLSMW*, vol. 10 (Jul 1919), pp. 126–33.

38 WHC に所属した女性医師の戦後の経歴に関する最初の調査の大部分は，ジェニアン・ゲデスの手になるものである．くわしい調査内容を共有してくれたことを彼女に感謝する．他の情報は，医師人名録その他の情報源から入手した.

39 Peter D. Mohr, 'Chambers, Helen (1879–1935)', ODNB online. 2017 年 2 月 1 日アクセス；訃報記事は以下．*The Times*, 21 July 1935.

40 Munk's Roll, http://munksroll.rcplondon.ac.uk/Biography/ Details/842. 2019 年 1 月 30 日にアクセス．カスバートは1917年に同僚医師のアレクシス・チョダック＝グレゴリーと結婚し，ヘーゼル・チョダック＝グレゴリーと称した.

41 Sarah Lefanu, 'Majorie Blandy (1887–1937)' in Biddy Passmore (ed.), *Breaking Bounds: Six Newnham Lives* (Cambridge, 2014), pp. 53–65. ブランディは，乳がんのため 1937 年に 50 歳で亡くなった.

42 王立産婦人科医協会からの情報．スージー・ボイドとカーリー・ランダルに感謝する．ダーンリーはまた，ロンドンのクイーン・シャーロット病院初の女性上級医となった.

43 訃報記事は以下．*The Times*, 29 Dec 1955.

44 レーサー人生については，次の資料からくわしい情報を得た：National Motor Museum Motoring Archives, https://archiveshub.jisc.ac.uk/search/archives/4bb28a33-5085-3b2e-9932-b0dd25cafc39; Speed queens blog, http://speedqueens.blogspot.com/2016/06/morna-vaughan.html. いずれも 2019 年 1 月 31 日にアクセス.

45 質問表への回答．Newnham College archives.

46 Baptist Missionary Society, annual report, 1931; R. Fletcher Moorshead, *'Heal the Sick': The Story of the Medical Mission Auxiliary of the Baptist Missionary Society* (London, 1929); Ancestry.com. デインツリーは，ブルハンプルで10年，その後ボランギルで10年働いた．1964 年に 76 歳で亡くなっている.

47 Sheard (2016).

48 John Atherton Young, Ann Jervie Sefton and Nina Webb (eds.), *Centenary Book of the University of Sydney Faculty of Medicine* (1984), pp. 235–6; 1978 年 9 月 27 日，エリザベス・ハミルトン＝ブラウン医師へのインタビュー．University of Sydney, university archives.

49 Hacker, pp. 192–7; 訃報記事は以下. *Canadian Medical Association Journal*, 26 Nov 1966, vol. 95, p. 1164; 孫のマイケル・フェローズをはじめとする家族からの個人的な情報提供.

50 Mary Byatt, 'Olga Byatt' in Susan Bennett et al. (eds.), *Women of Moray* (Edinburgh, 2012), pp. 169–76; 1919 年 9 月 15 日，1920 年 3 月 16 日，1920 年 12 月 24 日および 1921 年 5 月 6 日付け，オルガ・キャンベルからマリオン・ディッカーマンへの手紙. Marion Dickerman Papers, National Park Service, Hyde Park, New York; 家族のロビン・バイアット，ジリー・バイアット，フィオーナ・バイアット，ルーシー・バイアットからの情報提供.

51 孫のアンドリュー・ウェルズからの情報提供.

52 Davis; マリオン・ディッカーマンの訃報記事は以下．*New York Times*, 18 May 1983.

53　Nina Last, WL, 7NLA/1/1b and 2b; ニナの孫娘アニー・フォックスからの情報提供．二人の娘はマーガレット（ペギーと呼ばれる）とバーバラである．

54　バーバラの娘ナンシー・プレンティスからの情報提供．バーバラは1952年に亡くなった．

55　*Yorkshire Post*, 17 Sep 1920.

56　Murray, pp. 259–61; FM, 'A Woman's Hospital in Peace,' in *Common Cause*, 30 Jan 1920; annual report The Women's Hospital for Children 1920, LMA.

57　1978年9月27日，エリザベス・ハミルトン＝ブラウン医師へのインタビュー．University of Sydney, university archives, A14.

58　1920年8月4日付け，ベアトリス・ハラデンからエリザベス・ロビンズへの手紙．Elizabeth Robins Collection 1897–1938, box 1.9, Harry Ransom Center, University of Texas; 序　文．Murray, pp. iix–x. ハラデンは序文を書いたその同じ日にロビンズに手紙を書いた．不平を述べてはいるが，2カ月前には「ほぼひと月のあいだ毎日」訪ねてきたマレーからもてなしを受けている：1920年5月6日付け，ハラデンからロビンズへの手紙．op.cit.

59　Murray, pp. v, 212. スウィンバーンの引用は 'In Memory of Barry Cornwall' から．ホイットマンの引用は 'As Toilsome I Wander'd Virginia's Woods' から．

60　*The Lancet*, 1 Jan 1921.

61　*The Scotsman*, 27 Nov 1920.

62　Alberti, passim.

63　Crawford (1999), pp. 432, 513.

64　レディ・ロンダの伝記およびシックス・ポイント・グループの背景情報の出典は次のとおり：Angela V. John, *Turning the Tide: The Life of Lady Rhondda* (2013). 発足当初，シックス・ポイント・グループは，教師の賃金平等など具体的な変更を要求していたが，のちに要求は全般的なものに拡大した．

65　マレーの署名がある投書．*The Times*, 30 June 1921; 昼食会．*The Times*, 16 Dec 1921.

66　1922年9月19日および30日付け，フローラ・マレーからウィリアム・マレーへの手紙．マレー家私文書．2通目の手紙でフローラは飛行機でのパリ旅行に言及している．

67　ウィリアム・マレーの葬儀費用．マレー家私文書．

68　フローラ・マレーの死亡診断書は1923年7月30日；遺言書，1921年12月6日付け，1923年8月30日執行；葬儀の詳細は次のとおり．*The Lancet*, 11 Aug 1923, *The Woman's Leader*, 10 Aug 1923.

69　Nina Last, WL, 7NLA/1/1b and 2b.

70　*The Vote*, 10 Aug 1923; *Observer*, 5 Aug 1923; LGA in the *Newsletter of the Medical Women's Federation*, 1923; *Northern Advocate* (New Zealand), 6 Oct 1923. アデレード・アンダーソン（ルイザの従姉妹）はマレーの死を知らせるニュース記事をオーストラリアで読んだ．追悼式はダンフリースシャーのマレーの家に近いダルトン教会区教会で営まれた．

71　Geddes (2008).

72　*The Vote*, 6 Mar 1925.

73　LGA, *Elizabeth Garrett Anderson, 1836–1917* (1939). コリン・アンダーソンはその後ルイザが両親の手紙を燃やしたと述べている：未発表のサー・コリン・スケルトン・アンダーソンの回顧録（私記）．

74　ミリセント・フォーセットへのルイザの賛辞．*The Woman's Leader*, 15 Nov 1929; David Rubenstein, *A Different World for Women: The Life of Millicent Garrett Fawcett* (New York, London, 1991), p. 263.

75　1928年11月，日付不明のヴェラのレター・ダイアリー．vol. B3, VSB Papers.

76　*Sydney Morning Herald*, 30 Nov 1928, accessed via Trove.

77 Rubenstein, op.cit., p. 282.

78 Annual reports of the EGA Hospital, 1939 and 1943, LMA, H13/EGA/12/1 and 5.

79 1940年1月7日付け，ルイザからケネス・アンダーソンへの手紙. Ipswich RO, HA436/5/2/2.

80 未発表のサー・コリン・スケルトン・アンダーソンの回顧録（私記）.

81 1941年11月11日付け，ルイザからイブリン・シャープへの手紙. MS.Eng.lett.d.279.56/57, Oxford, Bodleian Library.

82 ルイザ・ギャレット・アンダーソンの死亡診断書による.

83 1943年10月30日付け，ルイザからイブリン・シャープへの手紙. MS.Eng.lett.d.279.56/57, Oxford, Bodleian Library.

84 1943年11月1日，3日，イブリン・シャープの日記. Oxford, Bodleian Library, MSS.Eng.misc. e.635, vol. III.

85 *The Times*, 24 Nov 1943; 1943年11月23日，イブリン・シャープの日記. ibid.; 訃報記事：*New York Times*, 17 Nov 1943

86 遺言書は1943年10月4日に署名されている. WL, 7LGA/5/1.

87 Hall, op.cit.; UK figures from General Medical Council, 2017; BMA, *Equality and diversity in UK medical schools* (2009); BMA, Equality Lens, updated 6 Dec 2018, https://www.bma.org.uk/about-us/equality-diversity-and-inclusion/equality-lens/trend-1. 2019年5月14日アクセス. Global figures from *OECD Health Statistics* (2016).

88 Robins, p. 252.

著者略歴

（Wendy Moore, 1958-）

医療問題・医療史・社会史を専門とするジャーナリスト・作家．ガーディアン紙やタイムズ紙などの一般紙のみならず，ランセット誌やBMJ誌といった医学専門誌にも寄稿している．主な著書に *The Knife Man*（Bantam Press 2005;『解剖医ジョン・ハンターの数奇な生涯』河出書房新社 2007），*How to Create the Perfect Wife*（Weidenfeld & Nicolson 2013;『理想の花嫁と結婚する方法』原書房 2014），*Jack and Eve: Two Women In Love and At War*（Atlantic Books 2024）がある．*The Knife Man* が英国医学ジャーナリスト協会のConsumer Book Awardを受賞するなど，いずれも高い評価を得ている．

訳者略歴

勝田さよ〈かつだ・さよ〉翻訳者．大阪市立大学文学部史学科卒業．医学・医療機器分野の実務翻訳に20年以上従事し，現在は医療ノンフィクション書籍の翻訳を手がける．訳書にオーフリ『患者の話は医師にどう聞こえるのか』（共訳 みすず書房 2020）『医療エラーはなぜ起きるのか』（みすず書房 2022）がある．

ウェンディ・ムーア
サフラジェットの病院
第一次大戦下、女性の地位向上のための戦い
勝田さよ 訳

2024 年 12 月 10 日　第 1 刷発行

発行所 株式会社 みすず書房
〒113-0033 東京都文京区本郷 2 丁目 20-7
電話 03-3814-0131(営業) 03-3815-9181(編集)
www.msz.co.jp

本文組版 キャップス
本文印刷所 萩原印刷
扉・表紙・カバー印刷所 リヒトプランニング
製本所 松岳社
装丁 安藤剛史

ISBN 978-4-622-09748-8
[サフラジェットのびょういん]